检验科现代管理与

操作常规

主编　黄启振　刘道然　张　娟　王素芳
　　　赵翠萍　张亚茹　张　静

黑龙江科学技术出版社
HEILONGJIANG SCIENCE AND TECHNOLOGY PRESS

图书在版编目(CIP)数据

检验科现代管理与操作常规 / 黄启振等主编. -- 哈尔滨：黑龙江科学技术出版社，2024.2
ISBN 978-7-5719-2295-5

Ⅰ. ①检… Ⅱ. ①黄… Ⅲ. ①医院－医学检验－规范 Ⅳ. ①R446-65

中国国家版本馆CIP数据核字（2024）第046481号

检验科现代管理与操作常规
JIANYANKE XIANDAI GUANLI YU CAOZUO CHANGGUI

主　　编　黄启振　刘道然　张　娟　王素芳　赵翠萍　张亚茹　张　静
责任编辑　陈兆红
封面设计　宗　宁
出　　版　黑龙江科学技术出版社
地址：哈尔滨市南岗区公安街70-2号　邮编：150007
电话：（0451）53642106　传真：（0451）53642143
网址：www.lkcbs.cn
发　　行　全国新华书店
印　　刷　山东麦德森文化传媒有限公司
开　　本　787 mm×1092 mm　1/16
印　　张　22.75
字　　数　576千字
版　　次　2024年2月第1版
印　　次　2024年2月第1次印刷
书　　号　ISBN 978-7-5719-2295-5
定　　价　238.00元

编·委·会

主　编

黄启振　刘道然　张　娟　王素芳

赵翠萍　张亚茹　张　静

副主编

张永娟　范怀雨　胡　博　高伟聪

李孟娟　李新立

编　委（按姓氏笔画排序）

王素芳（青岛市黄岛区长江路街道富春江路社区卫生服务中心）

刘道然（曹县妇幼保健院）

李孟娟（天津市中医药研究院附属医院）

李新立（淄博市中心医院）

张　娟（滕州市疾病预防控制中心）

张　静（费县上冶中心卫生院）

张永娟（山东省滨州市滨城区秦皇台乡卫生院）

张亚茹（乐陵市中医院）

范怀雨（衡水卫生学校附属医院）

赵翠萍（山东省潍坊市寒亭区寒亭街道卫生院）

胡　博（成武东大中医医院）

高伟聪（石家庄市第二医院）

黄启振（山东省聊城市东昌府区堂邑镇中心卫生院）

前言
FOREWORD

临床医学检验是理论性与实践性都很强的学科。近年来，由于免疫技术、微电子技术、电子计算机技术及仪器分析等技术的发展，促进了医学检验的快速发展，各种检测仪器、检验方法日新月异，让人应接不暇。检验技术的发展为临床诊治疾病及医学检验的普及创造了良好的条件，在临床医疗中的作用也日益突出。作为一名检验科的医务人员，在掌握基础医学、临床医学、医学检验、实验诊断等方面的基本理论知识和实验操作能力的基础之上，还需不断学习最先进的技术与理念。为此，编者参阅了大量的相关文献资料，结合自身的临床实际工作经验，特编写了《检验科现代管理与操作常规》一书。

本书以简明、易懂的方式列出医学检验项目临床意义及临床应用，便于临床检验人员或医学生在临床实践中对医学检验项目进行快速理解和正确应用。本书在提升临床检验人员业务水平的同时，还能指导临床检验人员更好地应用检验医学信息。

本书先介绍了临床检验结果的分析和临床常用检验技术；后重点论述了红细胞检验、白细胞检验和凝血检验等。本书内容新颖，论述详尽，结构严谨，层次分明，科学性、专业性与实用性强，既能体现现代临床检验经验，又能满足其他临床工作者的检验需求。本书可作为各级临床检验工作人员的参考书。

本书汇集了各参编人员的临床知识与经验，但因医学知识与技术的快速发展及更新，本书难免存在一些不足，真诚地希望各位前辈与同行在应用中提出宝贵意见。

《检验科现代管理与操作常规》编委会

2023 年 11 月

目录 CONTENTS

第一章

临床检验结果的分析

第一节　参考区间与样本分布

一、参考区间不是疾病的诊断值

(一)参考区间

参考区间为按一定条件选择的参考个体的测定值,用于确定正常范围的统计学分析,但在习惯上等同于参考值使用;参考区间是正常范围频数分布的统计学处理结果。正态分布用 $\bar{x} \pm 1.96\,s$ 或 $\bar{x} \pm 2s$ (s 为均数标准差);偏态分布用百分数法,增大有意义者取95%百分位,减小有意义者取5%百分位。无论正态分布或偏态分布均取95%分布区间作为参考区间,正常受试者有5%的概率分布在参考区间之外。用参考区间取代正常范围的目的在于用词准确和避免误解,不论用正常范围还是参考区间,都是相对的概念,不能机械地用作划分正常与异常的界限。

(二)参考个体和参考样本群

参考个体的选择有一定难度。首先是"健康者"定义困难,看似健康其实不一定健康,潜在性和遗传性疾病用一般问诊和体检方法不易或不能发现。其次是参考样本群需要一定的数量,男女样本数须相等;有年龄差异时不同年龄组或年龄段的样本数也必须基本满足正态分布;人群抽样不能没有老年人样本,而老年人则多有潜在性疾病。因此,正常人群抽样难免混入异常者,参考区间不一定是全部正常者的测定值范围。

(三)关于参考区间的代表性

参考区间的代表性受抽样误差和参考区间变异等因素的影响。抽样误差由参考个体变异和参考群体变异构成,而参考区间变异则由抽样误差和技术误差构成。

(1)参考个体变异(S_i,用标准差表示的个体变异):为个体内变异,包括日内变异和日间变异,主要受饮食、行为习惯、精神和体力活动等因素的影响。

(2)参考群体变异(S_g,用标准差表示的群体变异):为个体间变异,不同生理、生化和代谢项目或指标变异不同,主要受遗传因素、年龄、性别、民族差异和参考样本群数量的影响。

(3)分析技术变异(S_a,用标准差表示的方法变异):为实验误差,主要受标本采集、测试方法、试剂品质、设备水平、工作环境、人员素质等因素的影响。

参考区间变异为以上 3 种误差的累加,可表示为:

$$E=s=\sqrt{S_i^2+S_g^2+S_a^2}$$

式中:E 为参考区间的误差;s 为参考区间均数的标准差。当参考个体的变异大、参考样本群的数量少或方法学的精密度低时,s 增大,测定的参考区间相应增大。由此可见,参考区间不是一组固定不变的数字,不仅因测定方法而异,还同一方法在不同的实验室,或同一实验室在不同时期的测定结果,也常有较大的差别。

由此可见,参考区间不是决定正常与异常的黄金标准,不能是疾病的诊断值,仅是一个大致接近于正常人的参考范围。

二、样本在参考样本群中的分布

(一)样本在样本群中的理论分布

取参考样本群分布的 95%范围作为参考区间,由于参考个体的变异,健康者有 5%的概率分布在参考区间之外,而病理者也有同样的概率分布在正常范围之内。换言之,正常个体与异常个体的测定值分布有交叉,健康人群与患病人群的测定值分布有重叠。这种交叉或重叠一般仅限于临界范围,可用敏感性和特异性衡量。如果交叉或重叠范围过多过大,说明方法学的敏感性和特异性两个方面均属于不合格,这样的方法不能用于临床诊断。

(二)样本分布理论的临床意义

参考个体的变异范围小,参考群体的变异范围大,个体变异在参考区间内的分布虽多数接近均值,但也有可能接近于上限或下限。如接近下限,即使病理性升高参考均值的 2～3 个s ,仍可在参考区间之内而被解释为正常;如接近上限,即使生理变异升高参考均值的 1 个s ,也有可能超出参考区间而被解释为异常。换言之,对临界值无论解释为正常或异常都有可能判断错误,因此对边缘结果的评价必须持十分慎重的态度。测定值越远离参考均值,即t 检验理论的t 值越大,判断失误的可能性就越小。

(胡　博)

第二节　检验指标的方法学评价

一、敏感性、特异性与疾病预测值

(一)敏感性和特异性

敏感性和特异性是诊断方法学评价的重要指标,二者相互矛盾又相互联系。其特点是提高敏感性往往降低特异性,反之提高特异性又会降低敏感性。用有质量控制的标准程序测定一定数量的疾病人群和非病人群,将结果绘制成 2×2 分割表(四格表),如表 1-1 所示。表 1-1 中纵向疾病组栏反映方法学的敏感性,非病组栏反映方法学的特异性;横向阳性(+)栏反映阳性预测值,阴性(-)栏反映阴性预测值。TP 为真阳性,FP 为假阳性,FN 为假阴性,TN 为真阴性。

表 1-1　方法学特性评价四格表

组别和结果		黄金标准	
		疾病组	非病组
结果	(+)阳性	a (TP)	b (FP)
	(-)阴性	c (FN)	d (TN)

理想方法的敏感性和特异性都应是100%，二者之和等于200%，疾病与非病的分界既无重叠又无干扰，然而这样的诊断方法极少。二者之和小于100%的方法不能使用。

$$敏感性(度)=疾病组阳性率=\frac{疾病组阳性数}{疾病组总数}=\frac{a}{a+c}$$

$$特异性(度)=非病组阴性率=\frac{非病组阴性数}{非病组总数}=\frac{d}{b+d}$$

(二)预测值和可能性比值

实验室资料一般不是简单地分割正常与异常的界限，而是判断有病与非病的可能性有多大。敏感性和特异性不能说明此问题，需借助预测值、可能性比值等几个参数。

1.预测值

预测疾病与非疾病的诊断符合率。比率越大，诊断疾病或排除疾病的符合率越高。分为阳性预测值和阴性预测值。

$$阳性预测值=真阳性比率=\frac{真阳性数}{阳性总数}=\frac{a}{a+b}$$

阳性预测值越大，则误诊率越小。

$$阴性预测值=真阴性比率=\frac{真阴性数}{阴性总数}=\frac{d}{c+d}$$

阴性预测值越大，则漏诊率越小。

2.可能性比值

预测疾病和非疾病识别的可能性大小。比值越大，则有疾病或非疾病识别的可能性越大，诊断的正确性越高，误诊或漏诊的可能性越小。

$$阳性可能性比值=\frac{真阳性率}{假阳性率}=\frac{敏感性}{1-特异性}=\frac{a}{a+c}\times\frac{b+d}{b}$$

用于评估方法学诊断疾病的可能性程度，比值越大诊断疾病的误诊率越小。

$$阴性可能性比值=\frac{真阴性率}{假阴性率}=\frac{特异性}{1-敏感性}=\frac{d}{b+d}\times\frac{a+c}{c}$$

用于评估方法学排除疾病的可能性程度，比值越大否定疾病的漏诊率越小。

二、ROC 曲线的应用

ROC 曲线(受试者操作特性曲线)或敏感性/特异性线图，用于方法学评价和疾病识别值或分界值的确定。绘正方形图，纵轴为敏感性即疾病组阳性率，从下至上分度为0、10%、20%……100%；横轴为假阳性率(即1-特异性)，从左至右分度同样为0、10%、20%……100%。取不同测定值相对应的敏感性和假阳性率或(1-特异性)做图，并将各点连成曲线。左上角为敏感度100%和假阳性率0的交点。用于不同方法学评价，越接近左上角的曲线，方法学的敏感性和特异性越好。

用于疾病识别值确定，最接近左上角的曲线切点值(cut off)是最佳分界值，敏感性与特异性之和最大。

疾病筛查应选用敏感性高的方法以减少漏诊，疾病诊断应选用特异性高的方法以避免误诊。

(刘逍然)

第三节　疾病识别值与方法学允许误差

一、疾病识别值和临床决定水平

(一)疾病识别值或分界值

疾病识别值或分界值是指对疾病诊断的敏感性和特异性都较高，识别疾病意义最大的某一阈值，通常取 ROC 曲线最接近左上角的切点值。一般而言，生理变异大的指标参考区间界限值与疾病识别值不同，如血糖参考区间与糖尿病诊断值、转氨酶参考区间与肝损害诊断值、胆固醇参考区间与动脉粥样硬化危险性评价值、肿瘤标志物参考区间与可疑肿瘤的分界值不同。有时还须根据经验调整，如 γ-谷氨酰转肽酶(转肽酶，GGT)用于 40 岁以上饮酒者肝损害的早期发现，分界值应定在参考区间上限之下；用于肝癌筛查，因肝癌与肝炎的结果有重叠，为减少假阳性结果造成的不必要的思想负担，应定在上限之上。生理变异范围小的指标，如血清 K^+、Na^+、Cl^-、Ca^{2+}、Mg^{2+}、P^{3-}、pH 等，通常超出参考区间即有识别意义，超出参考区间及其 1/4 值(参考区间均值 1 个 s)，即有显著识别意义。

(二)临床决定水平(clinic decision level，CDL)

CDL 是根据病理生理和临床经验而确定的有决定疾病诊断、紧急施治或判断预后意义的一种阈值，同一试验项目可有几个不同的临床决定水平。一般都是由临床医师根据病理生理学理论和临床实践经验总结确定。

二、实验室方法学允许误差

(一)偶然误差是不可避免的误差

偶然误差虽然不可避免，但是必须有明确限度。关于方法学的允许误差范围，有不同的意见，并因设备水平和分析项目而异。一般倾向于不超过参考区间的 $\frac{1}{4}$，即参考均值的 1 个 s 值。

参考区间＝参考均值($\bar{x}$)±2s

即参考区间由 4 个 s 组成，故 $1s=\frac{1}{4}$参考区间。

$$
\begin{aligned}
\text{允许误差范围} &= \text{参考均值的 } 1s \\
&= \pm \frac{1}{2}s \\
&= \pm(\text{参考区间上限}-\text{下限})\times\frac{1}{4}\times\frac{1}{2}
\end{aligned}
$$

换言之，测定值的允许误差为该测定值$\pm\frac{1}{2}$参考均值的标准差。如血糖测定的方法学允许误差为：

空腹血清葡萄糖(FPG)参考区间(青年组)为 3.33～5.55 mmol/L

$$参考均值的标准差(s)=(5.55-3.33)\text{mmol/L}\times\frac{1}{4}=0.56\ \text{mmol/L}$$

$$血糖允许误差范围=测定值\pm\frac{1}{2}s=测定值\pm0.56\ \text{mmol/L}\times\frac{1}{2}=测定值\pm0.28\ \text{mmol/L}$$

(二)应用疾病识别值时须考虑测定值的允许误差

允许误差是任何方法学都不可避免的误差，所以任何一个试验结果都允许有误差。如某患者 FPG 测定值为 7.66 mmol/L，如上所述允许误差为 0.56 mmol/L，也即7.66 mmol/L的允许范围为(7.66±0.56)mmol/L=7.10～8.22 mmol/L。换言之，标准方法 FPG 测定值7.66 mmol/L的真实值为 7.10～8.22 mmol/L。糖尿病诊断标准为 FPG ≥7.77 mmol/L和(或)餐后血糖(PPG) ≥11.1 mmol/L，故该名患者可能为糖尿病(DM，因为 FPG 8.22 mmol/L>7.77 mmol/L)，但也可能为糖耐量降低(IGT，因为 FPG 7.10 mmol/L <7.77 mmol/L)。如按美国糖尿病协会(ADA)或世界卫生组织糖尿病咨询委员会诊断标准，FPG ≥6.99 mmol/L为糖尿病，虽然无论是7.10 mmol/L还是 8.22 mmol/L 均大于 6.99 mmol/L，应诊断为 DM；但是由于血糖测定受多种因素影响，不能仅根据一次结果评价，所以应重复测定 FPG 或加测 PPG，必要时(如当 PPG 结果可疑时)还须做葡萄糖耐量试验(GTT)以确定诊断。

(刘道然)

第四节 实验过程中的影响因素

临床检验从项目申请到结果解释是一个包括医师、患者、护士、检验多层次参与的环式运作过程，每一环节都受到多种因素影响。

一、检验项目和检验时机的选择

(一)不同检验项目在不同疾病和不同病期阳性率不同

如急性心肌梗死的心肌酶谱变化，不同的酶升高、峰值和恢复的时间不同，多种酶联合并于不同时间连续多次测定，可提高其临床意义。如在发病 2 小时内或 1 周后检测，阳性率降低。又如急性胰腺炎的酶学变化，淀粉酶一般在发病 6～12 小时升高，持续 3～5 天，脂肪酶则晚于淀粉酶升高；而急性出血性坏死性胰腺炎则可不见酶学改变。再如细菌性感染或组织损伤，1～2 天可见白细胞计数和 C 反应蛋白升高，而红细胞沉降速率增速则需要 5～7 天的时间。自身抗体检测应在激素使用之前，细菌培养应在抗生素使用之前，并且需要连续采取 2 次以上标本以提高检出率。一旦开始有效治疗，则阳性率将显著降低。

(二)疾病早期进行有效治疗时抗体可不升高或轻微升高

抗体生成需 1～2 周才能达到方法学可检出的水平，在起病 1 周内阳性率很低，2 周后逐渐升高。其阳性率与测定方法的敏感性也有关,敏感方法可提前检出。此外抗体水平与治疗也有关,在疾病早期进行有效的治疗,抗体水平可不升高或轻微升高,达不到方法学敏感性所能检测出的水平。因此感染性抗体只有支持疾病诊断的意义,而无否定疾病诊断的作用。

二、遗传背景的影响因素

(一)性别差异

(1)男性大于女性的项目:如红细胞计数、血红蛋白、血细胞比容、血清铁、尿酸(UA)、肌酐(CRE)、肌酸激酶(CK)、谷草转氨酶(AST)、视黄醇结合蛋白、前清蛋白。

(2)女性大于男性的项目:如促黄体生成素(LH)、卵泡刺激素(FSH)、高密度脂蛋白胆固醇(HDL-C)、载脂蛋白 A、α_2巨球蛋白等。

性别差异较大的项目应分别设定参考区间,如 UA、CRE、CK、HDL-C;差别较小的项目一般不必单独设定参考区间,如 AST、碱性磷酸酶(ALP)、总胆固醇、甘油三酯等。与性别有关的某些指标如 CRE、肌酐清除率(CCR)、UA、CK、AST 等,实际是与肌肉量相关。

(二)年龄差异

1.新生儿

(1)增高:血清游离脂肪酸、乳酸脱氢酶(LDH)、ALP、无机磷、醛固酮、血浆肾素活性、甲胎蛋白(AFP);血液白细胞计数(WBC)、中性粒细胞。

(2)降低:血清总蛋白、CRE、总胆固醇、淀粉酶。

2.婴幼儿

(1)增高:血清 ALP、胆碱酯酶;血液 WBC、淋巴细胞(绝对数)。

(2)降低:血液中性粒细胞(相对数)。

3.中青年

渐增:血清总胆固醇、甘油三酯。

除此之外随着年龄变化的项目不多。

4.老年人

(1)增高:血清 LH、FSH、儿茶酚胺、甲状旁腺激素、ALP、葡萄糖、免疫球蛋白。

(2)降低:血清睾酮、雌二醇、降钙素、醛固酮、总蛋白、清蛋白。

60 岁后老年人常有多种潜在性疾病。个体之间的变异,年龄是最重要的因素。差别较大的项目应设定不同年龄组或年龄段的参考区间。

(三)生理差异

1.妊娠期间

(1)增高:AFP、α_1-抗胰蛋白酶、碱性磷酸酶、淀粉酶、尿酸、总胆固醇、甘油三酯、绒毛膜促性腺素、催乳素、甲状腺激素结合球蛋白、皮质醇、糖类抗原 125(CA125)。

(2)降低:血清总蛋白(TP)、清蛋白(ALB)、尿素氮(BUN)、胆碱酯酶(ChE)、血清铁、Na^+、Ca^{2+}、红细胞计数、血红蛋白、血细胞比容。

2.日周期节律

促肾上腺皮质激素(ACTH)皮质醇清晨 5～6 时最高,夜间 0～2 时最低。生长激素(GH)、促甲状腺激素(TSH)、催乳素(PRL)夜间睡眠时升高。儿茶酚胺昼间高而夜晚低。血浆肾素活性上午升高,傍晚降低。甘油三酯、肌酐、转铁蛋白、血清磷、血清铁下午增高,后者增高有时达

2倍。尿素氮、胆红素(BIL)下午降低，过夜空腹则BIL升高。血Ca^{2+}中午最低，夜间有降低倾向。白细胞计数、淋巴细胞、BIL早晨最高，嗜酸性粒细胞下午最低，尿胆原午餐后2小时排泄最多。血红蛋白早晨空腹最低，下午4时最高。尿淀粉酶上午较低，晚餐后最高。

3.月周期节律

LH、FSH、雌二醇(E_2)、血清磷、CA125随月经周期而变化，E_2在排卵期最高。纤维蛋白原(Fg或FBG)在月经前期开始升高，胆固醇在月经前期最高。

4.生命周期改变

绝经期后性激素水平降低而促性腺激素水平升高，血脂相应升高。

三、生活行为的影响因素

(一)情绪

精神紧张和情绪激动可使儿茶酚胺、皮质醇、血糖、白细胞计数、中性粒细胞升高。

(二)体力活动

出汗增多血液浓缩：血浆蛋白质和高分子成分，如总蛋白、胆固醇(TC)、高密度脂蛋白胆固醇(HDL-C)、AST、ALT、γ谷氨酰转肽酶、红细胞计数(RBC)、血红蛋白(HGB)、血细胞比容(HCT)相对增加。骨骼肌成分，如肌酸激酶(CK)、AST、乳酸脱氢酶释放；CK可超过正常范围的一至数倍，CK同工酶MB(CK-MB)也可见升高，但在总CK中的比值不升高(＜5%)。代谢加速：代谢产物肌酐、尿酸、尿素氮增多；K^+、P^{3-}升高，Ca^{2+}、Mg^{2+}降低。剧烈运动无氧代谢产物乳酸、丙酮酸增加，碳酸氢盐(HCO_3^-)、pH降低；如有溶血发生则K^+、游离血红蛋白增多，结合珠蛋白减少并可出现蛋白尿和血尿。应激激素及反应因子，如儿茶酚胺、皮质醇、生长激素、转铁蛋白、白细胞计数、中性粒细胞增高，淋巴细胞、嗜酸性粒细胞降低。长期体育锻炼会使HDL-C增高。体力活动和肌肉运动的影响可持续数小时或在数小时后发生。

(三)进餐

饮食对血液成分的影响与食物的种类和餐后取血的时间有关。

1.进餐影响的成分

影响进餐的成分。①血清总蛋白、清蛋白：餐后由于血液被稀释，测定结果较空腹降低0.44%；起床活动后由于体液重新分布，较晨间卧床时增高0.41%～0.88%。门诊患者餐后取血与住院空腹取血两者结果比较，无显著性差异。②血清胆固醇、甘油三酯：正常人普通膳食餐后与餐前比较无统计学意义，高脂血症受进餐影响明显，应在禁食12～14小时取血，饮水90分钟后基本不受影响。③血糖：餐后增高，但正常波动较小，在0.56 mmol/L范围之内；糖尿病患者升高明显。糖尿病早期患者或轻型患者空腹血糖多正常，仅餐后血糖增高，而且多无临床症状。故对糖尿病的早期诊断和疾病筛查，以测定进食不少于100 g大米或面粉食品的早餐后2小时血糖较空腹血糖敏感。④血清尿素氮和尿酸：由于夜间代谢率降低，早晨空腹尿素氮减少，进餐后则增多。⑤血清电解质和无机盐类：进餐对K^+、Na^+、Cl^-、Ca^{2+}的影响，无统计学意义；血清无机磷餐后变化与血糖呈负相关，约降低0.1 mmol/L，但与对照组比较无显著性差别。⑥血清酶学：摄取食物或饮水后90分钟与空腹比较，无统计学意义。

2.食物性质的影响

高蛋白膳食可增高血尿素氮、氨氮和尿酸浓度。多食高核酸食物(如内脏)可增高血尿酸浓度。多食香蕉、菠萝、番茄、凤梨可增加尿5-羟吲哚乙酸(5-HIAA)的排泄。

3.取血时间的影响

餐后立即取血可发现，葡萄糖、甘油三酯增高，钾倾向于增高；游离脂肪酸降低约 30%，血清磷倾向于降低。高脂肪餐后 2～4 小时，肠源性碱性磷酸酶倾向于增高，特别是 B 和 O 血型 Lewis 阳性分泌型的患者。餐后血清浑浊可干扰某些试验，如使胆红素、乳酸脱氢酶、血清总蛋白增高，而尿酸、尿素氮则可轻度降低。高脂血对梅毒、病毒、真菌、支原体抗体检验也有影响，应空腹取血。长时间空腹对血糖、糖耐量及其他多种试验有影响，如可增高血清胆红素（先天性非溶血性黄疸、非结合型胆红素血症或称 Gilbert 病，空腹 48 小时可增加 240%），可降低血前清蛋白、清蛋白、转铁蛋白和补体 C_3 浓度。

据有关研究，进餐 90 分钟后除血糖、甘油三酯明显增高，血红蛋白、平均红细胞体积降低，血清总蛋白、清蛋白、α_2 球蛋白轻度降低外，其他多种成分与对照组比较，差别无统计学意义。为方便门诊患者，除血脂、血清铁、铁结合力、维生素 B_{12}、叶酸、胃泌素等测定应在空腹取血外，在午餐前 3 小时内取血，对检验结果的解释和评价应不会有很大影响。血糖、胆汁酸有时需要在空腹或餐后取血测定。

（四）饮茶和咖啡

由于咖啡可抑制磷酸二酯酶的分解，一磷酸腺苷（AMP）转变为 5'-AMP 延缓，使糖酵解酶产物增多；使脂肪酯酶活性增强，脂肪分解，甘油和游离脂肪酸增多，游离药物和游离激素增多。

（五）饮酒

酗酒早期尿酸、乳酸、丙酮增高；中期 GGT、尿酸增高；晚期谷丙转氨酶（ALT）增高。慢性乙醇中毒，胆红素（BIL）、谷草转氨酶（AST）、碱性磷酸酶、GGT、平均红细胞体积（MCV）增高，叶酸降低。低分子碳水化合物和乙醇可致甘油三酯增高。

（六）吸烟

吸烟可使一氧化碳血红蛋白（HbCO）、血红蛋白、白细胞计数、MCV、癌胚抗原（CEA）增高，免疫球蛋白 G（IgG）降低。

（七）药物

多种药物可影响实验室检查结果。

（1）影响机体代谢的药物：如激素、利尿剂可导致水、电解质和糖代谢紊乱；咖啡因、氨茶碱可增加儿茶酚胺排泄。多种抗癫痫剂、解热镇痛剂、安眠镇静剂、抗生素、抗凝剂等通过诱导肝微粒体酶活性，使肝源性碱性磷酸酶、GGT 增高，高密度脂蛋白、甘油三酯合成亢进，血尿酸浓度增高。青霉素可使血清清蛋白和新生儿胆红素降低，AST、肌酸激酶、肌酐、尿酸增高；青霉素钠可使血清钠增高，钾降低。阿司匹林可使血钙降低，血糖增高；普萘洛尔、利血平可使胆红素增高。口服避孕药对多种试验有影响，如可使 T_4 增高，甲状腺激素摄取率（T-U）降低；α_1 抗胰蛋白酶、血清铁、甘油三酯、ALT 增高，清蛋白降低等。

（2）干扰化学反应的药物：如大剂量输注维生素 C 可使血清转氨酶、胆红素、肌酐增高，胆固醇、甘油三酯、血糖、乳酸脱氢酶降低，隐血假阴性，尿胆原结果减少等。

四、标本采取的影响因素

（一）取血时间的影响

一些激素和化学成分有周期性变化，不同时间取血其结果不同。如 ACTH、皮质醇有日间变化节律，应在上午 8 时和下午 4 时两次取血，不仅需要了解其血浓度而且需要了解其分泌节律。醛固酮应在上午 6～8 时分别取立位和卧位静脉血，甲状旁腺激素最好在上午 8 时取血。急性心肌梗死发病后心肌酶谱变化有一定规律，应多次取血测定并须记录取血时间，以便比较其演变过程。

（二）患者体位的影响

从卧位变为直立位时，低部位静脉压升高，毛细血管压升高，部分血浆超滤至组织间质，血细胞、蛋白质等大分子成分（如血红蛋白、红细胞、总蛋白、清蛋白、碱性磷酸酶、转氨酶、胆固醇等）不易通过毛细血管内皮细胞，卧位间质液反流回血，使血液稀释，因而大分子成分浓度降低。容易弥散的物质，受体位的影响则较小。

肾素、血管紧张素、醛固酮、儿茶酚胺等神经内分泌激素立位增加，用以维持血管张力和神经兴奋性，维持体液平衡和血压恒定，保证脑组织的血液供应。

（三）止血带或压脉器

静脉取血，压脉带压迫时间过长可使多种血液成分发生改变。如压迫40 秒，AST 增加 16%，总蛋白增加 4%，胆固醇和尿素氮增加 2%；压迫超过 3 分钟，因静脉扩张，淤血，水分转移，致血液浓缩，氧消耗增加，无氧酵解加强，乳酸升高，pH 降低，K^+ 和 Ca^{2+} 升高。

（四）输液的影响

应尽可能避免在输液过程中取血。输液不仅使血液稀释，还使测试反应发生严重干扰，特别是糖和电解质。葡萄糖代谢率正常约为 0.35 g/(h·kg)，如输注 5%葡萄糖，在特殊情况下可在输液的对侧肢静脉取血，并要注明在输液中。如输注 10%葡萄糖≥3.5 mL/min，即使在对侧肢取血，血糖也会显著升高。在一般情况下，推荐中断输液至少 3 分钟后取血，但也要注明。

（五）溶血的影响

红细胞成分与血浆不同，标本溶血可使乳酸脱氢酶、K^+、转氨酶（AST、ALT）、Zn^{2+}、Mg^{2+}、酸性磷酸酶升高；严重溶血对血清总蛋白、碱性磷酸酶、血清铁、无机磷、胆红素的测定及与凝血活酶相关的试验也有影响。红细胞虽不含肌酸激酶(CK)，但可因腺苷酸激酶的释放而使 CK 测定值增高。

（六）皮肤和动脉采血

皮肤采血适用于全血细胞分析或称全血细胞计数（CBC）、血细胞形态学检验、婴幼儿血气分析及其他快速床边检验，用力挤压可使组织液渗出造成干扰。动脉采血用于血气分析、乳酸测定和肝衰竭时的酮体测定。过多的肝素可降低 pH 和二氧化碳分压（PCO_2）测定值并导致相关计算参数的错误，注射器内有气泡可改变氧分压（PO_2）结果。

（七）血浆与血清

血浆含有纤维蛋白原，血浆总蛋白和清蛋白测定结果高于血清标本；血清含有血液凝固时血小板释放的 K^+ 和乳酸脱氢酶（LDH），当血小板计数增多时血清 K^+ 和 LDH 高于血浆。床边快速血糖测定和干化学法其他血液化学成分测定，虽用全血，但其实为血浆，红细胞内成分一般不参与反应。

五、标本转送和试验前处理

（一）及时转送和尽快分离血清或血浆

取血后应尽快转送和分离血清或血浆，否则血清或血浆与血块长时间接触可发生以下变化。(1)由于血细胞的糖酵解作用，血糖以每小时 5%～15%的速率降低，糖酵解产物乳酸和丙酮酸升高。

(2)由于红细胞膜通透性增加和溶血加重,红细胞内化学成分发生转移和释放,酶活性也受影响,血清无机磷、钾、铁、乳酸脱氢酶、谷草转氨酶、肌酸激酶等升高。

(3)在酯酶作用下,胆固醇酯因分解而减少,游离脂肪酸增加。

(4)与空气接触,pH 和 PO_2、PCO_2改变,影响结果的准确性。

(二)细菌学标本必须按要求采取

必须按要求采集标本,否则将影响结果的准确性,并给评价其意义带来麻烦甚至误导。

细菌学标本极易被污染,污染的标本杂菌大量繁殖会抑制病原菌生长。条件致病菌也是致病菌,如污染条件致病菌将误导临床,造成对患者的损害及经济和时间的浪费。脑膜炎球菌、流感杆菌离体极易死亡,应请实验室人员协助在床边采取和接种或立即保温送至实验室检验。室温放置延迟送检,阳性率降低;冷藏的标本根本不能使用。采取厌氧菌标本时必须隔绝空气,混入空气的标本影响检验结果,不能使用。

(三)微量元素测定标本

采取标本的注射器和容器必须避免游离金属的污染。使用的玻璃或塑料注射器、试管或尿容器都需用10%稀硝酸浸泡24～48小时,用蒸馏水洗净,在无降尘的空气中干燥;采血器材需高压灭菌,或用美国 Becton Dickinson 公司(B-D 公司)深蓝帽真空管和不锈钢针头采血。

随便采取的标本不能保证质量,其结果不能用于临床评价。

六、实验室的影响因素

分析检验结果必须了解实验室设备水平和质量管理,没有质量保证的实验室资料是不可信的。

(一)试验误差的原因、特点和对策

1.系统误差

(1)原因:系统(仪器、方法、试剂)劣化,定标错误或管理失当,是造成准确性降低的主要因素。

(2)特点:误差的性质不变,总是正的或负的误差;误差可大可小或成比例变化。

(3)对策:质量控制,对系统定期检测、考评、维修或必要时更换,保证系统优化组合。

2.随机误差

(1)原因:不固定的随机因素或不可避免的偶然因素,又称偶然误差,是造成精密度降低的因素。

(2)特点:误差有正有负,正负误差概率相等;小误差多,大误差少,呈正态分布。

(3)对策:质量监控,可将误差控制在允许范围之内;必要时重复测定或平行测定,可减小误差。

3.责任差错

(1)原因:粗心大意,违章操作,标本弄错,制度不严或管理缺陷。

(2)特点:误差或差错的大小和性质不定,有不同程度的危害性,但可以完全避免。

(3)对策:加强人员教育,严格查对制度,遵守操作规程,提高管理水平。

(二)结果处理和信息传递

(1)对过高或过低有临床决定意义、与患者生命安全有关的检验结果,在确保检验质量的前提下，应立即通知临床医师；在诊断治疗上需要早知的信息，应提前报告或主动与有关人员联系。

(2)对检验结果必须认真审核，有疑问应及时复查，有缺陷应及时弥补；如有异常发现应予以提前报告或与临床医师联系，审核无误应及时发出。做好登录(计算机的或手工的)以便查询并要定期进行质量分析和评价。

(3)对血清、脑脊液及其他不易获得或有创采集的标本，应分别保存 3 天和 1 周以便必要时复查；对特殊、罕见或诊断不清患者的检验材料，应在 −70～−20 ℃长期保存直至失去使用价值。

(胡　博)

第五节　检验结果的综合分析

由于检验结果受多种因素影响，在解释和评价时必须结合其他检查资料、疾病流行学资料及临床资料全面综合分析。

一、关于血常规或全血细胞计数

白细胞计数参考区间通常为(4～10)$\times10^9$/L，对发热患者来说即使是 5$\times10^9$/L，如伴有中性粒细胞减少也应视为降低；或即使为 9$\times10^9$/L，如伴有粒细胞增多也应视为增高。因为生理性白细胞分布虽有较多机会接近参考均值(7$\times10^9$/L)，但也有可能接近于上限或下限。假如患者生理分布在参考区间下限，如 5$\times10^9$/L，病理性增高为参考区间的一半(2 个标准差)，如 3$\times10^9$/L，仍未超出参考区间；如生理分布在参考区间上限，如 9$\times10^9$/L，病理性减少参考区间的一半，如 3$\times10^9$/L，也还在参考区间之内。发热和白细胞计数变化是对病原刺激的共同反应，此时白细胞计数虽然表面在参考区间之内，但是实际上已经发生了变化，因为中性粒细胞的改变已足可以说明其病理性增减。

二、女性患者的尿常规检验

如尿白细胞计数增多同时见有大量鳞状上皮细胞，提示白细胞来源于阴道或外阴而非尿路。此时用消毒纸巾清洁外阴和尿道外口后留取中段尿(尿流的中段)检验，则可避免阴道和外阴分泌物的混入。女性患者在进行尿常规检验时均应留取中段尿，即使不清洁外阴也可减少污染。

三、转氨酶和嗜酸性粒细胞升高

当临床医师发现血清转氨酶和血嗜酸性粒细胞增高时，不要忘记与肝有关的寄生虫感染。对不明发热或血吸虫、华支睾吸虫疫区或来自疫区的转氨酶增高者，应做显微镜白细胞分类或嗜酸性粒细胞计数。一些慢性血吸虫病例常因转氨酶升高而被长期误诊为肝炎，由于发现嗜酸性粒细胞增高和经结肠镜检查及结肠黏膜活检，才得到明确诊断。

四、如何评价血脂结果

评价血脂不应仅根据报告单的参考区间确定高低或是否为合适水平，还必须结合年龄、有无冠心病(CHD)和动脉粥样硬化(AS)等其他危险因素、高密度脂蛋白胆固醇(HDL-C)和非高密度脂蛋白胆固醇(non-HDL-C)水平进行综合评价。如60岁以上的老年人,无CHD、无AS等其他危险因素,也无HDL-C降低,胆固醇(TC)小于5.69 mmol/L属于期望水平,小于6.47 mmol/L属于边界范围。如有CHD或AS等其他危险因素或有HDL-C降低,TC应小于5.17 mmol/L为期望水平。如年龄小于30岁,即使无AS等其他危险因素,TC大于5.17 mmol/L即应视为增高水平;如有CHD或AS危险因素,TC以小于4.65 mmol/L较为适宜。

TC=HDL-C+non-HDL-C。HDL-C对AS的发生发展具有延缓作用,而non-HDL-C则具有促进作用。non-HDL-C包括LDL-C和VLDL-C两种胆固醇,而以LDL-C对AS的影响更为重要。因此,当TC增高时应分析其组分胆固醇的水平或比率,分清主次,不可一概而论。

五、评价甲状腺激素必须结合TSH水平

由于甲状腺疾病可原发于甲状腺,也可原发于垂体或下丘脑;甲状腺激素反馈调节促甲状腺激素释放激素(TRH)和促甲状腺激素(TSH);同时甲状腺激素水平又受非甲状腺疾病的影响,不同实验室和不同方法设定的参考区间也有所不同,所以同一轴系不同水平激素的联合使用,无论对诊断或鉴别诊断都更有意义。对甲状腺功能减退的诊断,高敏法测定的TSH比甲状腺激素更为敏感,更为重要。

六、分析肿瘤标志物对肿瘤的诊断价值

由于肿瘤标志物敏感性和特异性的有限性,除考虑测定值水平、观察动态变化外,还必须结合超声、CT、MRI等影像学检查和必要时的病理组织学检查,才有可能减少判断上的失误。对一时不能确定或有疑问的结果,应及时复查并观察其动态变化,以探明原因和总结经验。经验证明即便是病理组织学检查,也难免有失误;应提倡联合看片,多人会诊,集体讨论诊断,以提高病理诊断的正确性。

(李新立)

第二章
临床常用检验技术

第一节 质谱技术

一、质谱分析法

质谱分析(mass spectrometry,MS)是一种测量离子电荷质量比(简称荷质比,m/z)的分析方法。它是通过将试样转化为运动的气态离子,利用不同离子在电场或磁场运动行为的差异,将其按荷质比的大小进行检测的技术。

质谱图是不同荷质比的离子经质量分析器分开后,到检测器被检测并记录下来,经计算机处理后以质谱图的形式表示出来。在质谱图中,横坐标表示离子的荷质比值,从左到右荷质比的值增大,对于带有单电荷的离子,横坐标表示的数值即为离子的质量;纵坐标表示离子流的强度,通常用相对强度来表示,即把最强的离子流强度定为100%,其他离子流的强度以其百分数表示,有时也以所有被记录离子的总离子流强度作为100%,各种离子以其所占的百分数来表示。

从有机化合物的质谱图中可以看到许多离子峰。这些峰的荷质比和相对强度取决于分子结构,并与仪器类型、实验条件有关。有机化合物分子在离子化过程中可产生各种电离和断裂,即同一分子形成各种各样的离子。因此,在质谱分析中出现不同的离子峰,包括分子离子峰、碎片离子峰、同位素离子峰、重排离子峰、亚稳离子峰等。正是这些离子峰给出了丰富的质谱信息,为质谱分析法提供依据。根据质谱图中峰的位置,可以进行定性和结构分析;根据峰的强度可以进行定量分析。

二、质谱仪

质谱仪是使被分析的试样离子化并按荷质比的大小进行分离、检测和记录的仪器。其基本原理是使试样中的成分在离子化器中发生电离,生成不同荷质比的带正电荷离子,经加速电场的作用形成离子束,进入质量分析器。在质量分析器中,利用电场或磁场使不同荷质比的离子在空间上或时间上分离,或是通过过滤的方式,将它们分别聚焦到检测器而得到质谱图,从而获得质量与浓度相关的图谱。

质谱仪由真空系统、进样系统、离子化器、质量分析器、检测器、计算机系统(质谱工作站)等组成。其中最核心的是离子化器、质量分析器。

(一)真空系统

一般真空系统由机械真空泵和扩散泵或涡轮分子泵组成。质谱仪的离子源、质量分析器、检测器都必须在高真空条件下工作,一般要求 10^{-6}~10^{-4} Pa。其中质量分析器对真空的要求最为严格。因为无论哪种类型的质量分析器都是利用离子运动状态的差异将其按荷质比分开,所有离子在从离子源到达检测器整个运动过程中应避免与其他粒子(气体分子)相互作用。

(二)进样系统

目前用于有机分析的有机质谱仪的进样装置包括直接进样器、气相色谱仪和液相色谱仪。直接进样器是一个专门设计的进样装置,它是将试样置于离子源的高真空下加热汽化。此进样方式一般用于固体或难挥发的液体纯试样,缺点是不能分析混合物。

将气相色谱仪(GC)和液相色谱仪(HPLC)当作进样装置与质谱仪(MS)连接,成为 GC-MS 和 HPLC-MS,可起到进样的作用,同时也将色谱强的分离能力和质谱的高鉴别能力结合起来。

(三)离子化器

离子化器是使中性原子或分子电离,并从中引出离子束流的装置。针对不同类型的样品采用不同的离子源。采用气态样品的有电子电离源(electron ionization,EI)、化学电离源(chemical ionization,CI)。采用液态样品的有电喷雾电离源(electro spray ionization,ESI)、声波喷雾电离(sonic spray ionization,SSI)、大气压力化学电离源(atmospheric pressure chemical ionization,APCI)、大气压光离子源(atmospheric pressure photo ionization,APPI)。其他离子化源包括基质辅助激光解吸电离源(matrix-assisted laser desorption/ionization,MALDI)、表面增强激光解析电离源(surface enhanced laser desorption/ionization,SELDI)、电感耦合等离子体(inductively coupled plasma,ICP)、快离子轰击离子源(fast atom bombardment,FAB)。

在 MS 技术发展过程中,由于受电离技术的制约,在相当长的一段时间内,MS 只能对小分子的分子质量进行准确、灵敏的测定,但随着电喷雾电离、基质辅助激光解吸电离及大气压化学电离等电离技术的出现,MS 的测定范围扩大。它们在高极性、难挥发性和热不稳定性生物大分子(如蛋白质和核酸)的分析研究中极具应用潜力,其能在 10~15 mol 甚至 10~18 mol 的水平上准确地分析分子质量高达几十万的生物大分子,从而开拓了质谱学中一个崭新的领域——生物 MS,促使 MS 技术在生命科学领域获得广泛应用。

1.电子电离源

EI 是应用最为广泛的离子源,它主要用于挥发性样品的电离。图 2-1 是电子电离源的原理图,由 GC 或直接进样杆进入的样品,以气体形式进入离子源,由灯丝(阴极)发出的电子与样品分子发生碰撞使样品分子电离。一般情况下,阴极与接收极(阳极)之间的电压为 70 V,所有的标准质谱图都是在 70 eV 下做出的。在 70 eV 电子碰撞作用下,有机物分子可能被打掉一个电子形成分子离子,也可能会发生化学键的断裂形成碎片离子。由分子离子可以确定化合物分子量,由碎片离子可以得到化合物的结构。

电子电离源主要适用于易挥发有机样品的电离,GC-MS 联用仪中都有这种离子源。其优点是工作稳定可靠,结构信息丰富,有标准质谱图可以检索。缺点是只适用于易汽化的有机物样品分析。

2.化学电离源

有些化合物稳定性差,用 EI 方式不易得到分子离子,因而也就得不到分子量。为了得到分子量可以采用 CI 电离方式。CI 和 EI 在结构上没有多大差别，或者说主体部件是共用的。其主要差别是 CI 源工作过程中要引进一种反应气体。反应气体可以是甲烷、异丁烷、氨等。反应气的量要比样品气大得多。灯丝发出的电子首先将反应气电离，然后反应气离子与样品分子进行离子-分子反应，并使样品气电离。

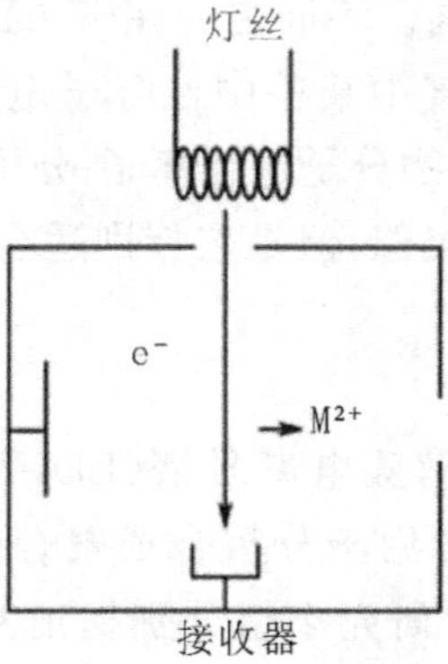

图 2-1 电子电离源原理示意图

CI 的主要用途是通过准分子离子峰确定有机化合物的相对分子质量。CI 的重复性差，由 CI 得到的质谱不是标准质谱。

3.电喷雾电离源

电喷雾过程实质上是电泳过程。样品溶液流出质谱仪进样端毛细管喷口后，在强电场（3～6 kV）作用下迅速雾化，在雾化气中形成带电雾滴（taylor 锥体）。通过高压电场可以分离溶液中的正离子和负离子，如在正离子模式下，电喷雾电离针相对真空取样小孔保持很高的正电位，负电荷离子被吸引到针的另一端，在半月形的液体表面聚集着大量的正电荷离子。带电离子前进的路径设计成真空度不断增加的差动抽气形式，带电离子中的溶剂不断蒸发，随着溶剂的蒸发，液滴变小，电场强度逐渐加强，通过离子蒸发（离子向液滴表面移动并从表面挥发）等机制，大部分分析物形成带单电荷或多电荷的气态离子，进入质量分析器。ESI 的特点是产生多电荷离子而不是碎片离子，所形成的多电荷离子可直接用来确定多肽与蛋白质的分子质量。

ESI-MS 的最新技术之一是极低流速下的电喷雾技术，称为毫微电喷雾（nano-ESI）。与常规 ESI 不同，nano-ESI 的喷雾毛细管末端由镀金的硼硅玻璃制成，孔径仅 1～3 μm。样品溶液依靠毛细管作用，在高电场作用下以 10～100 nL/min 的流速流出，在毛细管末端形成电喷雾，产生极细的带电液滴，其体积仅为常规 ESI 所产生的液滴的 1/1 000～1/100。nano-ESI 产生的液滴体积小，其去溶剂化效率、离子化效率及离子转移至分析器的效率都比常规 ESI 高，且喷雾稳定性好。在分析痕量样品时，能在很长时间内采集 MS 信号，通过累加获得较高的检测灵敏度。nano-ESI 固有的低流速（30 nL/min）和高离子信号强度恰好与离子阱 MS 相匹配，连续断裂可达七级 MS 裂解，用于分析复杂低聚糖时可得到有价值的结构信息。

目前商品化 ESI-MS 仪的接口方式已采用 nano-ESI。它分为静态和动态两种。静态 nano-ESI 装置常用于鉴定蛋白质，其工作原理是将细孔 nano-ESI 尖端装满蛋白液置于探针上，将探针放在离子源中，蛋白液以 10～100 nL/min 的流速喷射，进入质量分析器进行检测。而动态 nano-ESI 装置常与毛细管电泳、毫微毛细管液相色谱或毛细管电层析联用，将 LC 的高分离效能与 MS 准确鉴定化合物结构的特点相结合，可用于复杂样品的分析。

ESI技术的优势是容易与最常见的肽分离技术，如HPLC和CE在线联用。电喷雾电离源是一种软电离方式，即使分子量大、稳定性差的物质，也不会在电离过程中发生分解，它适合于分析极性强的大分子有机物，如蛋白质、糖等。

4.大气压化学电离源

它的结构与电喷雾电离源基本相同。不同之处在于APCI喷嘴的下游放置一个针状放电电极，通过放电电极的高压放电，使得空气中某些中性分子电离，产生H_3O^+、N_2^+、O_2^+等离子，溶剂分子也会被电离，这些离子与被分析物分子进行离子-分子反应，使分析物分子离子化。

大气压化学电离源的用途与ESI类似，但是它特别适合于分析中等极性的有机化合物。也常采用与LC联用的方式。

5.基质辅助激光解吸电离

基质辅助激光解吸电离是在激光解吸电离质谱(LDI-MS)的基础上发展起来的。LDI-MS是分析难挥发性有机物的手段之一，曾用于分析合成聚合物和热不稳定性生物小分子。直至K.Tanaka和F.Hillenkamp领导的两个研究小组分别提出基质辅助激光解吸电离质谱技术，使LDI-MS可以用于生物大分子的分析。

MALDI的原理是首先将分析样品和基质形成共结晶，即将试样溶液(μmol/L级浓度)与适当的基质溶液(mmol/L级浓度)，如芥子酸、2,5-二羟基苯甲酸等，混合涂敷到不锈钢的靶面上，溶液挥发后即有固体混合物形成。然后用高功率(其频率与基质分子的最大吸收频率相一致)的紫外激光照射到样靶上，激光光束的能量优先被基质的发色团吸收，从而保护了样品。基质分子吸收激光的能量，并以最快的速度传递给试样分子，使微量的试样产生瞬间相变，即刻被解吸和电离，避免了热不稳定物质的分解。分析物所产生的离子被引入质量分析器(如飞行时间质谱仪)进行分析处理。

MALDI特别适合于难挥发、热不稳定的生物大分子的分析。与ESI相比，它的最大优点是允许样品中含有较高浓度的缓冲液、盐、非挥发性成分及去垢剂，只要这些物质不影响共结晶的性质，便可直接用冷水冲去样品靶上过量的这些物质。此外，MALDI灵敏度比其他离子化方法高，可对混合样品进行直接分析；易产生分子离子峰，便于光谱解析；可直接与双向凝胶电泳(2-DE)技术联用，加快了蛋白质快速鉴别及大规模筛选进程。但MALDI-MS存在重复性差的缺点，因此不适用于定量分析。尽管MALDI-MS在分析蛋白质和较小或中等片段的寡聚核苷酸方面已取得了很大进展，但由于受到基质选择的限制，它还不能成为多糖、糖蛋白、核苷酸等的有效分析手段。

6.表面增强激光解吸电离

它是激光解吸电离的另一种形式，与MALDI分析原理基本相同，只是在样品处理上存在差异。它是将样品经过简单的预处理后直接滴加到表面经过特殊修饰的芯片上，样品中待分析的分子通过特异的作用得到捕获。之后再经紫外激光照射离子化，最后进入质量分析器(如飞行时间质谱仪)进行分析处理。

SELDI可比较两个样品之间的差异蛋白，也可获得样品的蛋白质谱，因此，在应用方面具有显著优势。SELDI技术分析的样品不需用液相色谱或气相色谱预先纯化，因此，可用于分析复杂的生物样品。SELDI技术可以分析疏水性蛋白质、PI过高或过低的蛋白质及低分子质量(＜25 000)的蛋白质，还可以发现在未经处理的样品中许多被掩盖的低浓度蛋白质，增加发现生物标志物的机会。SELDI技术只需少量样品，在较短时间内就可以得到结果，且试验重复性好，适合临床诊断及大规模筛选与疾病相关的生物标志物，特别是它可直接检测不经处理的尿液、血液、脑脊液、关节腔滑液、支气管洗出液、细胞裂解液和各种分泌物等，从而可检测到样品中目标蛋白质的分子量、PI、糖基化位点、磷酸化位点等参数。

7.电感耦合等离子体

等离子体是一种由自由电子、离子、中性原子与分子组成的具有一定电离度，但在整体上呈电中性的气体。简单地说，它就是“电离气体”。

ICP的原理是当有高频电流通过线圈时，产生轴向磁场，用高频点火装置产生火花，以触发少量气体电离，形成的离子与电子在电磁场作用下，与其他原子碰撞并使之电离，形成更多的离子和电子。当离子和电子累积到使气体的电导率足够大时，在垂直于磁场方向的截面上就会感应出湍流，强大的湍流产生高热将气体加热，瞬间使气体形成最高温度可达 10 000 K 的等离子焰炬。当载气携带试样气溶胶通过等离子体时，可被加热至 6 000～8 000 K，从而进行离子化。

ICP 常与四极杆质量分析器联用，用于痕量、超痕量元素分析和同位素比值分析。

(四)质量分析器

质量分析器是质谱仪的重要组成部件，位于离子源和检测器之间，依据不同方式将离子源中生成的样品离子按荷质比的大小分开。用于有机质谱仪的质量分析器有四极杆质量分析器、飞行时间质量分析器、磁质量分析器、离子阱质量分析器、傅里叶变换离子回旋共振质量分析器。用于无机质谱的质量分析器有四极杆质量分析器(滤质器)、飞行时间质量分析器、双聚焦质量分析器等。

1.四极杆质量分析器

四极杆质量分析器又称四极杆滤质器。四极杆是其核心，它是由四根精密加工的电极杆及分别施加于x、y 方向的两组高压高频射频组成的电场分析器。由四根平行的截面为双曲面或圆形的不锈钢杆组成，对角电极相连构成两组，在两组电极上施加直流电压 U 和射频交流电压 Vcosωt，在极间形成一个射频场，正电极的电压为(U＋Vcosωt)，负电极为－(U＋Vcosωt)。

离子被高达 20 V 的加速电压从离子源引入四极电场。进入四极电场空间的正离子被瞬间带正电的极杆排斥，而被带负电的极杆吸引。因为极杆组的正负电位不断交变，所以离子沿着不规则的震荡路径在极间运动。在一定条件下，只有一种特定荷质比的离子才会通过稳定的震荡进入检测器，发出信号。其他离子则因震荡轨迹不稳定，在运动过程中撞击到电极上而被“过滤”掉，最后被真空泵抽走。

四极杆质量分析器是目前最成熟、应用最广泛的质量分析器之一。对于单一的分析任务，可用常规的 GC/MS 和 LC/MS 完成。在研究及应用中，常涉及质谱仪器多级串联 MS 系统，而四极杆质量分析器则是串联 MS 中最常用的类型。最常见的三级串联四极杆质谱中，将3个四极杆质量分析器串联起来，组成 QqQ 序列。其中，Q(包括 Q_1 和 Q_3)是正常的质量分析器，q 上没有直流电压而只有射频成分，该射频场使所有离子聚焦并允许所有离子通过。因此，q 相当于磁质谱中的无场区，离子在其中可发生亚稳碎裂或碰撞诱导解离(CID)。Q_1 能够从离子源中选择感兴趣的离子，使其在 q_2 中发生解离反应，最后将解离产物送至 Q_3 进行常规质谱分析，从而可推断分子的组成结构。更复杂的串联系统可将 5 个四极杆组成 QqQqQ 序列，形成3 个分析器和 2 个反应室，从而可进行 MS/MS/MS 实验。理论上最多可实现十级串联四极杆，但在实际应用中，最常用的是三级串联四极杆质量分析系统，是目前串联质谱中最主流的形式。

四极杆质量分析器应用广泛，与四极杆质量分析器联用的离子源用于气体分析时常用EI和CI，其他有机物分析常用API和激光解吸电离(LDI)。对于无机物的分析，可与ICP组成电感耦合等离子体四极杆质谱仪。四极杆质量分析器还可与飞行时间质量分析器组成四极杆飞行时间串联质谱(QTOF)，它可以看作是将三重四极杆质谱的第三重四极杆换为TOF质量分析器。它采用四极杆作为质量过滤器，以TOF作为质量分析器，分辨率和质量精度明显优于三重四极杆质谱，是一类能够同时定性定量的质谱。

2.飞行时间质量分析器

用一个脉冲将离子源中的离子瞬间引出，经加速电压加速，它们具有相同的动能而进入漂移管，荷质比最小的离子具有最快的速度因而首先到达检测器，而重的离子由于速度较慢会最后到达检测器。由此形成飞行时间质量分析器(time-of-flight，TOF)的线性模式。

此外，还有TOF反射模式，即在原来单个飞行管的反射角度上再增加一个飞行管、检测器、反射电场，这样进一步增加了飞行距离，提高了分辨率。其原理是初始化能量不同的相同离子，到达反射电场后，动能大的“刺”得深，动能小的“刺”得浅，反射到检测器即可实现时间聚焦。反射飞行器技术的运用进一步提高了仪器的质量精度、分辨率和灵敏度。为了进一步提高分辨率，近年在TOF仪上引进了一项新技术，称为“延迟引出(DE)”技术或称“脉冲离子引出(PIE)”技术。

与TOF联用的离子源最常见的是MALDI，由于MALDI分析时激光是以脉冲方式使分子电离，恰好与TOF检测器相匹配，并组成了基质辅助激光解吸电离飞行时间质谱(MALDI-TOF-MS)。此外EI、ESI和APCI也可作为离子源。

3.离子阱质量分析器(ion trap，IT)

离子阱质谱仪属于动态质谱，与四极杆质量分析器有很多相似之处。在环电极上接入变化的射频电压，此时处于阱中具有合适的荷质比离子将在环中指定的轨道上稳定旋转，若增加该电压，则较重离子转至指定稳定轨道，而轻些的离子将偏出轨道并与环电极发生碰撞。当一组由电离源(化学电离源或电子轰击源)产生的离子由上端小孔进入阱中后，射频电压开始扫描，陷入阱中离子的轨道则会依次发生变化而从底端离开环电极腔，从而被检测器检测。

与四极杆质谱类似，离子阱质量分析器也可实现多级串联质谱。它还可以与四极杆联用，形成四极杆离子阱质谱仪(quadrupole ion trap，QIT)，如用胰蛋白酶酶解蛋白质，HPLC分离酶解肽段，电喷雾四极杆离子阱质谱(ESI-QIT-MS)在线测定完整肽段的分子量，同时结合碰撞诱导解离(CID)技术获得肽段的MS/MS谱。

离子阱具有很多优点，如结构简单，性价比高；灵敏度高，较四极质量分析器高10～1 000倍；质量范围大，早期只能用于无机物分析，目前采用新的离子源可用于有机物分析。这些优点使得离子阱质谱仪在物理学、分析化学、医学、环境科学、生命科学等领域中获得了广泛的应用。

4.傅里叶变换离子回旋共振质量分析器

傅里叶变换离子回旋共振质量分析器(Fourier transform ion cyclotron resonance，FT-ICR)简称傅里叶变换质谱仪(FT-MS)。这是一种根据给定磁场中的离子回旋频率来测量离子荷质比的质谱分析方法。它具有几个优点：①分辨率极高，远远超过其他质量分析器；②分析灵敏度高；③可与任何离子源联用，应用范围广。缺点是仪器售价和运行费用较高，目前在常规分析中很少用。

(五)检测器

检测器的作用是接收被分离的离子,放大和测量离子流的强度,最常用的是电子倍增器。为了提高分析效率,可采用隧道电子倍增器。此外,还有法拉第筒、照相版等。

三、质谱仪类型

质谱仪种类非常多,工作原理和应用范围也有很大的不同。从应用角度进行分类,根据分析对象是有机物还是无机物可分为有机质谱仪和无机质谱仪。

(一)有机质谱仪

主要用于有机化合物的结构鉴定,它能提供化合物的分子量、元素组成及官能团等结构信息。由于应用特点不同,又可分为以下几种。

1.气相色谱-质谱联用仪(GC-MS)

在这类仪器中,由于质谱仪工作原理不同,又有气相色谱-四极质谱仪、气相色谱-飞行时间质谱仪、气相色谱-离子阱质谱仪等。

2.液相色谱-质谱联用仪(LC-MS)

LC-MS包括液相色谱-四极质谱仪、液相色谱-离子阱质谱仪、液相色谱-飞行时间质谱仪,以及各种各样的液相色谱-质谱-质谱联用仪。

3.其他有机质谱仪

其他有机质谱仪主要有基质辅助激光解吸飞行时间质谱仪(MALDI-TOF-MS)、傅里叶变换质谱仪(FT-MS)等。

(二)无机质谱仪

无机质谱仪主要用于无机元素微量分析和同位素分析等方面。无机质谱仪与有机质谱仪工作原理不同的是物质离子化的方式不一样,无机质谱仪是以电感耦合高频放电(ICP)或其他的方式使被测物质离子化。无机质谱仪包括辉光放电质谱仪(GD-MS)、二次离子质谱仪(SI-MS)、火花源质谱仪(SS-MS)、加速器质谱仪(A-MS)、激光电离质谱仪(LI-MS)、热电离质谱仪(TI-MS)、电感耦合等离子体质谱仪(ICP-MS)等。

四、串联质谱

串联质谱(tandem mass spectrometry,TMS或MS/MS)是在单极MS基础上引入第二级质谱形成。串联质谱可分为空间串联和时间串联两种。空间串联是由几个质量分析器串联而成,不同的分析器和离子源间可进行多种组合,构成不同性能的MS仪,如ESI-IT-MS、MALDI-TOF-MS等。两种不同类型的MS串接在一起可以形成二维MS,如四极杆MS与TOF-MS的串联(Q-TOF-MS)。另外,为降低复杂样品的分析难度,可将具有很好分离能力的毛细管HPLC、CE或CEC与MS联用,从而充分利用二者的优点,既能提高分离效率,简化分析体系,又能保证分析的准确性,大大扩展了MS的应用范围。

目前,串联MS以三重四极杆串联MS(TQ-MS)为主,它可进行二级MS裂解。TQ-MS的一个显著优点是可对未知化合物进行定量和定性分析,尤其是ESI与TQ-MS联用后,可扩大TQ-MS的质量检测范围,但其缺点是分辨率较低。

MALDI-Q-TOF-MS将MALDI离子源与四极杆和TOF两个质量分析器串联,既可测定肽质量指纹谱,又可通过MS-MS测定肽序列标签。MALDITOF-TOF-MS则是将两个TOF质量分析器串联在一起，不但具有 MALDI-Q-TOF-MS 的优点，同时还具有高能碰撞诱导解离（CID）能力，使 MS 真正成为高通量的蛋白质测序工具。

傅里叶变换离子回旋共振质谱（FT-ICR-MS）是时间串联 MS，分辨率和准确度很高，并有多级 MS 功能，且可直接与 2-DE 联用。离子阱 MS 可通过改变阱里射频场达到 10 级 MS 裂解。

五、质谱在临床检验中的应用

（一）新生儿筛查

遗传代谢病就是有代谢功能缺陷的一类遗传病，多为单基因遗传病，包括代谢大分子类疾病[包括溶酶体贮积症（三十几种病）、线粒体病等]和代谢小分子类疾病（氨基酸、有机酸、脂肪酸等）。传统检测方法需要对每一种筛查项目进行一次单独实验，LC-MS/MS 则可对一份标本同时检测多种项目。目前已报道的遗传代谢病有六百余种，MS/MS 的遗传代谢病筛查可以对其中约 50 种进行筛查，具体病种依不同地区而异，做到用一滴血样，在几分钟内一次分析近百种代谢物，检测多种遗传代谢病。

一般采用软电离，如电喷雾电离，结合三级串联四极杆质量分析系统，组成 ESI-QqQ 串联质谱进行检测。使用一次性采血针刺新生儿足跟，时间为出生后 72 小时至 7 天，将血滴在特殊的滤纸样本卡上，打孔后置于 96 孔板中，加入同位素内标，经甲醇抽提，氮气吹干，盐酸加热酸化，再次氮气吹干完全干燥，在有机相中溶解，进行上样测定。

（二）固醇类物质的测定

固醇类物质的特征是有一个四环的母核，其结构是环戊烷多氢菲，都是从乙酰辅酶 A 生物合成路径衍生的。种类繁多，包括固醇类、维生素 D、胆汁酸、肾上腺皮质激素、性激素及致癌烃类等。

传统上采用免疫学方法测定，GC-MS 可用于未结合型类固醇的检测，快原子轰击离子源质谱（FAB-MS）可检测结合型类固醇，而 HPLC-MS 可同时检测结合型和未结合型类固醇。但是 HPLC 结合串联质谱具有敏感性高、重复性好、特异性强等特点，目前在临床常规生化检验中应用越来越广泛。离子化源一般采用电喷雾离子源（ESI）或大气压化学电离（APCI），结合三级串联四极杆质量分析系统组成 HPLC-MS/MS。

固醇类激素一般可用 GC-MS 或免疫分析方法检测，运用 LC-MS/MS 可提高特异性，并且不需要复杂的样品处理；LC-MS/MS 在药物滥用及兴奋剂检测方面也具有重要意义，它可以检测合成代谢类激素，如雄烯二酮、睾酮和双氢睾酮等，相对其他方法灵敏度更高；诊断先天性肾上腺增生通常采用免疫学方法测定 17-羟孕酮、氢化可的松、雄烯二酮，假阳性率非常高，用 LC-MS/MS 可将假阳性率降低约 85％；LC-MS/MS的检测结果对良性前列腺增生与其他有临床表现的雄激素依赖性疾病的鉴别诊断也有重要价值，还可用于甲状腺疾病的诊断。

维生素 D 在血液中主要以 25-(OH)-D 的形式运输，其浓度最高，最稳定，半衰期最长（两周左右），因此血清 25-(OH)-D 浓度是评价体内维生素 D 营养状况最为有效的指标。通常将 25-(OH)-D＞30 ng/mL、20～30 ng/mL、＜20 ng/mL 分别定义为维生素 D充足、不足或缺乏。目前，认为 LC-MS/MS 同时测定 25-(OH)-D_2 和 25-(OH)-D_3 是最理想的临床检测方法。

(三)治疗药物监测

目前治疗药物监测(TDM)主要通过免疫化学方法，虽简单易行但所测药物种类较少。LC-MS/MS 技术准确性更高而且可用于绝大部分药物的监测。研究证明大多数抗癌药都可以通过 LC-MS/MS 进行准确检测，比如环磷酰胺、顺铂、氟尿嘧啶等，而且还可以对多种抗癌药物进行同时检测，不仅减轻了患者负担，而且加快了临床工作效率。移植后患者需要应用大量免疫抑制剂以减少免疫排斥反应的发生，免疫抑制剂只有在特定浓度范围内才能发挥理想作用。免疫抑制剂在不同个体及人群之间的药物动力学特征差别很大，LC-MS/MS 可更加准确地进行测定。LC-MS/MS 还可以测定唾液样本中的环孢素浓度，这也是其他方法无法实现的。LC-MS/MS 还可用于抗 HIV 感染的逆转录酶抑制剂拉米夫定和齐多夫定浓度监测、抗生素临床用量及心血管药物浓度监测等方面。

(四)无机离子的检测

1.电感耦合等离子体质谱仪

电感耦合等离子体质谱仪(inductively coupled plasma mass spectrometry，ICP-MS)是以独特的接口技术将电感耦合等离子体(ICP)的高温电离特性与四极杆质谱仪的灵敏快速扫描的优点相结合而形成的一种新型的元素和同位素分析技术。该技术具有检出限极低、动态线性范围极宽、谱线简单、干扰少、分析精密度高、分析速度快及可提供同位素信息等分析特性，是目前公认的多元素同时分析的最好技术，应用非常广泛。

构造包括进样系统、电感耦合等离子体离子源(ICP)、接口(采样锥和截取锥)、离子光学系统、四极杆质谱仪(MS)、检测器和内置于质谱仪中的真空泵系统，外部连接有循环冷却水装置、气路。整个仪器由计算机软件进行控制。

2.同位素稀释质谱法

同位素稀释质谱法(isotopie dilution mass spectrometry，ID-MS)是一种准确的化学成分定量分析方法，该方法是借助于同位素质谱的精密测量与化学计量的准确称重，来求得某一基体中的同位素、元素或分子个数。国际化学计量委员会的物质量咨询委员会(ICPM-CCQM)确认了同位素稀释质谱法、精密库仑法、重量法、电位滴定法、凝固点下降法是具有一定权威性的化学测量方法。其中，同位素稀释质谱法是唯一能直接提供微量、痕量和超痕量的权威方法。

同位素稀释质谱法原理是在未知样品中加入已知量的浓缩同位素(即稀释剂)，在稀释剂与样品中的天然丰度同位素达到混合平衡后，用质谱测量混合样品中同位素丰度比，待测元素含量可直接由测量比值计算出来。由于被测量的同位素比值精密度很高，重复性很好，因此可获得高精度和准确度的浓度测量结果。在临床生化检验中一般作为决定性方法。

(五)蛋白质标志物的筛查和鉴定

1.基质辅助激光解吸电离飞行时间质谱

基质辅助激光解吸电离飞行时间质谱(MALDI-TOF-MS)是用基质辅助激光解吸电离(MALDI)作为离子源、飞行时间(TOF)作为质量分析器组成的质谱仪。MALDI-TOF-MS 具有灵敏度高、准确度高及分辨率高等特点，为生命科学等领域提供了一种强有力的分析测试手段，并正发挥着越来越重要的作用。它可用于肽质量指纹谱分析(peptide mass fingerprinting，PMF)、肽序列标签分析(peptide sequence tag，PST)、蛋白质分子量的测定和寡核苷酸分析等。

2.表面增强激光解析电离飞行时间质谱

表面增强激光解析电离飞行时间质谱(SELDI-TOF-MS)主要由三部分组成,即蛋白质芯片、芯片阅读器和分析软件。芯片阅读器就是SELDI-TOF-MS。

(1)蛋白质芯片是SELDI-TOF-MS的核心技术。根据芯片表面修饰的不同可分为化学表面芯片和生物表面芯片。化学表面芯片又可分为疏水(hydrophobic surface,HS)、亲水(normal phase,NP)、弱阳离子交换(weak cation exchange,WCX)、强阴离子交换(strong anion exchange,SAX)、金属离子螯合(immobilized metal affinity capture,IMAC)等。这些芯片可以根据蛋白质的化学特性如疏水或亲水性及所带电荷而选择性地捕获特异蛋白质。其优点:①直接用体液样本进行分析,如血清、尿、脑脊液等。②样品量少,只需0.5～5.0 μL,或2 000个细胞即可检测。③高通量,操作自动化。④可发现低丰度、小分子量蛋白质,并能测定疏水蛋白质,特别是膜蛋白质。生物表面芯片是利用特异的生物学反应分离某一特异蛋白质。可分为抗原-抗体、受体-配体、DNA-蛋白质、酶-底物等芯片。其特点是特异性高;可以定量,如利用单克隆抗体芯片,由于结合至芯片上的抗体是定量的,故可以测定抗原量,但一般飞行质谱不能用于定量分析;功能广,如利用单克隆抗体芯片可鉴定未知抗原/蛋白质,以减少测定蛋白质序列的工作量,还可替代Western Blot等。

蛋白质芯片上有8～24个上样点,根据检测目的不同选用不同种类的芯片。将样本加到芯片上以后,经过一段时间的结合反应,芯片能和复杂样本中的特定蛋白质结合,然后用缓冲液或水洗去不结合的非特异分子,就可获得保留的高分辨率的蛋白质谱,再加上能量吸收分子溶液,当溶液干燥后,就可以把芯片放到芯片阅读器中进行质谱分析。

(2)芯片阅读器:就是激光解析电离飞行时间质谱仪。在一定强度的激光打击下,结合在芯片上的蛋白质发生电离和解吸附,不同质量的带电离子在通过电场时被加速。由于这些离子的质量电荷比不同,它们在真空场中飞行的时间长短不一致,记录仪通过检测飞行时间的长短,得出质量电荷比。被测定的蛋白质以一系列峰的形式出现,绘制成质谱图,直接显示样本中各种蛋白质的分子量、含量等信息。整个测定过程可在几十分钟内完成,方法敏感、特异性高,不会破坏所测定的蛋白质的结构。该技术可检测微量蛋白质,检测极限为1 fmol。

(3)分析软件:SELDI软件能快速处理、分析大量的质谱图信息。将正常人与某种疾病患者的图谱比较,就能发现和捕获疾病的特异性相关蛋白质。

(六)微生物鉴定

LC-MS/MS可对细菌的多种成分进行分析,包括蛋白质、脂类、脂多糖(LPS)和脂寡糖(LOS)、DNA、多肽及其他可被离子化的分子。菌体内某些成分能给出唯一的荷质比作为生物标志特异地鉴定细菌。例如,通过对种间和株间特异保守峰如3-羧基脂肪酸(内毒素的标志物)、麦角固醇(真菌数量的标志物)、胞壁酸(肽聚糖的标志物)等进行分析,可以进行细菌识别。蛋白质在细菌体内的含量较高,常用于细菌属、种和株的鉴定。LPS和LOS是革兰氏阴性菌的外部细胞膜成分,是细菌毒性的主要组成部分,其混合物易于提取,去除脂肪酸残基后肼解,对产物进行质谱分析,可用于血清型分类。

(黄启振)

第二节 电泳技术

一、电泳技术的分类

电泳技术有很多种，按电泳的原理有3种形式的电泳分离系统：移动界面电泳、区带电泳和稳态电泳或称置换(排代)电泳。稳态电泳的特点是粒子的电泳迁移到一定时间后达到稳态，如等电聚焦和等速电泳。

二、电泳分析常用方法

(一)醋酸纤维素薄膜电泳

醋酸纤维素是纤维素的羟基乙酰化形成的纤维素醋酸酯。由该物质制成的薄膜称为醋酸纤维素薄膜。这种薄膜对蛋白质样品吸附性小，几乎能完全消除纸电泳中出现的“拖尾”现象，又因为膜的亲水性比较小，它所容纳的缓冲液也少，电泳时电流的大部分由样品传导，所以分离速度快、电泳时间短、样品用量少，蛋白质可得到满意的分离效果。因此特别适合于病理情况下微量异常蛋白质的检测。

醋酸纤维素膜经过冰醋酸乙醇溶液或其他透明液处理后可使膜透明化，有利于对电泳图谱的光吸收扫描测定和膜的长期保存。

(二)凝胶电泳

以淀粉胶、琼脂或琼脂糖凝胶、聚丙烯酰胺凝胶等作为支持介质的区带电泳法称为凝胶电泳。其中聚丙烯酰胺凝胶电泳(polyacrylamide gel electrophoresis，PAGE)普遍用于分离蛋白质及较小分子的核酸；琼脂糖凝胶孔径较大，对一般蛋白质不起分子筛作用，但适用于分离同工酶及其亚型，大分子核酸等。

(三)等电聚焦电泳技术

等电聚焦(isoelectric focusing，IEF)是20世纪60年代中期问世的一种利用有pH梯度的介质分离等电点不同的蛋白质的电泳技术。由于其分辨率可达0.01个pH单位，因此特别适合于分离分子量相近而等电点不同的蛋白质组分。

(四)变性梯度凝胶电泳

变性梯度凝胶电泳(denaturing gradient gel electrophoresis，DGGE)由Fisher和Lerman于1983年创立，之后该技术和PCR技术相结合被广泛应用于各种突变分析。它主要是利用梯度变性胶来分离DNA片段。电泳开始时，DNA在胶中的迁移速率仅与分子大小有关，而一旦DNA泳动到某一点时，即到达该DNA变性浓度位置时，使得DNA双链开始分开，从而大大降低了迁移速率。由于不同的DNA片段的碱基组成有差异，使得其变性条件产生差异，从而在凝胶上形成不同的条带。目前常用的变性剂有尿素和甲酰胺。根据DGGE变性梯度方向与电泳方向是否一致，可将其分为两种形式的DGGE：垂直DGGE和平行DGGE。垂直DGGE的变性梯度方向与电泳方向垂直，可用于优化样本的分离条件，也可用于分析PCR产物的组成；平行DGGE的变性梯度方向与电泳方向一致，可用于同时分析多个样本。检测某种突变的变性剂浓度一般通过变性梯度凝胶电泳来确定。实际应用时，如果突变发生在高熔点区时，往往难以检测到。这主要是由于DNA熔解区域温度的增加导致迁移率的变化减少，难以将正常DNA分子和突变DNA分子分开。此外，高熔点区的解链时间较长，也使得DGGE应用受到限制。解决的办法一般是在PCR引物的5'末端加上一段40～50 bp的GC夹。但如果突变发生在CpG岛，检测仍有困难。

（五）双向电泳

1975年研究人员根据不同组分之间的等电点差异和分子量差异建立了IEF/SDS-PAGE双向电泳。其简单过程是先将混合物在一个直径1 mm的玻璃管凝胶中进行等电聚焦。聚焦后将凝胶条小心地从毛细管中取出，然后放到另一平板凝胶的顶部（垂直板）或一端（水平板），再让胶条中已经分离的组分在平板胶中走SDS-聚丙烯酰胺凝胶电泳。其中IEF电泳（管柱状）为第一向，SDS-PAGE为第二向（平板）。在进行第一向IEF电泳时，电泳体系中应加入高浓度尿素、适量非离子型去污剂NP-40。蛋白质样品中除含有这2种物质外还应有二硫苏糖醇以促使蛋白质变性和肽链舒展。

IEF电泳结束后，将圆柱形凝胶在SDS-PAGE所应用的样品处理液（内含SDS、巯基乙醇）中振荡平衡，然后包埋在SDS-PAGE的凝胶板上端，即可进行第二向电泳。

由于蛋白质的等电点和分子质量之间没有什么必然的联系，因此，经过双向电泳可将数千种蛋白质分开，显示出极高的分辨力。IEF/SDS-PAGE双向电泳对蛋白质（包括核糖体蛋白、组蛋白等）的分离是极为精细的，因此特别适合于分离细菌或细胞中复杂的蛋白质组分。

（六）等速电泳

等速电泳是在样品中加有领先离子（其迁移率比所有被分离离子的迁移率大）和终末离子（其迁移率比所有被分离离子的迁移率小），样品夹在领先离子和终末离子之间，在外电场作用下，各离子进行移动，经过一段时间电泳后，达到完全分离。被分离的各离子的区带按迁移率大小依序排列在领先离子与终末离子的区带之间。由于没有加入适当的支持电解质来载带电流，所得到的区带是相互连接的，且因“自身校正”效应，界面是清晰的，这是与区带电泳的不同之处。

（七）脉冲场凝胶电泳

脉冲场凝胶电泳（pulsed-field gel electrophoresis，PFGE）是在琼脂糖凝胶上外加正交的交变脉冲电场，其方向、时间与电流大小交替改变，每当电场方向发生改变，大分子的DNA便滞留在爬行管内，直至沿新的电场轴向重新定向后，才能继续向前移动，DNA分子越大，这种重排所需时间就越长。当DNA分子变换方向的时间小于电脉冲周期时，DNA就可以按其分子量大小分开。如果脉冲时间长，全部小分子DNA都有充足的时间改变泳动方向，以至各条DNA迁移的时间差异不大，所以分辨力不高；而对大分子DNA，可有充足的时间来改变泳动方向，但所需的时间不等，迁移的时间也就不等，因此分辨力较高。因此可以通过调节适当的脉冲时间，将分子量大小不同的DNA分子分开。

（八）恒定变性凝胶电泳

Hovig等于1991年建立了一种恒定变性凝胶电泳（constant denatured gel electrophoresis，CDGE），它是经由DGGE改变而来，其主要化学物质和基本方法都一样，只是凝胶浓度由垂直DGGE确定后，用均一的变性浓度凝胶代替梯度凝胶，使得整个电泳变得更加简单快速。

（九）温度梯度凝胶电泳

温度梯度凝胶电泳（temperature gradient gel electrophoresis，TGGE）基本原理与DGGE差不

多，只是由于变性剂形成的梯度被温度梯度代替。这样的梯度可由微处理器控制，与 DGGE 相比，更加稳定可靠。如在变性高压液相色谱(denaturing high pressure liquid chromatography，DHPLC)中，其杂合双链和纯合双链的分离就是通过精确的温度控制，使杂合双链部分变性，从而与纯合双链分离开来。

DGGE、CGGE 及 TGGE 三种方法是基于相同的原理而设计的突变检测方法，均是根据 DNA 的解链特性而设计。对于同一序列组成的 DNA 片段来说，它具有恒定的解链温度(Tm)，但若其序列发生改变时，Tm 值也发生改变，在含有变性因素(变性剂，高温)的凝胶中进行电泳，当其肽链解开形成分叉时，电泳迁移的速度就会改变。Tm 值全部取决于 DNA 的碱基组成，序列中出现单碱基替换时，Tm 也发生改变，电泳迁移率也改变，此即 DGGE、CDGE 及 TGGE 鉴定突变的技术基础。

(十)瞬时温度梯度电泳

瞬时温度梯度电泳(temporal temperature gradient gel electrophoresis，TTGE)检测突变的能力和 DGGE 差不多，但却不需要变性梯度胶。基本方法是在加有一定浓度尿素的聚丙烯酰胺凝胶电泳过程中，使外界温度恒定地增加，这样在跑胶的过程中形成一个温度梯度，变性环境是由恒定浓度的尿素和瞬时温度梯度共同形成，这样使得全过程更加简单迅速、分辨率极高。

(十一)免疫电泳

免疫电泳是琼脂平板电泳和双向免疫扩散两种方法的结合。将抗原样品在琼脂平板上先进行电泳，使其中的各种成分因电泳迁移率的不同而彼此分开，然后加入抗体做双向免疫扩散，使已分离的各种抗原成分与抗体在琼脂中扩散而相遇，在二者比例适当的地方，形成肉眼可见的沉淀弧。

该方法可以用来研究：①抗原和抗体的相对应性；②测定样品的各成分及它们的电泳迁移率；③根据蛋白质的电泳迁移率、免疫特性及其他特性，可以确定该复合物中含有某种蛋白质；④鉴定抗原或抗体的纯度。

(十二)其他电泳技术

1.毛细管电泳

毛细管电泳(capillary electrophoresis，CE)又称高效毛细管电泳(high performance capillary electrophoresis，HPCE)，是指离子或带电粒子以毛细管为分离通道，以高压直流电场为驱动力，依据样品中各组分之间迁移速度和分配行为上的差异而实现分离的液相分离分析技术。

2.芯片电泳

芯片电泳是将毛细管电泳中所使用的毛细管构建在一个仅有几个或几十个平方厘米的硅、石英、玻璃或塑料等不同材质的基片上，通过在管道网络的终端施加电压实现样品的进样和快速分离分析的电泳技术。在分离原理上，它与常规毛细管电泳相似，但是分离的核心元件石英毛细管变成了平板玻璃、石英、硅、塑料等芯片，其主体由线(毛细管)变成了面(芯片)，使其有了质的飞跃，因此产生了一系列全新的分析技术，相关的分离理论也有了新的内涵。在芯片电泳技术中两个关键要素是电泳芯片和相应的分析仪。芯片因材料不同而多种多样，最常见的为玻璃、石英和各种塑料。

三、在生化检验中的应用

(一)常规电泳的临床应用

1.血清蛋白电泳分析

新鲜血清经醋酸纤维薄膜电泳后可精确地描绘出患者蛋白质的全貌，一般常见的是清蛋白降低、某个球蛋白区域升高，提示不同的临床意义。如急性炎症时，α_1、α_2区百分率升高；肾病综合征、慢性肾小球肾炎时，清蛋白下降，α_2球蛋白升高，β球蛋白也升高；缺铁性贫血时，由于转铁蛋白的升高而呈现β区带增高；而慢性肝病或肝硬化时，清蛋白显著降低，γ球蛋白升高2～3倍，免疫球蛋白多克隆增高，甚至可见β-γ融合的桥连现象，还可在γ区呈现细而密的寡克隆区带；对单一克隆浆细胞异常增殖所产生的无抗体活性的均一免疫球蛋白也称M蛋白的检测，血清蛋白电泳是其首选的实验诊断方法，可在电泳区带的α_2-γ区呈现致密而深染、高度集中的蛋白克隆增生区带，称其为M蛋白区带，扫描后形成高而狭窄的单株峰，若此峰在γ区其峰高与峰底宽之比＞2：1，则是由于正常免疫球蛋白合成限制造成背景染色浅。M蛋白所导致的一组疾病，如多发性骨髓瘤、巨球蛋白血症、重链病、游离轻链病、半分子病、良性单株丙球血症和双M蛋白血症等目前已不属罕见。血清蛋白电泳对这类疾病的早期诊断，疗效观察和预后判断均有十分重要的意义。

2.同工酶谱分析

(1)血清乳酸脱氢酶同工酶(iso-LDH)：测定LDH同工酶有电泳法、离子交换柱层析法、免疫法、抑制剂法和酶切法，但迄今用得最多的仍是琼脂糖凝胶电泳法。经电泳分离后分离出5种同工酶区带，急性心肌梗死发病后平均6小时，LDH_1即开始升高，$LDH_1/LDH_2 \geqslant 1$为心肌损伤的阳性决定性水平，肝癌时可见LDH_5明显升高，各区带含量的确定，将经电泳分离后的同工酶谱采用扫描予以定量，其精确度明显高于用肉眼判断。

(2)血清肌酸激酶同工酶(iso-CK)：测定CK和CK-MB仍是目前用于证实急性心肌梗死的首选指标。近年来国内一些单位用免疫抑制法测CK-MB，其原理为抗M亚单位的酶活性，因为正常血清中几乎无CK-BB，故将此值乘2可以认为大致代表CK-MB的活性。此法简单迅速，缺点是特异性差，如患者血清中存在CK-BB或者异常CK时，都将出现假性增高。使用电泳方法分离CK-MB是根据CK-同工酶分子结构不同，在电泳缓冲液中，所带电荷各异，可以从阴极到阳极将CK不同组分予以分离，其分别为CK-MM、CK-MB和CK-BB。电泳特点是当出现异常同工酶如巨CKⅠ、巨CKⅡ等，从电泳图谱上很容易发现，发现后用扫描仪对各条酶进行扫描，报告各条区带所占百分比，结合总酶活力，求得区带的酶定值结果。Macro-CK在CK-MM和CK-MB中间，而CK-MT位置靠近阴极端，在CK-MM后面。这样不会将CK-BB和各种异常同工酶误认为是CK-MB而误诊，也可解决CK-MB假性增高的错误原因所在。因此，CK同工酶电泳是一项非常实用的检验技术，具有十分重要的临床意义。

(3)CK亚型同工酶：CK-MB和CK-MM亚型测定常采用琼脂糖凝胶等电聚焦电泳或高压电泳，由于操作比一般电泳麻烦，故常规测定尚无法普及。目前引进的自动电泳仪，有试剂盒提供，可进行CK亚型分析，参考值：CK-MM1(7.7%±4.7%)；CK-MM2(26.5%±5.3%)；CK-MM3(15.8%±2.5%)；CK-MM3/CK-MM1为0.28±0.05(范围0.15～0.39)，阳性决定性水平＞0.5。AMI第1天血中以MM3为主，但第2天以后则以MM1为主。采用电泳法分离CK-MB、CK-MB1和CK-MB2时，在正常人血中CK-MB2极微，在急性心肌梗死后4～6小时的CK-

MB2 亚型即在血液循环中可被检测到，故 MB2/MB1 的值明显升高，并早于总 CK-MB 片段的增高。当心肌梗死缓解后此比例也逐渐下降。也可用于溶栓治疗后的病情观察。

3.抗原抗体分析与检测

电流可加速抗原与抗体的扩散并规定其运行方向，从而加快了免疫沉淀反应速度。免疫固定电泳（IFE）是一种包括琼脂糖凝胶蛋白电泳和免疫沉淀两个过程的操作，是免疫沉淀反应的一种混合技术，检测标本可以是血清、尿、脑脊液或其他体液。血清免疫固定电泳（IFE）技术用于 M 蛋白的分型。血清蛋白在琼脂糖凝胶介质上经电泳分离后，应用固定剂和各型免疫球蛋白及轻链抗血清，加于凝胶表面的泳道上，经孵育让固定剂和抗血清在凝胶内渗透并扩散后，若有对应的抗原存在，则在适当位置形成抗原抗体复合物。经染色后蛋白质电泳参考泳道和抗原抗体沉淀区带被氨基黑着色，根据电泳移动距离分离出单克隆组分，可对各类免疫球蛋白及其轻链进行分型。该技术的最大优势是敏感性为 500～1 500 mg/L，操作周期短，仅需数小时，分辨率高，结果易于分析。现最常用于 M 蛋白的分型与鉴定，已列入临床实验室的常规检测工作。

现采用高分辨率琼脂糖凝胶电泳分离脑脊液（CSF）中的蛋白质，并经抗原和辣根过氧化物酶标记的特异性 IgG 抗体进行反应来鉴定"寡克隆区带"（OCB），经此酶免疫标记放大技术和显色步骤，蛋白质浓度为 31～125 μg/L 即可予以检测，这样脑脊液无须浓缩，避免了在浓缩过程中蛋白质的丢失。此法可用于证实和分辨 OCB 免疫球蛋白及其型别。若在 CSF 标本中检出 OCB，而其相应标本中未能检出区带，则为阳性，真实地反映是由中枢神经系统本身合成的免疫球蛋白，具有重要临床意义。它是一种定性检测，在多发性硬化症时，OCB 是一个十分重要的标志物。但需将患者血清和 CSF 在同一天同步进行分析，以认证不同来源的免疫球蛋白。中枢合成免疫球蛋白是中枢神经系统疾病的一个重要信号，主要用于鉴别诊断中枢神经系统疾病，如多发性硬化症、痴呆、脊髓炎、副肿瘤性脑炎、神经性梅毒等。

4.脂蛋白分析

利用抗原、抗体反应将电泳分离的脂蛋白予以鉴别。血清经琼脂糖凝胶电泳，再经染色后可出现不同脂蛋白条带。由于凝胶中脂蛋白等电点不同，不仅可区分 α、前 β 和 β 区带，又因介质中含有抗脂蛋白(a)[LP(a)]抗体及阳离子存在，抗 LP(a)与患者血清中 LP(a)结合形成复合物，阳离子则抑制其他脂蛋白的泳动速度，LP(a)便与其他脂蛋白分离开来，使分辨十分清晰的 LP(a)条带呈现在前 β 与 γ 区域之间，将阳性条带扫描后，可获得区带的面积及其百分含量，该方法使电泳技术趋于完美，大大减少了手工操作的弊端，既可予以半定量，又能将胶片保存，便于比较，以提高对心、脑血管独立危险因子——LP(a)检测的灵敏性和特异性。

5.尿蛋白分析

尿蛋白电泳可将尿液中各种蛋白质分离用于区分尿蛋白类型，可在无损伤的情况下，协助临床判断肾脏损伤的部位。国内部分实验室采用 SDS-PAGE 盘状电泳进行尿蛋白分离，该方法耗时、操作烦琐、标本要求高、尿液需预浓缩，不适合在临床实验室广泛开展。SDS-PAGE 电泳不需预浓缩，尿蛋白电泳后呈现出中、高分子量蛋白区带，主要反映肾小球病变；呈现出低分子量蛋白区带，可见于肾小管病变及溢出性蛋白尿；混合性蛋白尿则可见到大、中、小各种分子量区带，提示肾小球及肾小管均受累及。扫描仪可对电泳后尿液中蛋白质条带进行扫描，求出百分比，以显示肾小球或肾小管损伤程度，其电泳图谱及扫描图形可作为资料保存，利于分析比较。该技术的最大进步是尿液不需预浓缩，操作简便，结果清晰，仅需 3 小时即可完成试验，还备有完整的定性标准，易于量化，便于分析，对肾脏疾病的诊断、鉴别诊断、指导治疗和判断预后颇有价值。

(二)高效毛细管电泳的临床应用

1.血清蛋白质分析

采用CE可分离血清蛋白，并能准确计算各蛋白质的相对浓度，避免了凝胶电泳法染色、脱色过程中多种影响因素造成的误差，CE法的结果重复性好，可信度高，便于贮存和检索。前清蛋白在血清中的浓度可表明营养状态，且是确定恶性肿瘤、炎症、肝硬化、霍奇金病的重要指标，多数电泳法难以分辨，而用CE法很容易分离定量，检测波长为214 nm或200 nm。CE增加了清蛋白部分的分辨率，对双清蛋白血症检测的灵敏度有了很大的提高。CE提供了足够的在α_1区的分辨率，以区分α_1酸性糖蛋白与α_1抗胰蛋白酶。在α_2区的球蛋白区，α_2巨球蛋白与触球蛋白不易区分，但在β球蛋白区具有高分辨率。CE在对肾病综合征、慢性炎症、自身免疫性疾病和肝硬化等多克隆免疫球蛋白的分析方面显示明确的优势。血清蛋白电泳是单克隆蛋白(monoclonal protein，MP)血症重要的筛选试验，如多发性骨髓瘤、巨球蛋白血症。CE对典型的单克隆轻链和低浓度单克隆蛋白的检测有较高的敏感性。

2.单克隆蛋白的特征鉴别

用特异的抗同型免疫球蛋制品(IgG、IgA、IgM、Kappa等)抗体包被琼脂糖凝胶球与血清样本一起孵育，在孵育前与孵育后分别进行CE检测。通过用特异性抗体包被的Sepharose球消除一个特殊的峰来指示是哪种单克隆成分，借此对免疫球蛋白的型、亚型和轻链型予以鉴定和分类。

3.血红蛋白成分分析

用等电聚焦毛细管电泳(CIEF)和区带电泳(CZE)可分离出十几种Hb变异链，有学者采用CZE法对正常人和地中海贫血患者血液样品在pH 11.8碱性磷酸盐缓冲液(PBS)中进行分离，分离的速度很快(<8分钟)，两者的电泳图谱明显不同。对胎儿红细胞处理后，分离其血红蛋白，可分离出α、β和γ几种球蛋白链，如采用低pH 3.2的缓冲液，虽然分析时间延长，但变异体的分辨效果更佳。显然CE技术对鉴别诊断血红蛋白病起重要作用。

4.肌红蛋白分析

在急性心肌梗死后患者的血液和尿液中常出现肌红蛋白异常升高，而低浓度肌红蛋白难以用免疫比浊法测定。但是，CE可在8分钟内快速分离尿中低浓度肌红蛋白并与血红蛋白相鉴别。

5.脂蛋白分析

可将血浆脂蛋白分离出14个亚组分，如在分离缓冲液中加入表面活性剂，可在短时间内对两个主要组分：高密度脂蛋白(HDL)和低密度脂蛋白(LDL)进行定量，对LDL进一步分离为三个亚组分：LDL、中密度脂蛋白(ILD)和极低密度脂蛋白(VLDL)，并对各组分的比例进行推算，从而对脂蛋白异常提供不同脂肪代谢的信息。

6.糖化血红蛋白(HbA1c)分析

CE能分离几种糖蛋白的糖基构型，可鉴别糖化血红蛋白A1、A1c和其他异构体，对糖尿病的监控具有重要意义。

7.同工酶的分离

应用CE技术对多种同工酶进行了成功的分离。其原理是先将样品在毛细管中电泳分离，待形成同工酶分离区带后，切断电源，再加入含底物的液体缓冲液，酶可催化底物而显色，形成可检测的同工酶区带，再重新接通电源，继续电泳，使同工酶形成的染色区带先后通过检测器，测定最大吸收处的光密度值，因此被分离的同工酶可被分析并测定。如检测β-N-乙酰氨基葡萄糖苷酶的A、B同工酶，淀粉酶P(胰)和S(唾液)型、肌酸磷酸激酶、碱性磷酸酶、蛋白水解酶、γ-谷氨酰氨基转肽酸、激肽释放酶、血管紧张素还原酶、组织蛋白酶B和5'核苷酸酶等，均可采用HPCE技术分离。

8.免疫复合物分析

CE可将免疫复合物从结合的抗原抗体中迅速分离出来，应用荧光标记单克隆抗体，经LIF-CE检测限可达毫克级，可用于混合液体中低浓度的免疫复合物鉴定。

9.DNA片段和染色体分析

CE分离DNA分子需多聚物交联剂如聚丙烯酰胺、聚乙二醇、甲基纤维素等材料添加到缓冲液中作为分子筛，可对相差几个甚至一个碱基的DNA高效分离。有研究者应用CE进行X连锁隐性遗传病研究，成功地对DNA限制片段进行了基因多态性分析。研究表明CE可用于分析携带者及胎儿产前诊断。

10.在治疗药物监测中的应用

CE可简便快速地分析生物样品中各种形式的药物成分，在药理学研究、法医学检查及临床毒理等方面也有广泛应用。如抗肿瘤药物甲氨蝶呤先经固相萃取，CE分离后用激光激活荧光检测器测定，其检测限为0.1～1.0 nmol/L；抗白血病药物胞嘧啶-β-D-阿拉伯糖苷，经简单有机溶剂提取样品，检测限为8 μmol/L；应用筛孔电动毛细管电泳(MECC)可监测类抗高血压药物，在分离液中加入SDS和γ-环糊精，经有机溶剂提取，最低检测限为10 μg/L。在临床常规用药的检测方面，如抗生素类药物阿莫西林可以不需进行样品的前处理，直接以血浆样品进样，但缓冲液中加入SDS可减少蛋白的管壁吸附；头孢类抗生素经口服可被胃肠菌分解为五种代谢产物，其最终产物由尿液排泄，检测其血和尿的药物浓度可作为临床观察指标；有的药物分析用MECC可直接分离，不必特殊处理，如平滑肌解痉药。取患者尿液做MECC测定，检测限可达200 μg/L。止喘药为治疗哮喘、早产儿窒息的常用药。取血清、唾液和尿液样品，以直接进样多波长检测，其线性范围为0～200 μmol/L，浓度在5～110 μmol/L范围时有较好的精确度。催眠镇静类药物临床应用范围广，品种多，易发生药物依赖性，且中毒剂量与治疗剂量接近。用CE进行药物浓度监测，最低检测限可达0.75 μmol/L。抗癫痫药分析也均可直接进血、尿样品，还可分析人体内有毒物的成分，如吗啡及其主要代谢产物。海洛因(二醋吗啡)、可卡因、吗啡等镇静药也可进行监测。在糖尿病的治疗监测中，可检测血中格列本脲的浓度以防止药物使用不当导致低血糖。

11.其他小分子或离子的检测

CE能在3～4分钟分离血和尿样品中血管造影剂、草酸盐等弱阴离子，检测尿样中十几种卟啉物质和维生素C异构体。在新生儿的遗传性有机酸尿症筛查中可检测10种有机酸标志物，如丙二酸二甲酯、戊二酸、3-甲基戊二酸、N-乙酰天冬氨酸、2-氨基己酸、丙酸、乳酸、异戊酸、尿黑酸等。

(三)芯片电泳在临床检测中的应用

芯片电泳从发展的初期就与其应用紧密相连。从1992年Manz等发表第一篇芯片电泳分离混合荧光染料样品的论文以来，其应用已涉及小分子分析、药物筛选、DNA分析和基因检测，氨基酸、肽和蛋白质分析及细胞分析等诸多方面，为疾病的诊断和治疗、药物筛选、分子生物学、食品监测等领域提供了一种重要的分析工具。

(张 静)

第三节 层析技术

一、层析技术的原理和分类

层析技术是目前广泛应用的一种分离技术，是生物化学、分子生物学及其他学科领域有效的分离、分析工具之一。

层析技术又称为色谱技术，始创于20世纪初。1906年俄国植物学家M.Tswett将碳酸钙放在直立的玻璃管中，从顶端倒入植物色素的石油醚提取液，然后用石油醚冲洗。植物提取液中不同颜色的色素在管中迁移速率不同，形成不同颜色的条带，因而这种方法被命名为色谱法。英文名称chromatography由chroma(色彩)和graphy(图谱)复合而成。随着这种技术的不断发展，色谱法大量应用于无色物质的分离，“色谱”已经失去了原来的意义，但色谱法名称却一直应用下来。

Tswett的工作在20世纪初并没有引起足够的重视。直到1931年，有人应用Tswett的装置分离β-胡萝卜素异构体获得了成功，这种分离技术才得到重视，并在理论、仪器和技术上发展起来。20世纪40年代，层析技术迅速发展，两位英国科学家Martin和Synge发明了分配色谱，他们获得了1952年的诺贝尔化学奖。由此，层析技术成为分离生化物质的关键技术。20世纪60年代，层析和电泳技术又有了重大的进展，在1968—1972年，Anfinsen创建了亲和层析技术，开辟了层析技术的新领域。

二、层析技术的原理

层析技术就是利用样品中各组成成分的物理化学性质的差异，使各组分以不同程度分布在固定相和流动相两相中，由于各组分随流动相前进的速率不同，从而把它们分离开来的技术。这些物理特性包括分子的大小、形状、所带电荷、挥发性、溶解性及吸附性质等。

所有的层析系统都由两相组成：一个是固定相，它可以是固体物质或者是固定于固体物质上的成分；另一个是流动相，即可以流动的物质，如水和各种溶媒。当待分离的混合物随着溶媒(流动相)通过固定相时，由于各组分的理化性质存在差异，与两相发生相互作用(吸附、溶解、结合等)的能力不同，在两相中的分配(含量对比)不同，而且随溶媒向前移动，各组分不断地在两相中进行再分配。与固定相相互作用力越弱的组分，随流动相移动时受到的阻滞作用越小，向前移动的速度越快。反之，与固定相相互作用越强的组分，向前移动速度越慢。分别收集流出液，可得到样品中所含的各单一组分，从而达到将各组分分离的目的。例如，吸附层析过程中，把含有A、

B两组分的样品加到层析柱的顶端，样品组分被吸附到固定相上。用适当的流动相冲洗，当流动相通过时，被吸附在固定相上的组分溶解于流动相中，称为解吸。已解吸的组分随着流动相向前移行，遇到新的吸附剂颗粒，又再次被吸附。如此在吸附柱上不断地发生吸附、解吸、再吸附、再解吸……的过程。若两种组分的极性不同，则吸附剂表面对组分吸附能力也存在差异，其结果就使吸附能力弱的组分先从层析柱中流出，吸附能力强的组分后流出层析柱，从而使A、B两组分得到分离。层析系统的必要组分有以下几种。

(一)固定相

可以是一种固体、凝胶或固定化的液体，由某种支持基质支撑。

(二)层析床

把固定相填入一个玻璃或金属柱中，或者涂布一薄层于玻璃或塑料片上，或者吸附在醋酸纤维纸上。

(三)流动相

起溶剂作用的液体或气体，用于协助样品平铺在固定相表面及将其从层析床中洗脱下来。

(四)运送系统

用来促使流动相通过层析床。

(五)检测系统

用于检测试管中的物质。

由于不同物质与固定相相互作用的强弱不同，从而使分离目的得以实现。

三、层析技术的分类

层析技术可以按以下原则进行分类，从而形成各种变体。对同一层析过程，可以冠以不同的名称。

(一)按固定相和流动相的物质状态不同分类

以气体为流动相的，称为气相层析；以液体为流动相的，称为液相层析。再按固定相的状态，气相层析又可分为气-固层析(固定相为固体吸附剂)和气-液层析(固定相为涂在载体或毛细管内壁的液体)。同理液相也可以分为液-液层析和液-固层析。

(二)按固定相所处的外形不同分类

固定相装于柱内的，称为柱层析；在滤纸上，称为纸层析；固定相涂于平板上的称为薄层层析等。

(三)按组分在两相的分离原理分类

利用吸附剂表面对不同组分的吸附能力差异而达到分离的，称为吸附层析法；利用不同组分在两相中分配系数不同而达到分离的，称为分配层析法；利用不同组分在离子交换树脂上的亲和力不同而达到分离的，称为离子交换层析法；利用大小不同的分子在多孔固定相中选择性渗透而达到分离的，称为凝胶层析或分子排阻层析。

(四)按层析的操作方式不同分类

分为以试样气体做流动相的前沿法；以吸附能力或其他作用能力比被分离组分强的组分做流动相的置换法；以吸附能力或其他作用能力比被分离组分弱的组分做流动相的淋洗法。

此外，还可以按组分在两相间的浓度关系，分为线性层析或非线性层析。

四、常用层析技术

(一)凝胶层析法

凝胶层析法是指以各种多孔凝胶为固定相,利用流动相中所含各种组分的相对分子质量不同而达到物质分离的一种层析技术。

凝胶层析法是20世纪50年代末发展起来的一种快速而又简便的分离技术,是生物化学中一种常用的分离手段,它具有设备简单、操作方便、样品回收率高、实验重复性好,特别是不改变样品生物学活性等优点,因此广泛用于蛋白质(包括酶)、核酸、多糖等生物分子的分离纯化,同时还应用于蛋白质相对分子质量的测定、脱盐、样品浓缩等。

1.凝胶层析法的基本原理

凝胶层析柱中装有多孔凝胶,当含有各组分的混合溶液流经凝胶层析柱时,各组分在层析柱内同时进行两种不同的运动:一种是随着溶液流动而进行的垂直向下的移动,另一种是无定向的分子扩散运动(布朗运动)。大分子物质由于分子直径较大,不能进入凝胶的微孔,只能分布于凝胶颗粒的间隙中,以较快的速度流过凝胶柱。较小的分子能进入凝胶的微孔内,不断地进出于一个个颗粒的微孔内外,这就使小分子物质向下移动的速度比大分子的速度慢,从而使混合溶液中各组分按照相对分子质量由大到小的顺序先后流出层析柱,达到分离的目的。在凝胶层析法中,相对分子质量并不是唯一的分离依据,有些物质的相对分子质量相同,但由于分子的形状不同,再加上各种物质与凝胶之间存在着非特异性的吸附作用,故仍然可以分离。

2.凝胶层析法操作过程

凝胶层析法的操作过程一般包括装柱、上柱、洗脱等过程。

(1)装柱:装柱时首先选择好粗细均匀、一定直径和一定高度的层析柱。在柱的底部放置一层玻璃纤维或者棉花,柱内先填充满洗脱剂(一般是水或缓冲液作洗脱剂),然后一边搅拌一边缓慢而连续地加入浓稠的凝胶悬浮液,让其自然沉降,直到达到所需的高度。要注意凝胶分布均匀,不能有裂纹存在。柱装好以后,不管使用与否,都应有洗脱液浸过凝胶表面,以免混入空气而影响分离效果。

(2)上柱:上柱是将欲分离的混合溶液加入凝胶层析柱的过程。要在洗脱液的液面恰好与凝胶床的表面相平时加入混合液,使组分能够均匀地进入凝胶床。上柱的混合液体积不能过大,通常为凝胶体积的10%左右,最大不能超过30%。混合液的浓度可以高些,但是黏度宜低。

(3)洗脱:上柱完毕后,加进洗脱液进行洗脱。洗脱液应与干燥凝胶溶胀时及装柱平衡时所使用的液体完全一致,否则会影响分离效果。

所使用的洗脱液体积一般为凝胶床体积的120%左右,收集部分洗脱流出液。

洗脱完毕后,凝胶柱已经恢复上柱前的状态,不用经过再生处理,就可以重复用于下一批溶液的分离纯化。

3.凝胶层析法的应用

(1)生物大分子的纯化:凝胶层析法是依据相对分子质量的不同来进行分离的,由于它的这一分离特性,以及它具有简单、方便、不改变样品生物学活性等优点,使得凝胶层析法成为分离纯化生物大分子的一种重要手段,尤其是对于一些大小不同,但理化性质相似的分子,用其他方法较难分开,用凝胶层析法可以将其分开。例如,对于不同聚合程度的多聚体的分离等。

(2)相对分子质量测定：将一系列已知相对分子质量的标准品放入同一凝胶柱内，在同一条件下层析，记录每一分钟成分的洗脱体积，并以洗脱体积对相对分子质量的对数作图，在一定相对分子质量范围内可得一直线，即相对分子质量的标准曲线。测定未知物质的相对分子质量时，可将此样品加在测定了标准曲线的凝胶柱内洗脱后，根据物质的洗脱体积，在校正曲线上查出它的相对分子质量。

(3)脱盐及去除小分子杂质：利用凝胶层析进行脱盐及去除小分子杂质是一种简便、有效、快速的方法，它比一般用透析的方法脱盐要快得多，而且一般不会造成样品较大的稀释，生物分子不易变性。一般常用的是 Sephadex G-25，另外还有 Bio-Gel-P-6-DG 等排阻极限较小的凝胶类型。目前，已有多种脱盐柱成品出售，使用方便，但价格较高。

(4)去热源物质：热源物质是指微生物产生的某些多糖蛋白复合物等，这些物质能使人体发热。它们是一类相对分子质量很大的物质，所以可以利用凝胶层析法的排阻效应将这些相对分子质量大的热源物质与其他相对分子质量较小的物质分开。例如，对于去除水、氨基酸、一些注射液中的热源物质，凝胶层析法是一种简单而有效的方法。

(5)溶液的浓缩：利用凝胶颗粒的吸水性可以对相对分子质量大的样品溶液进行浓缩。例如，将干燥的 Sephadex(粗颗粒)加入溶液中，Sephadex 可以吸收大量的水，溶液中的相对分子质量小的物质也会渗透进入凝胶孔穴内部，而相对分子质量大的物质则被排阻在外。通过离心或过滤去除凝胶颗粒，即可得到浓缩的样品溶液。这种浓缩方法一般不改变溶液的离子强度和 pH。

(二)离子交换层析法

离子交换层析法是利用离子交换剂上的可解离基团(活性基团)对各种离子的亲和力不同而达到分离目的的一种层析分离方法。

离子交换剂是含有若干活性基团的不溶性高分子物质，通过在不溶性高分子物质(母体)上引入若干可解离基团(活性基团)而制成。

按活性基团的性质不同，离子交换剂可以分为阳离子交换剂和阴离子交换剂。例如，酶分子具有两性性质，所以可用阳离子交换剂，也可用阴离子交换剂进行酶的分离纯化。在溶液的 pH 大于酶的等电点时，酶分子带负电荷，可用阴离子交换剂进行层析分离；而当溶液的 pH 小于酶的等电点时，酶分子带正电荷，则要采用阳离子交换剂进行层析分离。

按母体物质种类的不同，离子交换剂有离子交换树脂、离子交换纤维素、离子交换凝胶等，其中某些大孔径的离子交换树脂、离子交换纤维素和离子交换凝胶可用于酶的分离纯化。

Sober 和 Peterson 于 1956 年首次将离子交换基团结合到纤维素上，制成了离子交换纤维素，成功地应用于蛋白质的分离，从此使得生物大分子的分级分离方法得到迅速的发展。离子交换基团不但可结合到纤维素上，还可结合到交联葡聚糖和琼脂糖凝胶上。近年来离子交换层析法已经广泛应用于蛋白质、酶、核酸、肽、寡核苷酸、病毒、噬菌体和多糖的分离与纯化。它们的优点：①具有开放性支持骨架，大分子可以自由进入和迅速扩散，故吸附容量大；②具有亲水性，对大分子的吸附不太牢固，用温和条件可以洗脱，不会引起蛋白质变性或酶的失活；③多孔性，表面积大、交换容量大，回收率高，可用于分离和制备。

1.离子交换的原理

(1)离子的交换作用：当溶液中存在着 A、B 两种或两种以上的离子，通过离子交换层析柱时，原来吸附在离子交换介质上的离子与溶液中高浓度的 A、B 离子发生交换作用，脱离离子交换介质,游离于流动相中,并随流动相流出来。由于A、B两种离子在同一溶液中的解离度不同,它们所带的净电荷也有差异。因此,两者在层析柱内洗脱时的迁移速率不同,从上柱的起始点(原点)至A、B两离子间的层析峰间的距离逐渐加大,最终完全分离。

在一定情况下,吸附在离子交换介质上离子的量与溶液中游离离子的量达到平衡时两者物质的量之比,称为分配系数或平衡常数,以K_d表示。

$$K_d = M_s / M_l$$

式中M_s为单位质量的离子交换介质交换溶质的摩尔数量,M_l为单位体积溶液中溶质的摩尔数量。

从理论上讲只要溶液中离子间的K_d有差异,通过离子交换层析法均可分开,但实际工作要受到诸多因素的影响,离子交换的分配系数不仅与电荷有关,而且受到其他因素的制约。分离的条件与样品和介质的基本性质及缓冲液的组成有密切的关系。

(2)离子交换介质的排斥和阻滞作用:离子交换介质的排斥和阻滞作用是指离子交换介质排斥电离物质或电离程度不同的物质,将带有不同电荷的离子或离子化合物分离。如在层析柱内装有阳离子交换介质,当一种含有阳离子A^+的缓冲液通过该层析柱时,使该层析柱处于完全离子化的溶液中,然后将一种含有不同阳离子B^+的溶液通过层析柱,那么介质上有一部分A^+就会被B^+所取代,直至两种离子达到平衡。

两种离子达到平衡时,相对组成取决于介质——$O\text{-}A^+$的浓度、溶液中B^+离子的浓度,以及离子交换介质对A^+和B^+的相对亲和力。随着含B^+的溶液从层析柱上流出来,B^+完全有可能结合到离子交换介质上。如果在缓冲液的pH、离子强度、柱温流速等条件很合适的情况下,结合在层析介质上的组分就会以一个很窄的区带流出,得到高浓度的洗脱峰。

从柱上洗脱阳离子B^+,需要采用不同的缓冲液,开始用氢离子浓度较低的缓冲液,然后在该缓冲液中逐渐增加氢离子浓度以取代吸附在柱上的B^+。或在同一pH的缓冲液中增加离子强度。另一种情况,在相同pH和离子强度的缓冲液中加入一种比离子交换层析介质亲和力更强的阳离子来取代吸附在柱上的B^+。

如果要分离纯化一种具有兼性离子特性的生物大分子,其离子化的程度取决于它所在溶液中的净电荷。生物分子带电荷与否,或带何种电荷,主要决定于溶液pH。当溶液的pH高于生物大分子的等电点时,就带负电荷,解离成阴离子;低于生物大分子的等电点时,就带正电荷,解离成阳离子。因此,分离具有兼性离子特性的生物大分子,要对溶液的pH、生物大分子的等电点和离子交换层析介质三种条件同时进行考虑。

2.离子交换层析的应用

离子交换层析的应用范围很广,主要有以下几个方面。

(1)水处理:离子交换层析法是一种简单而有效地去除水中杂质及各种离子的方法,聚苯乙烯树脂广泛地应用于高纯水的制备、硬水软化及污水处理等方面。纯水的制备可以用蒸馏的方法,但要消耗大量的能源,而且制备量小、速度慢,也得不到高纯度。用离子交换层析法可以大量、快速制备高纯水。一般是将水依次通过H^+型强阳离子交换剂,去除各种阳离子及与阳离子交换剂吸附的杂质;再通过OH^-型强阴离子交换剂,去除各种阴离子及与阴离子交换剂吸附的杂质,即可得到纯水。再通过弱型阳离子和阴离子交换剂进一步纯化,就可以得到纯度较高的纯水。离子交换剂使用一段时间后可以通过再生处理重复使用。

(2)分离纯化小分子物质：离子交换层析法也广泛地应用于无机离子、有机酸、核苷酸、氨基酸、抗生素等小分子物质的分离纯化。如对氨基酸的分析，使用强酸型阳离子聚苯乙烯树脂，将氨基酸混合液在 pH 2～3 上柱。这时氨基酸都结合在树脂上，再逐步提高洗脱液的离子强度和pH，这样各种氨基酸将以不同的速度被洗脱下来，可以进行分离鉴定。目前，已有全自动的氨基酸分析仪。

(3)分离纯化生物大分子物质：离子交换层析是依据物质带电性质的不同来进行分离纯化的，是分离纯化蛋白质等生物大分子的一种重要手段。由于生物样品中蛋白质的复杂性，一般很难经过一次离子交换层析就达到高纯度，往往要与其他分离方法配合使用。使用离子交换层析分离样品要充分利用其按带电性质来分离的特性，只要选择合适的条件，通过离子交换层析法就可以得到较满意的分离效果。

(刘逍然)

第四节 病毒培养技术

病毒是一类形体微小、结构简单、专性活细胞寄生、以复制方式增殖的非细胞型微生物。对病毒增殖的深入了解将有利于病毒致病机制的研究，细胞培养体系的建立为病毒学研究开辟了广阔的研究空间。病毒的细胞培养技术是病原生物学研究的重要技术之一。病毒必须在活细胞内才能增殖，应根据病毒的不同，选用动物接种、鸡胚接种、组织培养等方法对病毒进行增殖。组织培养法有器官培养、移植培养、细胞培养。细胞培养是病毒培养中最常用的方法，根据细胞的来源、染色体特征及传代次数又可分为原代培养、二倍体培养及传代培养等。

一、动物接种

动物接种是分离病毒较早应用的方法。本法在分离病毒方面，现多已被组织培养法所取代，但因某些病毒对其敏感性强(如 Coxsackie A 病毒)或因根据科学研究制作“动物模型”的需要，至今仍有其重要性。此法有 2 个缺点：①动物本身可能带有病毒；②许多病毒受种属特异性限制。分离病毒常用的动物有小白鼠、豚鼠、家兔及猴子等。接种途径有颅内、鼻腔及腹腔接种等。

(一)小白鼠脑内接种法

1.材料

乙型脑炎病毒悬液、小白鼠(3 周龄)、1 mL 注射器、针头、碘酒及酒精消毒棉球等。

2.方法

乙型脑炎病毒在我国的《人间传染的病原微生物名录》中属二类病原体，动物接种时需在生物安全二级实验室中的生物安全柜或隔离器内进行。接种时以左手将小白鼠头部和体部固定于台面，用碘酒、酒精消毒头部右侧眼、耳间部位；以 1 mL 注射器抽取病毒悬液，以右手持注射器，将针头向眼外与耳根边线略偏耳的方向刺入颅腔，进针 2～3 mm，注入量为 0.02～0.03 mL。注射完毕后，将用过的物品高压或煮沸消毒。

3.结果

接种后动物放入鼠笼，移至生物安全二级实验室中的动物培养柜或隔离器内饲养，每天观察动物两次。动物一般在接种后3～4天后开始发病，食欲减退、活动迟钝、耸毛、震颤、蜷曲、尾强直，逐渐导致麻痹、瘫痪及死亡。

(二)小白鼠滴鼻感染法

1.材料

小白鼠、鼠肺适应株流感病毒悬液、无菌毛细滴管及灭菌小试管、麻醉乙醚、棉球等。

2.方法

(1)普通流感病毒操作需在生物安全二级实验室，而高致病性流感病毒操作需在生物安全三级实验室中进行。

(2)在生物安全柜或隔离器内，将小白鼠放入带盖小容器内，容器内放置蘸有乙醚的棉球，将小白鼠进行全身麻醉，注意麻醉深度不能太深或太浅。

(3)用无菌毛细滴管吸取病毒悬液少许，连同毛细滴管插入无菌小试管内备用。

(4)用左手将小鼠握在掌中，拇指及示指抓住小鼠耳部使其头部朝前并呈仰卧位，另一只手将事先吸有病毒悬液的滴管，慢慢滴出一滴于滴管口而不使其自然掉落呈悬滴状，将悬滴靠近动物鼻尖，使其液滴随动物呼吸时带入，一般滴入0.03～0.05 mL，不宜过多。

3.结果

动物慢慢苏醒，放入鼠笼并移至生物安全二级实验室或三级实验室中动物培养柜或隔离器内饲养，逐天观察。通常在数天开始发病，其症状常为耸毛、咳嗽、不食甚至死亡。生物安全柜或隔离器内解剖，可观察到肺脏有肺炎或出血性症状。若病毒悬滴被吸入肺内，可引起肺水肿，常于接种后1天内死亡。

二、鸡胚培养法

鸡胚培养法为常用的病毒培养法之一，操作简便，容易管理，本身带病毒的情况少见。其对某些呼吸道病毒，如正黏病毒、副黏病毒、痘类病毒、疱疹病毒和某些脑炎病毒敏感，可用来从患病的动物或人的病料中分离上述病毒。实验室常用的鸡胚接种法有尿囊接种、绒毛尿囊膜接种、卵黄囊接种及羊膜腔接种，按各类病毒在鸡胚中的适宜生长部位选用不同的接种方法。此外，根据不同病毒生物危害程度需在不同等级的生物安全实验室内进行操作。一般情况下，一类、二类高致病性病毒在生物安全三级以上实验室，三类病毒可在生物安全二级实验室、四类病毒在生物安全一级实验室内进行，具体可参见《人间传染的病原微生物名录》。

(一)材料

(1)来亨鸡受精卵、卵架、检卵灯。

(2)碘酒、酒精消毒棉球。

(3)灭菌的手术刀、镊子、剪刀。

(4)1 mL注射器及针头。

(5)病毒液：流感病毒、乙型脑炎病毒、单纯疱疹病毒。

(6)石蜡、透明胶纸。

(二)方法及结果观察

(1)尿囊腔接种法：①取孵育10～12天鸡胚，在检卵灯下画出气室界线，在胚胎附近无大血管处画出标记作为注射入口。②将卵置于卵架上，消毒标记处，用无菌剪刀尖在标记处打一小孔。③用灭菌注射器吸取流感病毒液 0.2 mL，由小孔刺入 0.5 cm 后进行注射。④注射后，用加热熔化的石蜡封孔，置 35 ℃温箱孵育。⑤每天在灯下检视鸡胚情况(若鸡胚在接种后 24 小时内死亡为非特异性死亡，应弃之)。孵育 3 天后取出，置 4 ℃冰箱过夜。次日取出鸡胚，消毒气室端卵壳，用无菌剪刀击破气室端卵壳，用小镊子在无大血管处撕破卵膜，以无菌毛细管吸取尿囊液，放入无菌试管中，待做血球凝集试验、病毒鉴定及进行传代培养。

(2)绒毛尿囊膜接种法：①取 10～12 天龄鸡胚，于检卵灯下标记胎位，在附近无大血管处及气室端用碘酒消毒。②用小锯片在标记处卵壳上锯一个三角形，同时于气室端用刀尖锥一个小孔。③用针头挑去三角形的卵壳，勿伤及卵壳膜，滴加灭菌生理盐水一滴于壳膜上。④用橡皮乳头从气室小孔吸气，可见盐水被吸下，绒毛膜下沉，去壳膜后可见人工气室已形成。⑤以注射器吸取 0.2～0.5 mL 单纯疱疹病毒液滴于绒毛尿囊膜上，无菌透明胶纸封口，37 ℃孵育。⑥孵育 2 天后，一旦发现鸡胚活动减弱，血管昏暗模糊处于濒死状态者，即取出放在 4 ℃冰箱中；如不死亡，经4～5 天再放入冰箱中过夜后取出。消毒卵壳，除去透明胶纸，扩大气窗。观察可见绒毛尿囊膜上出现白色斑点，为病毒在绒毛尿囊膜细胞中生长所形成的病变。剪下有病变的绒毛尿囊膜，经固定后可长期保存。

(3)卵黄囊接种法：①取 6～8 天鸡胚，检卵灯下画出胎位和气室，垂直放于卵架上，气室端向上。②碘酒、酒精消毒气室中央，以无菌剪刀尖锥一个小孔。③以 1 mL 注射器及 12 号针头吸取乙型脑炎病毒液 0.5 mL，自小孔穿入垂直接种于卵黄囊内，深度为 3 cm 左右。注入标本 0.2～0.5 mL，退出注射器，以胶纸封口。37 ℃孵育，每天检卵并翻动 2 次。④取孵育 24 小时以上濒死的鸡胚，于无菌气室端开窗，用镊子提起卵黄蒂，挤去卵黄液，用无菌生理盐水洗去卵黄囊上的卵黄液后将卵黄囊置于无菌平皿内，低温保存、备用。

(4)羊水囊接种法：①取 12 天鸡胚，检卵灯划出气室及胚胎位置。②在气室端开方形天窗，紧捏无菌镊子，选无大血管处快速穿刺绒毛尿囊膜，镊子头进入尿囊后，再夹起羊膜，轻轻将其自绒毛尿囊膜破裂处拉出，以 1 mL 注射器穿破羊膜，注入乙型脑炎病毒液 0.1～0.2 mL，用镊子将羊膜轻轻送回原位，用无菌透明胶纸封闭气室端天窗，37 ℃孵育。③培养 3～5 天后，消毒人工气室，剪去壳膜及绒毛尿囊膜，吸弃尿囊液，夹起羊膜，用细头毛细吸管穿入羊膜吸取羊水于小瓶中。

三、组织培养法

组织培养法也称细胞培养法，是目前培养病毒应用最广的方法。该方法经济适用、敏感性强，较实验动物易控制和管理，尤其是现代细胞培养技术的发展为病毒的分离与鉴定提供了更有效的新技术。

所选择生物安全实验室等级原则同鸡胚培养法。

(一)病毒敏感的细胞系

组织培养法是用离体的活组织或细胞来培养病毒，组织来源多种多样，如各种动物组织、鸡胚组织、人胚羊膜组织或人胚组织等。实验室常用的细胞有原代细胞，如鸡胚单层细胞、人胚肾及猴肾细胞；传代细胞，如 HeLa 细胞及二倍体细胞等。

(二)细胞培养常用试剂及培养液配制

1.Hank's 原液

(1)A 液：NaCl 80 g、KCl 4 g、$MgSO_4 \cdot 7H_2O$ 2 g，加双蒸水至 400 mL；$MgCl_2$ 1 g、CaCl 1.4 g，加双蒸水至 1 000 mL；将试剂按顺序分别溶解混合后，加氯仿 1 mL，4 ℃保存。

(2)B 液：$Na_2HPO_4 \cdot 12H_2O$ 1.25 g、KH_2PO_4 0.6 g、葡萄糖 10 g、双蒸水 400 mL，将药品按顺序分别溶解，酚红 50 mL，二者混合后加双蒸水至 500 mL，再加氯仿 1 mL，4 ℃保存。

(3)Hank's 应用液：A 液 10 mL、B 液 10 mL、双蒸水 178 mL，10 分钟灭菌，加青霉素、链霉素 2 mL，用 15.6%$NaHCO_3$ 调 pH 至 7.2～7.4。

2.0.4%酚红

酚红 0.4 g 加 NaOH 约 3 mL，研磨溶解，加双蒸水至 100 mL，滤纸过滤。

3.5.6%$NaHCO_3$

$NaHCO_3$ 5 g 加双蒸水 100 mL，10 分钟灭菌分装小瓶，4 ℃保存。

4.0.5%乳清蛋白水解物

乳清蛋白水解物 0.5 g 加 Hank's 溶液 100 mL，10 分钟灭菌，4 ℃保存。

5.0.5%胰蛋白酶(Trypsin)

胰蛋白酶 0.5 g，Hank's 溶液 100 mL，酚红(0.4%)0.5 mL，完全溶解混合，滤过除菌，调 pH 至 7.4，分装小瓶，－20 ℃保存。

6.抗生素(100×PS)

青霉素 1 000 000 U，链霉素 1 000 000 μg，加双蒸水 100 mL 溶解后分装，－20 ℃保存(工作终浓度为青霉素 100 U/mL、链霉素 100 μg/mL)。

7.生长液

乳清蛋白水解物(0.5%)89 mL、小牛血清 10 mL、100×PS 1 mL、调 pH 至 7.2。

8.维持液

乳清蛋白水解物(0.5%)97 mL、小牛血清 2 mL、100×PS 1 mL、调 pH 至 7.2。

(三)原代细胞培养法

1.材料

(1)健康小兔(15～20 天龄)。

(2)试剂及培养液：Hank's 液，胰蛋白酶(0.5%)，生长液，维持液，5%$NaHCO_3$，抗生素(青霉素及链霉素)等。

(3)玻璃器材：平皿、三角烧杯、培养瓶、吸管等(均须经洗涤液浸泡洗涤，蒸馏水冲洗、高压灭菌后使用)。

2.方法

(1)制备肾组织块：①猛击头部或用无菌注射器经耳静脉注入气体处死小兔，无菌取出肾脏放入灭菌平皿中；②用加有抗生素的 Hank's 液洗涤后，用眼科镊子剥去肾包膜，用剪刀取肾脏表面皮质部分，并将其剪成 1.0～1.5 mm^3 的小块；③再用 Hank's 液洗涤数次至溶液透明为止，将组织块移入三角烧瓶中。

(2)消化：有冷消化和温消化(37 ℃)两种方法，本实验应用冷消化法。①将 0.5%胰蛋白酶与等量的 Hank's 溶液混合，使胰蛋白酶浓度为 0.25%。②向装有组织块的三角烧瓶中加入 0.25%胰蛋白酶 25～30 mL(根据组织块多少可适当调整胰蛋白酶浓度及用量)。③放在 4 ℃冰箱中过夜。④弃去0.25%胰蛋白酶。

(3)分散细胞:①取适量生长液(20～30 mL)加入已消化的组织块的瓶内;②用10 mL吸管反复吹打组织块,使细胞分散;③吹打后,待余下的大组织块自然沉淀后(或用双层纱布过滤),吸出上层细胞,悬液放于另一瓶中。

(4)计数细胞:①吸出0.5 mL细胞悬液,加入0.1%结晶紫枸橼酸溶液1 mL,置室温3～5分钟。②用吸管取上述悬液,滴入血球计数盘内,按白细胞计数法计数四角四大格内细胞总数(仅计算有胞浆和胞核完整的细胞),按以下公式算出每毫升(mL)的细胞数。

$$\frac{\text{细胞数}}{\text{毫升数}}=\frac{\text{四大格完整细胞总数}}{4}\times 10\ 000\times \text{稀释倍数}$$

(四)HeLa细胞传代培养法

HeLa细胞是Gey氏由宫颈癌患者Hela的癌组织中分离的一株能长期在体外传代培养的上皮细胞。因能无限地进行传代,故可供实验室长期进行各种实验使用。

1.材料

(1)HeLa细胞。

(2)Hank's液,1%胰蛋白酶(或0.02%EDTA、胰酶-EDTA消化液),细胞生长液(Eagle's液或R/MINI-1640液),青、链霉素液(PS),5.6%$NaHCO_3$。

(3)小三角瓶、培养瓶、无菌吸液管(5 mL,1 mL)、毛细滴管等。

2.方法

(1)选生长良好的HeLa细胞一瓶,轻轻摇动培养瓶数次,将悬浮在细胞表面的碎片连同生长液一起倒至小三角烧瓶(废液瓶)内,用Hank's液洗涤1次。

(2)从无细胞面侧加入0.25%胰蛋白酶或0.02%EDTA,或胰蛋白酶-EDTA(1%胰酶5 mL、1%EDTA 2 mL、pH 7.2的PBS 93 mL)消化液4～5 mL,翻转培养瓶,使消化液浸没细胞1分钟左右,再翻转培养瓶使细胞层在上,放置5～10分钟,至肉眼观察细胞面出现布纹状网孔为止。

(3)沿细胞面加入适量生长液,洗下细胞,并用吸管吹打数次(将生长液吸入吸管内,将吸管口对准瓶底或瓶壁用力吹出管内液体,吹打贴壁细胞并使其细胞脱落分散)使其成为细胞悬液,视其细胞数量,按2份或3份分装培养瓶,原瓶可保留使用。

(4)置37 ℃孵箱静止培养,接种后30分钟左右可贴壁,48小时可换生长液,一般3～4天可形成单层,之后换维持液供感染病毒等试验用。

四、病毒培养模式举例

(一)水泡性口炎病毒(vesicularstomatitis virus,VSV)的培养

1.实验材料与试剂

(1)敏感细胞:常用鸡胚细胞,经原代或传代培养生长成单层细胞(4瓶)。

(2)VSV病毒液。

(3)Hank's液。

(4)维持液(即含2%小牛血清的199):199液96 mL,小牛血清2 mL,双抗1 mL,5.6% $NaHCO_3$ 1 mL。

(5)无菌吸液管(5 mL及1 mL),毛细滴管。

2.培养方法及操作步骤(病毒接种、培养及结果观察)

(1)选用已长好的单层细胞瓶,用毛细滴管吸出或倒出瓶中的生长液,用 Hank's 液洗一次。

(2)VSV 接种分两组进行:一组取两瓶细胞,各瓶用毛滴管接种 VSV 病毒液 2 滴,使其与整个细胞层接触,另一瓶不接种病毒或只加 2 滴维持液进行对照,均置室温 15 分钟;另一组先将 VSV 病毒液做 1∶10 稀释后,与上同样取两瓶细胞各接种 1∶10 的 VSV 液 2 滴,其余操作两组相同。

(3)接种 15 分钟后向 4 瓶细胞内各加维持液 1～3 mL(视培养瓶大小而定),塞好瓶盖置于 37 ℃培养。

(4)结果观察:逐天在倒置显微镜下观察细胞是否出现致细胞病变效应(cytopathic effect,CPE)。

注意:观察病毒增殖时先看对照组,后看感染病毒细胞组;VSV 感染细胞一般在 24 小时左右出现 CPE;VSV 的 CPE 特点是细胞变圆、聚缩,可形成胞质内包涵体,脱管死亡;接种病毒液的浓度与 CPE 出现的早晚、程度有关,故可据此判断病毒的浓度。

(二)单纯疱疹病毒(herpes simplex virus,HSV)的培养

1.材料与试剂

(1)敏感细胞:常用人胚肾、兔肾和地鼠肾等,经原代培养成单层细胞。

(2)单纯疱疹病毒悬液或病毒标本:如要分离和鉴定病毒,可用 Hank's 液湿润的棉拭子擦(皮肤、角膜、脑、生殖器等)感染部位,将棉拭子放入盛 0.5 mL Hank's 液的试管中,挤出棉拭子中的液体,即为标本。怀疑为疱疹性脑膜炎时,可取脑脊液分离病毒。标本需加"青霉素+链霉素"双抗4 ℃过夜。

(3)维持液(含 2%血清的 199 或 R/MINI-1640 等)。

(4)无菌吸管(5 mL 和 1 mL)。

2.培养方法与操作步骤(病毒的接种、培养及结果观察)

(1)选用已长成单层的细胞培养物、倒掉生长液,用预温(37 ℃)的 Hank's 液洗一次。

(2)用维持液将 HSV 稀释 10 倍连续,如 10^{-1}、10^{-2}、10^{-3}至 10^{-8}。

(3)HSV 接种:用 1 mL 吸管把各浓度 HSV 悬液(或病毒标本)依次加入各培养瓶(孔)中,另设一对照管不加病毒(加等体积维持液)进行对照,置 37 ℃或室温 15 分钟。之后,向各培养瓶(孔)内加维持液,塞好瓶塞,置 37 ℃ 5%CO_2孵箱培养。

(4)结果观察:逐天在倒置显微镜下观察是否出现细胞病变(CPE),有 CPE 的证明有病毒增殖。一般接种 HSV 3～5 天即出现典型的 CPE:细胞肿胀、变圆、堆积成团,并有典型的嗜酸性包涵体,或见细胞融合成多核巨细胞。

五、细胞病变观察及病毒量测定

(一)病毒在细胞内增殖的判定

1.细胞病变(CPE)

有很多种病毒在敏感细胞内增殖时,可引起具有一定特征的细胞病变,在未固定、未染色的条件下用低倍镜观察 CPE,是判定病毒增殖的最常用指标。单纯疱疹病毒的 CPE 是细胞变圆、膨大,细胞相互融合形成灶状区。在观察 CPE 时应与正常细胞对照管进行比较,以免把正常细胞的衰变误认为是由病毒引起的 CPE。

2.判定病毒在细胞内增殖的其他指标

有些病毒虽可在细胞培养中增殖，但不引起 CPE，必须利用其他方法作为病毒增殖的指标。如流感病毒等黏病毒或副黏病毒，因被病毒感染的细胞膜上有血凝素，可用红细胞吸附试验作为病毒增殖的指标；也可用染色法从感染的细胞培养物中检查病毒包涵体（如狂犬病毒的内基小体）。近年来在研究流行性出血热病毒时，广泛应用荧光抗体法作为病毒增殖的指标。此法是预先把特异性抗体标上荧光素，用此荧光抗体作用于接种病毒材料的培养细胞，然后用荧光显微镜观察，如出现荧光区（点状或片状），则表示细胞中有病毒增殖。

（二）组织培养中病毒感染量测定

病毒的定量法主要测定病毒的颗粒数或病毒的感染性强弱，常用的方法有电镜直接计数法、红细胞凝集试验、50％组织细胞感染量（50％tissue culture infection dose，$TCID_{50}$）的测定和蚀斑形成试验（PFU）。前两种方法只能估计病毒的数量，但测不出其感染性；后两种方法是用组织培养细胞进行病毒定量，可测定病毒感染性强弱。

1.$TCID_{50}$试验

$TCID_{50}$是指能使半数单层细胞管（孔）出现细胞病变的病毒稀释度。此法只估计病毒感染性的强弱和含量，不能准确测定感染性病毒颗粒的多少。

2.空（蚀）斑形成试验

蚀斑形成试验是目前检查和准确滴定病毒感染性的方法。将稀释的病毒悬液加入单层细胞培养瓶中，病毒吸附后再覆盖一层融化的半固体营养琼脂，使病毒在单层细胞培养中有限扩散。结果是每一个有感染性的病毒在单层细胞中可产生一个局限性的感染灶。用活性染料（如中性红）染色，则活细胞着色，受病毒感染而破坏的细胞不着色，形成肉眼可见的蚀斑。每一个蚀斑是由一个感染性病毒颗粒形成的，称为蚀斑形成单位（plague forming unit，PFU）。以每毫升能形成的蚀斑形成单位来表示，即 PFU/mL。

3.中和试验法测定抗 HSV 抗体

由于抗体能抑制各种病毒的活性，特异性抗体抑制了病毒的增殖称为中和作用，用于中和试验的抗体称为中和抗体（neutralizing antibody，NA），均可在动物、鸡胚及细胞培养进行中和试验。可用已知病毒测定血清中和抗体的性质及定量，也可用已知血清去鉴定病毒。现用 Vero 细胞对人血清中抗 HSV 中和抗体进行定量检测。

六、技术应用要点

（一）病毒分离的材料

病毒常存在于鼻、咽、气管、粪便、组织器官、体液、脑脊液、血液中，因此常从以上地方分离病毒的材料。拭子一般在取样后放入 2 mL 加抗生素的肉汤中折断、涮洗，低温保存。用前将拭子中的液体挤出，然后 1 500 r/min 离心 15～20 分钟，吸上清接种于细胞中。粪便标本一般用 10 倍Hank's 液稀释，震荡使之乳化后 2 500 r/min 离心 15 分钟，过滤后 4 ℃ 1 000 r/min 离心 1 小时，取上清 1.8 mL，加入 0.2 mL 抗生素，4 ℃作用 1 小时后接种细胞。

（二）识别病毒增殖的指标

主要有细胞病变、蚀斑测定、红细胞吸附、干扰现象、中和试验、免疫荧光、细胞代谢改变、电镜观察等方法。其中 CPE 是最常用的方法。CPE 的常见现象为细胞变圆、融合、坏死、溶解、脱落。有的表现为细胞变圆，堆积成葡萄状，如腺病毒；有的则表现为细胞融合，形成多核巨细胞，如麻疹病毒;有的细胞内出现包涵体,如狂犬病毒。判定时必须对整个细胞单层进行全面的观察,然后加以判定,不能只看几个视野。因有些病毒感染可引起特殊的细胞病变,所以根据病毒所引起的病变特点可进行初步推断,缩小鉴定范围。此外,干扰现象也是判定病毒是否增殖的指标,某些病毒感染细胞时不出现 CPE 或其他易于测出的变化,但能干扰在其后感染的另一病毒的增殖。如风疹病毒感染 Vero 细胞后 CPE 不明显,但能干扰后感染的埃可病毒(ECHOV)的增殖,从而抑制后者特有的 CPE。若细胞出现 ECHOV 感染所特有的 CPE,则表示在细胞内无风疹病毒增殖。反之,若培养后 Vero 细胞不出现特有的 CPE,则说明培养细胞中有风疹病毒增殖。

（张　静）

第三章

红细胞检验

第一节　红细胞形态学检验

不同病因作用于红细胞发育成熟过程中的不同阶段，可致红细胞发生相应病理变化及形态学改变（大小、形状、染色及结构）。红细胞形态学检查结合红细胞（RBC）、血红蛋白（Hb）和血细胞比容（Hct）及其他参数综合分析，可为贫血等疾病诊断和鉴别诊断提供进一步检查线索。

一、检验原理

外周血涂片经瑞特-吉姆萨染色后，不同形态的红细胞可显示各自形态学特点。选择红细胞分布均匀、染色良好、排列紧密但不重叠的区域，在显微镜下观察红细胞形态。

二、操作步骤

(1)采血、制备血涂片与染色。

(2)低倍镜观察：观察血涂片细胞分布和染色情况，找到红细胞分布均匀、染色效果好、排列紧密，但不重叠的区域（一般在血涂片体尾交界处），转油镜观察。

(3)油镜观察：仔细观察红细胞形态（大小、形状、染色及结构）是否异常，同时浏览全片是否存在其他异常细胞或寄生虫。

三、方法评价

显微镜检查可直观识别红细胞形态，发现红细胞形态的病理变化，目前仍无仪器可完全取代，也是仪器校准和检测复核方法。

四、质量管理

(1)血涂片制备及染色：应保证血涂片制备及染色效果良好。操作引起的常见红细胞形态异常的人为因素如下。①涂片不当：可形成棘形红细胞、皱缩红细胞、红细胞缗钱状聚集；②玻片有油脂：可见口形红细胞；③EDTA 抗凝剂浓度过高或血液长时间放置：可形成锯齿状红细胞；④涂片干燥过慢或固定液混有少许水分：可形成面包圈形、口形、靶形红细胞；⑤涂片末端附近：

可形成与长轴方向一致的假椭圆形红细胞；⑥染色不当：可形成嗜多色性红细胞。

(2)检验人员：必须能识别血液细胞形态。

(3)油镜观察：应注意浏览全片，尤其是血涂片边缘，观察是否存在其他异常细胞。

五、临床应用

(一)参考范围

正常成熟红细胞形态呈双凹圆盘状，大小均一，平均直径 7.2 μm；瑞特-吉姆萨染色为淡粉红色，呈正色素性；向心性淡染，中央 1/3 为生理性淡染区；胞质内无异常结构；无核；可见少量变形或破碎红细胞。

(二)临床意义

(1)正常形态的红细胞(图 3-1)：除了见于健康人，也可见于急性失血性贫血、部分再生障碍性贫血(aplastic anemia，AA)的患者。

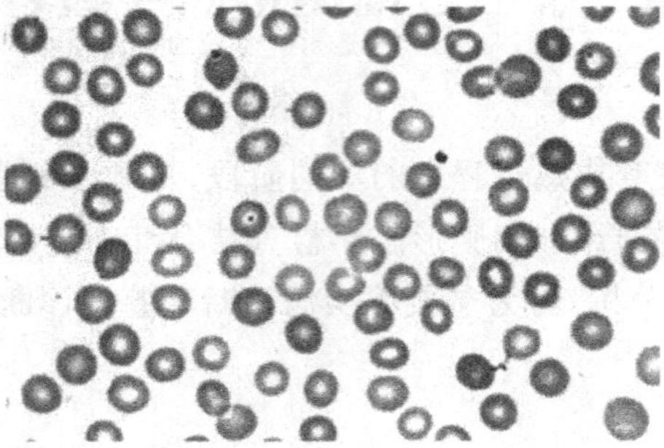

图 3-1　正常形态的红细胞(瑞特-吉姆萨染色)

(2)异常形态的红细胞：如发现较多异常形态的红细胞，在排除人为因素后，提示为病理改变。红细胞形态异常可分为大小、形状、染色(血红蛋白)、结构和排列等。

1.红细胞大小异常

(1)小红细胞：指直径<6 μm 的红细胞，出现较多染色浅、淡染区扩大的小红细胞(图 3-2)，提示血红蛋白合成障碍。其见于缺铁性贫血(iron deficiency anemia，IDA)、珠蛋白生成障碍性贫血。遗传性球形红细胞增多症(hereditary spherocytosis，HS)的小红细胞内血红蛋白充盈度良好，甚至深染，中心淡染区消失。长期慢性感染性贫血为单纯小细胞性，即红细胞体积偏小，无淡染区扩大(小细胞正色素红细胞)。

(2)大红细胞：指直径>10 μm 的红细胞(图 3-3)，呈圆形(圆形大红细胞)或卵圆形(卵圆形大红细胞)。其见于叶酸、维生素 B_{12} 缺乏所致的巨幼细胞贫血(megaloblastic anemia，MA)，为幼红细胞内 DNA 合成不足，不能按时分裂，脱核后形成成熟的红细胞；也可见于溶血性贫血(hemolytic anemia，HA)和骨髓增生异常综合征(myelodysplastic syndrome，MDS)等。

(3)巨红细胞：指直径>15 μm 的红细胞(图 3-4)。其见于 MA、MDS 血细胞发育不良时，后者甚至可见直径>20 μm 的超巨红细胞。

(4)红细胞大小不均：指同一血涂片上红细胞之间直径相差 1 倍以上，由红细胞体积分布宽度(RDW)反映。其见于贫血，MA 时尤为明显，与骨髓造血功能紊乱或造血监控功能减弱有关。

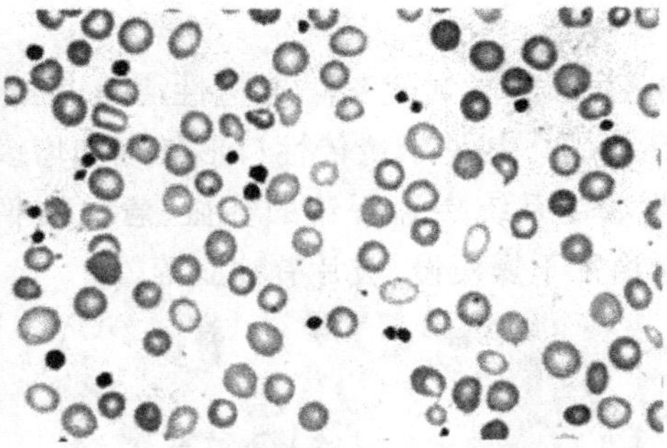

图 3-2　小细胞低色素红细胞

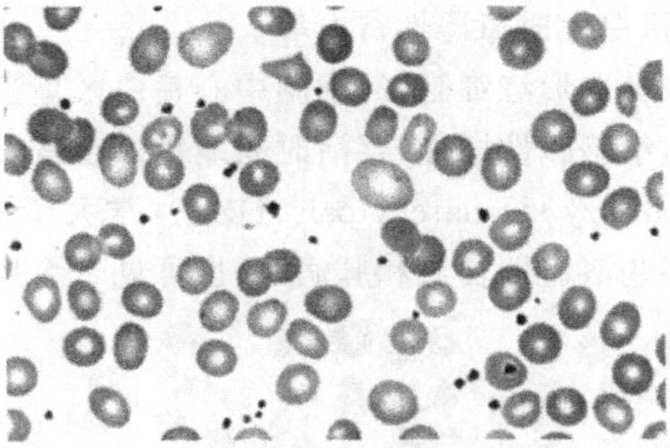

图 3-3　大红细胞和红细胞大小不均

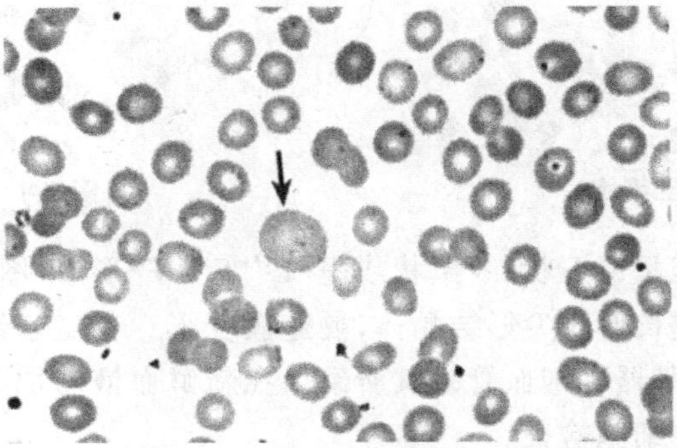

图 3-4　巨红细胞

2.红细胞形状异常

(1)球形红细胞:红细胞直径<6 μm,厚度>2.6 μm,小球形,着色深,无中心淡染区,直径与厚度之比(正常为 3.4∶1.0)可减少至 2.4∶1.0 或更小(图 3-5),与红细胞膜结构异常致膜部分丢失有关,此类红细胞易于破坏或溶解。见于遗传性球形红细胞增多症(常大于 20%)、自身免疫性溶血性贫血和新生儿溶血病等。

(2)椭圆形红细胞:也称卵圆形红细胞,红细胞呈椭圆形、杆形或卵圆形,长度可大于宽度 3 倍,可达5∶1(图 3-6),形成与膜基因异常致细胞膜骨架蛋白异常有关,且只有成熟后才呈椭圆形,因此,仅在外周血见到,正常人外周血约占 1%。见于遗传性椭圆形红细胞增多症(hereditary elliptocytosis,HE)(常大于 25%,甚至达 75%)和巨幼细胞贫血(可达 25%)。

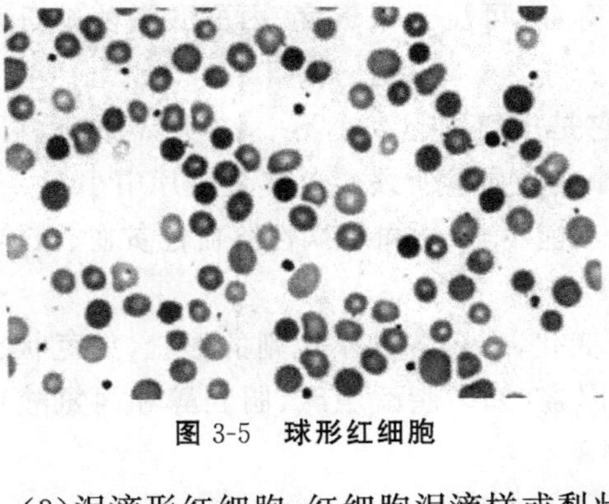

图 3-5　球形红细胞

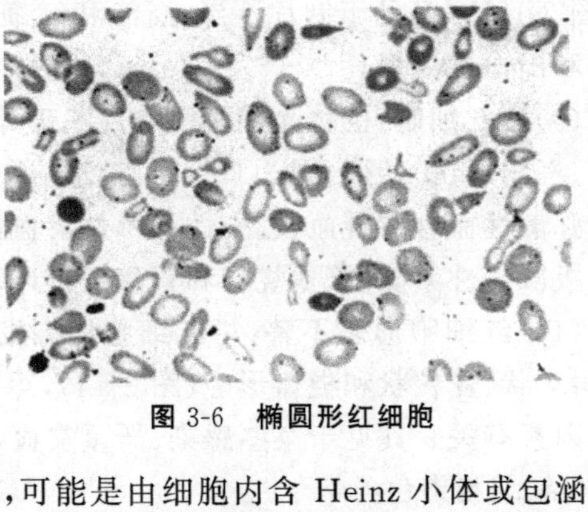

图 3-6　椭圆形红细胞

(3)泪滴形红细胞:红细胞泪滴样或梨状(图 3-7),可能是由细胞内含 Heinz 小体或包涵体,或红细胞膜某一点被粘连而拉长,或制片不当所致。正常人偶见。见于骨髓纤维化、溶血性贫血和珠蛋白生成障碍性贫血等。

(4)口形红细胞：红细胞中心苍白区呈张口形(图 3-8)，因膜异常使 Na^+ 通透性增加，细胞膜变硬，细胞脆性增加，存活时间缩短。正常人偶见(小于 4%)。其见于遗传性口形红细胞增多症(hereditary stomatocytosis，HST)(常大于 10%)、小儿消化系统疾病所致的贫血、急性酒精中毒、某些溶血性贫血和肝病等；也可见于涂片不当，如血涂片干燥缓慢、玻片有油脂等。

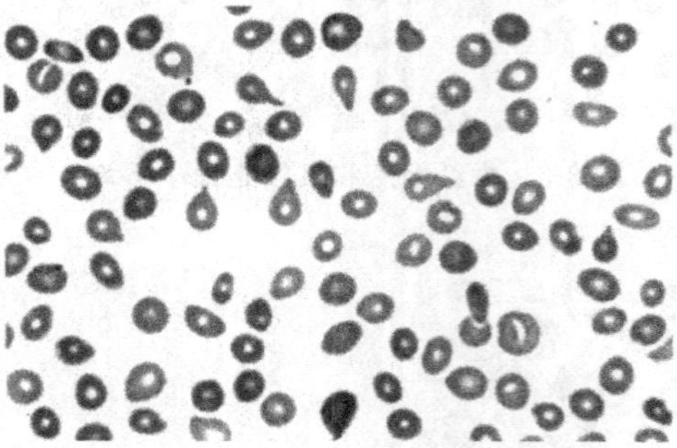

图 3-7 泪滴形红细胞

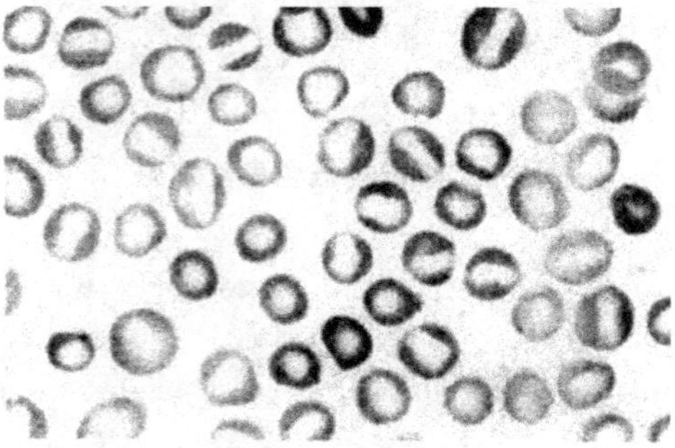

图 3-8 口形红细胞

(5)镰状红细胞：红细胞呈镰刀状、线条状或呈"L""S""V"形等(图 3-9)，可能为缺氧使红细胞内 HbS 溶解度降低，形成长形或尖形结晶体，使胞膜变形。其见于镰状红细胞病。血涂片中出现可能由脾、骨髓或其他脏器毛细血管缺氧所致。在新鲜血液内加入还原剂，如偏亚硫酸钠，然后制作涂片有利于镰状红细胞检查。

(6)靶形红细胞：比正常红细胞稍大且薄，中心染色较深，外围苍白，边缘又深染，呈靶状(图 3-10)。有的红细胞边缘深染区向中央延伸或相连成半岛状或柄状，形成不典型靶形红细胞。可能与红细胞内血红蛋白组合、结构变异及含量不足、分布不均有关，其生存时间仅为正常红细胞的 1/2 或更短。其见于珠蛋白生成障碍性贫血(常大于 20%)、严重缺铁性贫血、某些血红蛋白病、肝病、阻塞性黄疸和脾切除后，也可见于血涂片制作后未及时干燥固定、EDTA 抗凝过量等。

(7)棘形红细胞：红细胞表面有多个不规则针状或指状突起，突起长宽不一、外端钝圆、间距不等(图 3-11)。其见于遗传性或获得性无 β 脂蛋白血症(可为 70%～80%)、脾切除后、酒精中毒性肝病、神经性厌食和甲状腺功能减退症等。

(8)刺红细胞：也称锯齿形红细胞，红细胞表面呈钝锯齿状，突起排列均匀、大小一致、外端较尖(图 3-12)。其见于制片不当、高渗和红细胞内低钾等，也可见于尿毒症、丙酮酸激酶缺乏症、胃癌和出血性溃疡。

(9)裂红细胞：也称为红细胞碎片或破碎红细胞，它是指红细胞大小不一，外形不规则，可呈盔形、三角形、扭转形(图 3-13)，由红细胞通过管腔狭小的微血管所致。正常人血片中小于 2%。见于弥散性血管内凝血、创伤性心源性溶血性贫血、肾功能不全、微血管病性溶血性贫血、血栓性血小板减少性紫癜、严重烧伤和肾移植排斥时。

(10)红细胞形态不整：指红细胞形态发生无规律变化，出现各种不规则的形状，如豆状、梨形、蝌蚪状、麦粒状和棍棒形等(图 3-14)，可能与化学因素(如磷脂酰胆碱、胆固醇和丙氨酸)或物理因素有关。其见于某些感染、严重贫血，尤其是 MA。

3.红细胞染色异常

(1)低色素性：红细胞生理性中心淡染区扩大，染色淡薄，为正细胞低色素红细胞或小细胞低色素红细胞，甚至仅细胞周边着色为环形红细胞（图 3-15），提示红细胞血红蛋白含量明显减少。见于缺铁性贫血、珠蛋白生成障碍性贫血、铁粒幼细胞性贫血（sideroblastic anemia，SA）和某些血红蛋白病等。

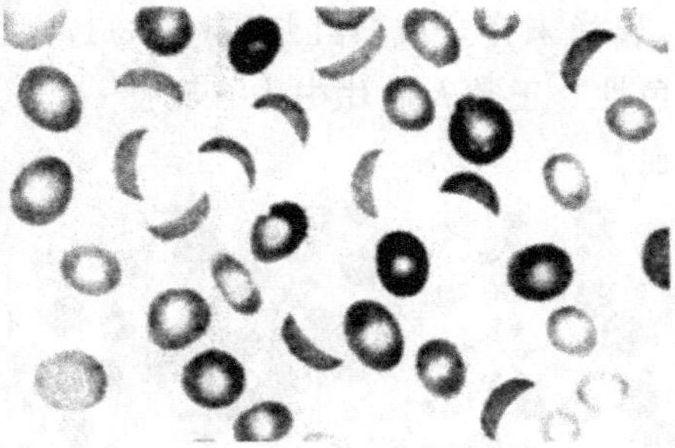

图 3-9 镰状红细胞

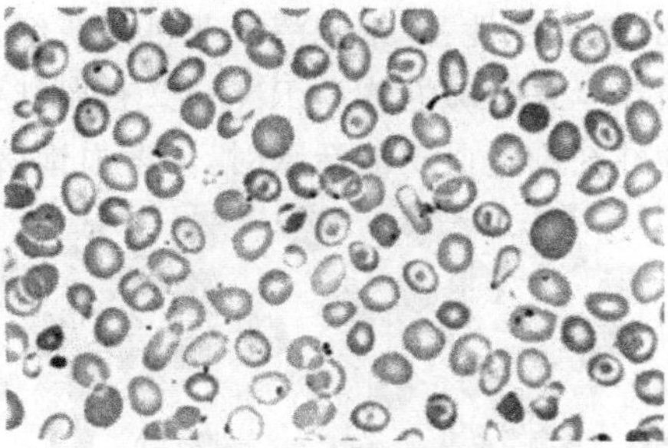

图 3-10 靶形红细胞

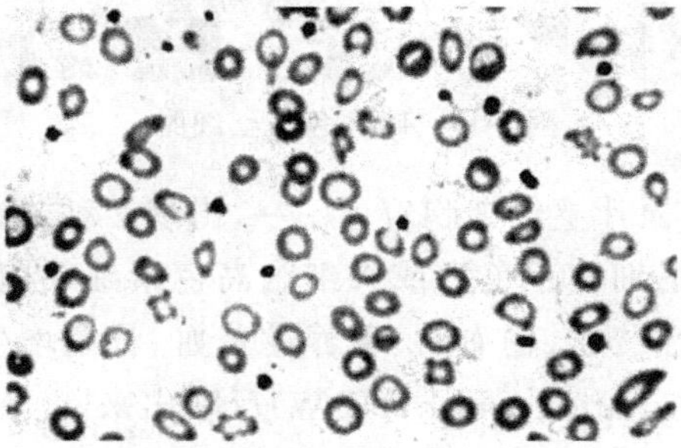

图 3-11 棘形红细胞

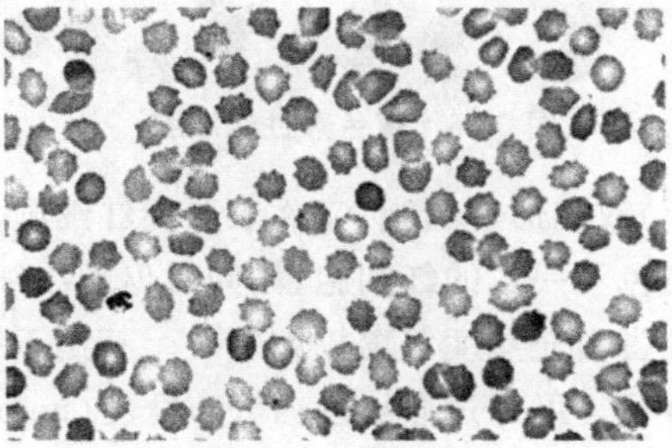

图 3-12 刺红细胞

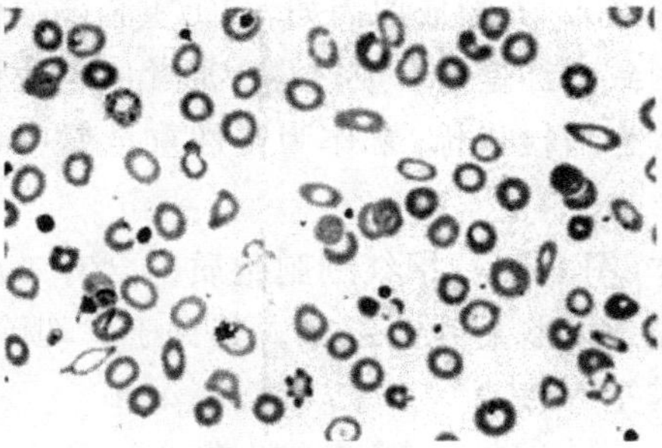

图 3-13 裂红细胞

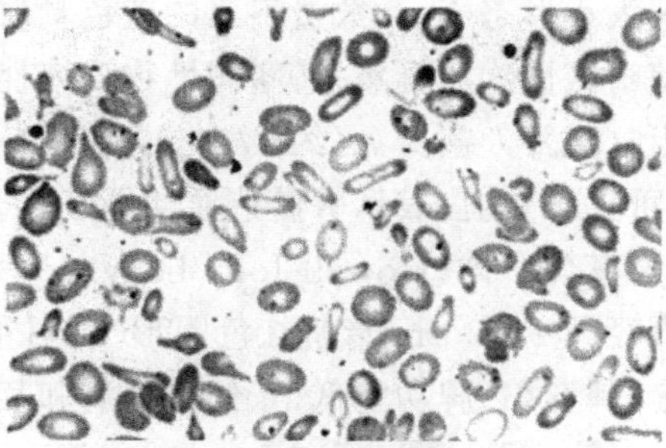

图 3-14 红细胞形态不整

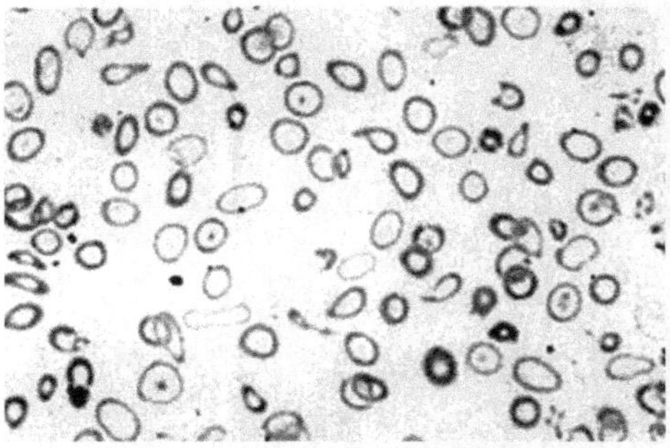

图 3-15 低色素性红细胞

（2）高色素性：红细胞生理性中心淡染区消失，整个细胞染成红色，胞体大（图 3-16），提示红细胞血红蛋白含量增高，故 MCH 增高，见于 MA 和遗传性球形红细胞增多症。球形红细胞因厚度增加，也可呈高色素，其胞体小，故 MCH 不增高。

（3）嗜多色性：红细胞淡灰蓝色或灰红色，胞体偏大，属尚未完全成熟红细胞（图 3-17），因胞质内尚存少量嗜碱性物质 RNA，又有血红蛋白，故嗜多色性。正常人血片中为 0.5%～1.5%，见于骨髓红细胞造血功能活跃时，如溶血性贫血和急性失血。

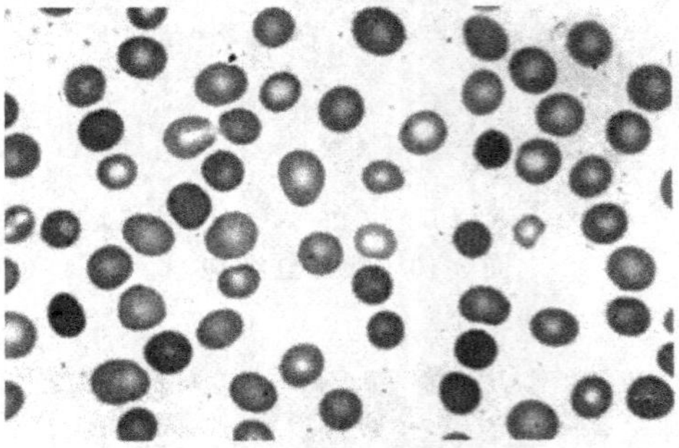

图 3-16　高色素性红细胞

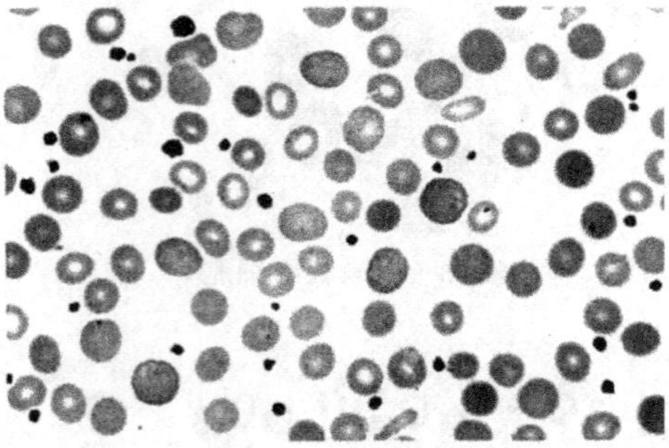

图 3-17　嗜多色性红细胞

（4）双相形红细胞：又称双形性红细胞，是指同一血涂片上红细胞着色不一，出现 2 种或 2 种以上染色不一致的红细胞，如同时出现小细胞低色素、正细胞正色素或大细胞高色素红细胞等，由血红蛋白充盈度偏离较大所致。其见于铁粒幼细胞性贫血、输血后、营养性贫血、骨髓增生异常综合征。可通过血红蛋白分布宽度（hemoglobin distribution width，HDW）反映出来。

4.红细胞内出现异常结构

（1）嗜碱点彩红细胞：简称点彩红细胞（图 3-18），指在瑞特-吉姆萨染色条件下，红细胞胞质内出现大小形态不一、数量不等的蓝色颗粒（变性核糖核酸）。其形成原因如下：①重金属损伤细胞膜使嗜碱性物质凝集；②嗜碱性物质变性；③某些原因致血红蛋白合成过程中原卟啉与亚铁结合受阻。正常人甚少见（约 1/10 000）。其见于铅中毒，为筛检指标；常作为慢性重金属中毒指标；也可见于贫血，表示骨髓造血功能旺盛。

（2）豪焦小体（Howell-Jolly body）：又称染色质小体（图 3-19），指红细胞胞质内含有 1 个或多个直径为 1～2 μm 暗紫红色圆形小体，可能为核碎裂或溶解后残余部分。其见于脾切除后、无脾症、脾萎缩、脾功能低下、红白血病和某些贫血，尤其是 MA。

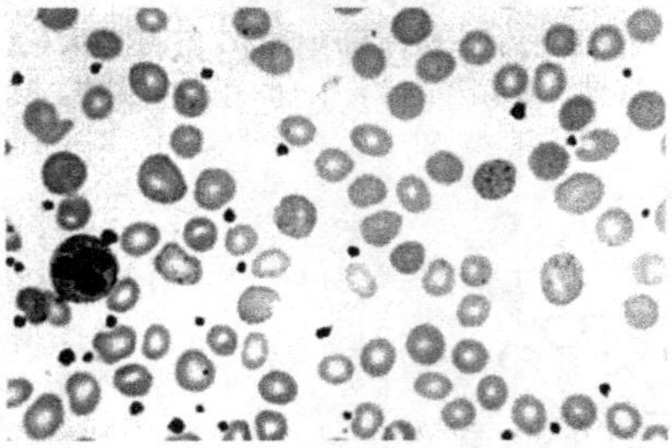

图 3-18　嗜碱性点彩红细胞

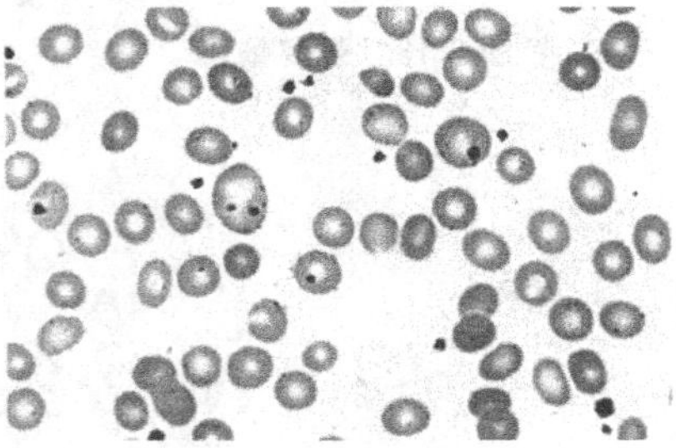

图 3-19　豪焦小体

（3）卡伯特环：指红细胞胞质中含紫红色细线圈状结构，环形或“8”字形（图 3-20），可能有以下几方面：①核膜残余物，表示核分裂异常；②纺锤体残余物；③胞质中脂蛋白变性，多出现在嗜多色性或嗜碱性点彩红细胞中，常伴豪焦小体。其见于白血病、MA、铅中毒和脾切除后。

(4)帕彭海姆小体(Pappenheimer body):指红细胞内铁颗粒,在瑞特-吉姆萨染色下呈蓝黑色颗粒,直径<1 μm。其见于脾切除后和骨髓铁负荷过度等。

(5)寄生虫:感染疟原虫、微丝蚴、巴贝球虫和锥虫时,红细胞胞质内可见相应病原体(图 3-21)。

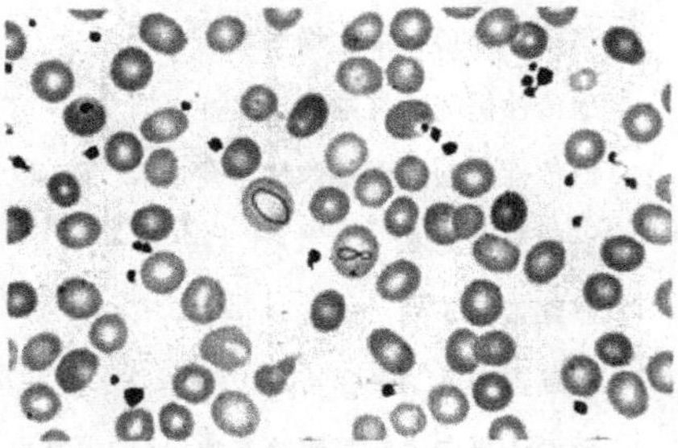

图 3-20 卡伯特环

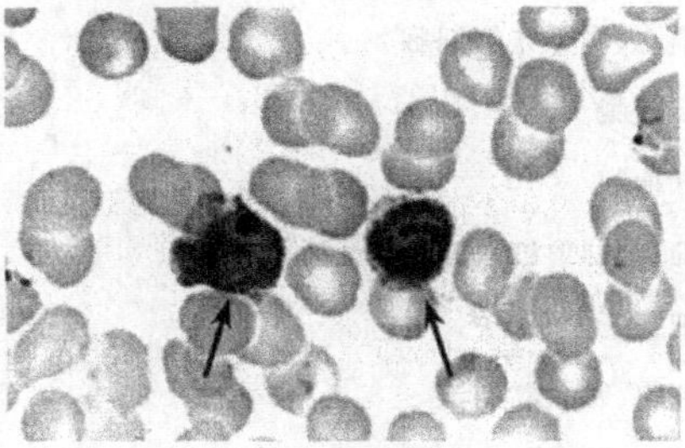

图 3-21 红细胞内疟原虫

5.红细胞排列异常

(1)缗钱状红细胞:当血浆中纤维蛋白原、球蛋白含量增高时,红细胞表面负电荷减低,红细胞间排斥力削弱,红细胞互相连接呈缗钱状(图 3-22)。其见于多发性骨髓瘤等。

(2)红细胞凝集:红细胞出现聚集或凝集现象(图 3-23)。其见于冷凝集素综合征和自身免疫性溶血性贫血等。

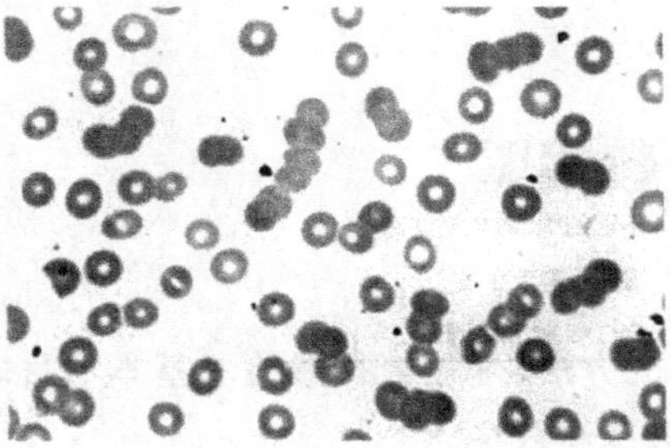

图 3-22 缗钱状红细胞

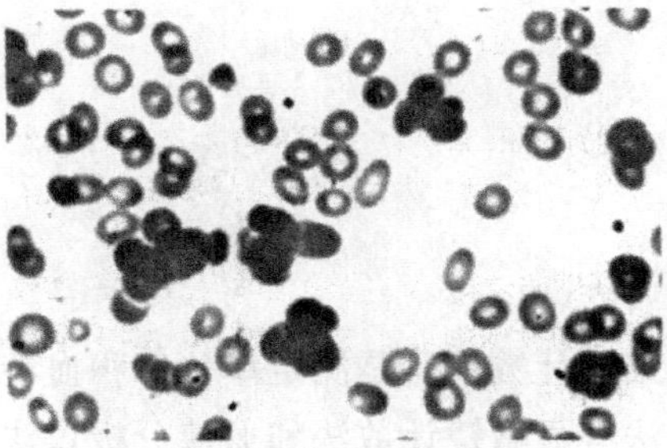

图 3-23 红细胞凝集

6.有核红细胞(nucleated red blood cell,NRBC)

有核红细胞指血涂片中出现有核红细胞(图 3-24)。正常时,出生 1 周内新生儿的外周血中可见少量有核红细胞。如成年人出现,为病理现象,见于溶血性贫血(由骨髓红系代偿性增生和提前释放所致)、造血系统恶性肿瘤(如急、慢性白血病)或骨髓转移癌(由骨髓大量异常细胞排挤释放增多所致)、骨髓纤维化(由髓外造血所致)和脾切除后(由滤血监视功能丧失所致)。血涂片检查有助于发现和诊断疾病(表 3-1)。

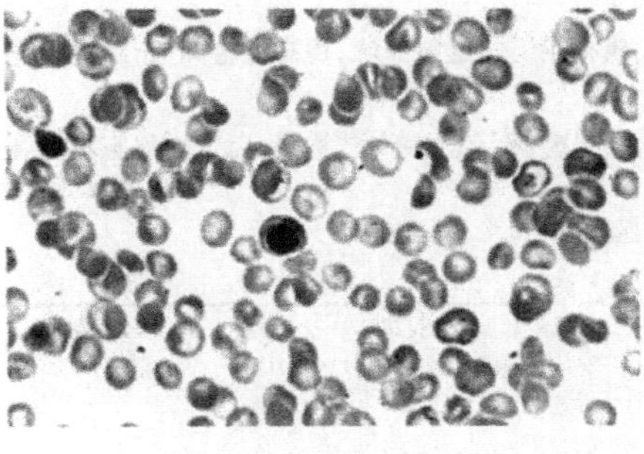

图 3-24 有核红细胞

表 3-1 血涂片检查有助于发现和诊断的疾病

血涂片发现	疾病
球形红细胞、多色素红细胞、红细胞凝集、吞噬红细胞增多	免疫性溶血性贫血
球形红细胞、多色素红细胞	遗传性球形红细胞增多症
椭圆形红细胞	遗传性椭圆形红细胞增多症
卵圆形红细胞	遗传性卵圆形红细胞增多症
靶形红细胞、球形红细胞	血红蛋白 C 病
镰状红细胞	血红蛋白 S 病
靶形红细胞、镰状红细胞	血红蛋白 SC 病
小红细胞、靶形红细胞、泪滴状红细胞、嗜碱点彩红细胞、其他异形红细胞	轻型珠蛋白生成障碍性贫血（地中海贫血）
小红细胞、靶形红细胞、嗜碱点彩红细胞、泪滴状红细胞、其他异形红细胞	重型珠蛋白生成障碍性贫血（地中海贫血）
小红细胞、低色素红细胞、无嗜碱点彩红细胞	缺铁性贫血
嗜碱点彩红细胞	铅中毒
大红细胞、卵圆形大红细胞、中性粒细胞分叶过多	叶酸或维生素 B_{12} 缺乏症

（黄启振）

第二节 红细胞计数检验

红细胞计数检验是测定单位容积血液中红细胞数量的方法，是血液一般检验基本项目之一。检验方法有显微镜计数法和血液分析仪法，本节介绍显微镜计数法。

一、检验原理

用红细胞稀释液将血液稀释后，充入改良的牛鲍计数板，在高倍镜下计数中间大方格内四角及中央共 5 个中方格内红细胞数，再换算成单位体积血液中红细胞计数。

红细胞计数常用稀释液有 3 种，其组成及作用见表 3-2。

表 3-2 红细胞稀释液组成及作用

稀释液	组成	作用	备注
Hayem 液	氯化钠、硫酸钠、氯化汞	维持等渗，提高比密，防止细胞粘连，防腐	高球蛋白血症时，易造成蛋白质沉淀而使红细胞凝集
甲醛枸橼酸钠盐水	氯化钠、枸橼酸钠、甲醛	维持等渗，抗凝，固定红细胞和防腐	
枸橼酸钠盐水	31.3 g/L 枸橼酸钠		遇自身凝集素高者，可使凝集的红细胞分散

二、操作步骤

显微镜计数法：①准备稀释液，在试管中加入红细胞稀释液；②采血和加血，准确采集末梢血或吸取新鲜静脉抗凝血加至稀释液中，立即混匀；③充池，准备计数板、充分混匀红细胞悬液、充池、室温静置一定时间待细胞下沉；④计数，高倍镜下计数中间大方格内四角及中央中方格内红细胞总数；⑤计算，换算成单位体积血液中红细胞计数。

三、方法评价

显微镜红细胞计数法是传统方法，设备简单、试剂易得、费用少，适用于基层医疗单位和分散检测；缺点是操作费时，受器材质量、细胞分布及检验人员水平等因素影响，不易质量控制，精密度低于仪器法，不适用于临床大批量标本筛查。在严格规范操作条件下，显微镜红细胞计数是参考方法，用于血液分析仪的校准、质量控制和异常检测结果复核。

四、质量管理

(一)检验前管理

(1)器材：必须清洁、干燥。真空采血系统、血细胞计数板、专用盖玻片、微量吸管及玻璃刻度吸管等规格应符合要求或经过校正。

(2)生理因素：红细胞计数一天内变化为 4%，同一天上午 7 时最高，日间变化为 5.8%，月间变化为 5.0%。

(3)患者体位及状态：直立体位换成坐位 15 分钟后采血，较仰卧位 15 分钟后采血高 5%～15%；剧烈运动后立即采血可使红细胞计数值增高 10%。

(4)采血：应规范、顺利、准确，否则应重新采血。毛细血管血采集部位不得有水肿、发绀、冻疮或炎症；采血应迅速，以免血液出现小凝块致细胞数减少或分布不均；针刺深度应适当(2～3 mm)；不能过度挤压，以免混入组织液。静脉采血时静脉压迫应小于 1 分钟，超过 2 分钟可使细胞计数值平均增高 10%。

(5)抗凝剂：采用 EDTA-K_2 作为抗凝剂，其浓度为 3.7～5.4 μmol/mL 血或 1.5～2.2 mg/mL血，血和抗凝剂量及比例应准确并充分混匀。标本应在采集后 4 小时内检测完毕。

(6)红细胞稀释液：应等渗、新鲜、无杂质微粒(应过滤)，吸取量应准确。

(7)世界卫生组织规定，如标本储存在冰箱内，检测前必须平衡至室温，并至少用手颠倒混匀 20 次。

(8)为避免稀释溶血和液体挥发浓缩，血液稀释后应在 1 小时内计数完毕。

(二)检验中管理

1.操作因素

(1)计数板使用：世界卫生组织推荐以推式法加盖玻片，以保证充液体积高度为 0.10 mm。

(2)充池：充池前应充分混匀细胞悬液，可适当用力振荡，但应防止气泡产生及剧烈振荡破坏红细胞；必须一次性充满计数室(以充满但不超过计数室台面与盖玻片之间的矩形边缘为宜)，不能断续充液、满溢、不足或产生气泡，充池后不能移动或触碰盖玻片。

(3)计数域：血细胞在充入计数室后呈随机分布或 Poisson 分布，由此造成计数误差称为计数域误差，是由每次充池后血细胞在计数室内分布不完全相同所致，属于偶然误差。扩大血细胞计数范围或数量可缩小这种误差。根据下述公式推断，欲将红细胞计数误差(CV)控制在 5%以内，至少需要计数 400 个红细胞。

(4)计数：应逐格计数，按一定方向进行，对压线细胞应遵循“数上不数下、数左不数右”的原则。

(5)红细胞在计数池中如分布不均，每个中方格之间相差超过 20 个，应重新充池计数。在参考范围内，2 次红细胞计数相差不得＞5%。

$$CV = \frac{s}{m} \times 100\% = \frac{1}{\sqrt{m}} \times 100\%$$

式中，s：标准差，m：红细胞多次计数的均值。

2.标本因素

(1)白细胞数量：WBC 在参考范围时，仅为红细胞的 1/1 000～1/500，对红细胞数量影响可忽略，但 WBC＞100×10^9/L 时，应校正计数结果，即实际 RBC＝计数 RBC－WBC；或在高倍镜下计数时，不计白细胞(白细胞体积较成熟红细胞大，中央无凹陷，可隐约见到细胞核，无草黄色折光)。

(2)有核红细胞或网织红细胞：增生性贫血时，有核红细胞增多或网织红细胞提前大量释放时，可干扰红细胞计数。

(3)冷凝集素：可使红细胞凝集，造成红细胞计数假性减低。

3.室内质量控制(IQC)及室间质量评价(EQA)

血细胞显微镜计数法尚缺乏公认或成熟的质量评价与考核方法，是根据误差理论设计的评价方法。

(1)双份计数标准差评价法：采用至少 10 个标本，每个均做双份计数，由每个标本双份计数之差计算标准差，差值如未超出 2 倍差值标准差范围，则认为结果可靠。

(2)国际通用评价法：可参考美国临床实验室改进修正案(CLIA88)能力验证计划的允许总误差进行评价，通过计算靶值偏倚情况进行血细胞计数质量评价，即质量标准＝靶值±允许总误差。允许总误差可以是百分数、固定值、组标准差(s)倍数。红细胞计数允许误差标准是计数结果在靶值±6%以内。

五、临床应用

(一)红细胞增多

(1)严重呕吐、腹泻、大面积烧伤及晚期消化道肿瘤患者。多由脱水血浓缩使血液中的有形成分相对地增多所致。

(2)心肺疾病：先天性心脏病、慢性肺脏疾病及慢性一氧化碳中毒等。因缺氧必须借助大量红细胞来维持供氧。

(3)干细胞疾病：真性红细胞增多症。

(二)红细胞减少

(1)急性或慢性失血。

(2)红细胞遭受物理、化学或生物因素破坏。

(3)缺乏造血因素、造血障碍和造血组织损伤。

(4)各种原因的血管内或血管外溶血。

(黄启振)

第三节 网织红细胞计数检验

网织红细胞(reticulocyte,RET)是介于晚幼红细胞和成熟红细胞之间的尚未完全成熟的红细胞,因胞质中残留一定量的嗜碱性物质核糖核酸(RNA),经新亚甲蓝或煌焦油蓝等碱性染料活体染色后,RNA 凝聚呈蓝黑色或蓝紫色颗粒,颗粒多时可连成线状或网状结构(图 3-25)。RET 在骨髓停留一段时间后释放入血,整个成熟时间约 48 小时。RET 较成熟红细胞大,直径为 8.0～9.5 μm。随着红细胞发育成熟,RNA 逐渐减少至消失;RET 网状结构越多,表示细胞越幼稚。国际血液学标准化委员会据此将其分为Ⅰ～Ⅳ型(表 3-3)。

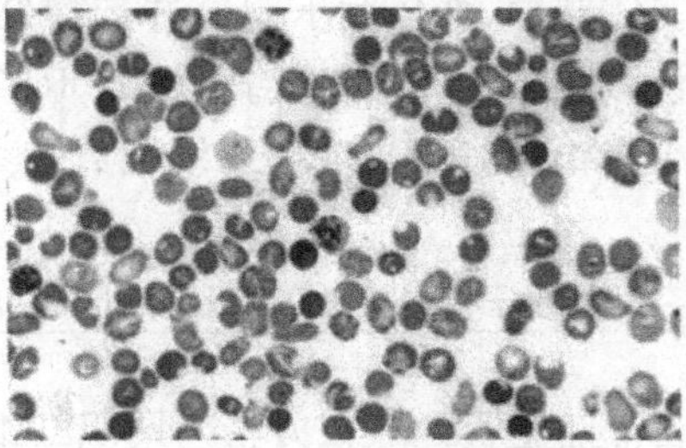

图 3-25 网织红细胞

表 3-3 网织红细胞分型及特征

分型	形态特征	正常存在部位
Ⅰ型(丝球型)	RNA 呈线团样几乎充满红细胞	仅存在骨髓中
Ⅱ型(网型或花冠型)	RNA 呈松散的线团样或网状	大量存在骨髓中,外周血中很难见
Ⅲ型(破网型)	网状结构少,呈断线状或不规则枝状连接或排列	主要存在骨髓中,外周血中可见少量
Ⅳ型(颗粒型或点粒型)	RNA 呈分散的颗粒状或短丝状	主要存在外周血中

一、检验原理

RET 检验方法有显微镜法、流式细胞术法和血液分析仪法。

(一)显微镜法

活体染料的碱性基团(带正电荷)可与网织红细胞嗜碱性物质 RNA 的磷酸基(带负电荷)结合,使 RNA 间负电荷减少而发生凝缩,形成蓝色颗粒状、线状,甚至网状结构。在油镜下计数一定量红细胞中的 RET 数,换算成百分率。如同时做 RBC 计数,则可计算出 RET 绝对值。

显微镜法 RET 活体染色染料有灿烂煌焦油蓝(brilliant cresyl blue,又称灿烂甲酚蓝)、新亚甲蓝(new methylene blue,又称新次甲基蓝)和中性红等,其评价见表 3-4。

表 3-4 显微镜法 RET 活体染色染料评价

染料	评价
煌焦油蓝	普遍应用,溶解度低,易形成沉渣附着于红细胞表面,影响计数;易受 Heinz 小体和 HbH 包涵体干扰
新亚甲蓝	对 RNA 着色强且稳定,血红蛋白几乎不着色,利于计数。世界卫生组织推荐使用
中性红	浓度低、背景清晰,网织颗粒鲜明,不受 Heinz 小体和 HbH 包涵体干扰

(二)流式细胞术(flow cytometry,FCM)法

RET内RNA与碱性荧光染料(如派洛宁Y、吖啶橙、噻唑橙等)结合后,用流式细胞仪或专用自动网织红细胞计数仪进行荧光细胞(RET)计数,同时报告RET绝对值。仪器还可根据荧光强度(RNA含量)将RET分为强荧光强度(HFR)、中荧光强度(MFR)和弱荧光强度(LFR),计算出RET成熟指数(reticulocyte maturation index,RMI)。

$$荧光细胞成熟指数(\%)=\frac{强荧光强度+中荧光强度}{弱荧光强度}\times 100\%$$

二、操作步骤

显微镜法(试管法):①加染液,在试管内加入染液数滴。②加血染色,加入新鲜全血数滴,立即混匀,室温放置一定时间(美国临床和实验室标准化协会推荐3~10分钟)。③制备涂片,取混匀染色血滴制成薄片,自然干燥。④观察,低倍镜下观察并选择红细胞分布均匀、染色效果好的部位。⑤计数,常规法是油镜下计数至少1 000个红细胞中的RET数;Miller窥盘法是将Miller窥盘置于目镜内,分别计数窥盘小方格(A区)内成熟红细胞数和大格内(B区)RET数。⑥计算算式如下。

$$常规法:荧光细胞(\%)=\frac{计数1\,000个成熟红细胞中网织红细胞数}{1\,000}\times 100\%$$

$$Miller窥盘法:荧光细胞(\%)=\frac{大方格内网织红细胞数}{小方格内红细胞数\times 9}\times 100\%$$

$$RET绝对值(个/毫升)=\frac{红细胞数}{毫升数}\times 荧光细胞(\%)$$

三、方法评价

网织红细胞计数的方法评价见表3-5。

表3-5 网织红细胞计数方法评价

方法	优点	缺点
显微镜法	操作简便、成本低、形态直观。试管法重复性较好、易复查,为参考方法。建议淘汰玻片法	影响因素多、重复性差、操作烦琐
流式细胞术法	灵敏度、精密度高,适合批量检测	仪器贵、成本高,成熟红细胞易被污染而影响结果
血液分析仪法	灵敏度、精密度高,易标准化,参数多,适合批量检测	影响因素多,Howell-Jolly小体、有核红细胞、镰状红细胞、巨大血小板、寄生虫等可致结果假性率增高

四、质量管理

(一)检验前管理

1.染液

煌焦油蓝染液最佳浓度为1%,在100 mL染液中加入0.4 g柠檬酸三钠,效果更好。应储存于棕色瓶,临用前过滤。世界卫生组织推荐使用含1.6%草酸钾的0.5%新亚甲蓝染液。

2.标本因素

因RET在体外可继续成熟使数量逐渐减少,因此,标本采集后应及时处理。

3.器材和标本采集等要求

同红细胞计数。

(二)检验中管理

1.操作因素

(1)染色时间:室温低于 25 ℃时应适当延长染色时间或放置 37 ℃温箱内染色8～10 分钟。标本染色后应及时检测,避免染料吸附增多致 RET 计数增高。

(2)染液与血液比例以 1∶1 为宜,严重贫血者可适当增加血液量。

(3)使用 Miller 窥盘(国际血液学标准化委员会推荐):以缩小分布误差,提高计数精密度、准确度和速度。

(4)计数 RBC 数量:为控制 CV 为 10%,国际血液学标准化委员会建议根据 RET 数量确定所应计数 RBC 数量(表 3-6)。

表 3-6　国际血液学标准化委员会:RET 计数 CV=10%时需镜检计数 RBC 数量

RET(%)	计数 Miller 窥盘小方格内 RBC 数量	相当于缩视野法计数 RBC 数量
1～2	1 000	9 000
3～5	500	4 500
6～10	200	1 800
11～20	100	900

(5)美国临床和实验室标准化协会规定计数时应遵循“边缘原则”,即数上不数下、数左不数右。如忽视此原则对同一样本计数时,常规法计数结果可比窥盘法高 30%。

2.标本因素

(1)国际血液学标准化委员会和国家临床实验室标准委员会(NCCLS)规定:以新亚甲蓝染液染色后,胞质内凡含有 2 个以上网织颗粒的无核红细胞计为 RET。

(2)注意与非特异干扰物鉴别:RET 为点状或网状结构,分布不均;HbH 包涵体为圆形小体,均匀散布在整个红细胞中,一般在孵育 10～60 分钟后出现;Howell-Jolly 小体为规则、淡蓝色小体;Heinz 小体为不规则突起状、淡蓝色小体。

3.质控物

目前,多采用富含 RET 抗凝脐带血制备的质控品,通过定期考核检验人员对 RET 辨认水平进行 RET 手工法质量控制,但此法无法考核染色、制片等环节。美国临床和实验室标准化协会推荐 CPD 抗凝全血用于 RET 自动检测的质量控制物。

五、临床应用

(一)参考范围

参考范围见表 3-7。

表 3-7　网织红细胞参考范围

方法	人群	相对值(%)	绝对值(×10⁹/L)	LFR(%)	MFR(%)	HFR(%)
手工法	成年人、儿童	0.5～1.5	24～84			
	新生儿	3.0～6.0				
FCM	成年人	0.7±0.5	43.6±19.0	78.8±6.6	18.7±5.1	2.3±1.9

(二)临床意义

外周血网织红细胞检测是反映骨髓红系造血功能的重要指标。临床应用主要如下。

1.评价骨髓增生能力与判断贫血类型

(1)增高:表示骨髓红细胞造血功能旺盛,见于各种增生性贫血,尤其是溶血性贫血,RET 可为 6%～8%或以上,急性溶血时可为 20%～50%或以上;红系无效造血时,骨髓红系增生活跃,外周血 RET 则正常或轻度增高。

(2)减低:见于各种再生障碍性贫血、单纯红细胞再生障碍性贫血等。RET＜1%或绝对值＜15×10^{9}/L为急性再生障碍性贫血的诊断指标。

通常,骨髓释放入外周血的 RET 主要为Ⅳ型,在血液中 24 小时后成为成熟红细胞。增生性贫血时,幼稚 RET 提早进入外周血,需 2～3 天后才成熟,即在血液停留时间延长,使 RET 计数结果高于实际水平,不能客观反映骨髓实际造血能力。因 RET 计数结果与贫血严重程度(Hct 水平)和 RET 成熟时间有关,采用网织红细胞生成指数(reticulocyte production index,RPI)可校正 RET 计数结果。

$$RPI=\frac{\text{患者 Hct}}{\text{正常 Hct(0.45)}}\times\frac{\text{患者 RET(\%)}}{\text{RET 成熟时间(d)}}$$

Hct/RET 成熟时间(d)关系为(0.39～0.45)/1,(0.34～0.38)/1.5,(0.24～0.33)/2.0,(0.15～0.23)/2.5和＜0.15/3.0。正常人 RPI 为 1;RPI＜1 提示贫血为骨髓增生低下或红系成熟障碍所致;RPI ＞3提示贫血为溶血或失血,骨髓代偿能力良好。

2.观察贫血疗效

缺铁性贫血或巨幼细胞贫血分别给予铁剂、维生素 B_{12} 或叶酸治疗,2～3 天后 RET 开始增高,7～10 天达最高(10%左右),表明治疗有效,骨髓造血功能良好。反之,表明治疗无效,提示骨髓造血功能障碍。EPO 治疗后 RET 也可增高 2 倍之多,8～10 天后恢复正常。

3.放疗、化疗监测

放疗和化疗后造血恢复时,可见 RET 迅速、短暂增高。检测幼稚 RET 变化是监测骨髓恢复较敏感的指标,出现骨髓抑制时,HFR 和 MFR 首先降低,然后出现 RET 降低。停止放疗、化疗,如骨髓开始恢复造血功能,上述指标依次上升,可同时采用 RMI 监测,以适时调整治疗方案,避免造成骨髓严重抑制。

4.骨髓移植后监测骨髓造血功能恢复

骨髓移植后第 21 天,如 RET＞15×10^{9}/L,常表示无移植并发症。如 RET＜15×10^{9}/L 伴中性粒细胞和血小板计数增高,提示骨髓移植失败可能,此可作为反映骨髓移植功能良好指标,且不受感染影响。

(黄启振)

第四节　血细胞比容检验

血细胞比容(hematocrit,Hct)又称红细胞压积(packed cell volume,PCV),是在规定条件下离心沉淀压紧红细胞在全血中所占体积比值。

一、原理

(一)微量法

一定量的抗凝血液,经一定速度和时间离心沉淀后,计算压紧红细胞体积占全血容积的比例,即为血细胞比容。

(二)温氏法(Wintrobe 法)

温氏法与微量法同属离心沉淀法,微量法用高速离心,温氏法则为常量、中速离心。

(三)电阻抗法

电阻抗法为专用微量血细胞比容测定仪。根据血细胞相对于血浆为不良导体的特性,先用仪器测定标准红细胞含量的全血电阻抗值,再以参考方法测定其 Hct,计算出 Hct 与电阻抗值之间的数量关系(校正值),再利用待测标本测定电阻抗值间接算出标本 Hct。

(四)其他方法

放射性核素法、比重计法、折射仪法和黏度计法等。

二、操作步骤

微量法:①采血,常规采集静脉 EDTA-K_2 抗凝血;②吸血,用虹吸法将血液吸入专用毛细管;③封口,将毛细管吸血端垂直插入密封胶封口;④离心,毛细管置于离心机,以一定相对离心力(relative centrifugal force,RCF)离心数分钟;⑤读数,取出毛细管,置于专用读数板中读数,或用刻度尺测量红细胞柱(以还原红细胞层表层的红细胞高度为准)、全血柱长度,计算两者比值即为血细胞比容。如 Hct>0.5 时,须再离心 5 分钟。

三、方法评价

临床常用 Hct 检测方法评价见表 3-8。

表 3-8 常用 Hct 检测方法评价

方法	优点	缺点
微量法	快速(5 分钟)、标本用量小、结果准确、重复性好,可批量检测。世界卫生组织推荐参考方法	血浆残留少,需微量血液离心机
微量法(计算法)	国际血液学标准化委员会推荐为候选参考方法,可常规用于 Hct 测定校准,Hct=(离心 Hct-1.011 9)/0.973 6	需用参考方法测定全血 Hb 和血细胞比容 Hb 浓度。Hct=全血 Hb/血细胞比容 Hb
温氏法	操作简单,无须特殊仪器,广泛应用	不能完全排除残留血浆,需单独采血,用血量大
血液分析仪法	简便、快速、精密度高,无须单独采血	需定期校正仪器
放射性核素法	准确性最高,曾被国际血液学标准化委员会推荐为参考方法	操作烦琐,不适用于临床批量标本常规检测

四、质量管理

(一)检验前管理

(1)器材:应清洁干燥。美国临床和实验室标准化协会规定专用毛细管规格应符合要求(长为 75 mm±0.5 mm,内径为 1.155 mm±0.085 mm,管壁厚度为 0.20 mm,允许误差为 0.18~

0.23 mm，刻度清晰）。密封端口底必须平滑、整齐。离心机离心半径应>8.0 cm，能在 30 秒内加速到最大转速，在转动圆周边 RCF 为 10 000～15 000 g 时，转动 5 分钟，转盘温度不超过 45 ℃。

（2）采血：空腹采血，以肝素或 EDTA-K_2 干粉抗凝，以免影响红细胞形态和改变血容量。采血应顺利，静脉压迫时间超过 2 分钟可致血液淤积和浓缩，最好不使用压脉带。应防止组织液渗入、溶血或血液凝固。

（3）美国临床和实验室标准化协会规定标本储存温度为 22 ℃±4 ℃，并在 6 小时内检测。

（二）检验中管理

1.操作因素

（1）注血：抗凝血在注入离心管前应反复轻微振荡，使 Hb 与氧充分接触；注入时应防止气泡产生。吸入血量在管长 2/3 处为宜；用优质橡皮泥封固（烧融封固法会破坏红细胞），确保密封。

（2）离心速度和时间：美国临床和实验室标准化协会及世界卫生组织建议微量法 RCF 为 10 000～15 000 g，RCF(g)＝1.118×有效离心半径(cm)×$(r/min)^2$。

（3）放置毛细管的沟槽应平坦，胶垫应富有弹性。一旦发生血液漏出，应清洁离心盘后重新测定。

（4）结果读取与分析：应将毛细管底部红细胞基底层与标准读数板基线（0 刻度线）重合，读取自还原红细胞层以下红细胞高度。同一标本 2 次测定结果之差不可>0.015。

2.标本因素

（1）红细胞增多（症）、红细胞形态异常时（如小红细胞、椭圆形红细胞或镰状红细胞）可致血浆残留量增加，Hct 假性增高，世界卫生组织建议这类标本离心时间应至少延长 3 分钟。

（2）溶血和红细胞自身凝集可使 Hct 假性降低。

（三）检验后管理

如离心后上层血浆有黄疸或溶血现象应予以报告，以便临床分析。必要时可参考 RBC、Hb 测定结果，以核对 Hct 测定值的可靠性。

五、临床应用

（一）参考范围

微量法：成年男性 0.380～0.508，成年女性 0.335～0.450。

（二）临床意义

（1）Hct 增高或降低：其临床意义见表 3-9。Hct 与 RBC、MCV 和血浆量有关。红细胞数量增多、血浆量降低或两者兼有可致 Hct 增高；反之 Hct 降低。

表 3-9　Hct 测定临床意义

Hct	原因
增高	血浆量减少：液体摄入不足、大量出汗、严重腹泻或呕吐、多尿、大面积烧伤
	红细胞增多：真性红细胞增多症、缺氧、肿瘤、EPO 增多
降低	血浆量增多：竞技运动员、妊娠、原发性醛固酮增多症、补液过多
	红细胞减少：各种原因的贫血、出血

（2）作为临床补液量参考：各种原因致机体脱水，Hct 均增高，补液时应监测 Hct，当 Hct 恢

复正常时表示血容量得到纠正。

(3)用于贫血的形态学分类：计算红细胞平均体积和红细胞平均血红蛋白浓度。

(4)作为真性红细胞增多症的诊断指标：当 Hct＞0.7，RBC 为 $(7\sim10)\times10^{12}$/L 和 Hb＞180 g/L时即可诊断。

(5)作为血液流变学指标：增高表明红细胞数量偏高，全血黏度增加。严重者表现为高黏滞综合征，易致微循环障碍、组织缺氧，故可辅助监测血栓前状态。

RBC、Hb、Hct 每个参数均可作为贫血或红细胞增多的初筛指标，由于临床产生贫血的原因不同，其红细胞数量、大小和形态改变各有特征，因此，必须联合检测和综合分析，才可获得更有价值的临床信息。

（黄启振）

第五节　红细胞平均指数检验

红细胞平均指数(值)包括平均红细胞体积、平均红细胞血红蛋白含量、平均红细胞血红蛋白浓度3 项指标，是依据 RBC、Hb、Hct 三个参数间接计算出来的，能较深入地反映红细胞内在特征，为贫血鉴别诊断提供更多线索。

一、检测原理

对同一抗凝血标本同时进行 RBC、Hb 和 Hct 测定，再按下列公式计算 3 种红细胞平均指数。

(一)平均红细胞体积

平均红细胞体积(mean corpuscular volume，MCV)是指红细胞群体中单个红细胞体积的平均值。单位：飞升(fL，1 fL＝10^{-15} L)。

$$MCV=\frac{Hct}{RBC}\times10^{15}(fL)$$

(二)平均红细胞血红蛋白含量

平均红细胞血红蛋白含量(mean corpuscular hemoglobin，MCH)是指红细胞群体中单个红细胞血红蛋白含量的平均值。单位：皮克(pg，1 pg＝10^{-12} g)。

$$MCH=\frac{Hb}{RBC}\times10^{12}(pg)$$

(三)平均红细胞血红蛋白浓度

平均红细胞血红蛋白浓度(mean corpuscular hemoglobin concentration，MCHC)是指红细胞群体中单个(全部)红细胞血红蛋白含量的平均值。单位：g/L。

$$MCHC=\frac{Hb}{Hct}(g/L)$$

二、操作步骤

红细胞计数、血红蛋白和血细胞比容测定参见相关内容。

三、方法评价

手工法红细胞平均指数测定不需特殊仪器，但计算费时，又易出错。

四、质量管理

红细胞平均指数是根据RBC、Hb、Hct结果演算而来，其准确性受此三个参数的影响，因此，必须采用同一抗凝血标本同时测定RBC、Hb和Hct。此外，红细胞平均值只表示红细胞总体平均值，"正常"并不意味着红细胞无改变，如溶血性贫血、白血病性贫血属于正细胞性贫血，但红细胞可有明显大小不均和异形，须观察血涂片才能得出较为准确的诊断。

五、临床应用

(一)参考范围

MCV、MCH、MCHC参考范围见表3-10。

表3-10　MCV、MCH、MCHC参考范围

人群	MCV(fL)	MCH(pg)	MCHC(g/L)
成年人	80～100	26～34	320～360
1～3岁	79～104	25～32	280～350
新生儿	86～120	27～36	250～370

(二)临床意义

依据MCV、MCH、MCHC 3项指标有助于贫血观察，对贫血的形态学分类有鉴别作用(表3-11)。如缺铁性贫血和珠蛋白生成障碍性贫血都表现为小细胞低色素性贫血，但前者在血涂片上可见红细胞明显大小不均。如缺铁性贫血合并巨幼细胞贫血表现为小红细胞和大红细胞明显增多，但MCV、MCH正常。

表3-11　MCV、MCH、MCHC在贫血分类中的意义

指数	临床应用		
	正常	增高	减低
MCV	大部分贫血：如由慢性炎症、慢性肝肾疾病、内分泌疾病、消化不良、吸收不良、恶性肿瘤所致贫血、急性失血和溶血性贫血、部分再生障碍性贫血	巨幼细胞贫血、吸烟、肝硬化、酒精中毒；同时出现小红细胞和大红细胞疾病，如缺铁性贫血合并巨幼细胞贫血，免疫性溶血性贫血、微血管病性溶血性贫血	铁、铜、维生素B_6缺乏性贫血，铁缺乏最常见
MCH	同上	叶酸、维生素B_{12}缺乏等所致的大细胞性贫血	铁、铜、维生素B_6缺乏性贫血
MCHC	同上，大多数都正常	遗传性球形红细胞增多症、高滴度冷凝集素	铁、铜、维生素B_6缺乏性贫血，Hb假性降低或Hct假性增高

(黄启振)

第六节 红细胞沉降率检验

红细胞沉降率(erythrocyte sedimentation rate,ESR)是指在一定条件下,离体抗凝血在静置过程中,红细胞自然下沉的速率。红细胞膜表面唾液酸带负电荷,可在红细胞表面形成 Zeta 电位,彼此相互排斥,形成 25 nm 间距,因此,具有一定悬浮流动性,下沉缓慢。红细胞下沉过程分为 3 个时段。①红细胞缗钱状聚集期:约需 10 分钟;②红细胞快速沉降期:约 40 分钟;③红细胞堆积期:约需 10 分钟。此期红细胞下降缓慢,逐渐紧密堆积于容器底部。

一、检测原理

(一)魏氏法

将枸橼酸钠抗凝血置于特制刻度红细胞沉降率管内,垂直立于室温中,因红细胞比重大于血浆,在离体抗凝血中能克服血浆阻力下沉。1 小时后读取红细胞上层血浆的高度值(mm/h),即代表红细胞沉降率。

(二)自动红细胞沉降率仪法

根据红细胞下沉过程中血浆浊度的改变,采用光电比浊、红外线扫描或摄影法动态检测红细胞下沉各个时段红细胞与血浆界面处血浆的透光度。微电脑显示并自动打印红细胞沉降率结果及红细胞下沉高度(H)与对应时间(t)的 H-t 曲线。

二、操作步骤

(一)魏氏法

1.采血

采集 1∶4 枸橼酸钠抗凝静脉血。

2.吸血

用魏氏红细胞沉降率管吸取充分混匀的抗凝血。

3.直立红细胞沉降率管

将红细胞沉降率管垂直立于红细胞沉降率架,室温静置。

4.读数

1 小时后准确读取红细胞下沉后上层血浆的高度值(mm/h),即为 ESR。

(二)自动红细胞沉降率仪法

目前临床广泛应用的自动红细胞沉降率仪主要有两种类型。

1.温氏法红细胞沉降率仪

采用温氏法塑料红细胞沉降率管测定 1∶4 枸橼酸钠抗凝静脉血。仪器每 45 秒扫描 1 次,30 分钟后报告温氏法和换算后的魏氏法两种结果;并打印 H-t 曲线。

2.魏氏法红细胞沉降率仪

1∶4 枸橼酸钠抗凝静脉血放入测定室后,仪器自动定时摄像或用红外线扫描。将红细胞下沉过程中血浆浊度变化进行数字转换,1 小时后根据成像情况及数字改变计算血浆段高度,经数据处理得出魏氏法红细胞沉降率的结果。

三、方法评价

(一)魏氏法

魏氏法为传统手工法,也是国际血液学标准化委员会推荐的参考方法。国际血液学标准化委员会、美国临床和实验室标准化协会及世界卫生组织均有红细胞沉降率检测标准化文件。国际血液学标准化委员会以魏氏法为基础,对红细胞沉降率测定参考方法或标准化方法制定操作规程,对红细胞沉降率管规格、抗凝剂使用、血液标本制备和检测方法等重新做了严格规定。魏氏法操作简便,只反映红细胞沉降率终点变化,耗时、易造成污染、缺乏特异性,一次性红细胞沉降率测定器材成本高、质量难以保证。温氏法则按 Hct 测定方法要求采血,通过红细胞沉降率方程K 值计算,克服了贫血对结果影响,多用于血液流变学检查。

(二)自动红细胞沉降率仪法

操作简单,可动态检测红细胞沉降率全过程,而且自动、微量、快速、重复性好、不受环境温度影响,适用于急诊患者。温氏法红细胞沉降率仪测定时若将红细胞沉降率管倾斜,势必造成人为误差。美国临床和实验室标准化协会建议红细胞沉降率仪法可采用 EDTA 抗凝血,即可与血液分析仪共用 1 份抗凝血标本,也可采用密闭式采血系统,但尚未广泛应用。

四、质量管理

(一)检验前

1.生理因素

患者检查前应控制饮食,避免一过性高脂血症使 ESR 加快。

2.药物影响

输注葡萄糖、白明胶和聚乙烯吡咯烷酮等,2 天内不宜做 ESR 检验。

3.标本因素

静脉采血应在 30 秒内完成,不得有凝血、溶血、气泡,不能混入消毒液;枸橼酸钠(0.109 mmol/L,AR 级)应新鲜配制(4 ℃保存 1 周),与血液之比为 1∶4,混匀充分;标本室温下放置小于 4 小时,4 ℃保存小于 12 小时,测定前应放在室温下平衡至少 15 分钟(美国临床和实验室标准化协会建议)。

4.器材

应清洁干燥。魏氏红细胞沉降率管应符合国际血液学标准化委员会规定标准,即管长(300.0±1.5)mm;两端相通,端口平滑;表面自上而下刻有规范的 0～200 mm 刻度,最小分度值为 1 mm(误差≤0.02 mm);管内径为(2.55±0.15)mm,内径均匀误差≤0.05 mm。

(二)检验中

1.操作因素

(1)吸血:吸血量应准确,避免产生气泡。

(2)红细胞沉降率管装置:严格垂直(美国临床和实验室标准化协会规定倾斜不能超过 2°)、平稳放置,并防止血液外漏。如红细胞沉降率管倾斜,血浆沿一侧管壁上升,红细胞则沿另一侧管壁下沉,受到血浆逆阻力减小,下沉加快(倾斜 3°,ESR 可增加 30%)。

(3)测定温度:要求为 18～25 ℃,室温过高应查红细胞沉降率温度表校正结果,室温低于

18 ℃应放置 20 ℃恒温箱内测定。

(4)测定环境：红细胞沉降率架应避免直接光照、移动和振动。

(5)测定时间：严格控制在(60±1)分钟读数。

(6)质控方法：国际血液学标准化委员会规定 ESR 测定参考方法的质控标本为 EDTA 抗凝静脉血，Hct≤0.35，红细胞沉降率值在 15～105 mm/h，测定前至少颠倒混匀 12 次(美国临床和实验室标准化协会推荐)，按"常规工作方法"同时进行测定。用参考方法测定其 95%置信区间应控制在误差小于±0.5 mm/h。

2.标本因素

(1)血浆因素：与血浆蛋白质成分及比例有关，使红细胞沉降率加快的主要因素是带正电荷大分子蛋白质，其削弱红细胞表面所带负电荷，使红细胞发生缗钱状聚集，红细胞总表面积减少，受到血浆逆阻力减小，而且成团红细胞质量超过了血浆阻力，因而下沉。带负电荷小分子蛋白质作用则相反。

(2)红细胞因素：包括红细胞数量、大小、厚度和形态等。总之，血浆因素对红细胞沉降率影响较大，红细胞因素影响较小。影响红细胞沉降率测定结果的因素见表 3-12。

表 3-12　影响红细胞沉降率测定结果的因素

内在因素	影响因素
血浆	
ESR 增快	①纤维蛋白原(作用最强)，异常克隆性免疫球蛋白，γ、α、β 球蛋白和急性时相反应蛋白(α_1-AT、α_2-M、Fg)等；②胆固醇和甘油三酯等；③某些病毒、细菌、代谢产物、药物(输注葡萄糖、白明胶、聚乙烯吡咯烷酮等)和抗原抗体复合物
ESR 减慢	清蛋白、磷脂酰胆碱和糖蛋白等
红细胞	
数量减少	表面积减少，血浆阻力减小，ESR 增快
数量增多	表面积增多，血浆阻力增大，ESR 减慢
形态异常	①球形、镰状红细胞增多或大小不均，不易形成缗钱状，表面积增大，ESR 减慢；②靶形红细胞增多，红细胞直径大、薄，易形成缗钱状，表面积减小，ESR 增快

(三)检验后

因红细胞沉降率变化大多数由血浆蛋白质变化所致，这种变化对红细胞沉降率影响持续。因此，复查红细胞沉降率的时间至少应间隔 1 周。

五、临床应用

(一)参考范围

魏氏法：成年男性<15 mm/h，成年女性<20 mm/h。

(二)临床意义

ESR 用于疾病诊断缺乏特异性，也不能作为健康人群筛检指标，但用于某些疾病活动情况的监测、疗效判断和鉴别诊断具有一定参考价值。

1.生理性红细胞沉降率加快

(1)年龄与性别：新生儿因纤维蛋白原含量低而红细胞数量较高，红细胞沉降率较慢

(≤2 mm/h)。12岁以下儿童因生理性贫血使红细胞沉降率稍快,但无性别差异。成年人,尤其50岁后,纤维蛋白原含量逐渐升高,红细胞沉降率增快,且女性高于男性(女性平均5年递增2.8 mm/h,男性递增0.85 mm/h)。

(2)女性月经期:子宫内膜损伤及出血,纤维蛋白原增加,红细胞沉降率较平时略快。

(3)妊娠与分娩:妊娠期3个月直至分娩3周后,因贫血、纤维蛋白原增加、胎盘剥离和产伤等影响,红细胞沉降率加快。

2.病理性红细胞沉降率加快

病理性红细胞沉降率加快的临床意义见表3-13。因白细胞直接受细菌毒素、组织分解产物等影响,其变化出现早,对急性炎症诊断及疗效观察更有临床价值。红细胞沉降率多继发于急性时相反应蛋白增多的影响,出现相对较晚,故ESR用于慢性炎症观察,如结核病、风湿病活动性动态观察或疗效判断更有价值。

表3-13　病理性红细胞沉降率加快的临床意义

疾病	临床意义
感染及炎症	急性炎症,血液中急性时相反应蛋白(α_1-AT、α_2-M、CRP、Tf、Fg等)增高所致,为最常见原因。慢性炎症(结核病、风湿病、结缔组织炎症等)活动期增高,病情好转时减慢,非活动期正常,ESR监测可动态观察病情
组织损伤	严重创伤和大手术、心肌梗死(为发病早期特征之一),与组织损伤所产生蛋白质分解产物增多和心肌梗死后3～4天急性时相反应蛋白增多有关
恶性肿瘤	与α_2巨球蛋白、纤维蛋白原、肿瘤组织坏死、感染和贫血有关
自身免疫性疾病	与热休克蛋白增多有关。ESR与CRP、RF和ANA测定具有相似灵敏度
高球蛋白血症	与免疫球蛋白增多有关,如多发性骨髓瘤、肝硬化、巨球蛋白血症、系统性红斑狼疮、慢性肾炎等
高脂血症	与甘油三酯、胆固醇增多有关,如动脉粥样硬化、糖尿病和黏液水肿等
贫血	与红细胞减少受血浆阻力减小有关

3.红细胞沉降率减慢

红细胞沉降率减慢一般无临床意义。其见于低纤维蛋白原血症、充血性心力衰竭、真性红细胞增多症和红细胞形态异常(如红细胞球形、镰状和异形)。

(黄启振)

第四章

白细胞检验

第一节　白细胞形态学检验

一、检验原理

血涂片经染色后，在普通光学显微镜下做白细胞形态学观察和分析。常用的染色方法有瑞氏染色法、吉姆萨染色法、May-Grünwald 法、Jenner 法、Leishman 染色法等。

二、方法学评价

(一)显微镜分析法

对血液细胞形态的识别，特别是异常形态，推荐采用人工方法。

(二)血液分析仪法

不能直接提供血细胞质量(形态)改变的确切信息，需进一步用显微镜分析法进行核实。

三、临床意义

(一)正常白细胞形态

瑞氏染色正常白细胞的细胞大小、核和质的特征见表 4-1。

表 4-1　外周血 5 种白细胞形态特征

细胞类型	大小(μm)	外形	细胞核		细胞质	
			核形	染色质	着色	颗粒
中性杆状核粒细胞	10～15	圆形	弯曲呈腊肠样，两端钝圆	深紫红色，粗糙	淡橘红色	量多，细小，均匀布满胞质，浅紫红色
中性分叶核粒细胞	10～15	圆形	分为 2～5 叶，以 3 叶为多	深紫红色，粗糙	淡橘红色	量多，细小，均匀布满胞质，浅紫红色
嗜酸性粒细胞	11～16	圆形	分为 2 叶，呈眼镜样	深紫红色，粗糙	淡橘红色	量多粗大，圆而均匀，充满胞质，鲜橘红色

续表

细胞类型	大小(μm)	外形	细胞核		细胞质	
			核形	染色质	着色	颗粒
嗜碱性粒细胞	10～12	圆形	核结构不清，分叶不明显	粗而不均	淡橘红色	量少，大小和分布不均，常覆盖核上，蓝黑色
淋巴细胞	6～15	圆形或椭圆形	圆形或椭圆形，着边	深紫红色，粗块状	透明淡蓝色	小淋巴细胞一般无颗粒，大淋巴细胞可有少量粗大不均匀、深紫红色颗粒
单核细胞	10～20	圆形或不规则形	不规则形，肾形，马蹄形，或扭曲折叠	淡紫红色，细致疏松呈网状	淡灰蓝色	量多，细小，灰尘样紫红色颗粒弥散分布于胞质中

(二)异常白细胞形态

1.中性粒细胞

(1)毒性变化：在严重传染病、化脓性感染、中毒、恶性肿瘤、大面积烧伤等情况下，中性粒细胞有下列形态改变，即大小不均(中性粒细胞大小相差悬殊)、中毒颗粒(比正常中性颗粒粗大、大小不等、分布不均匀、染色较深、呈黑色或紫黑色)、空泡(单个或多个，大小不等)、Döhle 体(是中性粒细胞胞质因毒性变而保留的嗜碱性区域，呈圆形、梨形或云雾状，界限不清，染成灰蓝色，直径 1～2 μm，也可见于单核细胞)、退行性变(胞体肿大、结构模糊、边缘不清晰、核固缩、核肿胀、核溶解等)。上述变化反映细胞损伤的程度，可以单独出现，也可同时出现。

毒性指数：计算中毒颗粒所占中性粒细胞(100 个或 200 个)的百分率。1 为极度，0.75 为重度，0.5 为中度，<0.25 为轻度。

(2)巨多分叶核中性粒细胞：细胞体积较大，直径 16～25 μm，核分叶常在5 叶以上，甚至在 10 叶以上，核染色质疏松。其见于巨幼细胞贫血、抗代谢药物治疗后。

(3)棒状小体(Auer 小体)：细胞质中出现呈紫红色细杆状物质，长 1～6 μm，一条或数条，见于急性白血病，尤其是颗粒增多型早幼粒细胞白血病(M3 型)，可见数条到数十条呈束棒状小体。急性单核细胞白血病可见一条细长的棒状小体，而急性淋巴细胞白血病则不出现棒状小体。

(4)Pelger-Hüet 畸形：细胞核为杆状或分 2 叶，呈肾形或哑铃形，染色质聚集成块或条索网状，为常染色体显性遗传性异常，也可继发于某些严重感染、白血病、骨髓增生异常综合征、肿瘤转移、某些药物(如秋水仙胺、磺基二甲基异噁唑)治疗后。

(5)Chediak-Higashi 畸形：细胞质内含有数个至数十个包涵体，直径为 2～5 μm，呈紫蓝、紫红色。其见于 Chediak-Higashi 综合征，为常染色体隐性遗传。

(6)Alder-Reilly 畸形：细胞质内含有巨大的、深染的、嗜天青颗粒，染深紫色，见于脂肪软骨营养不良、遗传性黏多糖代谢障碍，为常染色体隐性遗传。

(7)May-Hegglin 畸形：细胞质内含有淡蓝色包涵体，为常染色体显性遗传。

2.淋巴细胞

(1)异型淋巴细胞：在淋巴细胞性白血病、病毒感染(如传染性单核细胞增多症、病毒性肺炎、病毒性肝炎、传染性淋巴细胞增多症、流行性腮腺炎、水痘、巨细胞病毒感染)、百日咳、布鲁菌病、梅毒、弓形体感染、药物反应等情况下，淋巴细胞增生，出现某些形态学变化，称为异型淋巴细胞。

其分为三型。①Ⅰ型(空泡型,浆细胞型):胞体比正常淋巴细胞稍大,多为圆形、椭圆形、不规则形。核圆形、肾形、分叶状,常偏位。染色质粗糙,呈粗网状或小块状,排列不规则。胞质丰富,染深蓝色,含空泡或呈泡沫状。②Ⅱ型(不规则型,单核细胞型):胞体较大,外形常不规则,可有多个假足。核形状及结构与Ⅰ型相同或更不规则,染色质较粗糙致密。胞质丰富,染淡蓝或灰蓝色,有透明感,边缘处着色较深,一般无空泡,可有少数嗜天青颗粒。③Ⅲ型(幼稚型):胞体较大,核圆形、卵圆形。染色质细致呈网状排列,可见1～2个核仁。胞质深蓝色,可有少数空泡。

(2)放射线损伤后淋巴细胞形态变化:淋巴细胞受电离辐射后出现形态学改变,如核固缩、核破碎、双核、卫星核淋巴细胞(胞质中主核旁出现小核)。

(3)淋巴细胞性白血病时形态学变化:急、慢性淋巴细胞白血病时会出现各阶段原幼细胞,并有形态学变化。

3.浆细胞

正常浆细胞直径为8～9 μm,胞核圆、偏位,染色质粗块状,呈车轮状或龟背状排列;胞质灰蓝色、紫浆色,有泡沫状空泡,无颗粒。如外周血出现浆细胞,见于传染性单核细胞增多症、流行性出血热、弓形体病、梅毒、结核病等。异常形态浆细胞有以下3种。

(1)Mott细胞:浆细胞内充满大小不等、直径为2～3 μm蓝紫色球体,呈桑葚样,见于反应性浆细胞增多症、疟疾、黑热病、多发性骨髓瘤。

(2)火焰状浆细胞:浆细胞体积大,胞质红染,边缘呈火焰状,见于IgA型骨髓瘤。

(3)Russell小体:浆细胞内有数目不等、大小不一、直径为2～3 μm红色小圆球,见于多发性骨髓瘤、伤寒、疟疾、黑热病等。

(刘逍然)

第二节　单核细胞计数检验

单核细胞占白细胞总数的3%～8%,骨髓多能造血干细胞分化为髓系干细胞和粒-单系祖细胞之后发育为原单核细胞、幼单核细胞及单核细胞,后者逐渐可释放至外周血中。循环血内的单核细胞并非终末细胞,它在血中的停留只是暂时的,3～6天后进入组织或体腔内,可转变为幼噬细胞,再成熟为巨细胞。因此单核细胞与组织中的巨噬细胞构成单核巨噬细胞系统而发挥防御功能。

一、原理

单核细胞具有强烈的非特异性酯酶活性,在酸性条件下,可将稀释液中α-醋酸萘酯水解,产生α-萘酚,并与六偶氮副品红结合成稳定的红色化合物,沉积于单核细胞内,可与其他白细胞区别。因此将血液稀释一定倍数,然后滴入计数盘,计数一定范围内的单核细胞数,即可直接求得每升血液中单核细胞数。

二、参考值

参考值为$(0.196\pm0.129)\times10^9$/L。

三、临床意义

(一)单核细胞增多

1.生理性增多

正常儿童外周血中的单核细胞较成人稍多,平均为9%,出生后2周的婴儿可呈生理性单核细胞增多,可达15%或更多。

2.病理性增多

单核-巨噬细胞系统的防御作用是通过以下3个环节完成的。

(1)对某些病原体,如EB病毒、结核杆菌、麻风杆菌、沙门菌、布鲁斯菌、疟原虫和弓形体等,均有吞噬和杀灭的作用。

(2)能清除损伤或已死亡的细胞,在炎症组织中迅速出现多数中性粒细胞与单核细胞,前3天中性粒细胞占优势,以后或更晚则以单核细胞为主,由于单核细胞和巨噬细胞吞噬残余的细菌及已凋亡的粒细胞,使炎症得以净化。

(3)处理抗原,在免疫反应的某些阶段协助淋巴细胞发挥其免疫作用等。

临床上单核细胞增多常见于:①某些感染,如亚急生感染性心内膜炎、疟疾、黑热病等;急性感染的恢复期可见单核细胞增多;在活动性肺结核如严重的浸润性的粒性结核时,可致血中单核细胞明显增多,甚至呈单核细胞类白血病反应,白细胞计数常达20×10^9/L,分类时单核细胞可达30%,以成熟型为主,但也可见少数连续单核细胞。②某些血液病,粒细胞缺乏症的恢复期,常见单核细胞一过性增多,恶性组织细胞病、淋巴瘤时可见幼单核细胞增多,成熟型也见增多。骨髓增生异常综合征时除贫血、白细胞计数减少之外,白细胞分类时常见单核细胞增多。

(二)单核细胞减少

单核细胞减少的意义不大。

(刘逍然)

第三节　嗜酸性粒细胞计数检验

嗜酸性粒细胞起源于骨髓内CFU-S。经过单向嗜酸性祖细胞(CFU-EO)阶段,在有关生成素诱导下逐步分化,成熟为嗜酸性粒细胞,在正常人外周血中少见,仅为0.5%~5%。

嗜酸性粒细胞有微弱的吞噬作用,但基本上无杀菌力,它的主要作用是抑制嗜碱性粒细胞和肥大细胞合成与释放其活性物质,吞噬其释出颗粒,并分泌组胺酶破坏组胺,从而起到限制变态反应的作用。此外,实验证明它还参与对蠕虫的免疫反应。嗜酸性粒细胞的趋化因子至少有六大来源:①从肥大细胞或嗜碱性粒细胞而来的组胺;②从补体而来的C3a、C5a、C567,其中以C5a最为重要;③从致敏淋巴细胞而来的嗜酸性粒细胞趋化因子;④从寄生虫而来的嗜酸性粒细胞趋化因子;⑤从某些细菌而来的嗜酸性粒细胞趋化因子(如乙型溶血性链球菌等);⑥从肿瘤细胞而来的嗜酸性粒细胞趋化因子。以上因素均可引起的嗜酸性粒细胞增多。由于嗜酸性粒细胞在外周血中所占的百分率很低,故经白细胞计数和嗜酸性粒细胞百分率换算而来的绝对值误差较大,因此,在临床上需了解嗜酸性粒细胞的变化时,应采用直接计数法。

一、原理

用嗜酸性粒细胞稀释液将血液稀释一定倍数，同时破坏红细胞和大部分其他白细胞，并将嗜酸性粒细胞着色，然后滴入细胞计数盘中，计数一定范围内嗜酸性粒细胞数，即可求得每升血液中嗜酸性粒细胞数。嗜酸性粒细胞稀释液种类繁多，但作用大同小异，分为保护嗜酸性粒细胞而破坏其他细胞的物质和着染嗜酸性粒细胞的物质（如溴甲酚紫、伊红、石楠红等），可根据本实验室的条件选择配制。

二、参考值

嗜酸性粒细胞参考值为$(0.05\sim0.50)\times10^9/L$。

三、临床意义

（一）生理变化

在劳动、寒冷、饥饿、精神刺激等情况下，交感神经兴奋，通过下丘脑刺激垂体前叶，产生促肾上腺皮质激素（ACTH）使肾上腺皮质产生肾上腺皮质激素。肾上腺皮质激素可阻止骨髓释放嗜酸性粒细胞，并促使血中嗜酸性粒细胞向组织浸润，从而导致外周血中嗜酸性粒细胞减少。因此正常人的嗜酸性粒细胞白天较低，夜间较高。上午波动较大，下午比较恒定。

（二）嗜酸性粒细胞增多

嗜酸性粒细胞增多可见于以下疾病。

1.过敏性疾病

在支气管哮喘、血管神经性水肿、食物过敏、血清病中均可见血中嗜酸性粒细胞增多。肠寄生虫抗原与肠壁内结合 IgE 的肥大细胞接触时，使后者脱颗粒而释放组胺，导致嗜酸性粒细胞增多。在某些钩虫病患者中，其血中嗜酸性粒细胞明显增多，白细胞计数高达数万，分类中 90%以上为嗜酸性粒细胞，而呈嗜酸性粒细胞型类白血病反应，但其嗜酸性粒细胞均属成熟型，随着驱虫及感染的消除，血常规会逐渐恢复正常。

2.某些传染病

一般急性传染病时，血中嗜酸性粒细胞均减少，只有猩红热时反而增高，现已知这可能因该病病原菌（乙型溶血性链球菌）所产生的酶能活化补体成分，继而引起嗜酸性粒细胞增多。

3.慢性粒细胞性白血病

此时嗜酸性粒细胞常可高达 10%，并可见有幼稚型。罕见的嗜酸性粒细胞性白血病的白血病性嗜酸性粒细胞可达 90%，以幼稚型居多，且其嗜性颗粒大小不均，着色不一，分布紊乱，并见空泡等形态学改变。某些恶性肿瘤，特别是淋巴系统恶性疾病，如霍奇金病及某些上皮系肿瘤时，均可见嗜酸性粒细胞增多，一般在 10%左右。

（三）嗜酸性粒细胞减少

见于伤寒、副伤寒、手术后严重组织损伤及应用肾上腺皮质激素或促肾上腺皮质激素后。

（四）嗜酸性粒细胞计数的其他应用

1.观察急性传染病的预后

肾上腺皮质有促进抗感染的功能，因此当急性感染（如伤寒）时，肾上腺皮质激素分泌增加，嗜酸性粒细胞随之减少，恢复期嗜酸性粒细胞又逐渐增多。若临床症状严重，而嗜酸性粒细胞不减少，说明肾上腺皮质功能衰竭；若嗜酸性粒细胞持续下降，甚至完全消失，说明病情得以控制，嗜酸性粒细胞重新出现，甚至暂时增多，则为恢复的表现。

2.观察手术和烧伤患者的预后

嗜酸性粒细胞在手术后4小时会显著减少，甚至消失，24～48小时后逐渐增多，增多速度与病情变化基本一致。大面积烧伤患者，数小时后嗜酸性粒细胞完全消失，且持续时间较长；若大手术或面积烧伤后，患者嗜酸性粒细胞不下降或下降很少，均表明预后不良。

3.测定肾上腺皮同功能

ACTH可使肾上腺皮质产生肾上腺皮质激素，造成嗜酸性粒细胞减少。嗜酸性粒细胞直接计数后，随即肌内注射或静脉滴注ACTH 25 mg，直接刺激肾上腺皮质，或注射0.1％肾上腺素0.5 mL，刺激垂体前叶分泌ACTH，间接刺激肾上腺皮质。肌内注射后4小时或静脉滴注开始后8小时，再用嗜酸性粒细胞计数。结果判断：①在正常情况下，注射ACTH或肾上腺素后，嗜酸性粒细胞比注射前应减少50％；②肾上腺皮质功能正常，而垂体前叶功能不良者，则直接刺激时下降50％以上，间接刺激时不下降或下降很少；③垂体功能亢进时，直接和间接刺激均可下降80％～100％；④垂体前叶功能正常，而肾上腺皮质功能不良者则直接间接刺激下降均不到50％。

（刘道然）

第五章

凝血检验

第一节 血小板检验

血小板由骨髓巨核细胞膜延伸而裂解生成并释放入血，健康成人以每天 40×10^9/L 的速度更新，寿命为7～11天，浓度水平为$(125\sim350)\times10^9$/L。血小板主要参与人体止血、炎症和免疫反应等多种生理病理过程，其生成受到血小板生成素、生长因子、炎性因子等因素调控，衰老的血小板主要在脾脏和肝脏网状内皮系统中被破坏。在一期止血过程中，血小板通过其表面糖蛋白Ⅰb/Ⅸ/Ⅴ(GPⅠb/Ⅸ/Ⅴ)复合物与血管性血友病因子(von willebrand factor，vWF)结合，介导高剪切力下血小板黏附到受损的血管内皮下结构；而GPⅡb/Ⅲa则通过与纤维蛋白原或vWF结合实现血小板聚集，同时血小板还通过脱颗粒释放胞内促凝物质放大活化效应。血小板质量和数量的异常均可导致出血性或血栓性疾病，因此血小板数量和功能的检测对临床出血性疾病诊断，以及评估临床抗血小板治疗的效果具有重要的临床价值。然而由于血小板相关检测复杂且费时费力，到目前为止仍没有统一的检测标准及结果解释。

血小板计数减少是临床常见的出血性疾病的病因，根据减少的机制可分为血小板生成不足和血小板破坏增加两类。血小板计数是目前最常采用且最简单的检测方法，主要采用自动化血细胞计数仪，对于难以解释的血小板减少症患者应采用显微镜直接计数法，并进行外周血涂片观察血小板形态及大小，以排除操作不当或先天性血小板病引起的血小板计数减少。为明确血小板数减少的病因，通过骨髓检查明确血小板生成减少性疾病及排除血小板破坏增加性疾病；网织血小板比例测定可辅助诊断血小板破坏增加引起的血小板计数减少；血小板相关抗体及血小板特异性抗体的检测对免疫性血小板减少症的诊断有重要的辅助价值。

出血时间(Duke法)是最早采用的评价血小板功能的方法，该法简单易行，但试验结果易受到操作者主观影响及受试者状况的影响且具有创伤性，已不推荐使用。目前在临床及研究领域中应用最多的检测方法是20世纪60年代起开始的比浊法，它是血小板聚集功能分析的金标准，但由于耗时、技术要求较高等缺点限制了其在临床的广泛应用，主要在经验丰富的实验室开展。20世纪80年代发展的全血检测血小板功能法(电阻抗法)能简单且快速地用于血小板功能筛查，但并没有被广泛应用。采用全血检测的PFA-100能模拟人体内的高剪切力状态并具有需血量小等优点，在血小板功能的筛查方面已得到了认可。流式细胞仪用于检测血小板膜糖蛋白质量缺陷具有无可比拟的优势。血小板释放功能检测最常用的指标是三磷酸腺苷(adenosine triphosphate,ATP),也可采用酶标法检测血小板内其他内容物。

一、血小板计数

血小板计数(platelet count,Plt)是指计量单位体积血液中血小板的数量。正常情况下,循环血液中血小板的数量相对稳定。但在某些生理或病理情况下,血小板计数可增多或减少,因此血小板计数是反映血小板生成与消耗(破坏)之间平衡的试验。由于血小板体积小,容易发生黏附、聚集和变性破坏,常对计数的准确性产生影响,目前血小板计数的主要方法包括血细胞分析仪法和目视显微镜计数法。

(一)试验方法

血细胞分析仪可直接检测血小板数目并提供血小板直方图来反映血小板体积大小的分布情况。仪器法检测血小板数目具有高精密度的优势,但不能完全将血小板与其他体积类似的物质(如细胞碎片或杂质)区别开来,尤其血小板直方图异常时仍需采用显微镜计数加以校正,因此显微镜计数(特别是相差显微镜)仍然是公认的参考方法。

(二)参考区间

仪器法中中国汉族人群成人 Plt 的参考区间为(125～350)$\times 10^9$/L。由于 Plt 结果受到地域、人群、年龄、标本类型和检测方法等多方面因素的影响,各实验室引用参考区间时应进行验证,必要时建立本实验室的参考区间。

(三)临床意义

1.生理变异

健康人的血小板数量比较稳定,在一天之内没有大的波动,也无性别与年龄的明显差别。应激状态下,血小板数量可短暂增高。

2.血小板计数减少

血小板计数减少常见于血小板破坏过多,如免疫性血小板减少症(immune thrombocytepenia,ITP)、脾功能亢进及体外循环等;血小板消耗过多,如弥散性血管内凝血(disseminated inravascular coagulation,DIC)、血栓性血小板减少性紫癜、溶血性尿毒症综合征、败血症及粟粒性结核等;血小板生成障碍,如白血病、再生障碍性贫血、溶血性贫血、骨髓增生异常综合征、骨髓纤维化等;也可见于遗传性血小板减少症,如湿疹血小板减少伴免疫缺陷综合征(Wiskott-Aldich syndrome,WAS)、MYH9 相关性血小板减少症、灰色血小板综合征、巨血小板综合征、地中海血小板减少症、植物固醇血症及先天性无巨核细胞血小板减少症等。

3.血小板计数显著增多

血小板计数显著增多主要见于骨髓增殖能力增强,如原发性血小板增多症、真性红细胞增多症、慢性粒细胞白血病及肿瘤骨髓转移(有溶骨性变化时)等。在脾切除术后,血小板计数也能呈现一过性增多。反应性血小板增多症常见于急慢性炎症、缺铁性贫血、癌症、缺氧及创伤后,尤其儿童急性感染后常见。原发病经治疗后,血小板数量会很快下降至正常水平。

(四)结果分析及影响因素

1.采血方面的影响

必须一针见血,标本采集后与抗凝剂迅速混匀。末梢血采集时针刺深度至少 2 mm,使血液自然流出,不要过度挤压。

2.放置时间的影响

静脉血在放置 24 小时后，血小板多发生黏附和聚集并形成较大聚集团块，可造成血细胞分析仪计数误差，数量假性降低，因此应尽量缩短运输和储存的时间。

3.血小板形态异常

血小板体积过大或过小均会影响检测结果。形态异常可使血小板直方图有不规则峰型出现，体积分布低而宽，部分图形尾巴上翘，此时应采用显微镜直接计数法检测。

4.乙二胺四乙酸(EDTA)诱导的血小板计数减少现象

EDTA 可使一些血标本中的血小板发生聚集，造成"假性血小板计数减少"现象，可采用血涂片观察并使用其他抗凝剂(枸橼酸钠)进行鉴别。

5.其他干扰因素

某些溶血性疾病发生时会出现血管内溶血，血液标本中出现红细胞碎片，这些碎片易被血细胞分析仪误识别为血小板。慢性粒细胞性白血病经过治疗后，血液中会出现大量白细胞碎片，可干扰血小板计数。严重缺铁性贫血患者，如血小板平均体积(meam platelet volume，MPV) <60 fL时，一些完整的小型红细胞体积可 <30 fL，也会影响血小板计数的准确性。

二、网织血小板检测

网织血小板(reticulated platelets，RP)是从骨髓中释放入血的新生血小板，与成熟血小板相比，网织血小板体积更大，RNA 含量多，蛋白质合成能力强。随着血小板的成熟，胞浆内 mRNA 逐渐消失，体积逐渐变小。网织血小板计数可以比较精确地反映骨髓内血小板生成情况。目前主要通过流式细胞仪和血细胞分析仪两种方法进行测定。

(一)试验原理与方法

网织血小板中含有丰富的 RNA，荧光染料噻唑橙(thiazole orange，TO)具有透过活细胞膜特异性结合 DNA 或 RNA 的特性，当其与 DNA 或 RNA 结合后，发射荧光的能力可增大 3 000 倍。采用荧光标记的血小板膜糖蛋白单克隆抗体标记血小板，通过流式细胞仪检测 TO 阳性血小板的百分率和荧光强度。荧光强度可反映血小板内部的 RNA 含量，即网织血小板成熟情况。

全自动血细胞分析仪检测网织血小板是在流式细胞仪分析的基础上，通过构建网织红细胞和网织血小板的检测通道，并利用分析软件对网织血小板进行识别和计量，从而得到网织血小板的比例和绝对值，并在散点图上标记不同颜色以便区分。

(二)参考区间

采用血细胞全自动分析仪 Sysmex XE-2100 建立的网织血小板计数的参考区间如下。①网织血小板百分比：男性为 1.07%～6.90%，女性为 0.58%～6.00%；②网织血小板绝对值：男性为 $(2.60\sim13.00)\times10^9/L$，女性为 $(1.55\sim11.85)\times10^9/L$。不同检测系统间存在差异，建议每个实验室制定各自的健康人参考区间或对制造商提供的参考区间进行充分验证。使用流式细胞仪检测时，因影响因素较多，每个实验室需建立各自的参考区间。

(三)临床意义

网织血小板计数增高见于免疫性血小板减少症、血栓性血小板减少性紫癜和溶血性尿毒症综合征等血小板破坏与消耗增加类的疾病；网织血小板计数降低见于再生障碍性贫血、骨髓增生异常综合征和白血病等血小板生成减少类的疾病。

1.鉴别血小板减少症

在由血小板破坏增多或生成不足所致的疾病中，网织血小板的比例会有显著变化，并可与其他血小板生成不足性疾病（如脾功能亢进等）相鉴别。研究发现，ITP 患者的血小板破坏会增加，骨髓生成血小板会加快，外周血中新生血小板会增多，使网织血小板比例升高，而在有些患者中可为50％～60％，在临床上可作为 ITP 诊断的重要指标。脾功能亢进虽有血小板计数减少，但网织血小板比例接近正常。

2.反映骨髓抑制后血小板生成能力的恢复

再生障碍性贫血、白血病及肿瘤浸润等患者由于骨髓增殖受抑，血小板计数减少，而网织血小板比例基本正常。化疗后，在血小板计数上升前 4～5 天，网织血小板比例即开始明显增高。因此网织血小板比血小板计数能更敏感地反映血小板再生情况。

3.原发性血小板增多症（primary thrombocytosis，PT）

PT 未并发血栓形成时，网织血小板比例与健康人水平相当；PT 并发血栓形成时，网织血小板比例显著高于健康人，可能是与网织血小板对凝血酶原受体激动肽等多种活化诱导剂的刺激有较强反应性有关。

（四）结果分析及影响因素

标本放置时间不宜过长，应尽量使用新鲜标本进行检测。利用流式细胞仪进行检测时，在孵育过程中，网织血小板随 TO 浓度的增加和（或）孵育时间的增加呈非饱和性增加，其原因可能与 TO 的亲脂性有关，各个实验室应该建立各自的标准操作流程及参考区间，以达到对临床的辅助诊断目的。

三、血小板形态学检查

（一）试验原理与方法

血小板的形态与功能密切相关，通过血小板形态检查，有助于对疾病进行鉴别及发病机制的研究。血液分析仪作为一种筛查手段，当细胞数量、比例、分布参数或直方图等发生异常或为临床疑似血液系统疾病时，有必要进行血涂片检查。在某些病理情况下，分析软件不能拟合血小板分布状态时，也须通过血涂片和人工显微镜血小板计数以明确诊断。

正常血小板体积小，呈圆、椭圆或不规则形，直径 1.5～3.0 μm，胞质呈灰蓝或粉红色，内含较多紫红色颗粒，中心有颗粒区，周围透明的胞质称为透明区，无细胞核。血小板可散在，也可呈聚集状态，聚集的血小板数量不等。在血涂片中血小板由于被激活，使颗粒易集中在胞体中央并可见假足伸出，活化的血小板则呈不规则形，表面有大量星芒状突起，彼此间常发生黏附和聚集。

（二）临床意义

1.大小的变化

病理情况下，血小板可出现明显体积变化，大血小板直径可大于 3.3 μm，主要见于 MYH9 相关性血小板减少症、灰色血小板综合征、巨血小板综合征、地中海血小板减少症、植物固醇血症。在 ITP、慢性粒细胞白血病及某些反应性骨髓增生旺盛的疾病中可偶见畸形且偏大的血小板。小血小板常见于 Wiskott-Aldich 综合征。

2.形态的变化

正常人外周血中的血小板多为成熟型，也可见少量形态不规则或畸形血小板，但所占比值一般较低。当骨髓巨核细胞增生旺盛时，尤其是重症 ITP 或慢性粒细胞白血病时，可以见到大量蓝色的、巨大的血小板。巨血小板综合征患者的血小板计数常轻度减少，伴巨大血小板，直径可达 8 μm，其嗜天青颗粒集中在血小板中央，形成假核状或淋巴细胞样，为本病的形态学特征。急性 ITP 患者的血小板形态大致正常，慢性患者可见异形、巨大血小板等改变。血栓性血小板减少性紫癜患者的血小板计数减少，也可见大血小板，并可见较多的红细胞碎片，呈盔形、新月形、小球形等。植物固醇血症患者的血小板计数常轻度减少，同时伴偏大至巨大血小板，血小板内容物被周围一圈空泡包围，且口型及靶型红细胞也多见。灰色血小板综合征患者可见血小板内颗粒缺乏、呈苍白状。

3.血小板分布情况

功能正常的血小板在外周血涂片上可聚集成小团或成簇。原发性血小板增多症，血小板聚集成团甚至占满整个油镜视野，其中可见小型、大型、巨型及畸形血小板，偶见巨核细胞碎片。再生障碍性贫血时，涂片中血小板数量明显减少。EDTA 诱导的血小板数减少可见 EDTA 抗凝静脉血涂片中血小板聚集成团，而指尖血涂片血小板分布正常。血小板无力症患者的血涂片中的血小板形态与数量未见异常，但血小板散在分布，几乎见不到聚集的血小板。

四、血小板功能检测

血小板功能检测包括血小板黏附功能、血小板聚集功能、血小板释放功能试验等。在抗凝血标本中加入血小板聚集诱导剂，如胶原、二磷酸腺苷（adenosine diphosphate，ADP）等，模拟体内环境以间接判断体内血小板功能状态。由于试验结果受到取血、操作、设备、试剂等多种因素影响，各项血小板功能试验结果在室内和室间均存在较大差异，国内尚未建立完善的标准操作规范。因而在解释试验结果时需注意排除相关干扰因素，且各实验室需建立各自的操作流程和参考区间。整体反映血小板功能状态的试验方法已逐步应用于临床，在出血性疾病筛查和抗血小板治疗监测中得到推广。

（一）血小板聚集试验

血小板聚集试验是被广泛应用的血小板功能检测方法，有比浊法、阻抗法（全血法）、光散射法等，目前仍以比浊法最常用。血小板聚集诱导剂主要包括 ADP、胶原、花生四烯酸（arachidonic acid，AA）和瑞斯托霉素（ristocetin，R）等。虽然比浊法简便易行且应用更广泛，但易受患者采血前状态、血液采集过程、富血小板血浆（platelet rich plasma，PRP）制备过程、检测和分析过程等多种因素的影响，至今仍未标准化。2013 年，国际血栓与止血学会公布了比浊法检测血小板聚集功能操作指南。

1.试验原理与方法

（1）试验原理：PRP 在连续搅拌条件下，加入血小板聚集诱导剂，诱导剂与血小板膜上相应的受体结合，使血小板活化并导致血小板发生聚集，PRP 悬液的浊度减低、透光度增加。光电系统将光浊度的变化转换为电讯号的变化，在记录仪上予以记录，根据描记曲线计算出血小板聚集的速率。由于在血小板聚集过程中需要血小板膜糖蛋白、纤维蛋白原与 Ca^{2+} 的参与，因而血小板聚集率可反映血小板数量和功能状态、血浆纤维蛋白原含量和 vWF 水平等。

（2）检测方法如下：①标本采集，从肘静脉顺利取血 4.5 mL，注入含 0.5 mL 枸橼酸钠（0.129 mol/L）的硅化或塑料试管中。②标本处理及检测，以 200 r 离心 10 分钟，取出上层血浆即为 PRP，将剩余血液以 1 500 r 离心 15 分钟，上层较为透明的液体即为乏血小板血浆（platelet pool plasma，PPP）。将 PRP 及 PPP 分别加入两支比浊管内，以 PPP 管调零，并加搅拌磁棒

(1 000 r/min),在 37 ℃下预热 3 分钟。将小于 1/10 体积的诱导剂加入 PRP 中,同时开始搅拌(1 000 r/min),聚集波型至少记录 5 分钟。测量最大聚集波型距 PRP 基线的高度(h_1)及 PPP 基线之间的高度(h_0),通过公式$MAR = h_1/h_0 \times 100\%$获得最大血小板聚集率。③诱导剂的选择,不同诱导剂检测不同种类的血小板异常,初始检测时不必使用全部的诱导剂,可应用常规诱导剂在标准剂量下检测血小板聚集情况,有异常时再进一步检测。一般情况下,如果低浓度的诱导剂不聚集,再进行高浓度的诱导剂检测;而对于怀疑 2B 型或血小板型血管性血友病(von Willebrand disease,vWD)的患者在常规 1.2 mg/mL 瑞斯托霉素聚集正常时,需进行低浓度(0.5~0.7 mg/mL)瑞斯托霉素检测;如果花生四烯酸聚集降低,需采用血栓素 A_2 的稳类似物 U46619 来区分是阿司匹林样缺陷还是血栓烷受体缺陷。

2.参考区间

使用不同种类、不同浓度的血小板聚集诱导剂时,最大血小板聚集率的参考区间会有显著差别,多在 50%~100%,因此各实验室需建立各自的健康人参考区间。

3.临床意义

(1)血小板聚集率减低:见于血小板无力症、巨大血小板综合征、贮藏池病、低(无)纤维蛋白原血症、尿毒症、肝硬化和服用血小板抑制药等。

(2)血小板聚集率增高:见于高凝状态和血栓性疾病,如急性心肌梗死、心绞痛、糖尿病、脑血管疾病、深静脉血栓形成、先天性心脏病、高 β 脂蛋白血症、抗原-抗体复合物反应、人工瓣膜置换、口服避孕药和吸烟等。

4.结果分析及影响因素

血小板聚集试验最易受到采血及制备过程等多种因素的影响,在结果分析时需注意排除各种影响因素,必要时重新采集标本重复测定。

(1)药物的影响:阿司匹林、氯吡格雷、替罗非班、替格瑞洛、双嘧达莫、肝素和部分口服抗凝剂均可抑制血小板聚集。各种药物间的机制、半衰期均存在差异,因此监测时间也不同,如 100 mg阿司匹林可持续作用 1 周,只有停药 7 天以上,血小板聚集试验才可能恢复至正常水平。

(2)标本采集的影响:采血过程应顺利,避免反复穿刺而将组织液混入血液或混入气泡。前 3~4 mL 血液不能用于聚集试验,采集的血标本应放入塑料试管或硅化的玻璃管中以免血小板活化。标本应在室温下静置 15 分钟,且采血后 4 小时内完成试验,时间过长会降低血小板的聚集强度和速度。采血后,标本应放在 15~25 ℃室温下,低温会激活血小板。

(3)标本 pH 的影响:血浆标本 pH 处于 6.8~8.5 时可获得最佳聚集效果。

(4)标本制备的影响:PRP 在制备过程中不应采用带制动的离心机,对于巨大血小板患者可采用自然沉降法获取 PRP。PRP 中如混有红细胞或标本溶血,以及血脂过高等因素均可降低透光度,影响血小板聚集率,应在报告中注明。血小板数量过低也可影响血小板聚集,应在报告中注明。

(5)诱导剂影响:诱导剂应妥善保存,ADP 配制成溶液后宜在−20 ℃冰箱贮藏,一般半年内不会降低活性;肾上腺素的存储和使用过程应避光。

(二)血小板三磷酸腺苷释放功能检测

1.试验原理与方法

(1)试验原理:血小板中多数腺嘌呤核苷酸储存在致密颗粒中,其中 ATP 的储存率为 40%,ADP 的储存率为 60%。血小板受诱导剂刺激活化时,致密颗粒中的 ATP、ADP 被释放至细胞外，诱导剂刺激后血小板细胞外液中ATP含量的变化可反映血小板的释放功能。荧光素-荧光素酶和ATP同时存在的情况下会发射荧光，光强度与ATP浓度平行。血小板释放反应中产生的ADP在磷酸烯醇丙酮酸作用下转变为ATP，通过荧光强度的测定可计算出血小板释放的ATP和ADP总量。

(2)检测方法：以Chrono-log血小板聚集仪为例，利用荧光法与血小板聚集同步测定。①标本采集与处理：以0.129 mol/L枸橼酸钠抗凝全血制备PRP。②绘制标准曲线：调零后，在反应杯中加入不同浓度的ATP标准品，检测并将测定结果绘制成反应曲线。③样本检测：在基底液调零后，加入相应的诱导剂(如ADP)，进行检测并保存检测结果，软件记录释放曲线，根据峰值与ATP标准品曲线计算ATP释放量。

2.参考区间

每个实验室需建立各自的参考区间，以ADP(浓度为3.6 μmol/L)作为诱导剂时，ATP释放量为(1.8±0.8)$\mu mol/10^{11}$个血小板。

3.临床意义

常规检测时，需同时测定正常人的血小板ATP释放量以作为参照。血小板ATP释放量减少见于骨髓增生异常综合征、ITP、多发性骨髓瘤、霍奇金病及服用抗血小板药物。贮存池病时，ATP释放减少、血小板聚集两相波消失为贮存池病最为突出的特征。

4.结果分析及影响因素

采血及制备PRP的过程是否规范化、对照样本的选择、环境因素刺激血小板活化等均可干扰检测结果。

(三)血小板功能分析仪

PFA-100型血小板功能分析仪可以快速和准确的评估血小板功能。该检测仪可模拟体内初期的止血过程，准确反映高剪切力下血小板的止血功能，既可用于检测与血小板黏附、聚集、血小板栓子形成相关的初期止血障碍疾病(如vWD和血小板病的筛选)，也可用于评估抗血小板药物疗效(如抗血小板药物治疗监测和外科手术前初期止血功能的评价)。对于凝血因子缺乏性疾病，如血友病A、血友病B及无纤维蛋白原血症，PFA-100测定结果正常。该试验用血量少，耗时短(3～5分钟)，可代替出血时间测定作为筛选试验。

1.试验原理与方法

(1)试验原理：该装置使抗凝全血按一定速率通过涂有胶原和肾上腺素或ADP的小孔，使血小板暴露在剪切力及相关诱导剂环境下，血小板发生聚集并逐步填充且堵塞小孔，血流停止。中央小孔完全被血小板栓子阻塞所需要的时间即为闭合时间(closure time，CT)。

(2)检测方法：取枸橼酸钠抗凝血0.8 mL加到装有一次性试管的槽内(要求采集4小时内的血样)，预温至37 ℃，然后利用真空吸力使血样通过直径200 μm的不锈钢毛细管和直径为150 μm的硝酸纤维膜微孔，膜上包被胶原蛋白和肾上腺素或ADP。在高切变和诱导剂的作用下，血小板产生聚集，形成栓子，阻碍血流。检测堵塞微孔所需的时间。

2.临床意义

(1)血小板数目及vWF含量的异常：CT与血小板计数呈负相关，当血小板计数<50×10^9/L时，CT通常延长，当血小板计数<10×10^9/L时，CT明显延长甚至不闭合。CT与血浆vWF的水平呈负相关，O型血人群由于血中vWF含量较其他血型低，因此CT延长10%～20%。

(2)血小板质量异常：胶原/肾上腺素(C/EPI)和胶原/二磷酸腺苷(C/ADP)诱导的CT均延

长，除血小板计数减少的因素外，遗传性血小板病（如血小板无力症、Bernard-Soulier 综合征、灰色血小板综合征）、血管性血友病也是常见原因。C/EPI 的 CT 延长也见于其他遗传性血小板病（如 WAS、MYH9 相关疾病）。

（3）抗血小板药物的影响：指抗血小板膜糖蛋白 aⅡbβ3 类药物，如阿昔单抗、依替巴肽、替罗非班，该类药物应用后 C/EPI 和 C/ADP 的 CT 明显延长，与血小板无力症相似。阿昔单抗停药 12 小时后及依替巴肽停药 4～6 小时后，CT 方可恢复正常。95%的健康人在应用抑制 COX-1 活性类的非甾体抗炎药（如阿司匹林等）后 C/EPI 的 CT 延长，而 C/ADP 的 CT 无变化。冠状动脉及外周动脉病变的患者服药后，只有 20%～50%患者表现为 C/EPI 的 CT 延长。阿司匹林停药 6 天后，CT 才能恢复正常，布洛芬停药 24 小时即可恢复正常。

（4）监测 DDAVP（去氨升压素）的疗效：1 型 vWD 患者应用 DDAVP 治疗后可明显缩短 C/ADP和 C/EPI 的 CT，且随着血浆 vWF 水平的升高而缩短，因此可用于监测 1 型 vWD 患者对 DDAVP 的反应。

（5）其他：CT 反映血小板及其他参与止血过程的成分的整体功能状态，因此当测定结果高于参考区间时，需要行进一步实验室检查以明确原因，同时结合病史、用药史、临床表现和其他实验室检查。

3.结果分析及影响因素

分析前多种因素会影响检测结果，应注意控制和排除，例如：①多种药物可影响血小板功能，因此应询问患者用药史。②食物中脂肪或脂肪酸可能抑制血小板功能，检测前提醒患者清淡饮食。③标本溶血会降低血细胞比容，释放 ADP，影响闭合时间。检测过程中的注意事项包括红细胞沉降率较快的患者可能会发生血细胞分层，需充分混匀抗凝全血或需多次重复；在检测过程中应注意是否有微血栓或气泡混入，因为微血栓和气泡会对检测结果产生影响。

五、血小板膜糖蛋白检测

血小板膜糖蛋白分为质膜糖蛋白和颗粒膜糖蛋白，前者主要包括 GPⅠb/Ⅸ/Ⅴ、GPⅡb/Ⅲa、GPⅠa/Ⅱa等，后者主要包括 CD62p 和 CD63。CD62p 又称为 P-选择素或 GMP140，仅表达于未活化的血小板颗粒膜上；血小板活化后，CD62p 分子在质膜呈高表达。CD63 在静止血小板中仅分布于溶酶体膜，血小板活化后随颗粒脱落而表达在血小板膜表面。因此 CD62P 和 CD63 在质膜上高表达被视为血小板活化的分子标志物。过去常采用放射免疫法及 SDS-聚丙烯酰胺凝胶电泳法测定，费时费力。目前多使用流式细胞仪测定血小板膜糖蛋白表达情况，操作简单方便，对诊断遗传性血小板病有较高价值。

（一）试验原理与方法

1.试验原理

采用荧光素标记的抗血小板膜糖蛋白特异性单克隆抗体作为探针，与血小板膜糖蛋白特异性结合，结合的量与血小板膜糖蛋白含量成正比。

2.检测方法

（1）采集 EDTA 或枸橼酸钠抗凝的全血，准备荧光素标记的血小板 CD62p、CD63、CD42、CD41 和 CD61 等待测指标的抗体。

（2）加样步骤：①向样本管 1 中依次加入 10 μL 荧光素标记的抗体（具体见抗体说明）、100 μL磷酸盐缓冲液（phosphate buffer solution，PBS）和 5 μL 待测全血；②向样本管 2 中依次加入 10 μL 荧光素标记的抗体、100 μL PBS 和 5 μL 正常人全血；③向对照管中依次加入10 μL 荧光素标记的同型对照抗体、100 μL PBS 和 5 μL 待测全血；④轻轻混匀，室温避光孵育15 分钟。

(3)加入 1 mL PBS(含 1.0%多聚甲醛)终止反应，用流式细胞仪进行分析。

(4)根据前向角散射(FS-LOG)与侧向角散射(SS-LOG)圈定血小板。以对照管设定阳性阈值，测定 5 000～10 000 个血小板的荧光阳性百分率及平均荧光强度(mean flourscence indensity，MFI)。

(二)参考区间

设定健康人标本平行对照，不同检测体系血小板荧光表达率及 MFI 不同，因此每个实验室需建立各自的标准。

(三)临床意义

1.血小板功能缺陷

GPⅠb 缺乏，见于巨大血小板综合征；GPⅡb/Ⅲa 缺乏，见于血小板无力症；活化后 CD62p 表达减低或缺乏，见于血小板贮存池缺陷病。

2.血栓前或血栓性疾病

CD62p、CD63 表达增加是血小板活化的特异性标志。急性冠脉综合征、急性脑卒中、糖尿病、高血压、外周动脉血管病均可见血小板活化显著增加。

(四)结果分析及影响因素

血液标本采集与样本处理过程中可能导致血小板的体外激活，引起糖蛋白表达增高，出现假阳性结果。

六、血小板自身抗体检测

血小板自身抗体是机体免疫系统所产生的针对血小板膜糖蛋白 GPⅠb/Ⅸ、GPⅡb、GPⅢa 和 GPⅠa/Ⅱa 等抗原的自身抗体，这些抗体与血小板膜上的相应抗原结合后使血小板被单核巨噬系统大量破坏，表现为血小板数量减少和皮肤黏膜出血。目前血小板自身抗体检测主要包括血小板相关抗体检测及血小板特异性自身抗体检测，前者敏感性可达 90%，但特异性较差，不能区分真正的抗血小板抗体与血小板表面非特异性吸附的抗体。血小板抗原单克隆抗体固相化法(MAIPA 法)与改良抗原捕获 ELISA 法可特异性检测抗血小板自身抗体，但其灵敏度较低，操作烦琐，限制了其在临床的普及应用。

(一)血小板相关抗体检测

1.试验原理与检测方法

(1)试验原理：血小板相关抗体大多数为 IgG，荧光素标记的抗人 IgG 能够与血小板相关抗体特异性结合，血小板表面的 IgG 越多，结合的荧光标记抗体越多，通过检测荧光强度能够定量检测血小板相关抗体。

(2)检测方法如下：①血小板样本的制备，取正常人 EDTA 抗凝静脉血离心 5 分钟，取 PRP，用血小板洗涤液 TEN 洗涤 3 次，调整血小板浓度至 1×10^{8}/mL 备用。取待测血浆 50 μL，加入洗涤血小板 50 μL，室温孵育 60 分钟，用 TEN 洗涤 3 次。②血小板相关抗体标记测定，向上述制备的样本中加入 10 μL FITC 标记的羊抗人 IgG 工作液，在室温下避光孵育 15 分钟，加入 800 μL PBS进行流式检测。选择波长 488 nm 的氩离子激发光，以 FSC-SSC 调整前向角和侧向角电压，选出血小板群。调整仪器处于正常状态，以荧光强度反映血小板表面 IgG 含量，测定荧光标记阳性血小板的百分率。

2.参考区间

不同实验室应建立各自血小板表面 IgG 百分率及荧光强度的参考区间。

3.临床意义

(1)血小板相关抗体增加见于各种原因的免疫性血小板减少症,对疾病的诊断、疗效及预后有一定价值。本法虽较敏感,但特异性差,对区分原发性或继发性免疫性血小板减少症无意义。

(2)血小板生成减少的患者(如再生障碍性贫血)该指标不增高。类固醇激素可影响结果,在停药 2 周后检测更具有准确性。

(二)血小板特异性自身抗体检测(MAIPA 法)

1.试验原理与方法

(1)试验原理:洗涤过的正常人血小板与患者血浆孵育,患者自身抗体与正常人血小板糖蛋白结合。裂解血小板,将上清液加入预先包被抗鼠 IgG 和被捕获的相应特异性抗体的高吸附板上,用过氧化物酶标记的抗人 IgG 检测结合在糖蛋白上的自身抗体,用显色剂显色。

(2)检测方法如下:①试验用酶标板制备,用碳酸盐缓冲液稀释羊抗鼠 IgG,包被酶标板每孔 100 μL,4 ℃过夜。次日用含 2%牛血清蛋白的 PBS 封闭,4 ℃过夜。第三天取出并甩干后放在冰箱里,待用。将不同的鼠源抗血小板膜糖蛋白单克隆抗体分别加入上述已准备的酶标板中,每孔 50 μL,置于 37 ℃条件下孵育 60 分钟,用洗涤液(含 0.01 mol/L Tween-20 的 PBS)洗板3 次。②标本检测,收集 O 型正常人洗涤的血小板,调整血小板浓度为 1×10^9/mL,每管加入约1×10^8个血小板及 110 μL ITP 患者血浆,混匀后,置于室温条件下孵育 60 分钟。用含 0.5%乙二胺四乙酸钙二钠(EDTA-Na_2)的 PBS 洗涤血小板 3 次,加入血小板裂解液,每管 110 μL,震荡混匀,置于 4 ℃条件下孵育 30 分钟。每分钟 10 000 转,离心 30 分钟,取上清稀释,加入已制备的酶标板中,置于 37 ℃条件下孵育 60 分钟,用洗涤液洗板 3 次。每孔加入辣根过氧化物酶(horse radish peroxidase,HRP)标记的抗人酶标二抗 100 μL,置于 37 ℃条件下孵育 60 分钟后,用洗涤液洗涤6 次。加入四甲基联苯胺显色,用 3 mol/L H_2SO_4终止,在 490 nm 波长条件下测定吸光度。

2.参考区间

每次检测需设立 4 名健康人的血浆作为正常对照,并计算其检测结果(OD 值)的均值和标准差,以均值+3 倍标准差为参考区间上限,OD 值大于上限者为阳性。

3.临床意义

(1)TP 辅助诊断:正常人抗血小板自身抗体检测呈阴性,ITP 患者常呈阳性,且为针对单个或多个血小板膜糖蛋白自身抗体阳性。该方法虽特异性较高,但敏感性不足,是诊断 ITP 的主要参考指标。

(2)ITP 患者的疗效与预后判断:如 ITP 患者抗 GPⅠb/Ⅸ自身抗体呈阳性,则疗效相对较差或易复发。发病半年内抗血小板自身抗体不能转阴者,多数易转为慢性 ITP。

(3)血小板同种抗体的辅助诊断:血小板同种抗原 PLA、Yuk 及 Bak 系统均位于 GPⅡb/Ⅲa 上,故此法也适用于血小板同种抗体的检测,是诊断新生儿同种免疫性血小板减少症与输血后紫癜的主要指标。

(刘道然)

第二节 抗凝蛋白检验

抗凝血系统的组成成分包括抗凝血酶(antithrombin,AT)、蛋白 C(protein C,PC)、蛋白 S(protein S,PS)、蛋白 C 抑制物、凝血酶调节蛋白(thrombomodulin,TM)、组织因子途径抑制物(tissue factor pathway inhibitor,TFPI)、内皮细胞蛋白 C 受体(endothelial protein C receptor,EPCR)、蛋白 Z 和依赖蛋白 Z 的蛋白酶抑制剂、肝素和肝素辅助因子Ⅱ、α_1抗胰蛋白酶、α_2巨球蛋白、C_1酯酶抑制物和蛋白酶连接素Ⅰ等。近年来,抗凝血系统在抗炎、抗凋亡、细胞保护和免疫调节等领域的研究逐步深入,对抗凝蛋白的认知已经从基础的病理生理机制逐渐拓展至新型药物的研发,因此预期未来相关的实验室检测将在多种慢性病的病情监测和疗效评估中产生积极意义。

一、抗凝血酶检测

AT 是血浆中重要的生理性抗凝蛋白质,主要由肝脏合成,在血管内皮细胞、巨核细胞及其他脏器(如心、脑、脾、肺、肾和肠)中也可少量生成。AT 不但是凝血酶的主要抑制物,还可以中和凝血途径中的其他丝氨酸蛋白酶,如凝血因子Ⅸa、Ⅹa、Ⅺa 和Ⅻa 等。AT 的抗凝机制是其活性位点被丝氨酸蛋白酶裂解,使 AT 构象发生改变并与丝氨酸蛋白酶以共价结合形式形成不可逆的 1∶1 复合物。肝素可与 AT 的赖氨酸残基结合,改变其蛋白质构象,使其更易与凝血因子结合。肝素-抗凝血酶复合物对 FⅦa 有缓慢的抑制作用,而对 FⅦa-Ca^{2+}-TF 复合物的抑制速度则显著加快。

(一)检测指征

AT 检测主要用于获得性或遗传性缺陷的诊断、早期 DIC 的监测、静脉血栓高风险人群的筛查、抗凝血酶替代疗法的监测、肝素类药物和磺达肝癸钠等耐药原因的确认、感染性和变应性炎症的病情监测。

(二)试验原理与方法

AT 检测应采用 0.105 mol/L 枸橼酸钠抗凝的血浆标本,血浆标本在血凝块形成的过程中可使 AT 降低约 30%。

1.抗凝血酶活性检测(AT:A,发色底物法)

(1)方法 1:在待检血浆中加入过量的凝血酶,凝血酶与血浆中的 AT 形成1∶1的复合物,剩余的凝血酶(或 FⅩa)作用于发色底物显色肽 S2238,裂解出显色基团对硝基苯胺(paranitroaniline,pNA),显色程度与剩余凝血酶的量呈正相关,而与血浆 AT:A 呈负相关。

(2)方法 2:在有过量肝素的条件下,将 FⅩa 试剂与待测血浆混合孵育。剩余 FⅩa 作用于发色底物,裂解出显色基团 pNA,在 405 nm 波长下检测,显色程度与血浆 AT:A 呈负相关。

2.抗凝血酶抗原含量检测(AT:Ag,ELISA 法)

将抗 AT 抗体包被在固相板上,标本中的 AT 与固相的抗 AT 抗体特异性结合,再加入酶标记的抗 AT 抗体,形成抗体-抗原-酶标记抗体复合物,加入显色基质后,根据显色深浅判断标本中 AT 的含量,显色强度与标本中的 AT 含量呈正相关。

(三)参考区间

健康人 AT:A 参考区间在不同检测系统间存在差异,多为 80%～128%。新生儿和小于 1 岁的幼儿的 AT:A 低于成人,16 岁前可略高于成人。近年来国内的相关研究显示,AT:A 在女性人群中随着年龄增长而逐步增加,在 50 岁后男性人群中明显下降。目前临床上主要的检测系统均提供健康人群参考区间,但由于人体止凝血功能受到地域、人群、年龄和饮食结构等多方面因素的影响,因此建议每个实验室制定各自的健康人参考区间或对制造商提供的参考区间进行充分验证。

(四)临床意义

1.遗传性抗凝血酶缺乏症

Lane 等将遗传性抗凝血酶缺乏症分为两个类型,其中Ⅰ型特征为 AT 抗原含量(AT:Ag)和 AT 蛋白功能平行下降,Ⅱ型特征为 AT:Ag 正常,但 AT 蛋白功能异常。根据蛋白功能异常的不同特点,Ⅱ型缺乏症又进一步分为 RS、HBS 和 PE 等三个亚型。

遗传性 AT 缺陷患者常在手术、创伤、感染、妊娠期或产褥期发生或反复发生静脉血栓。临床表现主要为静脉血栓形成,部位多在下肢深部静脉,其次为髂静脉、肠系膜静脉,其中约有半数患者发生肺栓塞,少数患者发生缺血性脑卒中,偶见其他类型动脉血栓(如腹主动脉血栓)。明确诊断需要进行实验室检测,一般在尚未进行抗凝治疗、溶栓治疗或在抗凝治疗停止后半个月检查适宜。

2.获得性抗凝血酶缺乏症

(1)合成减少:由于肝脏是合成 AT 的主要器官,因此肝硬化、重症肝炎、肝癌晚期、急性肝衰竭及营养不良时,抗凝血酶活性与含量均减低,其异常程度通常与疾病严重程度相关,可在伴有或不伴有其他风险因素的情况下诱发静、动脉血栓形成。

(2)消耗性减少:高凝状态和血栓性疾病时,凝血系统的过度活化可大量消耗血浆中的 AT,常见于脓毒症、弥散性血管内凝血(disseminated intravascular coagulation,DIC)、急性静脉血栓形成、恶性肿瘤、普外科手术和骨科大手术后、重度子痫前期、产后和口服避孕药时。脓毒症合并 DIC 患者的血浆中 AT:A 持续处于低水平提示不良预后,AT:A 越低,病死率越高。采用抗凝血酶替代治疗,可缓解患者 AT 持续下降的状态,也能降低脓毒症和中毒性休克患者的病死率,但同时出血风险会有不同程度的增加。

(3)丢失过多:肾病综合征时,由于 AT 的分子量较小,容易从尿液中随着清蛋白流失,患者尿中清蛋白排出量越大,血浆中 AT 丢失越多,故可成为促进肾静脉和深静脉血栓形成的重要风险。渗出性胃肠疾病、高血压所致的慢性肾功能不全、大面积烧伤和多发性创伤失血等也会造成血浆中 AT 经由不同途径的大量丢失,进而导致严重的高凝状态或血栓形成。

(4)生理性减低:在出生后的最初几天,AT:A 会出现生理性下降,约为正常水平的 30%。早产儿肝脏合成 AT 能力不足,降低更为显著。

(5)药物引发的减少:门冬酰胺酶、肝素类药物和磺达肝癸钠、口服避孕药和雌激素、部分抗肿瘤药物(如环磷酰胺、甲氨蝶呤、丝裂霉素、贝伐单抗、沙利度胺和来那度胺)等均可因不同机制降低血浆 AT:A 水平。

(6)肝素耐药:肝素是 AT 的辅助因子,可使 AT 灭活凝血酶速率提高 1 000～2 000 倍,当体内 AT:A 降低时,中等剂量肝素的治疗效果将受到明显影响,并且 APTT 的监测效果也会随之变差。因此在普通肝素抗凝治疗过程中出现疑似“肝素抵抗”现象时应进行 AT:A 的检测。当

AT:A>80%,肝素可发挥正常的抗凝功能,APTT可实现有效监测;当血浆AT:A为50%~60%时,肝素抗凝效果减低,APTT与肝素用量之间的相关性显著降低;AT:A<30%时,肝素无法发挥抗凝效果,APTT与肝素用量之间几乎无相关性。此外,由于低分子肝素、磺达肝癸钠选择性结合于AT,增强AT对凝血因子Ⅹa的灭活作用,因此其抗凝效果也会受到AT缺陷的影响。

3.AT:A增高

变应性哮喘、血友病A、血友病B、胆汁淤积和使用黄体酮类药物时,可见AT:A增高。

(五)结果分析及影响因素

1.AT缺陷与止凝血失衡

AT:A处于50%~70%的水平,就可以引起凝血-抗凝血平衡一定程度的失调,血栓形成风险增加。因为AT的消耗比生成更快,所以AT的消耗性减低或凝血酶-抗凝血酶复合物浓度的增高是凝血异常活化的标志。更重要的是,AT缺陷不仅导致血栓风险增加,还可对病程发展产生重要影响。

2.AT与DIC

DIC多继发于脓毒症、创伤或产科并发症,常出现AT显著减低或快速进行性下降的现象,其机制包括抗凝血酶消耗过度、被弹性蛋白酶水解、合成减少、血管壁漏出和肾脏丢失等。DIC时,若AT:A持续处于低水平则示病情未得到有效控制。AT:A水平与脓毒症患者病死率明显相关,因此被认为是预测脓毒症患者临床结果的独立评价指标。此外,大面积烧伤患者的血浆AT:A显著减低是提示28天内死亡风险增加的重要指标。

3.AT检测的影响因素

AT:A检测可受到获得性因素的影响,如某些生理性因素或急性炎症(感染性炎症或变应性炎症)等出现一过性减低或增高。因此不应仅凭一次检测结果作为AT缺陷的诊断依据。在静脉血栓事件的急性期,血浆AT:A可因消耗过多出现短暂降低,此时的检测结果不宜作为鉴别遗传性AT缺陷的依据。肝素类药物可能会干扰AT:A的检测结果,建议停用肝素类药物至少24小时后进行检测。

二、蛋白C检测

Stenflo从牛血浆中分离出了一种维生素K依赖的蛋白质,由于属于离子交换层析中的第三洗脱峰,故称为蛋白C(protein C,PC)。PC是一种由肝脏合成的血浆糖蛋白,以双链无活性的酶原形式存在于血浆中。Ca^{2+}存在的情况下,凝血酶-凝血酶调节蛋白复合物在微血管和小血管的内皮细胞表面,将重链氨基末端裂解一段小肽,使PC快速激活。在大血管的内皮细胞表面,内皮细胞蛋白C受体(endothelial protein C receptor,EPCR)因Ca^{2+}和G1a区的参与下,使PC的活化得到加强。EPCR主要在大血管表面高水平表达,而在毛细血管上低表达甚至缺如,因此大血管中PC的活化更大程度上与EPCR有关。活化蛋白C(activated protein C,APC)具有3种主要抗血栓功能,包括对FⅤa和FⅧa产生水解作用,通过灭活血小板表面FⅤa进而抑制FⅩa的凝血酶原活化作用,刺激组织型纤溶酶原激活物(tissue plasminogen activator,t-PA)的释放,以及中和纤溶酶原活化抑制物(plasminogen activator inhibitor,PAI)。PC缺陷合并其他血栓风险因素时,可使静脉血栓栓塞风险明显增加。此外,APC还被认为具有独立于抗凝血机制的细胞保护和抗炎功能。临床上,血浆PC活性降低可见于多种慢性病中(如2型糖尿病、动脉粥样硬化、心肌梗死、慢性肠道炎性疾病、慢性肾病和尿毒症等)，目前许多研究正在探索基因重组 APC 对慢性病的抗凝治疗，由于前期研究中 APC 引发的出血风险较高，因此如何将 APC 的抗凝特性与细胞保护功能进行剥离已经成为急需解决的问题。

(一)检测指征

PC 检测主要用于获得性或遗传性缺陷的诊断、静脉血栓高风险人群的筛查、口服香豆素类抗凝剂引起的皮肤坏死原因确认、雌激素替代治疗和口服避孕药时血栓风险的监测、PC 替代治疗的监测、感染性和变应性炎症的监测。

(二)试验原理与方法

1.蛋白 C 活性检测(PC:A)

(1)发色底物法:从蝮蛇毒液中提取的 Protac 为 PC 特异性的激活剂。将血浆与激活剂进行混合孵育，激活后的 PC(APC)作用于特异性发色底物 Chromozym-PCA，释放出对硝基苯胺(pNA)而显色，405 nm波长下进行动态检测，颜色深浅与 PC:A 呈正相关。

(2)凝固法:为基于 APTT 的试验方法，主要是测定 PC 对 FⅤa 和 FⅧa 的灭活能力。FⅤ和FⅧ的激活可被 APC 抑制，因此 PC 的抗凝活性能使 APTT 延长。为避免干扰，标本需要稀释并与缺乏 PC 的血浆混合，加入 APTT 试剂后，再加入一种来自铜头蝮蛇毒素的提取酶进行孵育以激活 PC，测定凝固时间，从抗凝时间标准曲线上读取结果。

2.蛋白 C 抗原含量检测(PC:Ag)

(1)ELISA 法:将抗 PC 抗体包被在固相板上，标本中的 PC 与固相的抗 PC 抗体特异性结合，再加入酶标记的抗 PC 抗体，形成抗体-抗原-酶标记抗体复合物，加入显色基质后，显色强度与标本中的 PC:Ag 呈正相关。

(2)免疫火箭电泳法:将待检血浆在含有抗人 PC 抗体的琼脂糖凝胶中电泳，血浆中的 PC 抗原与相应的抗体形成特异性的火箭电泳样免疫沉淀峰，该峰与血浆中 PC:Ag 浓度成正比。

(三)参考区间

健康人的 PC:A 参考区间在不同检测系统间存在差异，多为 70%～140%。新生儿和小于1 岁幼儿的 PC:A 低于成人，青少年阶段达到成人水平。近年来国内的相关研究显示，女性血浆 PC:A 低于男性，但在 50 岁后男性人群呈下降趋势。目前临床上主要的检测系统均提供健康人群的参考区间，但由于人体止凝血功能受到地域、人群、年龄和饮食结构等多方面因素的影响，因此建议每个实验室制定各自的健康人参考区间或对制造商提供的参考区间进行充分验证。

(四)临床意义

1.遗传性蛋白 C 缺乏症

根据 PC 的功能和水平的异常特征，遗传性蛋白 C 缺乏症可分为两个类型，其中Ⅰ型的特征为血浆 PC 活性与含量平行下降;Ⅱ型特征为 PC:Ag 正常，但 PC:A 异常。根据不同活性检测方法，Ⅱ型缺乏症又进一步分为Ⅱa 和Ⅱb 两个亚型。

遗传性蛋白 C 缺乏症与静脉血栓发生和再发生密切相关。遗传性蛋白 C 缺陷合并其他血栓风险诱因(如恶性肿瘤、大手术、妊娠晚期、口服避孕药、肝病、炎性肠病或甲状腺功能亢进等)或年龄增加时，患者血栓形成风险显著增加。

2.获得性蛋白 C 缺乏症

各类型肝脏疾病时，PC 合成减少。DIC 时由于微循环中凝血活性增强及血管内皮损伤，PC:A 显著降低。脓毒症或肿瘤引起急性呼吸窘迫综合征时，PC 活性和浓度降低。口服华法林可引起不同程度的 PC 缺陷，导致患者发生皮肤坏死。

3.PC:A 增高

可见于变应性哮喘及慢性病时的代偿性增加。

(五)结果分析及影响因素

1.PC 的其他生物功能

除抗凝机制外，APC 还具有抗炎、抗凋亡和稳定内皮屏障的作用。近年来的研究显示，PC 系统的功能状态与变应性哮喘生理发展过程相关。轻度变应性哮喘患者的支气管肺泡表面的 APC 水平在支气管过敏发作 4 小时后显著低于健康对照组。在气道表面的 APC 减低的同时，哮喘患者血浆中的 PC 活性反而显著增高，该现象被推测可能是机体的代偿反应，有助于减轻患者气道的变应性炎症。国内近期的研究发现，不同病情阶段哮喘患者血浆中的 PC 活性普遍增高，其变化趋势与疾病控制水平相关。

2.PC 检测的影响因素

PC:A 检测可受到获得性因素的影响，如某些生理性因素或急性炎症(感染性炎症或变应性炎症)等，出现一过性减低或增高，因此不应仅凭一次检测结果作为 PC 缺陷的诊断依据。在静脉血栓事件的急性期，血浆 PC:A 可因消耗出现短暂降低，此时的检测结果不宜作为鉴别遗传性 PC 缺陷的依据。口服华法林可导致血浆 PC 活性水平降低，如需要了解患者 PC:A 的真实水平，应在停药至少 2 周后进行检测。

三、蛋白 S 检测

蛋白 S(protein S,PS)是 1977 年在美国西雅图(Seattle)被研究人员发现并成功分离的，故以该城市名称的第一个字母“S”命名。PS 是由肝细胞和血管内皮细胞合成的依赖维生素 K 的蛋白质，是 PC 的辅助因子。男性血浆含量较女性高 10%～15%。PS 是经过一系列转译修饰后的复杂蛋白质分子，抗凝血功能是其生物学作用的核心。PS 本身不能灭活 FⅤa 和 FⅧa，但可加速 APC 对 FⅤa 和 FⅧa 的灭活作用。PS 也可以与 FⅤa 和 FⅩa 可逆性结合，从而直接抑制凝血酶原激活物的活性。在凝血因子Ⅴa 的三个剪切位点(Arg306、Arg506 和 Arg679)中，APC 对 Arg306 的作用更依赖于蛋白 S 的存在。在血浆中，60%的 PS 与 C_4 结合蛋白(C_4bp)结合并失去了 APC 辅助因子活性，其余 40%为游离型蛋白 S(free protein S,FPS)，具备 APC 辅助因子功能。蛋白 S 缺陷与静脉血栓栓塞密切相关，在亚洲人群中，遗传性 PS 缺陷是发病率较高的易栓症类型。除抗凝血功能外，PS 还参与损伤应答过程的调节，包括凋亡细胞吞噬的调节、细胞保护和激活先天免疫。由于 PS 兼具抗凝和抗炎两种功能，目前正被作为独立于 APC 抗凝机制的新型药物进行深入研发，且颇具临床应用前景。

(一)检测指征

PS 检测主要用于获得性或遗传性缺陷的检测、口服香豆素类抗凝剂引起的皮肤坏死原因的确认、雌激素替代治疗和口服避孕药时血栓风险的监测。

(二)试验原理与方法

1.蛋白 S 活性检测(PS:A,凝固法)

采用血浆中 FPS 增强外源性 APC 抗凝作用的原理，通过延长 APTT、PT 或 Russell 蝰蛇毒时间反映 FPS 的功能活性。标本需稀释并与缺乏 PS 的血浆混合。测定加入凝血激活物和 APC 后的血浆凝固时间。

2.蛋白S抗原含量检测(PS:Ag,免疫火箭电泳法)

血浆中总PS包括FPS和与C_4bp结合的PS(C_4bp-PS)。在待检血浆中加入一定量的聚乙二醇6000,将C_4bp-PS沉淀下来,上清液中含FPS。免疫火箭电泳法在琼脂糖凝胶板上可同时检测总PS和FPS。

3.游离型蛋白S抗原含量检测(FPS:Ag,乳胶免疫分析)

FPS:Ag的测定基于对两种乳胶试剂聚集所产生的浑浊度进行分析。其中一种是C_4bp包被的乳胶试剂,在Ca^{2+}存在的条件下,与待检血浆中的FPS有高度的亲和反应;与C_4bp包被的乳胶试剂结合的FPS再次与包被了直接抗人FPS单克隆抗体的乳胶试剂发生聚集,聚集程度与样本中的FPS:Ag直接相关。

(三)参考区间

健康人的参考区间在不同检测系统间存在差异,性别和年龄对PS有显著影响。女性的总PS和FPS水平低于男性,女性PS:A多为60%～140%,男性多为75%～150%;女性FPS:Ag多为95.0%±15.4%,男性多为111.0%±19.4%。近年来国内的相关研究显示,血浆PS:A在50岁前的人群中随年龄变化不明显;50岁后男性呈下降趋势,女性呈上升趋势,男女性之间PS:A水平逐步接近。因此在制定参考区间时应注意年龄和性别差异,建议每个实验室制定各自的健康人参考区间或对制造商提供的参考区间进行充分验证。

(四)临床意义

1.遗传性蛋白S缺乏症

遗传性蛋白S缺乏症的病因是由FPS含量和活性降低所致。根据血浆中总PS含量、FPS含量和活性的不同异常特征,本症可分为三种类型(表5-1)。

表5-1 遗传性蛋白S缺乏症分型(Bertina分型)

类型	PS抗原含量		FPS活性
	总PS	FPS	
Ⅰ	↓	↓	↓
Ⅱ	正常	正常	↓
Ⅲ	正常	↓	↓

遗传性蛋白S缺乏症可导致静脉血栓发生,在<40岁的年轻患者中,也常见动脉血栓形成,如心肌梗死、脑梗死和肠系膜动脉血栓等,严重缺陷患者可同时并发多部位动、静脉血栓。

2.获得性蛋白S缺乏症

(1)合成减少:肝脏疾病、肠梗阻可引起PS降低。

(2)消耗性减少:DIC时PS可降低或正常。急性呼吸窘迫综合征时FPS降低。消耗性PS缺陷也可见于自身免疫性疾病或HIV感染。

(3)丢失过多:PS缺陷还被发现与肾病综合征相关。与C_4bp结合的PS不能从肾小球滤过,而FPS可从尿中大量丢失,导致血浆中具有活化功能的PS水平显著降低,使肾病综合征患者血栓风险显著增加。

(4)生理性减低:新生儿的PS处于低水平。在妊娠期,血浆PS:A和FPS:Ag降低,妊娠晚期时甚至接近遗传性PS缺陷患者的水平。

(5)药物引发的减少:因为PS也是维生素K依赖性蛋白质,所以口服双香豆素类抗凝药物时，可见 PS 不同程度的降低。应用雌激素可使 PS 释放减少，口服避孕药可引起 PS 活性显著降低，绝经前妇女有生理性降低。

（五）结果分析及影响因素

1.PS 与 C_4bp

PS 与 C_4bp 相互间具有非常高的亲和力，FPS 相当于 PS 超过 C_4bpβ^+ 的剩余摩尔浓度，PS 与 C_4bp 结合后将丧失作为 APC 辅助因子的活性，因此建议对特定患者进行 PS 的分析时，也应进行 FPS:Ag 的检测。

2.PS 与哮喘

病情未控制的变应性哮喘患者的 PS:A 增高，其病理机制与患者气道的变应性炎症相关，与血浆抗凝血功能无关。

3.PS 检测的影响因素

PS:A 和 FPS:Ag 测定可受到获得性因素的影响，如某些生理性因素或急性炎症（感染性炎症或变应性炎症）等，出现一过性减低或增高。因此不应仅凭一次检测结果作为 PS 缺陷的诊断依据。在静脉血栓事件的急性期，血浆 PS:A 和 FPS:Ag 可因消耗过多出现短暂降低，此时的检测结果不宜作为鉴别遗传性 PS 缺陷的依据。口服华法林抗凝治疗可导致血浆 PS:A 水平降低，如需要检测患者 PS:A，应在停药至少 2 周后进行。血小板可引起 PS:A 假性降低，因此检测时应采用乏血小板血浆。此外，体内雌激素水平可对 PS:A 产生影响。

四、组织因子途径抑制物检测

组织因子途径抑制物（tissue factor pathway inhibitor，TFPI）是体内控制凝血启动阶段的一种天然抗凝蛋白质，它对组织因子途径（即外源性凝血途径）具有特异性抑制作用，由于血浆中大部分 TFPI 存在于脂蛋白组分中，故早期曾称为外源途径抑制物（extrinsic pathway inhibitor，EPI）或脂蛋白相关的凝血抑制物（lipoprotein associated coagulation inhibitor，LACI）。TFPI 主要由血管内皮细胞合成，平滑肌细胞和巨核细胞也可少量合成。大多数的 TFPI（50%～80%）结合在内皮细胞表面，在肝素化后释放到血液循环中。TFPI 在血浆中有两种形式，其中 80%为脂蛋白结合 TFPI，20%为游离 TFPI，只有游离 TFPI 与抗凝活性相关。TFPI 也被发现存在于血小板（占总 TFPI 的 5%～10%）中，并在血小板活化过程中释放。成熟的 TFPI 有氨基末端酸性区域、3 个 Kunitz 结构域及一个羧基末端碱性区域。TFPI 通过截短形式的 Kunitz 1 和 Kunitz 3 结构域与 FⅩa、FⅦa 及 TF 在 Ca^{2+} 的参与下形成四联复合物以抑制外源性凝血途径的活性。尽管 FⅩa 不是必需的，但如无 FⅩa 的参与，TFPI 对 FⅦa-TF 的抑制则需要更大的浓度。此外 TFPI 可直接抑制 FⅩa，对凝血酶原酶复合物中的 FⅩa 作用更强。

（一）检测指征

TFPI 检测主要用于大手术或创伤后的血栓风险评估、妊娠晚期血栓风险评估、先兆子痫的病情监测、脓毒症合并 DIC 风险监测和预后评估。

（二）试验原理与方法

1.TFPI 活性检测（发色底物法）

血浆标本与定量 TF-FⅦa 和 FⅩa 进行孵育，剩余 TF-FⅦa-FⅩa 作用于高特异性的发色底物，裂解出发色基团对硝基苯胺（pNA），在 405 nm 波长下进行吸光度测定，并与 TFPI 活性标准曲线比较。

2.总 TFPI 抗原检测(ELISA)

将抗人 TFPI 单克隆抗体作为捕获抗体包被于微孔内壁,将血浆标本和过氧化物酶标记的抗总 TFPI 单克隆抗体加入包被的微孔中。被测血浆中总 TFPI 在被包被于微孔的单克隆抗体捕获的同时,也与标记过氧化物酶的单克隆抗体结合,在一步反应中形成夹心复合物。过氧化物酶与底物邻苯二胺结合,在规定时间内显示过氧化尿素的存在。用强酸终止反应,产生的颜色深度与血浆标本中总 TFPI 浓度呈正相关。

3.游离 TFPI 抗原检测(ELISA)

将抗人 TFPI 单克隆抗体作为捕获抗体包被于微孔内壁,将血浆标本和过氧化物酶标记的抗游离 TFPI 单克隆抗体加入包被的微孔中。被测血浆中游离 TFPI 在被包被微孔的单克隆抗体捕获的同时,也与标记过氧化物酶的单克隆抗体结合,在反应中形成夹心复合物。过氧化物酶与底物邻苯二胺结合,在规定时间内显示过氧化尿素的存在。用强酸终止反应,产生的颜色深度与血浆标本中游离 TFPI 浓度呈正相关。

4.TFPI 截短形式抗原检测

将稀释的血浆标本加入包被有捕获抗体(抗 Kunitz 1 结构域单克隆抗体)的微孔中进行孵育,加入抗 Kunitz 1 或 Kunitz 3 结构域多克隆抗体,与各种形式的 TFPI 进行反应。以辣根过氧化物酶标记抗体催化底物四甲基联苯胺反应,溶液最初呈蓝色,加入 0.5 mol/L 的硫酸增加了灵敏度,反应液最终呈黄色。在 450 nm 波长下进行吸光度测定,根据全长形式 TFPI 的标准曲线求得标本中 TFPI 浓度。

(三)参考区间

男性血浆中 TFPI 水平高于女性,游离 TFPI 的差异更为显著。在正常血浆中,截短形式 TFPI 约为总 TFPI 的 40%。女性总 TFPI 为(76.0±25.0)ng/mL,男性为(86.0±31.6)ng/mL,平均为(81.2±30.4)ng/mL。女性游离 TFPI 为(8.0±3.8)ng/mL;男性为(11.4±4.2)ng/mL;平均为(10.0±4.8)ng/mL。年龄增长对血浆 TFPI 含量有影响(水平增高),因此老年人群需制定相应的参考区间和医学决定水平。由于 TFPI 水平受到地域、人群、年龄、代谢和饮食结构等多方面因素的影响,因此建议每个实验室制定各自的健康人参考区间或对制造商提供的参考区间进行充分验证。

(四)临床意义

遗传性的 TFPI 缺陷可导致血栓风险增加。创伤、手术或脓毒症合并 DIC 时,血浆 TFPI 含量减低,但其水平的突发性上升与病死率增加相关。慢性肾衰竭时,血浆 TFPI 水平增高。恶性实体肿瘤患者应用普通肝素或低分子肝素后,血浆 TPFI 含量与活性增高。

(五)结果分析及影响因素

TFPI 是血液凝固初始阶段重要的天然抗凝蛋白,而 PS 可作为 TFPI 的辅酶,使 TFPI 介导的 FⅩa 抑制率提高 10 倍;此外由于 PS 与带负电荷的磷脂有高亲和力,可增加 TFPI 与活化血小板表面的亲和力,提高 TFPI 的局部浓度,因此有助于将形成的血栓凝块局限于血管损伤部位。TFPI 水平与总胆固醇和 LDL 胆固醇水平密切相关,近 80%的 TFPI 与 LDL 呈结合状态。他汀类药物已被发现可以降低高脂血症和冠状动脉疾病患者总 TFPI 水平(并不降低游离 TFPI),但总体数据显示,这种影响是相对轻微的。

(刘逍然)

第三节　纤维蛋白溶解功能检验

纤维蛋白溶解系统简称纤溶系统，是指纤溶酶原（plasminogen，PLG）在纤溶酶原激活物（plasminogen activator，PA）作用下转变为纤溶酶（plasmin，PL），进而降解纤维蛋白（原）及其他蛋白的系统，也是维持人体正常生理功能的保护性系统。纤溶活性亢进易发生出血，减低则可导致血栓形成。因此，了解纤溶系统的调节机制对相关疾病诊疗与研究具有重要的临床意义和科研价值。

一、纤溶酶原检测

纤溶酶原是一种存在于血浆中的单链糖蛋白，在肝脏中合成。PLG 的主要功能是在各种纤溶酶原激活剂的激活下，精氨酸、缬氨酸处裂解形成具有活性的纤溶酶，纤溶酶的底物是纤维蛋白原及纤维蛋白。降解后形成纤维蛋白（原）降解产物（fibrinogen/fibrin degragation products，FDP），FDP 中具有交联的 *D*-二聚体。

纤溶酶的主要功能是降解纤维蛋白和纤维蛋白原、水解多种凝血因子（Ⅱ、Ⅴ、Ⅶ、Ⅷ、Ⅹ和Ⅺ）及水解补体等。

（一）检测指征

主要用于疑似原发纤溶亢进或继发纤溶亢进（如有出血表现和（或）FDP、*D*-二聚体、Fbg 减低）的鉴别和诊断。

（二）试验原理与方法

1.纤溶酶原活性检测（PLG：A，发色底物法）

纤溶酶原在过量的链激酶作用下转变为纤溶酶，纤溶酶作用于发色底物 S-2251 的酰胺键，使发色底物释放出对硝基苯胺（paranitroaniline，pNA）而显色，在 405 nm 波长处有吸收峰，显色深浅与 PLG：A 呈正相关，以百分比（%）报告活性。

2.纤溶酶原抗原检测（PLG：Ag，ELISA 法）

根据双抗体夹心原理，将纯化的 PLG 单克隆抗体包被在固相载体上，然后加含有抗原的标本。标本中的 PLG 抗原与固相载体上的抗体形成复合物。此复合物与辣根过氧化物酶标记的 PLG 单克隆抗体发生反应，形成双抗体夹心免疫复合物，其中辣根过氧化物酶可使邻苯二胺底物液呈棕色反应，在 492 nm 波长处测得吸光度值，其颜色深浅与标本中的 PLG 含量成正比关系，以 mg/L 报告抗原含量。

（三）参考区间

不同检测系统的参考区间有差异，纤溶酶原活性的参考区间通常为 75%～140%（发色底物法），纤溶酶原抗原含量的参考区间通常为 180～250 mg/L（ELISA）。

（四）临床意义

1.纤溶酶原抗原或活性降低

可见于纤溶酶原过度消耗或缺乏，包括以下疾病。

（1）原发性纤溶疾病：如先天性纤溶酶原缺乏症。

(2)继发性纤溶疾病：如 DIC、前置胎盘、胎盘早剥、羊水栓塞、恶性肿瘤、白血病、肝硬化、重症肝炎、门静脉高压和肝叶切除手术等。

2.纤溶酶原升高

见于纤溶激活能力不足，如血栓前状态和血栓性疾病。

（五）结果分析及影响因素

抗原检测方法是利用 PLG 抗血清进行检测，可能包括了不具有纤溶活性的富组氨酸糖蛋白结合位，因此与功能活性检测结果比较可能会高估纤溶酶原水平。当两者出现差异时，可进一步借助交叉免疫电泳进行纤溶酶原变异分析。

二、组织型纤溶酶原激活物检测

组织型纤溶酶原激活物是一种糖蛋白，属于丝氨酸蛋白酶类，是人体纤溶系统的生理性激动剂，在纤溶和凝血的平衡调节中发挥关键性作用。近年来，随着血栓性疾病发病率的上升，基因重组的 rt-PA 作为一种新型的血栓溶解药物在溶栓治疗中的价值日益凸显，临床需求量也逐年增加。目前关于溶栓药物的各项研究正成为热点，其中又以对 t-PA 及其突变体、嵌合体的研究最多。

（一）检测指征

主要用于鉴别可能存在的纤溶活性异常（增强或减低）和检测溶栓治疗效果。

（二）试验原理与方法

1.t-PA 活性检测（t-PA：A，发色底物法）

(1)方法 1：血浆优球蛋白部分含有 t-PA 和全部凝血因子（但不含 PAI）。加入过量的纤溶酶原与纤维蛋白的共价物，样品中 t-PA 易吸附于纤维蛋白，并将纤溶酶原转化为纤溶酶，后者使发色底物显色，血浆 t-PA 与显色深浅呈正相关。以 U/mL 报告活性。

(2)方法 2：在 t-PA 及加速剂作用下，纤溶酶原转化为纤溶酶，后者使发色底物 S-2390 释放出发色基团 pNA，pNA 显色的深浅与纤溶酶原和 t-PA 呈正相关。以 U/mL 报告活性。

2.t-PA 抗原检测（t-PA：Ag，ELISA 法）

根据双抗体夹心原理，将纯化的 t-PA 单克隆抗体包被在固相载体上，然后加含有抗原的标本。标本中的 t-PA 抗原与固相载体上的抗体形成复合物。此复合物与辣根过氧化物酶标记的 t-PA 单克隆抗体发生反应，形成双抗体夹心免疫复合物，其中辣根过氧化物酶可使邻苯二胺底物液呈棕色反应，在 492 nm 波长处测得吸光度值，其颜色深浅与标本中的 t-PA 含量成正比关系。以 ng/mL 报告抗原含量。

（三）参考区间

不同检测系统参考区间有差异，t-PA：A 的参考区间通常为 0.3～2.6 U/mL（发色底物法），t-PA：Ag 的参考区间通常为 1～12 ng/mL。

（四）临床意义

1.获得性因素

(1)t-PA：A 增高表明纤溶活性亢进，见于原发性纤溶亢进（如某些泌尿生殖系统外科术后）及继发性纤溶症（如急性早幼粒细胞白血病、DIC 后期）等。t-PA：A 减低表明纤溶活性减弱，见于高凝状态和血栓性疾病（如 DIC 早期、冠状动脉粥样硬化性心脏病、缺血性卒中）。

(2)肝细胞坏死常伴有纤溶活性的异常，血浆 t-PA：A 可因肝脏清除障碍引起其水平增高。

(3)t-PA：Ag 随年龄、剧烈运动和应激反应而增高。

(4)静脉留置针致 t-PA:Ag 增加。

(5)高血脂、肥胖症和口服避孕药时,t-PA:Ag 减低。

2.先天性因素

(1)先天性 t-PA:A 增强已有报道,为常染色体隐性遗传,可无出血表现,或手术及拔牙后出血。

(2)遗传性 t-PA:A 缺乏为常染色体显性遗传。患者可表现为多发性静脉血栓形成。

(五)结果分析及影响因素

(1)血浆中肝素浓度超过 1.5 U/mL 对本试验有影响。

(2)采血时最好不用止血带,加压后会引起 t-PA:A 过度释放入血。

(3)为了避免 PAI 的影响,根据试剂说明书的要求,必要时对样本进行酸化处理。

三、纤溶酶原激活物抑制物-1 检测

纤溶酶原激活物抑制物-1 是丝氨酸蛋白酶抑制家族成员,是一种分子量为 52 kDa 的单链糖蛋白。生理情况下,PAI-1 是循环血液中 t-PA 和其他纤溶酶原激活物的主要抑制剂。PAI-1 主要是由内皮细胞产生,脂肪组织也可合成。PAI-1 水平升高显示与动脉粥样硬化的风险因素相关。在胰岛素抵抗患者中,由于脂肪组织产生 PAI-1,可观察到血浆 PAI-1 水平升高。此外,胰岛素和前胰岛素均可促进 PAI-1 的合成与表达,代谢综合征和 2 型糖尿病患者有 PAI-1 水平增高的倾向,而减肥和降低甘油三酯和(或)胆固醇水平也可降低血浆 PAI-1 的水平。

(一)检测指征

主要用于评估可能存在的纤溶活性异常、代谢性疾病、高凝状态或血栓风险。

(二)试验原理与方法

1.PAI-1 活性检测(PAI-1:A,发色底物法)

将定量 t-PA 加入待测血浆中,与血浆中 PAI-1 作用,形成无活性的复合物。剩余的 t-PA 作用于纤溶酶原,使其转化为纤溶酶,后者水解产色底物 S-2251,释放出发色基团 pNA,pNA 在波长 405 nm 处有强吸收峰,颜色深浅与 t-PA 活性呈正相关,而间接与 PAI-1 呈负相关。以 U/mL报告活性。

2.PAI-1 抗原检测(PAI-1:Ag,ELISA 法)

根据双抗体夹心原理,先将纯化的 PAI-1 单克隆抗体包被在固相载体上,后加含有抗原的标本。标本中的 PAI-1 抗原与固相载体上的抗体形成复合物。此复合物与酶标记的抗体形成双抗体夹心免疫复合物,复合物的标记酶与特异性产色底物作用呈显色反应,在 492 nm 波长处测得吸光度,其颜色深浅与标本中的 PAI-1 含量成正比关系。以 ng/mL 报告抗原含量。

(三)参考区间

不同检测系统的参考区间有差异,PAI-1:A 的参考区间通常为 0.1～1.0 U/mL(发色底物法),PAI-1:Ag 的参考区间通常为 4～34 ng/mL(ELISA)。

(四)临床意义

PAI-1 活性增高多见于高凝状态和血栓性疾病,PAI-1 活性降低多见于原发性纤溶症或继发性纤溶症,但单独检测 PAI-1:A 和(或)PAI-1:Ag 的临床意义有局限性,应与 t-PA 同时检测,通过观察 PAI-1 与 t-PA 之间的比例可以了解体内纤溶系统调节的状态和能力。

（五）结果分析及影响因素

采血过程最好不使用止血带，因为血管阻塞引发的血流淤滞可刺激内皮细胞对 PAI 的释放，影响检测结果。

四、凝血酶激活的纤溶抑制物检测

凝血酶激活的纤溶抑制物是近年来发现的一种新的凝血和纤溶调控因子，具有下调纤溶系统功能的作用，活化的 TAFI(凝血酶激活的纤溶抑制物)能通过使纤溶酶失去与纤维蛋白的作用位点，发挥纤溶抑制作用，从而促进血栓形成。1995 年，Bajzar 等发现凝血酶的抗纤溶作用源于激活了一种酶原，这种酶原在凝血和纤溶之间起调节作用，称为“凝血酶激活的纤溶抑制物”。TAFI 是肝脏合成的单链糖蛋白，与血浆羧肽酶原 B、羧肽酶原 U、羧肽酶原 R 为同一类物质，属于金属锌羧基肽酶家族。最近发现血小板 α 颗粒中也存在 TAFI，表明 TAFI 不仅可以在肝脏合成，也可以在巨核细胞中合成。

（一）检测指征

主要用于监测纤溶系统异常。

（二）试验原理与方法

1.TAFI 活性检测(TAFI:A，发色底物法)

患者血浆与特异性 TAFI 的发色底物作用，显色强度与 TAFI 浓度相关。以百分比(%)报告活性。

2.TAFI 抗原检测(TAFI:Ag，ELISA 法)

采用双抗体夹心 ELISA 法进行检测，以鼠抗人 TAFI 单克隆抗体包被酶标板，加入标准品或样品后，加入辣根过氧化物酶标记的抗人 TAFI 抗体，充分作用后加入邻苯二胺使之显色，颜色深浅与样本 TAFI 含量成正比。以 μg/mL 报告抗原含量。

（三）参考区间

血浆浓度报道不一，各报道差别较大，为 4～15 μg/mL，或是73～275 nmol/L。

（四）临床意义

(1)TAFI:Ag 和 TAFI:A 增高，会降低纤溶活性，增加血栓形成的风险。TAFI:Ag 和 TAFI:A 减低，导致纤溶活性增强，容易导致出血性风险。

(2)下肢深静脉血栓形成患者的 TAFI:Ag 水平升高，纤溶活性减低。

(3)冠状动脉粥样硬化性心脏病患者的 TAFI:Ag 和 TAFI:A 均高于对照组时，表明患者纤溶活性减低。

(4)DIC 患者的 TAFI:Ag 和 TAFI:A 明显低于对照组时，表明纤溶活性明显增高。

(5)TAFI 水平升高还可见于感染、炎症及凝血因子减少(如血友病 A、血友病 B 和 FⅪ缺乏症)。

(6)急性早幼粒细胞性白血病患者血浆 TAFI 的抗原水平正常，但 TAFI 的活性减低。

（五）结果分析及影响因素

抽血后标本应及时检测，避免凝血酶活化，另外抗凝治疗使结果减低。

五、优球蛋白溶解时间检测

在各种纤溶系统试验中，能够判断总纤溶活性的实验较少，优球蛋白溶解时间(euglobulin

lysis time,ELT)不是监测具体某个纤溶因子的浓度,而是通过纤维蛋白溶解功能监测判断总纤溶活性。

(一)检测指征

主要用于在止凝血情况复杂时,总体纤维蛋白溶解活性的评估。

(二)试验原理与方法

血浆优球蛋白组分中含纤维蛋白原、纤溶酶原和纤溶酶原激活剂等,可在酸化(醋酸)条件下沉淀析出,离心去除纤溶抑制物,并用缓冲液重悬,加入凝血酶使优球蛋白组分中的纤维蛋白原转化为纤维蛋白而凝固,同时形成的纤维蛋白辅助其中的纤溶酶原激活剂以激活纤溶酶原,促进凝块的快速溶解。

报告凝块完全溶解的时间。若凝块在 1 小时内未完全溶解,可报告为"≥60 分钟",也可报告具体时间。阳性质控品的结果应≤35 分钟,正常人血浆结果应≥60 分钟。

(三)参考区间

血浆优球蛋白溶解时间的参考区间通常为 88～336 分钟。

(四)临床意义

ELT 缩短(<60 分钟),提示纤溶活性增强,见于原发性纤溶亢进和继发性纤溶亢进。ELT 延长,提示纤溶活性减低,见于血栓前状态和(或)血栓性疾病,对于高凝状态有一定的提示价值,但由于敏感性和特异性均不高,因此在临床上较少应用。

(五)结果分析及影响因素

使用不同的缓冲体系,检测结果也会有所不同,因此各实验室应建立各自的参考区间。当血浆纤维蛋白原<0.8 g/L时,优球蛋白凝块较小,ELT 假性缩短,因此待测血浆应使用正常血浆倍比稀释后再进行检测。纤维蛋白原浓度>6.0 g/L 时,优球蛋白凝块较大,ELT 假性延长。血浆中血小板因具有一定抗纤溶活性而对检测结果有一定影响,因此在吸取血浆时要注意吸样尖不要太靠近红细胞层上端的白色絮状带。当患者的纤溶酶原含量过低时,ELT 明显延长,其纤溶活性也很难检测。因子XIII缺乏时,优球蛋白凝块不稳定,ELT 假性缩短。妊娠期纤溶活性增强,ELT 缩短。

六、纤维蛋白(原)降解产物检测

纤溶酶原活化并转变为纤溶酶,降解纤维蛋白原及交联的纤维蛋白,形成不同长度片段的混合物。根据切割纤维蛋白(原)位点的不同,可以形成长度不等的 DD 片段、DDE 片段和 DED 片段,这些片段的混合物称为纤维蛋白(原)降解产物,代表总体纤溶产物;FDP 中含 DD 片段的部分为 *D*-二聚体,代表交联的纤维蛋白的降解产物。

(一)检测指征

主要用于判断纤溶系统功能状态,包括原发性纤溶亢进及继发性纤溶亢进。

(二)试验原理与方法

1.乳胶凝集法

以 FDP 特异性抗体标记乳胶颗粒,后者与待测标本(血清、血浆或尿液)混合后。当 FDP 含量大于一定浓度(血清或尿液标本 FDP 浓度>2 μg/mL,血浆标本 FDP 浓度>2.5 μg/mL)时,标记的乳胶颗粒则发生凝集,呈现阳性反应。根据凝集程度,可以进行半定量检测。

2.乳胶比浊法

使用乳胶颗粒，在自动凝血分析仪上进行比浊法检测，可以定量检测。

3.酶联免疫吸附法

包被于固相的抗 FDP 抗体与待测标本中的 FDP 结合，加入酶标抗体后形成夹心复合物，复合物中的标记酶与其特异性底物作用呈显色反应。492 nm 波长处测得的吸光度与待测血清 FDP 含量呈正相关。

(三)参考区间

1.定性试验

(1)阴性：相当于血清 FDP 含量<10 μg/mL，尿液 FDP 含量<2 μg/mL，血浆 FDP 含量<5 μg/mL。

(2)阳性：相当于血清 FDP 含量≥10 μg/mL，尿液 FDP 含量≥2 μg/mL，血浆 FDP 含量≥5 μg/mL。

2.定量试验

血清 FDP 含量<10 μg/mL(阴性)；尿液 FDP 含量<2 μg/mL(阴性)；血浆 FDP 含量<5 μg/mL(阴性)。

(四)临床意义

1.血清或血浆 FDP 含量升高

FDP 升高是 DIC 诊断的重要标志。此外，VTE(静脉血栓栓塞症)、休克、恶性肿瘤、白血病及各种类型的原(继)发性纤溶亢进等疾病时，FDP 均可显著升高。

2.尿液 FDP 含量升高

可见于肾病、糖尿病、烧伤及高血压等疾病。

(五)结果分析及影响因素

血清检测应采用 FDP 检测专用管收集标本并尽快分离。乏血小板血浆标本可用 EDTA-Na_2、枸橼酸钠或肝素抗凝。待测标本应于 48 小时内完成检测。检测环境温度应高于 20 ℃，低温环境下进行定性试验应延长 1～2 分钟观察结果。试剂盒应置于 2～8 ℃保存，切勿冻结。血清与尿液标本共用一种试剂盒，而不能用于血浆标本的检测。

七、纤溶酶-抗纤溶酶复合物检测

纤溶酶是纤溶系统的关键因子，其本身不被激活，在血液中半衰期又极短，故不能被直接检测。肝脏产生的 α_2-抗纤溶酶是纤溶酶最重要的抑制因子，也称为 α_2-纤溶酶抑制物(α_2-plasmin inhibitor，α_2-PI)。α_2-AP 与血液中存在的纤溶酶以 1∶1 迅速结合，形成纤溶酶-抗纤溶酶复合物(plasmin-antiplasmin，PAP)从而实现对纤溶系统的抑制。因此，PAP 是客观反映纤溶状态的分子标志物，可评价机体内纤溶激活的程度。PAP 在血液中的半衰期较长(6 小时)，可被直接检测。

(一)检测指征

主要用于检测可能存在的纤溶活性异常、代谢性疾病、高凝状态、血栓风险或 DIC 基础疾病等。

(二)试验原理与方法

PAP 抗原检测(高敏免疫化学发光法)采用两步夹心法原理，生物素化抗纤溶酶原单克隆抗体与被检样本中的 PAP 发生特异性反应，再与链霉亲和素磁微粒结合，去除未反应物质后，添加碱性磷酸酶(alkaline phosphatase，ALP)标记的抗 α_2 纤溶酶抑制剂单克隆抗体，再次去除未反应物质后，添加缓冲液和发光底物 CDP-Star，经磁微粒上的 ALP 分解并发光，检测其发光强度。发光强度随被检样本中 PAP 浓度的增加而增强。事先检测已知浓度的 PAP 校准品，制作标准曲线，可求出被检样本中 PAP 的浓度，以 μg/mL 报告抗原含量。

(三)参考区间

不同检测系统的参考区间有差异，PAP 的参考区间通常<0.8 μg/mL。

(四)临床意义

PAP 升高见于 DIC 和 DIC 前状态，深静脉血栓症，肺栓塞等血栓性疾病的早期诊断。还用于心肌梗死等患者的血栓再发生的监测、进行纤溶治疗(t-PA、尿激酶)时的疗效监测等。

(五)结果分析及影响因素

(1)空腹时静脉采血，防止气泡、泡沫、溶血及组织凝血活酶混入样本中。

(2)使用新鲜的枸橼酸钠血浆作为样本，避免反复冻融。

八、凝血酶-抗凝血酶复合物检测

凝血酶作用于纤维蛋白原并使之转变成纤维蛋白，其中凝血酶的产生量与凝血激活的程度密切相关。由于凝血酶在血液中的半衰期极短(几秒钟)，很快会被抗凝物质中和，故直接检测凝血酶非常困难，而检测凝血酶和抗凝血酶以1∶1结合的凝血酶-抗凝血酶复合物(thrombinantithrombin complex，TAT)则成为有效的替代方法。由于 TAT 的产生直接证实了凝血系统的启动，凝血系统的激活和抗凝系统的消耗又往往是血栓形成的早期变化，因此 TAT 检测可对预测血栓的形成和复发具有一定临床价值。

(一)检测指征

主要用于检测可能存在的凝血系统异常、代谢性疾病、高凝状态、血栓风险或 DIC 基础疾病。

(二)试验原理与方法

TAT 抗原检测(高敏免疫化学发光法)采用两步夹心法原理，生物素化凝血酶单克隆抗体与被检样本中的 TAT 发生特异性反应，再与链霉亲和素磁微粒结合。去除未反应物质后，添加 ALP 标记的抗凝血酶Ⅲ单克隆抗体，其与磁微粒上的 TAT 发生特异性反应。再次去除未反应物质后，添加缓冲液和发光底物 CDP-Star，经磁微粒上的 ALP 分解并发光，检测其发光强度。发光强度随被检样本中 TAT 浓度的增加而增强。事先检测已知浓度的 TAT 校准品，制作标准曲线，可求出被检样本中 TAT 的浓度，以ng/mL来报告抗原含量。

(三)参考区间

不同检测系统的参考区间有差异，TAT 的参考区间通常为<4.0 ng/mL，因此各实验室引用参考区间时应进行验证，必要时建立本实验室的参考区间。

(四)临床意义

TAT 升高提示血栓风险，见于 DIC 和 DIC 前状态，深静脉血栓形成，肺栓塞，部分心房颤动，二尖瓣狭窄症合并心房颤动，其他凝血激活状态等。用华法林进行抗凝治疗时，TAT 有时会降至参考区间下限。

有大量胸腔积液及大量腹水的患者，FDP 及 *D*-二聚体增高，有时难以判定是否为 DIC。此时若患者血浆 TAT 水平正常,可考虑排除 DIC。

(五)结果分析及影响因素

(1)采血极为困难的患者、采血花费时间长的标本,有时出现 TAT 水平的假性增高。

(2)使用新鲜的枸橼酸钠血浆作为样本,避免反复冻融。

九、凝血酶调节蛋白检测

凝血酶调节蛋白(thrombomodulin,TM)是主要存在于血管内皮细胞上的高亲和性凝血酶受体,当血管内皮细胞受到损害时,TM 从内皮细胞游离出来并产生各种生物学效能。一方面,TM 可通过捕获凝血酶发挥抗凝血作用,而被 TM 捕获的凝血酶会丧失凝血活性(如将纤维蛋白原转化为纤维蛋白的作用、激活血小板的作用等);另一方面,这种凝血酶-凝血酶调节蛋白复合物能激活蛋白 C 并使其转化为活化的蛋白 C,从而灭活活化的因子Ⅴ(FⅤa)及因子Ⅷ(FⅧa)。因此,TM 不仅是反映内皮细胞损伤的分子标志物,同时还能发挥重要的抗凝血作用。

(一)检测指征

主要用于检测可能存在的血管内皮系统损伤(合并血管炎的胶原病)、代谢性疾病(合并呼吸衰竭)、血栓风险、肾功能损伤或 DIC 基础疾病等。

(二)试验原理与方法

TM 抗原检测(高敏免疫化学发光法)采用两步夹心法原理,生物素化抗 TM 单克隆抗体与被检样本中的 TM 发生特异性反应,再与链霉亲和素磁微粒结合。去除未反应物质后,添加 ALP 标记的抗 TM 单克隆抗体,其与磁微粒上的 TM 发生特异性反应。再次去除未反应物质后,添加缓冲液和发光底物 CDP-Star,经磁微粒上的 ALP 分解并发光,检测其发光强度。发光强度随被检样本中 TM 浓度的增加而增强。事先检测已知浓度的 TM 校准品,制作标准曲线,可求出被检样本中 TM 的浓度,以 TU/mL 报告其抗原含量。

(三)参考区间

不同检测系统的参考区间有差异,TM 的参考区间通常为 3.8～13.3 TU/mL,因此各实验室引用参考区间时应进行验证,必要时建立本实验室的参考区间。

(四)临床意义

TM 升高见于自身免疫性疾病,如系统性红斑狼疮、DIC、急性呼吸窘迫综合征等。TM 升高不仅能反映血管内皮损伤,当肾功能低下时也会增高。

TM 分布在全身脏器的血管,而脑部血管的 TM 含量较低,这一生物学特点可能与脑出血和脑卒中间的风险差异有某种关联。

(五)结果分析及影响因素

(1)应空腹静脉采血,防止气泡、泡沫、溶血及组织凝血活酶混入样本中。

(2)使用新鲜的枸橼酸钠血浆作为样本,避免反复冻融。

(刘逍然)

第六章

尿液检验

第一节　尿液标本的采集与处理

一、尿液标本种类和收集

(一)尿液标本种类

实验室应制订并实施正确收集和处理尿液标本的指导手册,并使负责收集尿液标本的人员方便获得这些资料或向患者告知收集说明。

尿液标本按收集方式分为患者自己收集的尿液标本、医务人员收集的尿液标本、需要医务人员参与或指导收集的尿液标本三大类。按收集时间等将尿液标本分为晨尿、随机尿、负荷尿(运动负荷尿、前列腺按摩后尿)、计时尿(24 小时尿、12 小时尿)。

1.患者自己收集的尿液标本

(1)随机尿:是随时留取的尿液标本。标本的收集不受时间的限制,但应有足够的尿量用于检测,容器上应记录收集尿液的准确时间。

(2)晨尿:是清晨起床、未进早餐和做运动之前第一次排出的尿液。

(3)计时尿:是在规定的时间段收集的尿液标本,如餐后 2 小时尿、前列腺按摩后立即收集尿、24 小时尿等。

在收集计时尿液标本时需特别注意以下几点。①收集计时尿液标本时,应告知患者该时段的起始和截止时间,留取前应将尿液排空,然后收集该时段内(含截止时间点)排出的所有尿液。②如防腐剂有生物危害性,应建议患者先将尿液收集于未加防腐剂的干净容器内,然后小心地将尿液倒入实验室提供的含有防腐剂的收集容器中。③对尿液标本进行多项检测时,加入不同种类的防腐剂可能会干扰检测结果。当多种防腐剂对尿液检测结果有干扰时,应针对不同检测项目分别留取尿液标本(可分次留取,也可 1 次留取分装至不同容器中)。④特定时段内收集到的尿液应保存于 2～8 ℃条件下。对卧床的导尿患者,将尿袋置于冰袋上,如患者可走动,应定期排空尿袋,将尿液存放在 2～8 ℃条件下。⑤收集时段尿时,收集的尿量超过单个容器的容量时,须用两个容器,两个容器内的尿液在检测前必须充分地混匀。最常用的做法是在两个尿容器之间来回倾倒尿液标本。第二个容器收集的尿量一般较少,故加入防腐剂的量相应减少。

2.医务人员收集的尿液标本

(1)导尿管:是采用无菌技术,将导尿管通过尿道插入膀胱后收集的尿液。从导出的尿液中取一部分作为尿液标本。

(2)耻骨上穿刺抽取尿:由医务人员采用无菌技术进行耻骨上穿刺,直接从膀胱抽取尿液标本。

(3)婴幼儿尿:使用儿科和新生儿尿液标本收集袋作为儿科尿液收集的容器,此收集袋上附有对皮肤过敏性低的胶条,适用于不能自行留尿液标本的婴幼儿。

3.需要医务人员参与或指导收集的尿液标本

需要医务人员参与或指导收集的尿液标本主要指清洁尿液标本的收集。其分为中段清洁尿、微生物培养尿液标本和法医学病例尿液标本。清洁尿液标本的采集步骤分为以下几点。

(1)收集标本前患者应先用肥皂洗手或消毒湿巾擦手。

(2)指导未行包皮环切术的男性患者去上包皮露出尿道口(女性患者则无此步骤)。

(3)用消毒湿巾或类似消毒物清洁尿道口及周围皮肤。

(4)患者将开始部分的尿液排出,收集中段尿放于适当且无污染的容器中。

(5)如患者自己不能采用所推荐的收集方法时,医务人员应给予帮助,操作时应戴无菌手套。

4.尿液标本采集时需注意的问题

(1)收集标本的容器:①应保证清洁、无渗漏、无颗粒,其制备材料与尿液成分不发生反应。容器和盖子无干扰物质附着,如清洁剂等;②容积≥50 mL,收集 2 小时尿液标本容器的容积应为3 L左右;③开口为圆形,直径≥4 cm;④具有较宽的底部,适于稳定放置;⑤具有安全、易于开启且密封性良好的盖子;⑥推荐使用一次性容器;⑦收集微生物检查标本的容器应干燥、无菌。

(2)尿液分析申请单:实验室应建立尿液分析的申请程序。申请单提供的信息应包含以下内容:①患者姓名;②患者年龄或出生日期;③患者性别;④患者所在区域(住院或门诊、急诊等);⑤唯一性标识(患者识别号和标本识别号);⑥标本类型(如晨尿、中段尿或其他类型的尿液标本);⑦申请检测的项目;⑧诊断或主要症状;⑨与尿液分析项目有关的药物(如维生素 C);⑩申请医师签字;⑪收集尿液的日期和时间;⑫标本质量;⑬检验结果。

(3)标本标签:标签由放入冰箱后仍能粘牢的材料制成;标签应贴在容器上,不可贴在盖子上。提供的信息应至少包含的内容:①患者姓名;②唯一性标识;③收集尿液的日期和时间;④如加入防腐剂应注明名称,如果防腐剂溢出可对人体造成伤害,应在标签上加上警示内容,并口头告知患者。

(4)尿液标本留取的书面指导:患者留取标本前,医务人员应对患者进行指导,给患者介绍留取标本的正确方法及有关注意事项,如语言无法交流,应给予书面指导。①患者留取标本前要洗手,以及实施其他必要的清洁措施;②交给患者的尿液收集容器应贴有标签,并要求核对姓名;③告知患者留取所需实验的最小标本量;④指导患者留取标本时避免污染;⑤指导患者留取标本后,将容器盖好,防止尿液外溢,并记录标本留取时间。

(二)尿液标本的防腐与保存

通常,尿液标本采集后应在 2 小时内完成检验,避免使用防腐剂。除非在标本收集后 2 小时内无法进行尿液分析。根据检测项目特点,尿液标本可采用相应的防腐剂进行防腐,而无须置于冰箱保存。如尿液标本需分析的成分不稳定或要进行细菌培养,标本中可加入特定的化学防腐剂。如使用商品化的含防腐剂的器具,实验室应预先对该器具的适用性进行评估。选择防腐剂要恰当，有多种防腐剂适用于该分析时，应选择危害性最小的防腐剂。常用尿液防腐剂及用途见表 6-1。

表 6-1　常用尿液防腐剂及用途

类型	说明	用途
甲醛	每 0.1 L 尿加入 400 g/L 甲醛 0.5 mL	用于管型、细胞检查；甲醛具有还原性，不适用于尿糖等化学成分检查
硼酸	每升尿加入约 10 g 硼酸	在 24 小时内可抑制细菌生长，可有尿酸盐沉淀，用于蛋白质、尿酸、5-羟吲哚乙酸、羟脯氨酸、皮质醇、雌激素、类固醇等检查；不适用于 pH 检查
甲苯	每 0.1 L 尿加入 0.5 mL 甲苯	用于尿糖、尿蛋白检查
盐酸	每升尿加入 10 mL 浓盐酸	用于钙、磷酸盐、草酸盐、尿-17-酮类固醇、肾上腺素、儿茶酚胺等检查；因可破坏有形成分，沉淀溶质及杀菌，故不能用于常规筛查
碳酸钠	24 小时尿中加入约 4 g 碳酸钠	用于卟啉、尿胆原检查；不能用于常规筛查
麝香草酚	每 0.1 L 尿加入 0.1 g 麝香草酚	用于有形成分检查

(三)尿液标本的运送和接收

1.尿液标本的运送

(1)运送尿液标本时，容器需有严密的盖子以防尿液渗漏。

(2)标本收集后应减少运送环节并缩短保存时间，病房标本的传送应由经过培训的专人负责且有制度约束。如使用轨道传送或气压管道运送时，应尽量避免标本因震荡产生过多泡沫，以防引起细胞破坏。

(3)用于微生物学检查的标本如不能立即送达实验室，应将部分尿液标本移至含防腐剂的抑菌管内再运送，如何操作应咨询实验室。

2.尿液标本的接收

(1)应建立尿液标本的接收程序。

(2)申请单与容器标签上的信息应一致。

(3)从收集标本到实验室收到标本的时间应符合实验室要求。

(4)如运送延迟，并要求微生物检查，标本应保存于冰箱或加入适当防腐剂。是否添加防腐剂应符合标本检测的要求。

(5)容器及其他条件(如大小、盖子密封等)应符合要求。

(6)肉眼观察标本量是否适当，有无粪便或其他物质污染。进行显微镜尿液检查的实验室应制订鉴别不合格尿液标本的标准，以确认标本是否存在影响显微镜检验的污染物(如大量成熟鳞状上皮细胞、线索细胞和植物纤维等)。

(7)如标本不合格，实验室应立即与临床联系，以进一步采取措施，在与临床医务人员达成一致意见前，不能丢弃不合格标本。

(8)如婴幼儿、休克、昏迷等特殊情况只能留取少量尿液，或女性患者月经期留取标本，标本受月经血污染时，经临床医师同意后，临床实验室方可接受尿液标本并检验，但应在检验报告中注明。

二、检验后尿液标本的处理

(1)尿液标本应按生物危害物处理，遵照各级医院规定的医疗废弃物处理方法进行处理。

(2)一次性尿杯使用后置入医疗废弃物袋中,统一处理。

(3)尿容器及试管等器材使用后可先浸入消毒液(如0.5%过氧乙酸、5%甲酚皂液等)浸泡消毒12小时后再处理。

(刘道然)

第二节 尿液常规检验

一、尿量

使用量筒或其他带刻度的容器直接测定尿量。个体尿量随气候、出汗量、饮水量等不同而异。一般健康成人为1.0～1.5 L/24 h;小儿如按体重(kg)计算尿量,则较成人高3～4倍。

(一)尿量增多

1.生理性

饮水过多,饮浓茶、咖啡、乙醇类或精神紧张等。

2.病理性

病理性尿量增多常见于糖尿病、尿崩症、慢性肾炎和神经性多尿等。

(二)尿量减少

1.生理性

饮水少和出汗多等。

2.病理性

病理性尿量减少常见于休克,脱水,严重烧伤,急性肾炎,慢性肾炎,心功能不全,肝硬化腹水,流行性出血热少尿期,尿毒症和急、慢性肾衰竭等。

二、尿液颜色

根据观察到的尿液颜色进行报告。

(一)正常尿液颜色

因尿含尿色素可呈淡黄色。尿液被浓缩时,颜色可呈深黄色,并会受某些食物及药物的影响。

(二)病理性尿颜色

凡观察到尿液呈无色、深黄色、浓茶色、红色、紫红色、棕黑色、绿蓝色、乳白色等,均应报告。浓茶样深红色尿液见于胆红素尿;红色尿液见于血尿、血红蛋白尿;紫红色尿液见于卟啉尿;棕黑色尿液见于高铁血红蛋白尿、黑色素尿;绿蓝色尿液见于胆绿素尿和尿蓝母;乳白色尿液见于乳糜尿、脓尿。

三、尿液透明度

根据尿液的外观理学性状,将尿液透明度分为清晰透明、微浑、浑浊、明显浑浊4个等级。

浑浊尿的鉴别步骤:①加热,浑浊消失,为尿酸盐结晶;②加入醋酸数滴,浑浊消失且产生气泡，为碳酸盐结晶；浑浊消失但无气泡，为磷酸盐结晶；③加入 2%盐酸数滴，浑浊消失，为草酸盐结晶；④加入 10%氢氧化钠数滴，浑浊消失，为尿酸结晶；呈现胶状，为脓尿；⑤在 1 份尿液中，加入乙醚 1 份和乙醇 2 份，振荡，浑浊消失，为脂肪尿；⑥尿液经上述处理方法后仍呈浑浊，多为菌尿。

四、尿密度和尿渗透量

尿密度和尿渗透量是两个最常用的测定尿液浓度的方法。临床上，尿渗透量是最准确的评估尿液浓度的指标，是肾病时肾脏浓缩功能评价的经典指标，但很少有实验室在临床实践中应用，因为尿密度操作比较方便。尿密度是指相同温度下，相同体积的尿液与水的质量比，常用数值表示，人体尿密度参考区间为 1.003～1.035。组成尿密度的主要物质是尿素(20%)、氯化钠(25%)、硫酸盐和磷酸盐。部分临床实验室采用尿渗透量测定代替比密。临床实验室常规尿密度测定可采用折射仪方法、谐波振动法、干化学试带法和尿比重计法，这 4 种方法通过测量尿液某指标，间接推算出尿密度。

(一)折射仪法

折射仪法是常用方法。利用溶液中溶解固体数量同折射率成正比的原理。折射仪应校准。折射仪在 15～38 ℃温度范围内具有补偿功能，且标本用量少。结果升高也可由 X 线造影剂、血浆扩容剂、大量蛋白质和葡萄糖所致。若尿液中有蛋白质和葡萄糖，应校正测定结果，如 10 g/L 蛋白质使尿密度增加 0.003，10 g/L 葡萄糖使尿密度增加 0.004；尿液污染 X 线造影剂和血浆扩容剂时，可使用尿渗透量和干化学试带法测定，因不受高分子量物质的影响。

(二)谐波振动法

谐波振动法是利用声波在溶液中传导的速度同溶液的密度成正比的原理，通过测定谐波漂移来计算相对密度。谐波振动法优点是自动化，同折射仪法相关性好，不受尿液浑浊度的影响。尿中可溶性物质与重量密切相关。

(三)干化学试带法

干化学试带法常用于估计比密。利用尿中电解质释放出阳离子，阳离子与试带中的离子交换体中的氢离子交换，使之释放出氢离子，氢离子再与其中的酸碱指示剂反应，根据指示剂显示的颜色可推知尿中的电解质浓度，以电解质浓度来代表密度的原理。通常，试带递增量是 0.005。碱性尿明显影响目测法的结果。读数仪能自动调整 pH 对结果的影响。优点是自动化，且与重量相关很好，无须纠正葡萄糖、蛋白质和浑浊标本的影响。应按制造商的要求操作。该方法只适用于健康体检和初诊筛查，用尿密度判断肾功能时，应使用折射仪测定法。

(四)尿比重计法

最古老的尿密度测定方法是尿比重计法，该设备是液体比重计的一种，是利用液体置换来估计比密。该设备有很多缺点，包括以下几方面：①标本需要量较大(10～15 mL)；②玻璃的构造有锐器伤风险；③尿比重计测定时需使其漂浮于足够宽容器的液面上，不能贴壁；④温度影响尿比重计的读数，必须纠正结果；⑤读取尿液的凹液面比较困难；⑥尿比重计不准确，购置后需校准。上述所有的方法都受分子数量、大小，以及离子电荷的影响。大分子相对于钠离子、氯离子等小分子来说，对比密的影响更大。电导率是现代仪器能测出的一个新参数，该指标与尿中盐浓度相关。电导率与渗透量的相关性比肌酐更好，但其实际临床价值尚待进一步研究。

(刘道然)

第三节 尿液理学检验

一、尿量

尿量一般指24小时内排出体外的尿总量，有时也指每小时排出的尿量。尿量的多少主要取决于肾脏生成尿的能力和肾脏的浓缩与稀释功能。内分泌功能、精神因素、活动量、饮水量、环境温度、药物应用等多种因素可影响尿量。

(一)质量控制

尿量采集必须完全而准确，使用标准量筒尿量测定，精确至1 mL。

(二)参考值

成年人：1 000～2 000 mL/24 h。儿童：按儿童每公斤体重计排尿量，为成年人3～4倍。

(三)临床意义

1.多尿

多尿是指24小时内成人尿总量>2 500 mL，儿童>3 L。

(1)生理性多尿：可见于以下几点原因。①饮水过多或食用含水分高的食物；②服用有利尿作用的食品，如咖啡等；③使用某些药物，如咖啡因、噻嗪类、脱水剂等；④静脉输注液体过多，如输用生理盐水、糖盐水或其他液体等；⑤精神紧张、癔症等，可引起暂时性、精神性多尿。

(2)病理性多尿：可见于以下几点原因。①内分泌疾病：如尿崩症，是指抗利尿激素严重分泌不足或缺乏(中枢性尿崩症)，或肾脏对抗利尿激素不敏感或灵敏度降低(肾源性尿崩症)，患者24小时尿量可为5～15 L，尿密度常为1.0以下，尿渗透压在50～200 mmol/L。多尿还见于甲状腺功能亢进、原发性醛固酮增多症等；②代谢性疾病：如糖尿病引起的多尿，主要机制是渗透性利尿所致，患者尿密度、尿渗透压均升高；③肾脏性疾病：如慢性肾炎、慢性肾盂肾炎、慢性肾衰竭早期、肾小管酸中毒Ⅰ型、急性肾衰竭多尿期、失钾性肾病等。肾小管破坏致肾浓缩功能逐渐减退均可引起多尿。肾性多尿常具有昼夜尿量的比例失常、夜尿量增多的特点，即昼夜间尿量比<2∶1。

2.少尿

少尿是指24小时内尿总量<400 mL，或每小时尿总量持续<17 mL(儿童<0.8 mL/kg)为少尿。生理性少尿多见于机体缺水或出汗过多，少尿可能在机体出现脱水的临床症状和体征之前。病理性少尿见于急性肾衰竭、慢性肾病等。

(1)肾前性少尿：由各种原因造成肾血流量不足，肾小球滤过率降低所致。如：①肾缺血，各种原因引起的休克、过敏、失血过多、心力衰竭、肾动脉栓塞、肿瘤压迫等；②血液浓缩：严重腹泻、呕吐、大面积烧伤、高热等；③血容量降低：重症肝病、低蛋白血症引起全身水肿；④应激状态：严重创伤、感染(如败血症)等。

(2)肾后性少尿：多是由各种原因所致的尿路梗阻引起。如：①肾或输尿管结石、损伤、肿瘤、凝块或药物结晶(如磺胺类药)、尿路先天性畸形等；②膀胱功能障碍、前列腺肥大症、前列腺癌等。

(3)肾性少尿:由肾实质的病变引起肾小球和肾小管功能损害所致。在排除肾前性和肾后性少尿后,可考虑肾性少尿,例如,①急性肾小球肾炎、急性肾盂肾炎、慢性肾炎急性发作、急性间质性肾炎及急性肾小管坏死等。此种尿具有高渗量的特性。②慢性病所致肾衰竭时,也可出现少尿,但特征为低尿密度、低尿渗量性少尿,如高血压性和糖尿病肾血管硬化、慢性肾小球肾炎、多囊肾等。③血红蛋白尿、肌红蛋白尿等。④肾移植急性排斥反应时:尿量可突然降低。

3.无尿

无尿指尿量<100 mL/24 h,或<17 mL/h。肾受汞等毒性物质损害,常可引起急性肾小管坏死,而突然引起少尿及尿闭。

二、尿颜色和透明度

(一)检测原理

通过肉眼观察判断尿外观。透明度,可分为清晰透明、轻度浑浊(雾状)、浑浊(云雾状)、明显浑浊 4 个等级。

(二)方法学评价

尿颜色和透明度判断受主观因素影响。尿透明度还易受某些盐类结晶的影响。临床应用仅作参考。

(三)质量控制

(1)使用新鲜尿:尿放置时间过长;盐类结晶析出、尿胆原转变为尿胆素、细菌增殖和腐败、尿素分解,均可使尿颜色加深、浑浊度升高。

(2)防止污染。

(3)标准统一:统一尿液分析仪、干化学试带或检验人员判断尿颜色和透明度的标准。

(四)参考值

新鲜尿为淡黄色、清晰透明。

(五)临床意义

1.生理性变化

(1)代谢产物:影响尿颜色的生理性因素主要是尿色素、尿胆素、尿胆原等。

(2)饮水及尿量:大量饮水、尿量多则尿色淡;尿色深见于尿量少、饮水少或运动、出汗、水分丢失。

(3)药物的影响:如服用核黄素、呋喃唑酮、小檗碱、牛黄、米帕林会使尿呈黄色或深黄色;番泻叶、山道年等会使尿呈橙色或橙黄色;酚红、番泻叶、芦荟、氨基匹林、磺胺药等会使尿呈红色或红褐色。

(4)盐类结晶及酸碱度:生理性尿浑浊的主要原因是含有较多的盐类。例如,①尿酸盐结晶:在浓缩的酸性尿遇冷时,可有淡红色结晶析出;②磷酸盐或碳酸盐结晶:尿呈碱性或中性时,可析出灰白色结晶。

2.病理性变化

(1)无色:尿无色且伴尿密度升高,可见于糖尿病;如比密度低,可见于尿崩症。

(2)血尿:肉眼血尿表现为当每升尿中含血量达到或者超过 1 mL 时,尿呈淡红色、洗肉水样,雾状或云雾状,浑浊外观。含血量较多时,尿呈鲜红色、稀血样或混有血凝块。镜下血尿表现为尿经离心沉淀镜检时发现红细胞数>3 个/高倍视野。常见原因包括以下几点。①泌尿生殖系统疾病：是引起血尿最常见的原因(约占98%)，如肾或尿路结石、肾结核、肾肿瘤、各型肾小球肾炎、肾盂肾炎、多囊肾、肾下垂、肾血管畸形或病变，以及生殖系统炎症、肿瘤、出血(如前列腺炎、肿瘤、输卵管炎、宫颈癌等)。尿三杯试验，如血尿以第一杯为主，多为尿道出血；以第三杯为主，多为膀胱出血；如三杯均有血尿，多见于肾脏或输尿管出血。②全身性疾病：血液病，如白血病、再生障碍性贫血、血小板降低性紫癜、血友病等。感染性疾病，如感染性心内膜炎、败血症、肾病综合征出血热、高热、重症感冒。结缔组织病，如系统性红斑狼疮、血管炎等。心血管疾病，如高血压肾病、肾动脉硬化病、心力衰竭、心血管神经症等。内分泌代谢疾病，如痛风、糖尿病等。③泌尿系统邻近器官疾病：如急性阑尾炎、急性或慢性盆腔炎、宫外孕、结肠或直肠憩室炎症、恶性肿瘤，但血尿程度多较轻。④药物毒副作用：如磺胺类、水杨酸类、抗凝血类、某些抗生素类、环磷酰胺等。

(3)血红蛋白尿：尿游离血红蛋白超过参考值(<0.3 mg/L)时，引起尿隐血试验阳性者称为血红蛋白尿。正常人血浆中血红蛋白含量(<50 mg/L)很低，且通过与肝脏结合珠蛋白结合后，形成结合血红蛋白，后者不能从肾小球滤过。当血管内发生大量溶血时，由于红细胞大量破坏，大量血红蛋白释放入血浆中形成血红蛋白血症，溶血产生的血红蛋白超过了肝脏结合珠蛋白所能结合的能力，可经肾小球滤过，若其含量超过了肾小管重吸收能力时，便形成血红蛋白尿。

血红蛋白尿多见于血型不合的输血反应、阵发性睡眠性血红蛋白尿、蚕豆病、溶血性疾病等。

(4)肌红蛋白尿：正常人尿中含量甚微，故不能从尿中检出。当机体心肌或骨骼肌组织发生严重损伤时，尿肌红蛋白检查呈阳性，称为肌红蛋白尿。

病因包括以下几点。①创伤：如挤压综合征、电击伤、烧伤、手术创伤造成肌肉严重损伤者；②肌肉疾病：如原发性皮肌炎、多发性肌炎等；③心肌梗死：引起心肌组织广泛坏死，尿肌红蛋白测定可能对心肌梗死的早期诊断有一定参考价值；④代谢性疾病：如恶性高热、肌糖原贮积病；⑤缺血性肌损伤：如剧烈运动后或长途行军后、惊厥性疾病发作等。

与血红蛋白尿区别：肌肉损伤也常伴有红细胞破坏，致使肌红蛋白尿同时也伴有血红蛋白尿。因此，应注意肌红蛋白与血红蛋白的区别。①颜色：肌红蛋白尿呈粉红色、暗褐色；②溶解性：肌红蛋白能溶于80%饱和度的硫酸铵溶液中，而血红蛋白则不溶。

(5)胆红素尿：胆红素尿外观呈深黄色，振荡后产生的泡沫也呈黄色。此点可与正常尿或药物性深黄色尿鉴别，后者尿振荡后泡沫呈乳白色。胆红素尿不宜在空气中久置。胆红素尿可见于阻塞性黄疸或肝细胞性黄疸。

(6)乳糜尿：乳糜液或淋巴液进入尿中，尿呈乳白色浑浊称为乳糜尿。乳糜尿产生的机制包括以下几点。①泌尿系统淋巴管破裂：多因淋巴循环受阻，从肠道吸收的乳糜液，逆流进入泌尿系统淋巴管，致使淋巴管内压不断升高而破裂，淋巴液进入尿中所致；②深部淋巴管阻塞：乳糜液不能流入乳糜池，而逆流到泌尿系统淋巴管所致。

(7)脓尿与菌尿：①脓尿，常含有脓丝状悬浮物，放置后可有云絮状沉淀；②菌尿，尿内含大量的细菌；多呈云雾状，静置后也不下沉。脓尿、菌尿见于肾盂肾炎、膀胱炎、前列腺炎、精囊炎、尿道炎等。

鉴别试验包括以下两点。①镜检：脓尿时可见大量白细胞及成堆的脓细胞；菌尿则是以细菌为主；②蛋白定性：脓尿、菌尿均为阳性，且不管加热或加酸，其浑浊度均不消失。

(8)结晶尿：常见类型包括以下两点。①磷酸盐和碳酸盐：使尿呈淡灰色、白色浑浊；②尿酸盐：析出后尿呈淡粉红色浑浊或沉淀。

鉴别试验包括以下几点。①加热法:浑浊消失多为结晶尿。产生沉淀可能是脓尿、菌尿;②加酸或加碱:磷酸盐和碳酸盐尿,加入5%~10%乙酸数滴,浑浊可消失;如同时有气泡产生则多为碳酸盐结晶;③镜检:可见大量盐类结晶;脓尿、菌尿,镜下可见大量脓细胞、白细胞、细菌;④蛋白定性:为阴性,后者脓尿、菌尿多为阳性。

与乳糜尿鉴别:可用乳糜试验加以鉴别,前者为阴性,后者为阳性。

三、尿密度

尿密度又称尿比重。尿在4 ℃时与同体积纯水重量之比,称为尿密度。尿中可溶性的固体物质主要是尿素(25%)、肌酐和氯化钠(25%)。

(一)检测方法

(1)化学试带法:又称干化学法,有目视比色法和仪器比色法。

(2)尿密度计法。

(3)其他方法:①折射计法;②超声法;③称量法。

(二)方法学评价

1.化学试带法

测定简便,不受高浓度的葡萄糖、蛋白质或放射造影剂的影响,但精度差,只用作过筛试验。

2.尿密度计法

现已很少使用。

3.折射计法

折射计法具有易于标准化、标本用量少(1滴尿)等优点。折射计法被美国临床检验标准委员会和中国临床检验标准委员会建议作为参考方法。

(三)质量控制

1.化学试带法

(1)使用与仪器匹配、合格、有效期内的试带。

(2)每天用标准色条进行校准。

(3)如尿pH>7.0,测定值应升高0.005。

(4)化学试带法对过高或过低的尿密度不敏感,应以折射计法为参考。

(5)评价肾脏的浓缩、稀释功能时,应进行连续多次测定才有可靠价值。

2.尿密度计法

尿密度计法要通过校正后使用,测定时尿量要足,液面应消除泡沫,要对尿温度、尿蛋白尿、糖尿进行校正。

3.其他方法

折射计法:测尿前要按操作时室温进行温度补偿调校。

(四)参考值

晨尿或通常饮食条件下:1.015~1.025。随机尿:成人为1.003~1.035(至少有1次在1.023或以上,1次在1.003或以下);新生儿为1.002~1.004。

(五)临床意义

尿密度测定是临床上估计肾脏浓缩稀释功能常用的指标。

1.高密度尿

高密度尿见于：①急性肾小球肾炎、急性肾衰竭少尿期；②肾前性少尿疾病，如肝病、心功能不全、周围循环衰竭、高热、脱水，以及糖尿病、蛋白尿、使用放射造影剂等。

2.低密度尿

尿密度<1.015时，称低密度尿或低张尿。如尿密度固定在1.010±0.003(与肾小球滤过液密度接近)，称为等渗尿或等张尿，提示肾脏稀释浓缩功能严重损害。主要见于以下两点。

(1)急性肾小管坏死、急性肾衰竭多尿期、慢性肾衰竭、肾小管间质疾病等。

(2)尿崩症：常低密度尿(比重<1.003)，尿密度测定有助于多尿时糖尿病与尿崩症的鉴别。

四、尿渗量

尿渗量是反映溶解在尿中具有渗透作用的溶质颗粒(分子或离子等)数量的一种指标，是表示肾脏排泄到尿中的所有溶质颗粒的总数量。尿渗量主要与尿中溶质颗粒数量、电荷有关，而与颗粒大小关系不大。尿渗量能较好地反映肾脏对溶质和水的相对排出速度，更确切地反映肾脏浓缩和稀释功能，因此是评价肾脏浓缩功能较好的指标。

(一)方法学评价

尿渗量和尿密度测定比较：两者渗透率都能反映尿中溶质的含量。虽然，尿密度测定比尿渗量测定操作简便，成本低，但尿密度测定易受溶质性质的影响；而尿渗量主要与溶质的颗粒数量有关，在评价肾脏浓缩和稀释功能上，更优于尿密度。

(二)参考值

尿渗量：600～1 000 μL(相当于比重1.015～1.025)。尿渗量/血浆渗量之比为(3.0～4.7)∶1。

(三)临床意义

1.尿渗量降低

尿渗量降低见于肾小球肾炎伴有肾小管和肾间质病变。

2.尿渗量显著降低

尿渗量显著降低见于慢性肾盂肾炎、多囊肾等。慢性间质性肾病患者的尿渗量与血浆渗量之比可明显降低。

五、尿气味

正常尿的气味是由尿中挥发酸及酯类共同产生的。

(一)正常尿

新鲜尿具有微弱芳香气味，如尿液标本放置时间过久或冷藏时间过长，尿素分解，可出现氨臭味。食用葱、蒜、咖喱、韭菜，饮酒过多或服某些药物可有特殊异味。

(二)病理性尿

新鲜排出的尿即有氨臭味，见于慢性膀胱炎、慢性尿潴留等。烂苹果味见于糖尿病酮症酸中毒。腐臭味见于泌尿系统感染或晚期膀胱癌患者。大蒜臭味见于有机磷中毒者。老鼠尿样臭味见于苯丙酮尿症。

(刘道然)

第四节 尿液显微镜检验

一、红细胞

玻片法平均 0～3 个/高倍视野，定量 0～5 个/微升尿。

在碱性尿中红细胞边缘不规则；高渗尿中因脱水皱缩，呈表面带刺、颜色较深的桑葚状；低渗尿中因吸水胀大，并可有血红蛋白逸出，呈大小不等的空环状，称为细胞淡影；经肾小球滤出的红细胞变化较大，呈多形性，特别是有胞膜向外或内，大小不一突起的刺形红细胞；其他来源者则形态较均一。

二、白细胞和脓细胞

玻片法平均 0～5 个/高倍视野，定量 0～10 个/微升尿。作为泌尿系统感染的依据。

三、上皮细胞

（一）肾小管上皮细胞

尿中无此细胞，一经出现表示肾小管病变。成团出现多见于肾小管坏死病变，如急性肾小管坏死性肾炎、肾病综合征、肾小管间质性炎症等；慢性肾小球肾炎时肾小管皮细胞可发生脂肪变性，胞质中有多个脂肪颗粒，称为脂肪颗粒细胞。若肾小管上皮细胞中出现含铁血黄素颗粒，提示为慢性充血性病变，如慢性心力衰竭、肾梗死。若肾移植后持续存在则提示排斥反应。

（二）移行上皮细胞

尿中无或偶见。若较多出现甚至成片脱落，表明肾盂致尿道炎性或坏死病变。中层移行上皮细胞增多提示肾盂肾炎。

（三）复层扁平上皮细胞

复层扁平上皮细胞又称鳞状上皮细胞。尿中大量出现或片状脱落且伴白细胞、脓细胞，见于尿道炎。

四、管型尿

管型尿形成的条件：①尿中有清蛋白，远端小管上皮细胞分泌的 T-H 蛋白等，为形成管型的基质；②肾小管仍有浓缩和酸化功能，前者使蛋白成分浓缩，后者促进蛋白变性凝聚；③仍存在交替开放的肾单位，处于休息状态的肾单位有足够的时间形成管型。

（一）透明管型

透明管型主要由 T-H 蛋白、清蛋白、氯化钠构成。正常尿中平均为 0～1 个/低倍视野，剧烈运动后，高烧、心力衰竭者见少量。如有大量，特别是复合透明管型，则见于肾小球肾炎、肾病综合征、肾盂肾炎、恶性高血压、使用氨基糖苷类抗生素等药物中毒。出现复合性透明红细胞管型、透明白细胞管型，分别是肾出血和肾炎的标志；复合性透明脂肪管型则是肾病综合征的重要标志物。

（二）颗粒管型

运动后，发热，脱水时偶见。大量出现表明肾小球炎症病变。粗颗粒管型提示慢性肾小球肾炎、肾病综合征、药物中毒致肾小管损害。

（三）细胞管型

1.肾小管上皮细胞管型

在各种原因所致的肾小管损伤时出现，如急性肾小管坏死、肾淀粉样变性、肾移植排斥反应、妊娠中毒症、药物中毒及重金属盐中毒等。

2.红细胞管型

其出现表明肾单位出血，常与肾小球性血尿同时存在。其见于肾小球肾炎、狼疮性肾炎、肾移植后排斥、肾梗死、肾静脉血栓形成等。

3.白细胞管型

白细胞管型多见于肾盂肾炎、间质性肾炎等肾实质感染性疾病，并作为上尿路感染的标志物；也见于肾非感染性炎症，如肾小球肾炎、肾病综合征等，但多与上皮细胞管型和红细胞管型同时出现。

4.混合管型

混合管型常在肾小球肾炎、狼疮性肾炎、肾梗死、肾缺血坏死及肾病综合征时出现。常提示急性移植肾排斥反应。

（四）蜡样管型

蜡样管型由颗粒管型、细胞管型在肾小管内长期停留变性或直接由淀粉样变性的上皮细胞溶解后形成，提示有严重的肾小管变性。其见于肾小球肾炎晚期、肾衰竭、肾淀粉样变性，偶见于移植后排斥反应。

（五）脂肪管型

脂肪管型见于肾病综合征、慢性肾小球肾炎急性发作及其他肾小管损伤。

（六）宽管型

在急性肾衰竭少尿期或多尿期出现，故又称为肾功能不全管型；也见于血型不合输血、挤压伤、大面积烧伤等致急性肾衰竭时。

（七）细菌管型

细菌管型见于感染性肾疾病。

（八）其他类似管型的沉渣

1.类管型

类管型见于急性肾小管肾炎及肾血液循环障碍患者。

2.黏液丝

黏液丝见于尿道炎患者。

五、尿结晶体

（一）易在碱性尿中出现的晶体

1.磷酸盐晶体

偶见无意义，持续大量出现见于甲状腺功能亢进、肾小管酸中毒、骨脱钙，应注意磷酸盐结石的可能。

2.碳酸盐和尿酸盐晶体

无临床意义。

(二)易在酸性尿中出现的晶体

易在酸性尿中出现的晶体包括以下几种。①尿酸晶体:若在新鲜尿中持续存在,应注意尿酸结石。②草酸钙晶体:持续出现在新鲜尿中,应注意结石的可能,因草酸钙结石见于90%的肾结石中。③胆红素晶体:见于阻塞性和肝细胞性黄疸者。④酪氨酸和亮氨酸晶体:正常尿中无这两种晶体。如出现,见于急性重型肝炎、白血病、急性磷中毒等。⑤胱氨酸晶体:仅见于遗传性胱氨酸尿症。⑥胆固醇晶体:正常人尿中可存在,也见于肾淀粉样变性、尿路感染及乳糜尿者。⑦磺胺及其他药物晶体。

(刘道然)

第七章

粪便检验

第一节　粪便标本的采集与处理

粪便标本采集与处理涉及患者准备、采集容器和类型等方面，其中任一方面都可能影响粪便检验结果，而采集容器还可引起标本运送过程中的生物安全问题。因此，有必要对其逐一加以描述。

一、患者准备

排便不像排尿，个人控制方法有限。大多数人不乐意收集粪便标本，是引起大肠癌研究中粪便隐血试验标本高污染率(50%～90%)的原因。鉴于此，对患者进行试验重要性和正确采集粪便标本的教育极其重要。应给患者提供口头和书面说明及适当的标本采集容器。

二、标本容器

粪便采集容器会因采集标本量多少而不同。原则上应采用密封、不渗漏、干净、不易破损的容器。常需使用类似油漆筒的大容器来收集几天的粪便标本。单次随机标本可存放在尿杯或类似容器中，通常应指导患者采集哪些部分的粪便作为标本。某些商品化粪便收集器可收集便纸上的粪便，这对患者采集粪便标本很有帮助。

三、标本采集类型和量

标本采集类型和量因检验项目而不同。粪便隐血、白细胞分析或粪脂肪定量只需随机采集少量粪便即可。因患者每天粪便排泄量与 24 小时内摄食量无关，所以测定粪便中任何物质的每天排泄量需收集 2～3 天粪便。另外，为收集到最佳粪便标本，收集前应进行饮食控制(如隐血试验和粪脂肪定量检测)。

四、注意事项

应避免尿液、手纸、花露水、清洁剂等对粪便污染。受尿液污染的粪便可影响原虫的检测，强力清洁剂或除臭剂可干扰化学试验。应指导患者避免污染采集容器和采集过多的标本。

(王素芳)

第二节 粪便理学检验

粪便理学检验主要包括颜色、硬度和形状、黏液、不消化物质及气味等方面。这对消化系统疾病的诊断、病情观察和疗效判断有一定帮助。

一、颜色

胆汁使正常粪便呈棕色。当结合胆红素作为胆汁分泌入小肠后，水解为未结合胆红素。肠道厌氧菌将其分解为 3 种无色四吡咯，称为尿胆素原（包括粪胆素原、中胆色原和尿胆原）。尿胆原在肠道内自然氧化成尿胆素（呈橙棕色）或粪胆素和中胆色素，并使粪便着色。当胆汁分泌入小肠部分或全部受到抑制时，粪便颜色会发生改变，呈苍白或黏土样便，称为无胆色素粪便，是肝后梗阻的特征。但使用硫酸钡评价胃肠道功能时，也可使粪便呈上述相同的颜色（如钡剂灌肠）。某些消化产物、药物或血液也可使粪便呈不常见颜色。粪便一般性状见表 7-1，粪便不同检测项目参考区间见表 7-2。

表 7-1 粪便一般性状

类别	特性	原因
颜色	黏土样、灰色或苍白色	肝后梗阻
	黄色或白色	钡剂（摄取或灌肠）
	红色	血液（来自下消化道）、甜菜、食物、药物
	棕色	正常
	黑色	血液（来自上消化道）、铁剂、碳摄入、铋剂（如药物、栓剂）
	绿色	绿色蔬菜（如菠菜）、胆绿素（抗生素治疗期间）
硬度	成形	正常
	硬	便秘
	软	粪便水分增加
	水样	腹泻、脂肪泻
	形状圆柱形	正常
	狭窄、带状	肠梗阻、肠道变窄（如狭窄）
	小圆形	便秘
	大堆	脂肪泻
其他	泡沫、漂浮	气体增加
	油腻、海绵样	脂肪泻
	黏液	便秘、肠道刺激、结肠炎、绒毛状腺瘤

表 7-2　粪便不同检测项目参考区间

检查项目	参考区间
理学检验	
·颜色	棕色
·硬度	成形软便
·形状	管状、圆柱形
化学检验	
·总脂肪量(72 小时标本)	<6 g/d 或<粪便量的 20%
·渗透压	285～430 mmol/(kg·H_2O)
·钾	30～140 mmol/L
·钠	40～110 mmol/L
显微镜检验	
·脂肪定性	
·中性脂肪	每高倍视野几乎没有油滴
·总脂肪	每高倍视野<100 个脂肪滴(直径≤4 μm)
·白细胞(定性)	不存在
·肌肉和蔬菜纤维(定性)	几乎没有

二、硬度和形状

粪便硬度从稀薄、水样便(腹泻)到小的、硬块状(便秘)。正常粪便通常是成形块状,软便提示粪便中水分增加。软便可能是正常的,也可能与药物或胃肠道疾病有关。病史有助于决定患者粪便是否有显著变化。不消化食物或气体可导致粪便量大,粪便中也可有不消化食物,如果皮、蔬菜或肠道寄生虫。正常粪便呈成形圆柱状;细长、带状粪便提示肠道梗阻或肠腔狭窄。

三、黏液

正常粪便中没有半透明凝胶状黏液。当有黏液出现时,量可多可少,从少量到大量黏液(如绒毛状腺瘤)。黏液与肠蠕动或便秘时受压有关,也与结肠炎、肠结核、溃疡性憩室炎、痢疾、肿瘤和直肠炎等有关。

四、气味

正常粪便气味由肠道菌群代谢产物产生。如正常菌群遭破坏或食物进入菌群发生显著变化时,粪便气味也会发生明显变化,如脂肪泻因细菌分解未消化脂肪而产生独特臭味。

(王素芳)

第三节　粪便显微镜检验

用粪便混悬液涂片进行显微镜检验，可帮助鉴别腹泻原因或脂肪泻筛查。通过显微镜检验可鉴别白细胞和未消化食物，如脂肪、肉纤维和蔬菜纤维。尽管这些检查只是定性的，但操作方便且可提供有助于诊断的信息。

一、细胞

（一）红细胞

正常粪便中无红细胞，肠道下段炎症（如痢疾、溃疡性结肠炎、结肠癌等）或出血时可见红细胞。阿米巴痢疾病者的粪便中红细胞多于白细胞，成堆出现，并有残碎现象。细菌性痢疾病者的粪便中红细胞少于白细胞，分散存在，形态正常。

（二）白细胞

粪便中有白细胞或脓液（一种包含白细胞的排泄物）有助于腹泻的鉴别诊断。通常，当肠壁感染或有炎症时，粪便白细胞见于炎性排泄物中。如黏膜壁没有受累，通常粪便中没有白细胞。有白细胞的疾病包括溃疡性结肠炎、菌痢、溃疡性憩室炎、肠结核、脓肿或瘘管；无白细胞的疾病包括阿米巴结肠炎、病毒性胃肠炎。正常情况下，粪便中没有白细胞。因此，少量白细胞（每高倍视野 1～3 个）也提示有侵袭性感染和炎症发生。为保证粪便白细胞鉴别，湿片可用瑞氏或亚甲蓝染色。粪便白细胞可直接检测，也可间接检测。直接检测法是使用闪烁扫描术对自体放射性标记的白细胞进行扫描。该法需先收集患者血液，再用 ^{111}In 或 ^{99m}Tc 标记纯化的白细胞，最后经成像来定位标记的白细胞。该法能识别炎症的解剖位置，但有侵入性，需专业人员操作，实用性较差。直接检测法与内镜下组织学发现相关性很好，主要用于炎症性肠病的诊断。另一种半定量评估胃肠道白细胞数量的方法是对粪便标本中的白细胞做亚甲蓝染色，然后计数。健康人粪便中缺乏白细胞，当有侵袭性胃肠道感染时白细胞计数可升高，特别是志贺菌、沙门菌、侵袭性大肠埃希菌和阿米巴感染等会使粪便中的中性粒细胞分叶核升高，而伤寒感染粪便中单个核白细胞会升高。非感染原因，如炎症性肠病也可导致粪便白细胞计数升高。与霍乱弧菌、致病性大肠埃希菌导致的腹泻一样，先天性和病毒性腹泻的粪便中几乎没有白细胞。在一项采用志贺菌、沙门菌、霍乱弧菌、侵袭性大肠埃希菌或病毒诱导健康人腹泻的试验研究中发现，粪便白细胞计数对细菌性与非细菌性腹泻鉴别的特异性为 89％。

住院引起感染性腹泻的最常见原因是艰难梭菌，但很难与其他疾病鉴别。与艰难梭菌毒素检测相比，粪便白细胞检测在区分艰难梭菌感染与其他原因引起的感染能力有限，诊断灵敏度只有 10％。另外，有学者证实，粪便白细胞检测的诊断灵敏度在住院（25％）和门诊患者（57％）之间有显著性差异，诊断特异性分别为 87％和 89％，住院患者如此低的灵敏度提示粪便白细胞检测能力有限。

粪便白细胞亚甲蓝染色镜检相对快速，但需技术人员和特殊标本采集与处理，且解释主观，不适用现代实验室自动化检测。

(三)巨噬细胞

巨噬细胞体积常大于白细胞,细胞核较大且偏位,见于细菌性痢疾。

(四)脂肪

肉眼可见粪便中脂肪增加,可用显微镜和化学方法进行确认。脂肪泻(粪脂肪排出量>7 g/d)是消化不良或吸收不良的常见特征。虽可用显微镜做粪脂定性试验,但粪脂定量检测常作为脂肪泻的诊断依据。简单的玻片定性法可用来检测粪脂。在一张玻片上将粪便与苏丹Ⅲ、苏丹Ⅳ或油红O混匀染色,中性脂肪(甘油三酯)显示特征性橙色到红色。健康者的粪便中性脂肪球<60个/高倍视野。在另一张玻片上的粪便上滴加乙酸进行酸化,加热后加染液,可用作总粪脂肪含量的估算[中性脂肪+脂肪酸+脂肪酸盐(肥皂)]。酸化水解脂肪酸盐成脂肪酸,加热使脂肪酸与染液结合。因正常粪便中有脂肪酸和脂肪酸盐,所以玻片上观察到的橙红色脂肪球数量增加。正常情况下脂肪球<100个/高倍视野,直径不超过4 μm(约为红细胞大小的一半)。当脂肪球数量增加和体积增大(如40~80 μm)时常提示脂肪泻。

评估两张玻片所得结果常可鉴别消化不良和吸收不良。中性脂肪量正常(第一张玻片)而总脂量增加(第二张玻片)说明初级脂肪酸和脂肪酸盐增加,提示小肠吸收不良。仅第一张玻片中性脂肪量增加就可提示消化不良。

二、病原体

感染性腹泻是感染性胃肠炎发病的主要原因。全球每天估计有2 200名儿童因胃肠道感染而死亡,主要为发展中国家。美国每年估计有1.8亿人有胃肠道感染,至少有47.4万人因此而住院,至少有5 000人因此而死亡。各类微生物均可引起胃肠道感染,包括寄生虫、病毒和细菌。这些微生物可通过污染食物、水源和通过人与人接触或环境传播而感染,或可因抗生素治疗继发菌群失调。

引起感染性胃肠炎的病因学鉴定既费力又费钱,且许多常用方法学的分析灵敏度欠佳。习惯上,病原菌通过常规细菌培养、核酸检测或抗原检测来鉴别,病毒通过核酸检测或抗原检测来鉴别,寄生虫通过抗原检测和显微镜检验、特殊染色来鉴别。这些检测方法中,有些方法可在几小时内完成,但有些方法需几天时间,并且价格比较高,需一定的实验室资源和专业技术。最近,美国食品药品监督管理局批准了多种类复合核酸检测试剂盒,可用于细菌、病毒和寄生虫的鉴别。

许多非感染性疾病,如炎症性肠病、胃肠道肿瘤、肠易激综合征和食物过敏/不耐受等均可出现与感染性胃肠炎非常相似的症状。一种能快速鉴别感染性和非感染性胃肠炎和阴性预测值很高的生物标志物将有益于患者的临床分诊,而且理想的生物标志物还能快速的鉴别细菌、病毒和寄生虫。在病因学鉴别前,临床医师可能还要识别哪些患者需要住院,做适当的病原学鉴别,开始最佳治疗或维持措施,或采取适当的感染预防措施。该标志物有助于活动性、感染性患者的检测,以减少无症状寄生虫引起的潜在假阳性,减少不必要的住院费用,预防患者发病和做更多侵入性检查。

(一)肠道寄生虫

肠道寄生虫为感染人类和其他动物胃肠道的寄生虫,可寄居于全身,主要寄居于肠壁。寄生虫可由口进入肠道,通过未煮过或清洗过的食物、被污染的水源或手,或皮肤接触被幼虫感染过的土壤。有时,也可通过吻肛性行为传播。寄生虫进入肠道,在此繁殖并产生症状。如儿童接触感染土壤，如沙箱和学校操场后，没有彻底清洗就特别容易感染。发展中国家由于饮用可能被胃肠道寄生虫污染的水源而感染。肠道寄生虫主要类型为原虫和蠕虫。原虫包括隐孢子虫、微孢子虫和等孢子球虫，这些原虫最常见于人类免疫缺陷病毒感染者。这些寄生虫的每一种都可感染消化道，有时候可有两种或以上的寄生虫同时感染。肠道寄生虫可通过蠕虫感染使其宿主受害而致病。见到肠道寄生虫成虫，哪怕很少也可做出诊断，相反，若未见到肠道寄生虫成虫，有两种常用检测方法可协助诊断，如收集粪便标本检查寄生虫虫卵或幼虫，或将黏纸贴在肛门周围来检查寄生虫虫卵。

寄生虫对人体的危害，主要是作为病原体直接引起寄生虫病或作为疾病传播媒介间接引起寄生虫病。寄生虫病对人体健康和畜牧业危害十分严重。在占世界总人口77%的广大发展中国家，特别是热带和亚热带地区，寄生虫病仍广泛流行，威胁着儿童和成人的健康，甚至生命。寄生虫病的危害仍是普遍存在的公共卫生问题。肠道原虫和蠕虫感染威胁人类健康，包括阿米巴病、蓝氏贾第鞭毛虫病、蛔虫病、鞭虫病、钩虫病、蛲虫病等，还有一些地方性肠道蠕虫病，如猪和牛带绦虫病等。

1.蛔虫

蛔虫病常通过粪便或呕吐物中的虫卵作出诊断。由于蛔虫能产大量虫卵，所以只要用一张或两张粪便涂片就可作出诊断。有几种浓缩或增加可见度的方法用于新鲜粪便涂片显微镜检验虫卵，如乙醚沉淀法或加藤法。幼虫性肺病时可在胸腔积液中找到幼虫。白细胞计数显示嗜酸性粒细胞升高，但对蛔虫病来说是非特异性的。X线显示长15～35 cm，充盈缺损，有时候带弯曲的外观的蛔虫，含小而圆的虫卵。

2.十二指肠钩虫

早期感染时，粪便镜检查不到虫卵，但十二指肠钩虫病诊断还是取决于粪便镜检发现特征性钩虫卵。感染早期症状是肛周有幼虫蠕动和肛周瘙痒。蠕虫在肠道释放时，虫卵包含一个不分裂的卵子，顺着上消化道到达肠道，卵子发育，随粪便排出的卵子是一个分裂的卵子，常含4～8个卵细胞。因为钩虫卵和美洲板口线虫卵很难鉴别，所以两者鉴别应进行培养，使其孵出幼虫。如粪便标本放置≥1天或炎热环境下，幼虫会很快孵化，此时，钩虫与类圆线虫幼虫难以鉴别。两种幼虫虽在镜下可鉴别，但常规工作中不做。除内镜检查、外科手术或尸检外，成虫虽然罕见，但只要发现，就可基于口腔前庭、头、食管间隙长度进行鉴别，十二指肠钩虫幼虫的口腔前庭较长，而类圆线虫幼虫的口腔前庭较短。最近研究发现，聚合酶链反应可作为粪便十二指肠钩虫正确诊断的方法。

3.鞭虫

鞭虫前端有一个狭窄的食管末端，后端有一个短而厚的肛门。呈粉红色或白色的蠕虫穿过黏膜层，并通过纤细的前末端黏附宿主，吸食组织分泌物。雌虫大于雄虫，长度分别为35～50 mm和30～45 mm。雌虫有一个钝而圆的后末端，雄虫有一个弯曲的后末端。虫卵特征是呈桶状、棕色，两极突起。

4.蛲虫

蛲虫是一种常见寄生虫，主要寄生于人体盲肠，一般在体内存活4周，儿童感染率较高，城市大于农村，主要通过手感染饶虫卵后，经口传入体内，具有易治难防的特点，症状为肛门瘙痒。虫卵自虫体排出时，卵内已有一蝌蚪形幼虫。

5.裂头绦虫

粪便中虫卵镜检是特异性诊断的基础。通常有大量的虫卵,无须浓集就可证实。检查粪便中排出的孕节也有诊断价值。尽管识别虫卵和孕节的种级有困难,但种级鉴别几乎没有临床价值,因为像肠道内大多数成虫一样,该种的所有绦虫都对同一个药物敏感。

6.类圆线虫

类圆线虫病的诊断依赖于粪便或十二指肠液中幼虫的镜检(呈杆状,有时呈丝状)。但粪便直接镜检常不灵敏。可用直接浓缩(甲醛-乙酸乙酯)、贝尔曼漏斗分离、咖啡滤纸分离培养和琼脂培养后,再用显微镜进行检查,以提高检测灵敏度。培养技术是最敏感的,但不常用。应马上检查新鲜的粪便标本,因十二指肠钩虫卵冷却后孵化,其幼虫很难与类圆线虫区别。粪便类圆线虫检查,约 70%的结果是阴性的。若怀疑感染,应多次采集粪便和做十二指肠活检。患者痰液也可检出幼虫。

7.贾第鞭毛虫

根据美国疾病预防控制中心的要求,检测粪便中贾第鞭毛虫表面抗原是目前诊断贾第鞭毛虫病的首选方法,比显微镜检验更敏感。粪便三色染色是另一种用于贾第鞭毛虫检测方法。镜检可查粪便中贾第鞭毛虫活动的滋养体或卵圆形包囊。也可采用吞线试验(肠内试验),让患者吞下附有细线的胶囊,细线固定在患者脸颊上,然后拉出胶囊,并在生理盐水中漂洗,使滋养体释放至生理盐水中,再用显微镜检验生理盐水中的滋养体。现可用 ELISA 方法进行贾第鞭毛虫的检测,检出率可达到 90%。因贾第鞭毛虫检测比较困难,常导致误诊,所以一周内应做数次检查。

8.结肠小袋纤毛虫

结肠小袋纤毛虫有两个发展阶段:滋养体和包囊。滋养体呈椭圆形、球形,典型的长为 30~150 μm,宽为 25~120 μm,是人体内最大的寄生原虫,有一大一小两个核,通常两个核均可见,大核很大呈腊肠形,小核不明显,滋养体不具有传染性,但可通过二次分裂进行繁殖。包囊很小、呈球形,直径为 40~60 μm,与滋养体表面覆盖纤毛不一样,包囊有一个厚的细胞壁,不能运动和繁殖,是该寄生虫引起感染的形式。结肠小袋纤毛虫病的诊断很复杂,因为患者的症状可有可无,若患者有腹泻,有相关接触史,如旅行史、肛交史等,就可考虑诊断为结肠小袋纤毛虫病。另外,可通过粪便或组织标本的镜检做出诊断。

9.痢疾阿米巴

痢疾阿米巴可通过粪便标本进行诊断,但不可能仅凭显微镜就与其他物种区分。新鲜粪便制片中可查见滋养体,普通粪便标本中可查见包囊。也可使用 ELISA 法或放射免疫分析技术进行检测。

10.结肠内阿米巴

结肠内阿米巴滋养体可通过宽而呈锥形的假足得以鉴别。但包囊大小与痢疾阿米巴类似,易误认为痢疾阿米巴,其成熟的包囊中有 8 个核是鉴别要点。

11.隐孢子虫

许多水处理厂用传统过滤技术处理来自河流、湖泊和水库的生水作为公共饮用水。直接过滤颗粒含量低的水处理,包括凝结和过滤,但不包括沉淀。其他常见的过滤处理,包括慢沙滤池、硅藻土过滤器、去除 99%隐孢子虫的滤膜等。滤膜式、滤袋式和盒式过滤器可特异性的去除隐孢子虫。隐孢子虫对氯消毒剂高度抵抗,但足量的二氧化氯和长时间臭氧处理,隐孢子虫会失活。研究发现，紫外线能杀灭隐孢子虫，而低剂量紫外线不能使隐孢子虫失活。粪便标本镜检可见卵母细胞，但易与外形上相似的其他物体混淆。大多数隐孢子虫大小为 3～6 μm，有些稍大。现可通过联机系统和实时监测技术检测隐孢子虫。饮用水最易被隐孢子虫污染，最安全的做法是把饮用水煮开。

12.等孢子球虫

镜下呈大而形状典型的卵囊，是等孢子球虫诊断的基础。因卵囊排出可能是少量和间歇性的，推荐对粪便进行重复多次检查或浓缩后再查。若粪便检查结果呈阴性，需行十二指肠活检或行吞线试验（肠内试验）。湿片上卵囊可用微分干涉相差显微镜和荧光显微镜观察，也可用改良抗酸染色进行染色。

（二）细菌

某些细菌性疾病可通过粪便培养来检测，也可检测细菌的毒素，如艰难梭菌。

1.霍乱弧菌

霍乱弧菌通过污染水和食物而致病，患者和携带者为传染源。

2.痢疾志贺菌

正常粪便标本并非无菌，所以应使用选择性培养基进行志贺菌培养。如接种木糖赖氨酸脱氧胆盐琼脂、二氯乙酸钠、琼脂。若非乳酸发酵菌生长呈无色菌落。接种三糖铁琼脂斜面显示碱性斜面和酸性斜面，但不产气或 H_2S。使用用户身份识别卡接种后，培养物没有动力也不产 H_2S。在生长的用户身份识别卡试管中加入柯氏试剂显示无吲哚形成（2、7 和 8 血清型会产生吲哚）。福氏志贺菌表现为葡萄糖产酸产气；宋内志贺菌表现为甘露醇和鸟氨酸阳性，乳糖迟发酵；某些志贺氏菌种可产吲哚。

3.致病性大肠埃希菌

大肠埃希菌是革兰氏阴性、兼性厌氧和非芽孢菌。细菌呈杆状，长约为 2.0 μm，宽为 0.3～1.0 μm。可在不同基质中生长，厌氧条件下利用混合酸发酵产乳酸、琥珀酸盐、乙醇、醋酸盐和二氧化碳。大肠埃希菌的最优生长温度是 37 ℃，但有的实验菌株可在高至 49 ℃环境下繁殖。可使用多种氧化还原反应在有氧或无氧呼吸环境下生长。有鞭毛菌株是能动的，有周身鞭毛。大肠埃希菌和相关细菌有通过细菌接合、转导或转移 DNA 的能力，将遗传物质通过种群进行水平传递。此过程导致编码志贺毒素基因从志贺菌传递到由噬菌体保持的大肠埃希菌 O_{157} ∶ H_7 中。大肠埃希菌有致病性和非致病性之分。非致病大肠埃希菌是肠道正常菌群；致病性大肠埃希菌则能引起食物中毒，又进一步分为侵袭性和产毒素性大肠埃希菌。前者引起的腹泻与痢疾相似，常称为急性痢疾型；后者引起的腹泻为胃肠炎，常称为急性胃肠炎型。产毒素性大肠埃希菌产生的肠毒素，分为耐热毒素和不耐热毒素。前者加热至 100 ℃经 30 分钟尚不能被破坏，后者加热至 60 ℃仅 1 分钟就能被破坏。土壤、水源受粪便污染后可含致病性大肠埃希菌，易引起婴儿感染。因带菌食品加热不彻底，或生熟食交叉或熟食污染，也可引起食物中毒。

4.副溶血弧菌

副溶血弧菌是一种嗜盐菌，多由摄入污染的海产品所致，我国沿海地区夏季散发和暴发事件较多。河弧菌、拟态弧菌、创伤弧菌等也能引起感染性腹泻。

5.沙门菌

沙门菌是人兽共患菌，有 2 500 多种血清型，以鼠伤寒和肠炎沙门菌最多见，一年四季都有发病。污染的动物、植物、加工食品和水源都能引起感染，常有食源性爆发。患者所分离菌株常有多重耐药。我国沙门菌是感染性腹泻最常见的病原菌，也是食物中毒爆发最常见的病原菌。

6.弯曲菌

弯曲菌是人兽共患菌，通过未煮熟的肉、污染的蔬菜、牛奶和水源传播。发达国家弯曲菌感染年发病率为 44/10 万～93/10 万。弯曲菌感染后腹泻常为脓血便，部分患者会发生严重并发症，如吉兰-巴雷综合征、反应性关节炎和肠易激综合征。

7.气单胞菌和类志贺邻单胞菌

气单胞菌和类志贺邻单胞菌广泛分布于淡水中，能引起感染性腹泻，通过污染淡水产品而感染，也有水产养殖从业人员感染的报道。

8.蜡样芽孢杆菌

蜡样芽孢杆菌为条件致病菌，部分菌株能产肠毒素，以突发恶心、呕吐为主，或以腹痛、腹泻为主。呕吐型多与食用未冷藏剩饭有关，腹泻型多与加工处理不当食物有关。

9.产气荚膜梭菌

产气荚膜梭菌属厌氧菌，A 型菌产生的肠毒素导致腹泻，β 毒素可致坏死性肠炎。食源性感染常与室温下保存时间较长的动物性食物有关，如肉汤类食品。产气荚膜梭菌也是部分抗菌药物相关性腹泻的病原菌。

10.小肠结肠炎耶尔森菌

小肠结肠炎耶尔森菌广泛分布于自然界，能产耐热性肠毒素，因摄入被该菌污染的食物而引起肠炎。该菌在 4 ℃左右也能生长，长时间冷藏的食品食用前如不彻底加热则有感染小肠结肠炎耶尔森菌的危险。

11.艰难梭菌

在检测艰难梭菌前，常由结肠镜或乙状结肠镜检出并作出诊断。结肠或直肠黏膜出现假膜应高度怀疑艰难梭菌感染，但不能作出病情诊断。假膜由炎性碎片、白细胞组成的渗出物沉着所致。尽管可用结肠镜和乙状结肠镜检查，但粪便检查艰难梭菌是最准确的诊断方法。

细胞毒性试验：艰难梭菌毒素在细胞培养时有一个细胞病变效应，用特异的抗血清观察中和作用，是艰难梭菌感染诊断的金标准。在选择性培养基上进行产毒素培养，是最敏感和特异的试验，但仍比较耗时且费力。

(三)病毒

病毒也可以引起成人和婴幼儿腹泻，粪便中检出病毒，如轮状病毒结合患者腹泻、腹痛等临床表现即可诊断。

1.轮状病毒

一般有严重腹泻的胃肠炎患者在诊断时才做轮状病毒的检测。因胃肠炎入院的大多数儿童会进行轮状病毒 A 检测，若儿童粪便中检出病毒就可作出轮状病毒 A 感染的特异性诊断。在研究型实验室中，采用电镜和聚合酶链反应检测轮状病毒，逆转录聚合酶链反应可检测和确定人轮状病毒的所有种类和血清型。

2.诺如病毒

常规聚合酶链反应或定量聚合酶链反应是诊断诺如病毒的特异性方法，几小时内可出结果。方法非常敏感，可检测至 10 个病毒颗粒。有检测诺如病毒株混合物抗体的试剂盒，但缺乏特异性和灵敏度。

3.腺病毒

腺病毒含双股DNA,平均直径70 nm,已有41个血清型,还有某些未能分型的腺病毒。腺病毒能在普通培养细胞上生长,粪便中腺病毒仅在选择性细胞上生长,称为肠腺病毒。在病毒性胃肠炎中,肠腺病毒检出率为5%～14%。

4.柯萨奇病毒

柯萨奇病毒是一种肠病毒,分为A和B两类,是一类常见的经呼吸道和消化道感染人体的病毒,感染后会出现发热、打喷嚏、咳嗽等感冒症状。妊娠期感染可引起非麻痹性脊髓灰质炎,导致胎儿宫内感染和致畸。

三、其他有形成分

(一)纤维

粪便中未消化的食物,如肉和蔬菜纤维,可通过显微镜鉴别。肉纤维呈长方形、有特征性横纹。通常肉纤维鉴别和肉纤维定性评估可采用类似粪脂定性检查的方法。在做中性脂肪球筛查的第一张玻片上,同时进行肉纤维评估,在另一张玻片上加几滴粪悬液,用10%伊红乙醇液染色。肉纤维量的增加与消化不良、肠道内未消化物快速运送有关。

(二)淀粉颗粒

正常粪便中食物残渣均为消化后无定形细小颗粒,偶见淀粉颗粒和脂肪小滴。淀粉颗粒为大小不等的卵圆形颗粒,可用碘染色加以区分。

(三)植物细胞和植物纤维

正常粪便中仅见少量,形态多样,肠蠕动亢进所致腹泻时类中植物细胞和植物纤维量会增多。

(四)肠黏膜上皮细胞

小肠、大肠黏膜上皮细胞均为柱状上皮细胞,直肠齿状线处由复层立方上皮细胞和未角化复层鳞状上皮细胞覆盖。生理情况下,少量脱落的柱状上皮细胞多已破坏,故正常粪便中见不到。炎症时,上皮细胞量可增多,呈卵圆形或柱状,两端钝圆,常夹杂于白细胞间。多见于假膜性肠炎,此外黏胨样分泌物中也大量存在。

(五)肿瘤细胞

在乙状结肠癌、直肠癌患者血性粪便中有时可见成堆癌细胞。

(王素芳)

第八章

分泌物与体液检验

第一节 脑脊液检验

一、颜色检查

(一)适应证

用于中枢神经系统疾病的辅助诊断、鉴别诊断和监测。

(二)参考区间

无色、透明的液体。

(三)临床意义

病理状态下脑脊液颜色可能发生变化,不同颜色常反映一定的疾病。但是脑脊液颜色正常不能排除神经系统疾病。脑脊液可有如下颜色改变。

1.红色

因出血引起,主要见于穿刺损伤、蛛网膜下腔出血或脑室出血。前者在留取 3 管标本时,第 1 管为血性,以后 2 管颜色逐渐变浅,离心后红细胞全部沉至管底,上清液则无色透明。如为蛛网膜下腔出血或脑室出血,3 管均呈血性,离心后上清液为淡红色或黄色。

2.黄色

常因脑脊液中含有变性血红蛋白、胆红素或蛋白量异常增高引起,见于蛛网膜下腔出血,进入脑脊液中的红细胞溶解、血红蛋白破坏,释放氧合血红蛋白而呈现黄变;血清中胆红素超过 256 μmol/L 或脑脊液中胆红素超过 8.6 μmol/L 时,可使脑脊液黄染;椎管阻塞(如髓外肿瘤)、多神经炎和脑膜炎时,由于脑脊液中蛋白质含量升高(>1.5 g/L)而呈黄变症。

3.乳白色

由白细胞计数增多所致,常见于各种化脓性菌引起的化脓性脑膜炎。

4.微绿色

见于铜绿假单胞菌、肺炎链球菌、甲型链球菌引起的脑膜炎等。

5.褐色或黑色

见于脑膜黑色素瘤等。

二、透明度检查

（一）适应证

用于中枢神经系统疾病的辅助诊断、鉴别诊断和监测。

（二）参考区间

正常脑脊液清晰透明。

（三）临床意义

病毒性脑膜炎、流行性乙型脑膜炎、中枢神经系统梅毒等由于脑脊液中细胞数轻度增加，脑脊液仍清晰透明或微浊；结核性脑膜炎时细胞数中度增加，呈毛玻璃样浑浊；化脓性脑膜炎时，脑脊液中细胞数极度增加，呈乳白色浑浊。

三、凝块或薄膜检查

（一）适应证

用于中枢神经系统疾病的辅助诊断、鉴别诊断和监测。

（二）参考区间

放置 24 小时后不形成薄膜及凝块。

（三）临床意义

当有炎症渗出时，因纤维蛋白原及细胞数增加，可使脑脊液形成薄膜及凝块。急性化脓性脑膜炎时，脑脊液静置 1～2 小时即可出现凝块或沉淀物；结核性脑膜炎的脑脊液静置 12～24 小时后，可见液面有纤细的薄膜形成，取此膜进行涂片检查可发现结核分枝杆菌阳性率极高。蛛网膜下腔阻塞时，由于阻塞远端脑脊液蛋白质含量常高达 15 g/L，使脑脊液呈黄色胶状。

四、蛋白质测定

（一）适应证

用于中枢神经系统疾病的辅助诊断、鉴别诊断和监测。

（二）参考区间

（1）Pandy 试验：阴性或弱阳性。

（2）定量测定腰椎穿刺：0.20～0.45 g/L。小脑延髓池穿刺：0.10～0.25 g/L。脑室穿刺：0.05～0.15 g/L。

（三）临床意义

在生理状态下，由于血-脑屏障的作用，脑脊液中蛋白含量甚微，不到血浆蛋白含量的 1%，主要为清蛋白。病理情况下脑脊液中蛋白质含量增加，通过对脑脊液中蛋白质的测定，有助于对神经系统疾病的诊断。

蛋白含量增高见于脑膜炎（化脓性脑膜炎时显著增加，结核性脑膜炎时中度增加，病毒性脑膜炎时轻度增加）、出血（蛛网膜下腔出血和脑出血等）、内分泌或代谢性疾病（糖尿病性神经病变，甲状腺及甲状旁腺功能减退，尿毒症及脱水等）、药物中毒（乙醇、吩噻嗪、苯妥英中毒等）、脑部肿瘤或椎管内梗阻（脊髓肿瘤、蛛网膜下腔粘连等）、鞘内免疫球蛋白合成增加伴血-脑屏障通透性增加。

五、葡萄糖测定

(一)适应证

用于中枢神经系统疾病的辅助诊断、鉴别诊断和监测。

(二)参考区间

(1)成年人:2.8～4.5 mmol/L。

(2)儿童:3.1～4.4 mmol/1。

(3)婴儿:3.9～5.0 mmol/L。

(三)临床意义

脑脊液中葡萄糖主要来自血糖,其含量约为血糖的60%,它受血糖浓度、血-脑屏障通透性及脑脊液中糖酵解速度的影响。较理想的脑脊液中的糖检测应在禁食4小时后做腰穿检查。

1.降低

见于化脓性脑膜炎、结核性脑膜炎、脑膜的肿瘤(如脑膜白血病)、结节病、梅毒性脑膜炎、风湿性脑膜炎、症状性低血糖等。

2.增高

见于病毒性神经系统感染、脑出血、下丘脑损害、糖尿病等。

六、氯化物测定

(一)适应证

用于中枢神经系统疾病的辅助诊断、鉴别诊断和监测。

(二)参考区间

(1)成人:120～130 mmol/L。

(2)儿童:111～123 mmol/L。

(3)婴儿:110～122 mmol/L。

(三)临床意义

由于正常脑脊液中的蛋白质含量较少,为了维持脑脊液和血液渗透的平衡,脑脊液中氯化物的含量较血浆高20%。病理情况下脑脊液中氯化物的含量可发生变化。

1.降低

见于结核性脑膜炎(脑脊液中氯化物明显减少,可降至102 mmol/L以下)、化脓性脑膜炎(减少不如结核性脑膜炎明显,多为102～116 mmol/L)、非中枢系统疾病(如大量呕吐、腹泻、脱水等造成血氯降低时,脑脊液中氯化物也可减少)。

2.增高

见于慢性肾功能不全、肾炎、尿毒症、呼吸性碱中毒等。

七、蛋白电泳

(一)适应证

用于中枢神经系统疾病的辅助诊断、鉴别诊断和监测。

(二)参考区间

(1)前清蛋白:0.02～0.07(2%～7%)。

(2)清蛋白:0.56～0.76(56%～76%)。

(3)α_1球蛋白:0.02～0.07(2%～7%)。

(4)α_2球蛋白:0.04～0.12(4%～12%)。

(5)β球蛋白:0.08～0.18(8%～18%)。

(6)γ球蛋白:0.03～0.12(3%～12%)。

(三)临床意义

1.前清蛋白增加

见于脑积水、脑萎缩及中枢神经系统变性疾病。

2.清蛋白增加

见于脑血管病变、椎管阻塞及脑肿瘤等。

3.α_1球蛋白和α_2球蛋白增加

见于急性化脓性脑膜炎、结核性脑膜炎急性期、脊髓灰质炎等。

4.β球蛋白增加

见于动脉硬化、脑血栓等脂肪代谢障碍性疾病,若同时伴有α_1球蛋白明显减少或消失,多见于中枢神经系统退行性变,如小脑萎缩或脊髓变性等。

5.γ球蛋白增加

见于脱髓鞘病,尤其是多发性硬化症。寡克隆蛋白带大多见于多发性硬化症、亚急性硬化性全脑炎、病毒性脑炎等。

八、谷氨酰胺定量测定

(一)适应证

用于中枢神经系统疾病的辅助诊断、鉴别诊断和监测。

(二)参考区间

谷氨酰胺定量测定参考区间为0.40～0.96 mmol/L。

(三)临床意义

增高见于肝硬化晚期,进入肝昏迷期时可高达3.4 mmol/L;出血性脑膜炎患者呈轻度增高。

九、乳酸脱氢酶测定

(一)适应证

用于中枢神经系统疾病的辅助诊断、鉴别诊断和监测。

(二)参考区间

成年人乳酸脱氢酶参考区间为3～40 U/L。

(三)临床意义

LDH活性增高见于细菌性脑膜炎、脑血管病、脑瘤及脱髓鞘病等有脑组织坏死时。

十、细胞总数检查

(一)适应证

用于中枢神经系统疾病的辅助诊断、鉴别诊断和监测。

(二)参考区间

(1)成年人:$(0\sim8)\times10^6$/L。

(2)儿童:$(0\sim15)\times10^6$/L。

(3)新生儿:$(0\sim30)\times10^6$/L。

(三)临床意义

正常脑脊液中无红细胞,仅有少量白细胞,当穿刺损伤引起血性脑脊液时,白细胞计数须经校正后才有价值。

1.细胞数明显增高($>200\times10^6$/L)

见于化脓性脑膜炎、流行性脑脊髓膜炎。

2.中度增高($<200\times10^6$/L)

见于结核性脑膜炎。

3.正常或轻度增高

见于浆液性脑膜炎、流行性脑炎(病毒性脑炎)、脑水肿等。

十一、白细胞计数

(一)适应证

用于中枢神经系统疾病的辅助诊断、鉴别诊断和监测。

(二)参考区间

(1)成年人:$(0\sim8)\times10^6$/L。

(2)儿童:$(0\sim15)\times10^6$/L。

(3)新生儿:$(0\sim30)\times10^6$/L。

(三)临床意义

1.各种脑膜炎、脑炎

化脓性脑膜炎细胞数显著增加,白细胞计数常为$(1\ 000\sim20\ 000)\times10^6$/L,以中性粒细胞为主;结核性和真菌性脑膜炎时也增高,但多不超过500×10^6/L,早期以中性粒细胞为主,后期以淋巴细胞为主;病毒性脑膜炎细胞数仅轻度增加,一般不超过100×10^6/L,以淋巴细胞为主,其中流行性乙型脑炎的早期以中性粒细胞为主。

2.脑出血或蛛网膜下腔出血

也见白细胞计数增多,但其来自血液。对于血性脑脊液,白细胞计数须经校正后才有价值。

3.中枢神经系统肿瘤性疾病

细胞数可正常或稍高,以淋巴细胞为主,脑脊液中找到白血病细胞,可诊断为脑膜白血病。

4.脑寄生虫病或过敏性疾病

脑脊液中细胞数可升高,以嗜酸性粒细胞增高为主。脑脊液离心沉淀镜检可发现血吸虫卵、阿米巴原虫、弓形体、旋毛虫的幼虫等。

十二、细胞分类计数

(一)适应证

用于中枢神经系统疾病的辅助诊断、鉴别诊断和监测。

(二)参考区间

(1)红细胞:无或少量。

(2)淋巴及单核细胞:少量。

(3)间皮细胞:偶见。

(4)其他细胞:无。

(三)临床意义

(1)红细胞增多:见于脑出血、蛛网膜下腔出血、脑血栓、硬膜下血肿等。

(2)淋巴细胞增多:见于结核性脑膜炎、真菌性脑膜炎、病毒性脑膜炎、乙型脑炎后期、脊髓灰质炎、脑肿瘤、脑出血、多发性神经炎等。

(3)中性粒细胞增多:见于化脓性脑膜炎、流行性脑脊髓膜炎、流行性脑炎、脑出血、脑脓肿、结核性脑膜炎早期。

(4)嗜酸性粒细胞增多:见于寄生虫性脑病等。

(5)单核细胞增多:见于浆液性脑膜炎。

(6)吞噬细胞:见于麻痹性痴呆、脑膜炎。

(7)肿瘤细胞:见于脑、脊髓肿瘤。

(8)白血病细胞:见于中枢神经系统白血病。

十三、肿瘤细胞检查

(一)适应证

用于中枢神经系统肿瘤性疾病的辅助诊断、鉴别诊断和监测。

(二)参考区间

肿瘤细胞检查参考区间为阴性。

(三)临床意义

脑脊液中发现肿瘤细胞,对诊断中枢神经系统肿瘤或转移性肿瘤有重要临床价值。

十四、细菌及真菌检查

(一)适应证

用于中枢神经系统疾病的辅助诊断、鉴别诊断和监测。

(二)参考区间

细菌及真菌检查参考区间为阴性。

(三)临床意义

脑脊液中有细菌,可引起细菌性脑膜炎。如急性化脓性脑膜炎常由脑膜炎奈瑟菌、肺炎链球菌、溶血性链球菌、葡萄球菌等引起;病程较慢的脑膜炎常由结核分枝杆菌、新型隐球菌等引起。

十五、寄生虫检查

(一)适应证

用于中枢神经系统寄生虫疾病的辅助诊断、鉴别诊断和监测。

(二)参考区间

寄生虫检查参考区间为阴性。

(三)临床意义

脑脊液中若发现血吸虫卵或肺吸虫卵等,可诊断为脑型血吸虫病或脑型肺吸虫病等。

(王素芳)

第二节 痰液检验

一、量测定

(一)适应证

用于呼吸系统疾病的辅助诊断和监测。

(二)参考区间

无痰或仅有少量泡沫痰。

(三)临床意义

当呼吸道有病变时痰量增多,见于慢性支气管炎、支气管扩张、肺脓肿、肺结核等。在疾病过程中如痰量逐渐减少,表示病情好转;反之,则表示病情有所发展。痰量突然增加并呈脓性,见于肺脓肿或脓胸破入支气管腔。

二、颜色检查

(一)适应证

用于呼吸系统疾病的辅助诊断和监测。

(二)参考区间

无色或灰白色。

(三)临床意义

病理情况下痰色改变如下。

1.红色或棕红色

红色或棕红色痰是由于痰液中含有血液或血红蛋白。血性痰见于肺癌、肺结核、支气管扩张等;粉红色泡沫样痰见于急性肺水肿;铁锈色痰是由血红蛋白变性所致,见于大叶性肺炎、肺梗死等。

2.黄色或黄绿色

黄色痰见于呼吸道化脓性感染,如化脓性支气管炎、金黄色葡萄球菌肺炎、支气管扩张、肺脓肿及肺结核等。黄绿色痰见于铜绿假单胞菌感染或干酪性肺炎时。

3.棕褐色

见于阿米巴肺脓肿及慢性充血性心力衰竭肺淤血时。

4.灰色、黑色

见于矿工及长期吸烟者。

三、黏稠度检查

(一)适应证

用于呼吸系统疾病的辅助诊断和监测。

(二)参考区间

无色或灰白色黏液痰。

(三)临床意义

1.黏液性痰

黏稠外观呈灰白色,见于支气管炎、支气管哮喘和早期肺炎等。

2.浆液性痰

稀薄而有泡沫,是肺水肿的特征,或因血浆由毛细血管渗入肺泡内致痰液略带淡红色,见于肺淤血。

3.脓性痰

将痰液静置,分为三层,上层为泡沫和黏液,中层为浆液,下层为脓细胞及坏死组织。脓性痰见于呼吸系统化脓性感染,如支气管扩张、肺脓肿及脓胸向肺组织溃破等。

4.血性痰

痰中混有血丝或血块。如咳出纯粹的血液或血块称为咯血,外观多为鲜红色泡沫状,陈旧性痰呈暗红色凝块。血性痰常提示肺组织有破坏或肺内血管高度充血,见于肺结核、支气管扩张、肺癌、肺吸虫病等。

四、气味检查

(一)适应证

用于呼吸系统疾病的辅助诊断和监测。

(二)参考区间

无特殊气味。

(三)临床意义

血性痰可带有血腥气味,见于各种原因所致的呼吸道出血。肺脓肿、支气管扩张合并厌氧菌感染时痰液有恶臭,晚期肺癌的痰液有特殊臭味。

五、异物检查

(一)适应证

用于呼吸系统疾病的辅助诊断和监测。

(二)参考区间

异物检查无参考区间。

(三)临床意义

痰中可见的异物主要如下所示。

(1)支气管管型:见于支气管炎、纤维蛋白性支气管炎、大叶性肺炎等。

(2)干酪样小块:见于肺结核、肺坏疽等。

(3)硫磺样颗粒:见于放线菌感染。

(4)虫卵或滋养体:可见相应的寄生虫感染。

六、结石检查

(一)适应证

用于呼吸系统疾病的辅助诊断和监测。

(二)参考区间

结石检查正常人为阴性。

(三)临床意义

阳性见于肺石。肺石为淡黄色或白色的碳酸钙或磷酸钙结石小块,表面不规则,呈丘状突起。可能由肺结核干酪样物质的钙化产生,也可由侵入肺内的异物钙化而成。

七、白细胞检查

(一)适应证

用于呼吸系统疾病的辅助诊断和监测。

(二)参考区间

白细胞检查正常值为0～5个/HP。

(三)临床意义

(1)中性粒细胞增多:见于呼吸系统有细菌感染时,常成堆存在。

(2)淋巴细胞增多:见于肺结核时。

(3)嗜酸性粒细胞增多:见于支气管哮喘、过敏性支气管炎、肺吸虫病时。

八、红细胞检查

(一)适应证

用于呼吸系统疾病的辅助诊断和监测。

(二)参考区间

红细胞检查无参考区间。

(三)临床意义

红细胞增多见于支气管扩张、肺癌及肺结核时。

九、上皮细胞检查

(一)适应证

用于呼吸系统疾病的辅助诊断和监测。

(二)参考区间

偶见。

(三)临床意义

急性喉炎、咽炎和支气管黏膜发炎时可有大量上皮细胞混入痰液;当肺组织遭到严重破坏时还可出现肺泡上皮细胞。

十、肿瘤细胞检查

(一)适应证

用于呼吸系统恶性肿瘤的诊断、鉴别诊断和监测。

(二)参考区间

肿瘤细胞检查无参考区间。

(三)临床意义

肺癌及其他肺部转移性肿瘤时可检出肿瘤细胞。

十一、吞噬细胞检查

(一)适应证

用于呼吸系统疾病的辅助诊断和监测。

(二)参考区间

吞噬细胞检查无参考区间。

(三)临床意义

吞噬细胞增多可见于肺炎、肺梗死及肺出血等。

十二、结晶检查

(一)适应证

用于呼吸系统疾病的辅助诊断和监测。

(二)参考区间

结晶检查无参考区间。

(三)临床意义

1.夏科-雷登结晶

见于支气管哮喘、肺吸虫病时。

2.胆固醇结晶

见于肺结核、肺脓肿、肺部肿瘤时。

十三、病原体检查

(一)适应证

用于呼吸系统感染性疾病的辅助诊断和监测。

(二)参考区间

病原体检查无参考区间。

(三)临床意义

相应病原体感染时,可在显微镜下观察到相应病原体,如金黄色葡萄球菌、链球菌、放线菌、结核分枝杆菌、寄生虫等。

(王素芳)

第三节 胃液检验

一、量测定

(一)适应证

用于胃、十二指肠等疾病的辅助诊断、鉴别诊断和监测。

(二)参考区间

正常空腹12小时后胃液残余量约为50 mL。

(三)临床意义

1.增多

胃液大于100 mL,多见于十二指肠溃疡、卓-艾综合征、胃蠕动功能减退及幽门梗阻。

2.减少

胃液量少于10 mL,主要见于胃蠕动功能亢进、萎缩性胃炎等。

二、颜色检查

(一)适应证

用于胃、十二指肠等疾病的辅助诊断、鉴别诊断和监测。

(二)参考区间

无色透明液体。

(三)临床意义

胃液如有大量黏液,则呈浑浊灰白色。胃液如有鲜红血丝,多由抽胃液时伤及胃黏膜所致。病理性出血时,血液与胃液均匀混合,且多因胃酸作用及出血量多少而呈深浅不同的棕褐色,可见于胃炎、溃疡、胃癌等。咖啡残渣样外观提示胃内有大量陈旧性出血,常见于胃癌,可用隐血试验证实。插管时的恶心、呕吐、幽门闭锁不全、十二指肠狭窄等均可引起胆汁逆流。胃液混有新鲜胆汁呈现黄色,放置后则变为绿色。

三、黏液检查

(一)适应证

用于胃、十二指肠等疾病的辅助诊断、鉴别诊断和监测。

(二)参考区间

正常胃液含有少量分布均匀的黏液。

(三)临床意义

黏液增多提示胃可能有炎症。

四、食物残渣检查

(一)适应证

用于胃、十二指肠等疾病的辅助诊断、鉴别诊断和监测。

(二)参考区间

无食物残渣及微粒。

(三)临床意义

空腹胃液中出现食物残渣及微粒，提示胃蠕动功能不足，如胃下垂、幽门梗阻、胃扩张等。

五、酸碱度测定

(一)适应证

用于胃、十二指肠等疾病的辅助诊断、鉴别诊断和监测。

(二)参考区间

pH 为 0.9～1.8。

(三)临床意义

胃液 pH 3.5～7.0 时，见于萎缩性胃炎、胃癌、继发性缺铁性贫血、胃扩张、甲状腺功能亢进等。胃液 pH＞7 时，见于十二指肠壶腹部溃疡、胃泌素瘤、幽门梗阻、慢性胆囊炎、十二指肠液反流等。

六、组织碎片检查

(一)适应证

用于胃、十二指肠等疾病的辅助诊断、鉴别诊断和监测。

(二)参考区间

组织碎片检查正常人为阴性。

(三)临床意义

胃癌、胃溃疡患者胃液中可见多少不等的组织碎片。

七、胃酸分泌量测定

(一)适应证

用于胃、十二指肠等疾病的辅助诊断、鉴别诊断和监测。

(二)参考区间

(1)基础胃酸排泌量(BAO)：(3.9±2.0)mmol/h，很少超过 5 mmol/h。

(2)最大胃酸分泌量(MAO)：3～23 mmol/L，女性略低。

(3)高峰胃酸分泌量(PAO)：(20.6±8.4)mmol/h。

(4)BAO/MAO 比值：0.2。

(三)临床意义

1.胃酸分泌增加

见于十二指肠溃疡。高酸是十二指肠溃疡的临床特征，其 BAO 与 MAO 多明显增高。BAO 超过 40 mmol/h 时对十二指肠溃疡有诊断意义。胃泌素瘤或称卓-艾综合征以 BAO 升高为特征，可以高至10～100 mmol/h或更高，MAO一般比BAO高出40%～60%。胃已经接近于最大的被刺激状态。BAO/MAO比值大于0.6是胃泌素瘤病理表现之一。此外在诊断胃泌素瘤时还应测定血中胃泌素浓度。

2.胃酸分泌减少

与胃黏膜受损害的程度及范围有关。胃炎时MAO轻度降低，萎缩性胃炎时可明显下降，严重者可无酸，部分胃溃疡患者的胃酸分泌也可降低。胃癌时虽然胃酸分泌减少或缺如，但胃酸测定对鉴别良性溃疡或胃癌意义不大。胃酸减少还可见于恶性贫血。

八、乳酸测定

(一)适应证

用于胃、十二指肠等疾病的辅助诊断、鉴别诊断和监测。

(二)参考区间

乳酸测定参考区间为＜5 g/L。

(三)临床意义

增高见于胃癌、幽门梗阻、萎缩性胃炎、慢性胃炎、慢性胃扩张等。

九、隐血试验

(一)适应证

用于胃、十二指肠等疾病的辅助诊断、鉴别诊断和监测。

(二)参考区间

隐血试验参考区间为阴性。

(三)临床意义

胃炎、胃溃疡、胃癌时可因不同程度的出血而使隐血试验呈阳性。

十、胆汁检查

(一)适应证

用于胃、十二指肠等疾病的辅助诊断、鉴别诊断和监测。

(二)参考区间

胆汁检查参考区间为阴性。

(三)临床意义

阳性见于幽门闭锁不全、十二指肠乳头以下梗阻等。

十一、尿素检查

(一)适应证

用于胃幽门螺杆菌感染的辅助诊断、鉴别诊断和监测。

(二)参考区间

尿素检查参考区间为＞1 mmol/L。

(三)临床意义

幽门螺杆菌是人胃内唯一产生大量尿素酶的细菌。利用尿素酶可以分解尿素的原理，测定胃液中尿素浓度可以判断是否感染幽门螺杆菌。感染幽门螺杆菌的患者胃液中尿素浓度明显降低。如胃液中尿素浓度低于 1 mmol/L 则提示有感染，尿素浓度为 0 mmol/L 时可以确诊。

十二、红细胞检查

(一)适应证

用于胃、十二指肠等疾病的辅助诊断、鉴别诊断和监测。

(二)参考区间

红细胞检查参考区间为阴性。

(三)临床意义

出现大量红细胞时，提示胃部可能有溃疡、恶性肿瘤等。

十三、白细胞检查

(一)适应证

用于胃、十二指肠等疾病的辅助诊断、鉴别诊断和监测。

(二)参考区间

少量(每微升 100～1 000 个)，多属于中性粒细胞。

(三)临床意义

胃液白细胞数增加，每微升＞1 000 个时多属于病理现象，见于胃黏膜各种炎症时。鼻咽部分泌物和痰液混入时可见成堆白细胞，同时还可见柱状上皮细胞，无临床意义。胃酸浓度高时细胞质被消化只剩裸核，低酸或无酸时其白细胞形态完整。

十四、上皮细胞检查

(一)适应证

用于胃、十二指肠等疾病的辅助诊断、鉴别诊断和监测。

(二)参考区间

可见少量鳞状上皮细胞，不见或偶见柱状上皮细胞。

(三)临床意义

胃中鳞状上皮细胞来自口腔、咽喉、食管黏膜，无临床意义。柱状上皮细胞来自胃黏膜，胃炎时增多。胃酸高时上皮细胞仅见裸核。

十五、肿瘤细胞检查

(一)适应证

用于胃恶性肿瘤的诊断、鉴别诊断和监测。

(二)参考区间

肿瘤细胞检查参考区间为阴性。

(三)临床意义

镜检时如发现有成堆的大小不均、形态不规则、核大、多核的细胞时，应该高度怀疑是癌细胞，需做染色等进一步检查。

十六、细菌检查

(一)适应证

用于胃、十二指肠等疾病的辅助诊断、鉴别诊断和监测。

(二)参考区间

细菌检查参考区间为阴性。

(三)临床意义

胃液的高酸性不利于细菌生长,正常胃液中检不出确定的菌群。胃液中能培养出的细菌,通常反映是吞咽的唾液或鼻咽分泌物中的细菌,无临床意义。低酸、有食物滞留时可出现一些有意义的细菌,如八叠球菌可见于消化性溃疡及幽门梗阻时;博-奥杆菌可见于胃酸缺乏合并幽门梗阻时,对胃癌的诊断有一定的参考价值;抗酸杆菌多见于肺结核患者;化脓性球菌培养呈阳性,若同时伴有胃黏膜柱状上皮细胞增多时,提示胃黏膜有化脓性感染;若伴有胆道上皮细胞则可能有胆道炎症。

(王素芳)

第九章

糖类及其代谢产物检验

第一节　血糖测定

一、概念

血糖是指血清(或血浆)中的葡萄糖含量，通常以 mmol/L(mg/dL)计。血糖测定是诊断糖尿病(diabetes mellitus，DM)的主要方法和依据，空腹血糖浓度反映胰岛 β 细胞分泌胰岛素的能力。部分患者尤其是疑有 T_2DM 患者，如果空腹血糖不高，应测定餐后 2 小时血糖或行口服葡萄糖耐量试验(OGTT)。

二、方法

血糖测定分为空腹血糖与餐后血糖，空腹血糖测定要求隔夜空腹(至少 8 小时未进食任何糖类，饮水除外)，餐后血糖指从第一口进餐开始计算到 2 小时准时抽血测定血糖值。

三、正常参考值

(一)空腹血糖

(1)葡萄糖氧化酶法：3.9～6.1 mmol/L。

(2)邻甲苯胺法：3.9～6.4 mmol/L。

(二)餐后血糖

餐后血糖＜7.8 mmol/L。

四、注意事项

(一)取样时间及取样部位

测静脉血糖一般从肘静脉取血，止血带压迫时间不宜过长，应在几秒钟内抽出血液，以免血糖数值不准。若用血浆或全血，将血样品放入含有枸橼酸钠及氟化钠混合物的试管中，以防止血液凝固及红细胞内葡萄糖的分解。血标本最好立即测定，若要过夜，需将血浆样品冰冻。毛细血管血糖测定一般从耳垂、手指或足趾由针刺取血。毛细血管血的成分与动脉血相近，其血糖含量在清晨空腹时与静脉血基本相符；而在进食碳水化合物后的2小时内比静脉血高，这是因为此时的组织正在利用餐后升高的血糖。正常人口服葡萄糖100 g后，毛细血管血和静脉血的葡萄糖含量差值为0.4～3.4 mmol/L(8～61 mg/dL)，平均为1.33 mmol/L(24 mg/dL)。在口服葡萄糖3小时后一般两者差别很小，但也有报道称空腹时两者的差别也很大[范围为0～1.1 mmol/L(0～20 mg/dL)]。

(二)全血血糖与血浆血糖、血清血糖

因葡萄糖只能溶于水，红细胞含水量比血浆少，因此红细胞内的葡萄糖含量比血浆要低。而且红细胞又占据一定的容积，故全血血糖含量受血细胞比容的影响。血细胞比容下降10%，全血血糖值增加0.17～0.22 mmol/L(3～4 mg/dL)；相反，如血细胞比容增高，测得的结果相反。若采用血浆则没有这种影响。用全血血糖折算成血浆血糖时，可将全血血糖数值增加15%(注意不是15 mg/dL)。血浆与血清血糖数值相等，但血浆比血清稳定。如用枸橼酸钠及氟化钠抗凝，则离心后血浆含有除血细胞以外的全部物质。当血浆通过自动分析仪时，纤维蛋白容易沉淀使管道阻塞。若用血清不会出现此种现象。在收集血清时，全血的凝固和血凝块收缩需2～3小时，在此期间有1.7～2.2 mmol/L(30～40 mg/dL)的血糖降解而损失。为避免这种损失，取血后应迅速冰冻。最好在30分钟内(最多不超过1小时)离心取出血清。若用肝素或EDTA抗凝，血浆也要迅速离心，以减少糖的自然降解所产生的误差。

(三)引起血糖变化的药物

引起血糖升高的药物主要有TRH、ACTH、GH、甲状腺激素、糖皮质激素、儿茶酚胺、可乐定、咖啡因、氯噻酮、二氯甲嗪、呋塞米、依他尼酸、噻嗪类利尿剂、吲哚美辛、胰高血糖素、生长抑素、异烟肼、口服避孕药、酚妥拉明、三环抗抑郁药、苯妥英钠等。引起血糖下降的药物主要有胰岛素、双胍类、促泌剂、格列酮类、α-葡萄糖苷酶抑制剂、乙醇、单胺氧化酶抑制剂、甲巯咪唑、保泰松、对氨基水杨酸类、丙磺舒、普萘洛尔、磺胺类等。

五、临床评估

空腹时血糖高于6.1 mmol/L，称为高血糖，餐后2小时血糖高于7.8 mmol/L，也可以称为高血糖。高血糖不是一种疾病的诊断，只是一种血糖监测结果的判定，血糖监测是一过性的结果，高血糖不完全等于糖尿病。

(一)血糖升高的原因

(1)肝炎、肝硬化等各种肝脏疾病引起肝糖原储备减少时，可出现餐后血糖一过性升高。如积极治疗肝脏疾病，血糖便可恢复正常。

(2)应激状态下的急性感染、创伤、脑血管意外、烧伤、心肌梗死、剧烈疼痛等，均会使血糖升高。当应激状态消除后血糖会降至正常。

(3)饥饿时和慢性病患者体力下降时，可引起糖耐量减低，使血糖升高。积极治疗慢性病，改善体质可使血糖恢复正常。

(4)一些内分泌性疾病，如肢端肥大症、皮质醇增多症、甲状腺功能亢进症等，可引起继发性血糖升高。原发病得到有效控制后，血糖可逐渐降至正常。

(5)服用某些药物，如泼尼松、地塞米松等会引起高血糖。

(6)当空腹血糖≥7.0 mmol/L和(或)餐后2小时血糖≥11.1 mmol/L，并排除上述原因导致的血糖升高，即可考虑糖尿病的诊断。

(二)血糖降低

1.生理性或暂时性低血糖

运动后和饥饿时、妊娠期、哺乳期、注射胰岛素后和服降糖药后,血糖会降低。

2.病理性低血糖

(1)胰岛素分泌过多,如胰岛β细胞瘤。

(2)升高血糖激素分泌减少,如垂体功能减退、肾上腺功能减退和甲状腺功能减退。

(3)血糖来源减少,肝糖原贮存不足,如长期营养不良、肝炎、肝坏死、肝癌等。

(赵翠萍)

第二节　口服葡萄糖耐量测定

口服葡萄糖耐量测定即口服葡萄糖耐量试验(oral glucose tolerance test,OGTT),是在口服一定量葡萄糖后2小时内做的系列血糖测定,可用于评价个体的血糖调节能力,判断有无糖代谢异常,是诊断糖尿病的指标之一,有助于早期发现空腹血糖轻度增高但未达到糖尿病诊断标准的糖耐量异常患者。

一、原理

正常人在服用一定量的葡萄糖后,血液葡萄糖浓度升高(一般不超过8.9 mmol/L或160 mg/dL),刺激胰岛素分泌增多,使血液葡萄糖浓度短时间内恢复至空腹水平,此现象称为耐糖现象。若因内分泌失调等因素引起糖代谢异常时,口服一定量葡萄糖后,血液葡萄糖浓度可急剧升高或升高不明显,而且短时间内不能恢复至空腹血葡萄糖浓度水平,称为糖耐量异常。

二、操作

世界卫生组织推荐的标准化OGTT如下。

(1)试验前3天,受试者每天食物中含糖量不低于150 g,且维持正常活动,停用影响试验的药物(如胰岛素)。

(2)空腹10～16小时后,坐位抽取静脉血,测定血葡萄糖浓度(称为空腹血浆葡萄糖,FPG)。

(3)将75 g无水葡萄糖(或82.5 g含1分子水的葡萄糖)溶于250～300 mL水中,5分钟之内饮完。妊娠妇女用量为100 g;儿童按1.75 g/kg体质量计算口服葡萄糖用量,总量不超过75 g。

(4)服糖后,每隔30分钟取1次血,测定血浆葡萄糖浓度共4次,历时2小时(必要时可延长血标本的收集时间,可长达服糖后6小时)。其中,2小时血浆葡萄糖浓度是临床诊断的关键。

(5)根据各次测得的血葡萄糖浓度与对应时间做图,绘制糖耐量曲线。

三、参考区间

成人(酶法):FPG＜6.1 mmol/L;服糖后0.5～1小时血糖升高达峰值,但＜11.1 mmol/L;2小时血浆葡萄糖浓度＜7.8 mmol/L。

四、结果计算

(一)正常糖耐量

FPG<6.1 mmol/L,且2小时血浆葡萄糖浓度<7.8 mmol/L。

(二)空腹血糖受损(IFG)

FPG≥6.1 mmol/L,但<7.0 mmol/L,2小时血浆葡萄糖浓度<7.8 mmol/L。

(三)糖耐量减低(IGT)

FPG<7.0 mmol/L,同时2小时血浆葡萄糖浓度≥7.8 mmol/L,但<11.1 mmol/L。

(四)糖尿病(DM)

FPG≥7.0 mmol/L,且2小时血浆葡萄糖浓度≥11.1 mmol/L。

五、注意事项

(一)试验前准备

整个试验过程中不可吸烟、喝咖啡、喝茶或进食。

(二)影响因素

对于糖尿病的诊断,OGTT比空腹血糖测定更灵敏,但易受样本采集时间、身高、体质量、年龄、妊娠和精神紧张等多因素影响,重复性较差,除第一次OGTT结果明显异常外,一般需多次测定。

(三)临床应用

临床上大多数糖尿病患者会出现空腹血糖增高,且血糖测定步骤简单,准确性较高,因此首先推荐空腹血糖测定用于糖尿病的诊断。但我国流行病学研究结果提示,仅查空腹血糖,糖尿病的漏诊率较高(40%),所以建议只要是已达到糖调节受损(IGR)的人群,即空腹血糖受损(IFG)或糖耐量受损(IGT)的患者均应行OGTT检查,以降低糖尿病的漏诊率。但OGTT检查不能用于监测血糖控制的效果。

(四)静脉葡萄糖耐量试验

对于不能承受大剂量口服葡萄糖、胃切除后及其他可致口服葡萄糖吸收不良的患者,为排除葡萄糖吸收因素的影响,可按世界卫生组织的方法进行静脉葡萄糖耐量试验。

六、临床意义

(1)OGTT是诊断糖尿病的指标之一,其中FPG和2小时血浆葡萄糖浓度是诊断的主要依据。糖尿病患者FPG浓度往往超过正常,服糖后血糖更高,恢复至空腹血糖水平的时间延长。

(2)有无法解释的肾病、神经病变或视网膜病变,其随机血糖浓度<7.8 mmol/L,可用OGTT了解糖代谢状况。

(3)其他内分泌疾病,如垂体功能亢进症、甲状腺功能亢进、肾上腺皮质功能亢进等均可导致糖耐量异常,且各有不同的特征性OGTT试验曲线。

(4)急性肝炎患者服用葡萄糖后在0.5～1.5小时血糖会急剧增高,可超过正常。

(胡　博)

第三节 血糖调节激素测定

调节血糖的激素主要有胰岛素、胰高血糖素、肾上腺皮质激素、生长激素、甲状腺激素等，本节仅介绍胰岛素、胰高血糖素和胰岛素抵抗的检测及临床意义。

一、胰岛素原、胰岛素和C-肽测定

(一)生理和生物化学

胰岛素是第一个被纯化的蛋白类激素，是放射免疫法检测到的第一种物质，是重组DNA技术应用的第一个实践案例。人胰岛素分子量为5 808 Da，包含51个氨基酸。人胰岛素由A、B两条链组成，两条链之间以两个二硫键连接，A链本身含有第三个二硫键。人胰岛素与很多哺乳动物胰岛素具有相似的免疫学和生物学特性，在人重组胰岛素广泛应用以前，长期在临床治疗中使用牛和猪源胰岛素。

胰岛β细胞粗面内质网的核糖体首先合成100个氨基酸组成的前胰岛素，很快被酶切去信号肽，生成86个氨基酸的胰岛素原，其生物活性只有胰岛素生物活性的1/10，储存于高尔基体的分泌颗粒中，最后在蛋白水解酶的作用下水解成51个氨基酸的胰岛素和无生物活性的31个氨基酸的C-肽(C-peptide)。正常人的胰岛素释放呈脉冲式，基础分泌量约1 U/h，每天总量约40 U。健康人摄入葡萄糖后，胰岛素呈双时相脉冲式分泌，葡萄糖入血后的1～2分钟是第一时相，储存胰岛素快速释放，在10分钟内结束，第二时相可持续60～100分钟，直到血糖水平回到正常，为胰岛素合成和持续释放时相。胰岛素主要在肝脏摄取并降解，半衰期5～10分钟。

正常情况下，在外周循环中无法检测到前胰岛素。仅有少量胰岛素原(胰岛素的3%)和中间剪切体入血，因肝脏清除胰岛素原率仅是清除胰岛素的1/4，胰岛素原的半衰期是胰岛素的2～3倍，空腹时循环胰岛素原是胰岛素浓度的10%～15%。C-肽对于维持胰岛素正常结构必需，半衰期长(35分钟)，空腹时循环C-肽是胰岛素浓度的5～10倍。肝脏不代谢C-肽，C-肽在肾脏中降解并从循环中清除，具有较稳定的尿液清除率。

(二)胰岛素原测定

1.测定方法

胰岛素原准确检测存在一些困难，包括在血中浓度低，不易获得抗体，很多抗血清与胰岛素、C-肽有交叉反应，同时胰岛素原转化中间体也会干扰检测结果，目前还不具备纯胰岛素原检测的方法。目前已经将生物合成的胰岛素原用于制备单克隆抗体，将能提供可靠的胰岛素原标准品和检测方法。

2.临床意义

高浓度胰岛素原见于良性或恶性胰岛β细胞瘤，同时胰岛素、C-肽血清水平升高或不升高，伴低血糖症。也有少见疾病，如胰岛素转换障碍引起的家族性高胰岛素原。测量胰岛素原有助于判断胰岛素原类似物对胰岛素检测的干扰程度。在部分2型糖尿病患者血清中检测到高胰岛素原及其类似物水平，并且与心血管危险因子关联。在慢性肾功能不全、肝硬化、甲状腺功能亢进患者的血清中也可能检测到高胰岛素原及其类似物的水平。

(三)胰岛素测定

1.标本采集与保存

所有测定方法均可采用血清标本,血清标本(EDTA和肝素抗凝)可用于一些免疫分析法。由于红细胞中存在胰岛素降解酶,故可致胰岛素含量降低,使用夹心免疫技术可观察到异嗜性抗体或类风湿因子可引起胰岛素假性升高。胰岛素测定的血清标本应在取血后5小时内分离,分离血清中的胰岛素在室温下可稳定12小时,在4 ℃可稳定1周,在−10 ℃可稳定1个月。

2.检测方法

虽然胰岛素测定历史已经有几十年,目前仍然没有高度精确、准确和可靠的方法。目前有很多胰岛素检测商业试剂盒,包括RIA、ELISA、化学发光免疫法等,其基本原理是免疫分析法,检测免疫反应性胰岛素。除了胰岛素,与胰岛素有共同抗原表位的物质如胰岛素原、胰岛素原转换中间产物、糖基化及二聚体化的胰岛素衍生物等都可能被检测到。胰岛素抗血清与胰岛素原有交叉反应,但不与C-肽反应。对于健康人体来说,胰岛素检测的特异性不是问题,因健康人血清中低浓度的胰岛素原不会影响胰岛素测量结果。但在某些情况,如糖尿病、胰岛细胞瘤患者,胰岛素原以较高浓度存在,会使胰岛素检测结果偏高,而胰岛素原的活性很低,会得到不准确的具有活性的胰岛素检测结果。

3.胰岛素检测的标准化

ADA曾经评估9个生产商的12种不同试剂,结果显示方法内变异为3.7%～39%,方法间变异为12%～66%,平均变异为24%。一般的胰岛素参考测量程序不能够达到优化方法间变异、使检测结果一致的目的。最近,ADA胰岛素测量标准工作组与美国糖尿病、消化病、肾病研究所、美国疾病控制与预防中心、欧洲糖尿病研究协会联合,建立以同位素稀释液相色谱-串联质谱法为参考方法的溯源链,以标准化胰岛素检测。标准化、同质化胰岛素检测对于临床诊疗具有实际意义。

4.参考区间

因方法的批间差异大,所以实验室应建立各自的参考区间,以SI单位(pmol/L)报告结果。过夜空腹后,正常健康无肥胖人群的胰岛素范围是12～150 pmol/L(3～25 μU/mL)。部分特异性较好、减少胰岛素原干扰的方法得到的空腹胰岛素水平是小于60 pmol/L(9 μU/mL)。在肥胖人群,胰岛素水平偏高,非糖尿病患者群及运动员胰岛素水平偏低。

5.临床意义

胰岛素是降低血糖的主要激素,胰岛素测定可用于空腹低血糖症患者的评估,也是2型糖尿病患者治疗方案选择的参考指标,如果胰岛素水平低,选择胰岛素治疗的可能性增加。另外,胰岛素测定是多囊卵巢综合征的评估指标,因为这种疾病的患者常伴有胰岛素抵抗及碳水化合物代谢异常。虽然有研究者建议在OGTT检测的同时测定胰岛素,作为糖尿病的早期诊断指标之一,目前ADA所建议的糖尿病诊断指标并不包括胰岛素测定。

(1)胰岛素增高:常见于非胰岛素依赖型糖尿病(2型糖尿病),此类患者常较肥胖,其早期与中期均有高胰岛素血症;胰岛β细胞瘤、胰岛素自身免疫综合征、脑垂体功能减退、甲状腺功能减退、Addison病也有异常增高。此外,怀孕妇女、应激状态下(如外伤、电击与烧伤等)患者胰岛素的水平也较高。

(2)胰岛素降低:常见于1型糖尿病及晚期2型糖尿病的患者;胰腺炎、胰腺外伤、β细胞功能遗传性缺陷病的患者及服用噻嗪类药、β受体阻滞剂的患者。

(四)C-肽测定

1.标本采集与保存

采用血清标本。如果血清标本不能立即测定，须保存于−20 ℃，并避免反复冻融。标本溶血可影响胰岛素，而不影响C-肽(C-P)的测定。标本贮存的时间越短越好。测定C-肽的血清加入抑肽酶，−20 ℃贮存3个月对测定结果无明显影响。

C-肽抗体不能识别胰岛素原，但当血中存在大量胰岛素原时(如胰岛细胞瘤或血浆胰岛素抗体结合大量胰岛素原)也会影响C-肽的测定，使结果偏高。这时测定C-肽须将血清样品先经25%～30%的聚乙二醇(PEG)或葡萄珠结合胰岛素抗体处理，除去胰岛素原后再行测定。

2.测定方法

C-肽检测的基本原理是免疫分析法，包括放射免疫分析(RIA)、酶免疫测定(ELISA)、化学发光免疫分析(CLIA)和电化学发光免疫分析(ECLIA)等。不同方法间变异较大，其原因包括不同的抗血清、与胰岛素原的交叉反应不同、不同的C-肽校准品等。比较15个实验室9种不同的C-肽常规检测方法，批内、批间变异分别高达10%及18%，美国疾病控制与预防中心成立了C-肽检测标准化工作组。

3.参考区间

健康人群空腹血清C-肽水平为0.25～0.6 nmol/L(0.78～1.89 ng/mL)，葡萄糖或胰高血糖素刺激后，血清C-肽水平为0.9～1.87 nmol/L(2.73～5.64 ng/mL)，是刺激前的3～5倍。尿C-肽的参考范围为(25±8.8)pmol/L[(74±26) μg/L]。

4.临床意义

C-肽测定比胰岛素测定有更多优点，因其肝脏代谢可以忽略，外周血C-肽浓度与胰岛素相比是更好的β细胞功能指示项目，C-肽测定不受外源性胰岛素的干扰，与胰岛素抗体无交叉反应，而这些都会影响胰岛素测定结果。

(1)评估空腹低血糖：对于某些β细胞瘤患者，特别是胰岛素间歇分泌过多时，胰岛素水平可以正常，但C-肽水平升高。当注射外源性胰岛素导致低血糖时，胰岛素浓度升高，C-肽水平降低，因C-肽测定方法不识别外源性胰岛素，且外源性胰岛素可抑制β细胞功能。

(2)评估胰岛素分泌能力和速率：检测基础C-肽浓度或刺激后的C-肽浓度，但在常规糖尿病检测中作用不大。

(3)用于检测胰腺手术效果：在胰腺切除后应该检测不到C-肽，在胰腺或胰岛细胞成功移植后，C-肽浓度应该升高。

(五)胰岛素和C-肽释放试验

1.胰岛素释放试验

主要用于了解胰岛β细胞的功能状态，协助判断糖尿病类型并决定治疗方案。

(1)方法：口服葡萄糖75 g分别在空腹及服葡萄糖开始后30分钟、60分钟、120分钟、180分钟采血测定血糖和胰岛素水平。可与OGTT同时进行。

(2)参考区间：通常为空腹3～25 mU/L，服糖后分泌高峰在30～60分钟，峰值比空腹升高4～6倍，峰值应<130 mU/L，120分钟<100 mU/L，180分钟后基本恢复到空腹水平。

(3)临床意义：①空腹胰岛素>25 mU/L，服糖后2～3小时仍持续高水平(往往>100 mU/L)，提示可能存在胰岛素抵抗。②糖尿病患者的胰岛素释放高峰往往后延，1型糖尿病患者的胰岛素分泌能力降低，分泌曲线呈低平；空腹血浆胰岛素浓度很低，一般<3 μU/mL

(正常为 3～25 μU/mL),甚至测不出;血及 24 小时尿中 C-肽均很低,常不能测出。③2 型糖尿病患者会因胰岛素缺乏或抵抗的类型不同,患者空腹胰岛素水平正常或高于正常,刺激后曲线上升迟缓,高峰在 2 小时或3 小时,多数在 2 小时达到高峰,其峰值明显高于正常值,提示胰岛素分泌相对不足。

2.C-肽释放试验

C-肽释放试验是反映自身胰岛素分泌能力的一个良好指标,有助于鉴别 1 型和 2 型糖尿病患者。

(1)实验方法:同胰岛素释放试验。可与 OGTT 同时进行。

(2)参考区间:正常人空腹血浆 C-肽值为 0.8～4.0 μg/L,餐后 1～2 小时增加 4～5 倍,3 小时后基本恢复到空腹水平。

(3)临床意义:C-肽释放试验与胰岛素释放试验的临床意义相同。

C-肽测定常用于糖尿病的分型,它与胰岛素测定的意义是一样的。1 型糖尿病由于胰岛 β 细胞大量破坏,C-肽水平低,对血糖刺激基本无反应,整个曲线低平;2 型糖尿病 C-肽水平正常或高于正常;服糖后高峰延迟或呈高反应。

C-肽测定还用于指导胰岛素用药的治疗,可协助确定患者是否继续使用胰岛素还是只需口服降糖药或饮食治疗。糖尿病患者胰岛素水平相对或绝对不足的原因比较复杂,所以胰岛素水平既可表现为高,也可表现为低。前者用胰岛素治疗无效,后者不用胰岛素则加速糖尿病并发症的出现。若患者接受过胰岛素治疗 6 周后则可产生胰岛素抗体,这时测定胰岛素常不能反映患者体内胰岛素的真实水平。

C-肽可用于低血糖的诊断与鉴别诊断,特别是医源性胰岛素引起的低血糖。

由于胰岛 β 细胞在分泌胰岛素的同时也等分子地释放 C-肽,C-肽与外源性胰岛素无抗原交叉,且生成量不受外源性胰岛素影响,很少被肝脏代谢,因此 C-肽测定可以更好地反映 β 细胞生成和分泌胰岛素的能力。

二、胰高血糖素测定

常采用竞争 RIA 法测定胰高血糖素,校正值由厂商提供,其根据是世界卫生组织胰高血糖素国际标准(69/194)。空腹时血浆胰高血糖素浓度范围为 20～52 pmol/L(70～80 ng/L)。胰腺 α 细胞瘤患者外周血中的胰高血糖素极度升高,浓度最高可达正常参考值上限的 500 倍,并常伴有体质量减轻、(表皮)松解坏死型游走性红斑、糖尿病、口腔炎、腹泻等症状。低胰高血糖素血症见于慢性胰腺炎。

三、胰岛素抵抗的检测

(一)生理与生物化学

胰岛素抵抗(insulin resistance,IR)又称胰岛素不敏感,是胰岛素对外周组织,主要是肝脏、肌肉、脂肪的作用减弱。

(二)测定方法

1.血胰岛素浓度测定

当存在 IR 时,组织利用血糖减低致高血糖趋向,高血糖又刺激胰岛 β 细胞分泌更多的胰岛素以使血糖恢复正常或不能使血糖恢复正常,表现为高胰岛素血症伴正常血糖或高血糖。可空腹采血或常规口服糖耐量试验，同时查血糖和胰岛素，当空腹或餐后胰岛素峰值大于正常人均值＋2 *SD* 时可诊断为高胰岛素血症。由于个体间基础及餐后胰岛素存在较大差异，不同胰岛素检测方法也存在较大差异，因此各实验室应设置各自的参考区间，应选择中年、非肥胖的健康人，也可做不同年龄组的参考区间，例数在 30～50 人。未检出高胰岛素水平，也不能排除 IR 的存在，高胰岛素血症是 IR 的参考指标。

2.胰岛素作用指数

由于血糖与胰岛素相互作用，有研究者提出以空腹血糖与空腹胰岛素之间的关系作为判断 IR 的参数。

3.葡萄糖耐量加胰岛素释放试验

用 OGTT 加胰岛素释放试验的 G 曲线下面积与 I 曲线下面积之比作为 IR 的比较参数，又称为闭环模型。

4.胰岛素抑制试验

胰岛素抑制试验是开环模型方法的一种，其原理是用药物抑制受试者葡萄糖刺激的 β 细胞分泌胰岛素（β 细胞致盲），然后给受试者输注葡萄糖及胰岛素，调整输速，达到血糖稳态及血胰岛素稳态，达到稳态时的血糖浓度和血胰岛素浓度的比值，可作为胰岛素敏感度的参考指标。

5.葡萄糖钳夹试验（GCT）

开环模型方法的一种，是目前测定胰岛素抵抗的金标准。空腹时，血糖浓度相对稳定，机体葡萄糖的生成主要来自肝葡萄糖输出，与葡萄糖的利用是相等的。此时如果输注一定量的胰岛素，造成高胰岛素血症，会增加葡萄糖利用，同时抑制肝糖输出，血糖将降低；但如果同时输注葡萄糖可以使血糖得到补充，使肝糖输出与葡萄糖利用达到平衡，并可调节葡萄糖输速使血糖达到预先设计的靶水平。在输注的胰岛素达到稳态的情况下，此时葡萄糖的输注速度应等于其清除率，这个清除率可以作为胰岛素敏感性的参考指标。

6.最小模型法测定胰岛素敏感度

静脉注射一个剂量的葡萄糖，接下来频繁地检查血糖和血胰岛素约 30 个样本，根据葡萄糖与胰岛素浓度的动力学关系求得胰岛素敏感度指数，又称为频繁采血的静脉葡萄糖耐量试验。

（赵翠萍）

第四节　胰岛自身抗体测定

大多数 1 型糖尿病患者的胰岛 β 细胞因自身免疫攻击而损伤和缺失，被称为免疫介导糖尿病，不同胰岛自身抗体不断被发现，给 1 型糖尿病的诊断及预期提供更多检测指标。目前可以常规检测的胰岛自身抗体包括抗胰岛细胞抗体（autoantibody to islet cell cytoplasm，ICA）、抗胰岛素抗体（insulin autoantibodies，IAA）、谷氨酸脱羧酶抗体（autoantibody to the 65-kDa isoform of glutamic acid decarboxylase，GAD65A）、胰岛素瘤抗原 2 蛋白抗体（autoantibody to 2 insulinoma antigen 2 proteins，IA-2A/IA-2βA）、抗锌运载体 8 变异体 3 抗体（autoantibody to 3 variants of zinc transporter 8,ZnT8A)。

一、检测原理及方法

(一)抗胰岛素抗体测定

IAA 目前可以使用放射性核素法检测,加入过量的放射标记胰岛素,计算胰岛素放射性配体结合率的变化。当特异性抗体结合大于 99 百分位数或超过健康人平均值 3*SD* 时,结果报告为阳性。每个实验室需检测 100~200 个健康个体得到胰岛素自身抗体结合率。对于 IAA 检测需注意的是在胰岛素治疗后人体会产生胰岛素抗体,即便使用人源性胰岛素治疗。从美国糖尿病自身抗体检测标准化计划(Diabetes Autoantibody Standardization Program,DASP)得到的数据显示,IAA 检测的实验室间精密度较差。

(二)谷氨酸脱羧酶抗体测定

GAD65A、IA-2A 可通过标准放射结合试验检测,使用 35S 标记的重组人源 GAD65 或 IA-2(体外转录产生,掺入 ^{35}S 或 ^{3}H 标记氨基酸)。商业化的 GAD65A、IA-2A 试剂盒为放射免疫法,分别使用 ^{125}I 标记 GAD65 及 IA-2。另外,目前也有商业化的非放射标记 GAD65A、IA-2A 检测试剂盒。世界卫生组织建立了 GAD65A、IA-2A 检测标准,要求使用国际单位报告结果。Cutoff 值应该从检测 100~200 个健康人样本得到,其结果超过 99 百分位数者报为阳性。DASP 进行了全球多家实验室间的对比,在美国糖尿病免疫协会的支持下,美国疾病控制与预防中心组织了能力验证计划。GAD65A、IA-2A 商业检测试剂盒也参加 DASP 计划,说明 GAD65A、IA-2A 可能趋向于标准化。

(三)抗胰岛细胞抗体测定

ICAs 可以使用人胰腺冷冻切片间接免疫荧光法,检测免疫球蛋白与胰岛结合的程度,其结果可与美国生物标准及质量控制研究所提供的世界卫生组织标准血清检测结果比较,结果以 JDF 单位表示。两次检测≥10 JDF 或一次检测≥20 JDF 患 1 型糖尿病风险显著增加。这种方法使用不便且很难标准化,检测 ICA 的实验室数量明显减少,且不再纳入 DASP 计划。

二、临床意义

(一)在糖尿病筛查与诊断中的意义

85%~90%的 1 型糖尿病患者在检测到空腹高血糖症时已经检测到胰岛细胞自身抗体。自身免疫在高血糖症及糖尿病继发症状出现数月到数年以前就已经存在。1 型糖尿病发病数年后,一些自身抗体浓度降低到最低检测限以下,但 GAD65A 常保持增高。1 型糖尿病患者患其他自身免疫性疾病的风险性也明显高于正常人,如乳糜泻、毒性弥漫性甲状腺肿病、甲状腺炎、原发性慢性肾上腺皮质功能减退症、恶性贫血,仅少数 1 型糖尿病患者没有发现明显病因及自身免疫证据。

新诊断 1 型糖尿病患者中 15%有一级亲属具有 1 型糖尿病病史。1 型糖尿病患者亲属的发病为 5%,是正常人群的 15 倍。对于 1 型糖尿病患者的亲属进行胰岛自身抗体筛查有助于找到高风险者。但是,约 1%的健康个体也具有胰岛自身抗体,对于 1 型糖尿病为低风险。1 型糖尿病的患病率为 0.3%,单一种胰岛自身抗体的阳性预测值将很低。多种胰岛自身抗体的存在伴随大于 90%的 1 型糖尿病患病风险率,但是没有任何治疗干预措施能够阻止糖尿病的发生,所以虽然 1 型糖尿病患者体内检测到了数种胰岛自身抗体,但它们多用于临床研究,并未能够用于糖尿病患者的诊疗管理。在建立针对儿童的高性价比筛查策略及有效预防及干预治疗措施以延缓糖尿病发生之前，胰岛自身抗体的检测不能被推荐在研究以外的范围广泛使用。

对于确定具有 HLA-DR 和(或)HLADQB1 链的儿童，一般不会患 1 型糖尿病，但仍可能有胰岛自身抗体升高，这时胰岛自身抗体已经失去了预期作用，不能再作为预防试验。少数具有 2 型糖尿病症状的成人同样可检测到胰岛自身抗体，特别是 GAD65A，预示着胰岛素依赖性，这种情况被称为潜在成人自身免疫糖尿病(latent autoimmune diabetes of adulthood，LADA)或 1.5 型糖尿病，或慢性进展性 1 型糖尿病(slowly progressive IDDM)。虽然 GAD65A 阳性糖尿病患者比阴性患者更快进展到胰岛素依赖状态，很多抗体阴性的 2 型糖尿病患者纵然较慢，也随病程延长进展到胰岛素依赖状态，部分患者表现出胰岛成分的 T 细胞反应性。胰岛自身抗体检测对于 2 型糖尿病患者用途有限，临床医师一般根据血糖控制水平制订胰岛素治疗方案。

(二)在糖尿病监测中的意义

对于胰岛自身抗体阳性的个体，目前并没有可接受的有效治疗措施能在糖尿病确诊后延长胰岛细胞存活及避免糖尿病发生。因此，目前重复检测胰岛自身抗体以监测胰岛细胞自身免疫情况并没有临床意义。对于胰岛或胰腺移植的个体，存在或缺乏胰岛自身抗体可以澄清移植失败是由于自身免疫性疾病复发还是由于排斥反应。如果部分胰腺从同卵双生个体或其他 HLA 相同的同胞中移植，胰岛自身抗体检测可能有助于免疫抑制剂治疗措施的制订，从而阻止糖尿病复发，但目前只停留于理论上，尚无具体治疗措施确定下来。

总之，胰岛细胞自身抗体检测可能对于以下情况有利：定义糖尿病亚型，这类患者的初始诊断是 2 型糖尿病，但有 1 型糖尿病的胰岛细胞自身抗体标志，且进展到胰岛素依赖；筛查拟捐献部分肾脏或胰腺的非糖尿病家族成员；筛查妊娠糖尿病患者是否具有进展至 1 型糖尿病的风险；糖尿病确诊后，鉴别 1 型、2 型糖尿病患儿，以制订胰岛素治疗措施，若是 2 型糖尿病的患儿给予口服降糖药，若是胰岛细胞自身抗体阳性的患儿立即给予胰岛素治疗。目前，检测胰岛细胞自身抗体对监测病情仍无临床实际意义，多在研究方案中出现。

三、临床检测建议

美国临床生物化学学会(National Academy of Clinical Biochemistry，NACB)建议：①胰岛细胞自身抗体检测可用于筛选希望捐献部分胰腺给 1 型糖尿病终末期患者的非糖尿病家庭成员；②胰岛自身抗体检测不可用于糖尿病诊断，标准化的胰岛细胞自身抗体试验可用于成人糖尿病患者分类、出生后 HLA 分型 1 型糖尿病遗传高风险儿童预后研究；③目前不推荐在2 型糖尿病患者中进行胰岛自身抗体筛查，但标准化的胰岛自身抗体检测技术可用于研究 2 型糖尿病患者再次治疗失败的可能机制；④目前不推荐在 1 型糖尿病患者的亲属及正常人群中筛查胰岛自身抗体，标准化的胰岛自身抗体检测技术仅用于预后临床研究；⑤在具有质量控制系统的、经认证的实验室检测胰岛细胞自身抗体，并且参加能力验证活动。

(胡 博)

第五节　糖化血红蛋白测定

成人的血红蛋白(Hb)通常由 HbA(97%)、HbA2(2.5%)和 HbF(0.5%)组成。HbA 又可分为非糖化血红蛋白,即天然血红蛋白 HbA0(94%)和糖化血红蛋白 HbA1(6%)。根据糖化位点和反应参与物的不同,HbA1 可进一步分为 HbA1a、HbA1b 和 HbA1c 等亚组分。其中血红蛋白 A1c(hemoglobinA1c,HbA1c)占 HbA1 的 80%,化学结构为具有特定六肽结构的血红蛋白分子。其形成过程是血红蛋白 β 链 N 末端缬氨酸与葡萄糖的醛基首先发生快速加成反应形成不稳定的中间产物醛亚胺(西佛氏碱),继而经过 Amadori 转位,分子重排缓慢形成稳定不可逆的酮胺化合物,即 HbA1c。HbA1c 浓度相对恒定,故临床常用 HbA1c 代表总的糖化血红蛋白水平,能直接反映机体血糖水平,是临床监控糖尿病患者血糖水平的指标。

糖化血红蛋白(glycated hemoglobin,GHb)测定方法多达 60 种,主要分为两大类:①基于电荷差异的检测方法,包括离子交换层析、高效液相色谱分析(HPLC)和电泳法等;②基于结构差异的检测方法,包括亲和层析法和免疫法等。21 世纪后,新酶法问世,果糖基缬氨酸氧化酶可作用于糖化的缬氨酸,产生过氧化氢与色原反应,从而测定 HbA1c。临床上多采用免疫比浊法和 HPLC 法。其中 HPLC 法是国际临床化学联合会(IFCC)推荐的测定糖化血红蛋白的参考方法。

一、检测方法

(一)HPLC 法

用偏酸性的缓冲液处理 Bio-Rex70 阳离子交换树脂,使之带负电荷,与带正电荷的 Hb 有亲和力。HbA 与 HbA1 均带正电荷,但 HbA1 的两个 β 链的 N 末端正电荷被糖基清除,正电荷较 HbA 少,造成两者对树脂的附着力不同。用 pH 6.7 的磷酸盐缓冲液可先将带正电荷较少、吸附力较弱的 HbA1 洗脱下来,再用紫外可见分光光度计测定洗脱液中的 HbA1 占总 Hb 的百分数。

HPLC 法是基于高效液相层析法原理,使用阳离子交换柱通过与不同带电离子作用来将血红蛋白组分分离。利用 3 种不同盐浓度所形成的梯度洗脱液使得包括 HbA1c 在内的血红蛋白中的多种成分很快被分离成 6 个部分,并用检测器对分离后的各种血红蛋白组分的吸光度进行测定。分析结束后,以百分率表示各种血红蛋白的组分结果。

1.手工检测

(1)试剂:①0.2 mol/L 磷酸氢二钠溶液,称取无水 Na_2HPO_4 28.396 g,溶于蒸馏水并加至 1 L(即试剂 1)。②0.2 mol/L 磷酸二氢钠溶液,称取 $NaH_2PO_4 \cdot 2H_2O$ 31.206 g,溶于蒸馏水并加至 1 L(即试剂 2)。③溶血试剂,pH 4.62,取 25 mL 试剂 2,加 0.2 mL Triton X-100,加蒸馏水至100 mL。④洗脱剂Ⅰ(磷酸盐缓冲液,pH 6.7),取 100 mL 试剂 1,150 mL 试剂 2,于 1 000 mL容量瓶内,加蒸馏水至 1 L。⑤洗脱剂Ⅱ(磷酸盐缓冲液,pH 6.4),取 300 mL 试剂 1,700 mL 试剂 2,加蒸馏水 300 mL,混匀即成。⑥Bio-Rex70 阳离子交换树脂,200～400 目,钠型,分析纯级。

(2)操作步骤:①树脂处理,称取 Bio-Rex70 阳离子交换树脂 10 g,加 0.1 mol/L NaOH 溶液 30 mL,搅匀,置室温 30 分钟,其间搅拌 2～3 次。然后,加浓盐酸数滴,调至 pH 6.7,弃去上清液,用约 50 mL 蒸馏水洗 1 次,用洗脱剂Ⅱ洗 2 次,再用洗脱剂Ⅰ洗 4 次即可。②装柱,将上述处理过的树脂加洗脱剂Ⅰ,搅匀,用毛细滴管吸取树脂,加入塑料微柱内,使树脂床高度为30～40 mm即可,树脂床填充应均匀,无气泡和无断层即可。③溶血液的制备,将 EDTA 抗凝血或毛细管血 20 μL,加于 2 mL 生理盐水中,摇匀,离心,吸弃上清液,仅留下红细胞,加溶血试剂 0.3 mL,摇匀,置 37 ℃水浴中 15 分钟,以除去不稳定的 HbA1。④柱的准备,将微柱颠倒摇动,使树脂混悬,然后去掉上下盖,将柱插入 15 mm×150 mm 的大试管中,让柱内缓冲液完全流出。⑤上样,用微量加样器取 100 μL 溶血液,加于微柱内树脂床上,待溶血液完全进入树脂床后,将柱移入另一支 15 mm×150 mm 的空试管中。⑥层析洗脱,取 3 mL 洗脱剂Ⅰ,缓缓加于树脂床上,注意勿冲动树脂,收集流出物,此即为 HbA1(测定管)。⑦对照管,取上述溶血液 50 μL,加蒸馏水7.5 mL,摇匀,此即为总 Hb 管。⑧比色,用紫外可见分光光度计,波长 415 nm,比色杯光径10 mm,以蒸馏水做空白,测定各管吸光度。⑨微柱的清洗和保存,用过的柱先加洗脱剂Ⅱ 3 mL,使 Hb 全部洗下,再用洗脱剂Ⅰ洗 3 次,每次 3 mL,最后加洗脱剂Ⅰ3 mL,加上下盖,保存备用。

2.自动化分析仪检测

(1)试剂:试剂主要成分参阅手工试剂。各商品试剂组分及浓度存在一定差异。

(2)操作:不同实验室具体反应条件会因所使用的仪器和试剂而异,在保证方法可靠的前提下,应按仪器和实际说明书设定测定条件,进行定标品、质控品和样品分析。

(3)参考区间:成人糖化血红蛋白 HbA1(%)5.0%～8.0%,HbA1c(%)3.6%～6.0%。

3.注意事项

(1)环境要求:层析时环境温度对结果有较大影响,规定的标准温度为 22 ℃,需要严格控制温度。

(2)标本类型及稳定性:抗凝剂 EDTA 和氟化物不影响测定结果,肝素可使结果增高。标本置于室温超过 24 小时,可使结果增高,于 4 ℃冰箱可稳定 5 天。

(3)干扰因素:溶血性贫血患者由于红细胞寿命短,HbA1c 可降低。HbF、HbH 及 Hb Bart's 可与 HbA1 一起洗脱下来,使结果假阳性;有 HbC 和 HbS 的患者,结果可偏低。

(二)亲和层析法

用于分离糖化和非糖化 Hb 的亲和层析凝胶柱是交联间-氨基苯硼酸的琼脂糖珠。硼酸与结合在 Hb 分子上葡萄糖的顺位二醇基反应,形成可逆的五环化合物,使样本中的糖化 Hb 选择性地结合于柱上,而非糖化的 Hb 则被洗脱。再用山梨醇解离五环化合物以洗脱糖化 Hb,在波长 415 nm 处分别测定解析液的吸光度,计算糖化血红蛋白的百分率。

1.试剂

(1)洗涤缓冲剂(wash buffer,WB)含 250 mmol/L 醋酸铵,50 mmol/L 氯化镁,200 mg/L 叠氮钠,调节至 pH 8.0,储于室温。

(2)洗脱缓冲剂(elution buffer,EB)含 200 mmol/L 山梨醇,100 mmol/L Tris,200 mg/L 叠氮钠,调节至 pH 8.5,储于室温。

(3)0.1 mol/L 及 1 mol/L 盐酸溶液。

(4)HbA1c 测定试剂:①R1 试剂,0.025 mol/L MES(2-morpholino ethanesulfonic acid,2-吗

啉乙基磺酸)缓冲液;0.015 mol/L Tris 缓冲液(pH 6.2);HbA1c 抗体(绵羊血清,≥0.5 mg/mL)和稳定剂。②R2 试剂,0.025 mol/L MES 缓冲液;0.015 mol/L Tris 缓冲液(pH 6.2);HbA1c 多聚半抗原(≥8 μg/mL)和稳定剂。③标准液,人血和绵羊血制备的溶血液,9 g/L TTAB 和稳定剂。

(5)Hb 测定试剂:0.02 mol/L 磷酸盐缓冲液(pH 7.4)和稳定剂。

(6)溶血试剂:9 g/L TTAB 溶液。

(7)质控物:正常值或异常值两种。

(8)0.9% NaCl。

2.操作

(1)标本:静脉采血,EDTA 或肝素抗凝,充分混匀,置 4 ℃可保存 1 周。

(2)溶血液制备:将抗凝全血离心,吸去血浆、白细胞及血小板层。吸 100 μL 红细胞至小试管中,加 2 mL 蒸馏水充分混匀,静置 5 分钟后,重新混匀,离心,上清液应清亮。

(3)层析柱准备:层析柱装 0.5 mL 固相凝胶(glyco-gel B),保存于 4 ℃,防止直射阳光。如凝胶变为紫红色应弃去。测定前取出置于室温,拔去顶塞,倾去柱中液体,再除去底帽,将层析柱插入试管中,加 2 mL 洗涤缓冲剂(WB),让洗涤液自然流出并弃去。当液体水平面在凝胶面上变成盘状时即停止。

(4)非结合部分(NB)的洗脱:将上述经平衡洗涤过的层析柱插入 15 mm×150 mm 标为“NB”的试管中。加 50 μL 清亮的溶血液至盘状液面的顶部,让其流出。加 0.5 mL WB 液,让其流出。此步应确保样品完全进入凝胶。加 5 mL WB 液,让其流出。以上洗脱液总体积为 5.55 mL,混合。

(5)结合或糖化部分(B)的洗脱:将上述层析柱转入标为“B”的试管中。加3 mL EB 液,让其流出,混匀。

(6)比色:波长 415 nm 的紫外可见分光光度计以蒸馏水调零点,分别测定 NB 及 B 管的吸光度。

(7)层析柱的再生:用过的层析柱应尽快再生。加 0.1 mol/L HCl 5 mL,让其流出并弃去;再加 1 mol/L HCl 3 mL,让其流出并弃去;最后加 1 mol/L HCl 3 mL,塞上顶塞,并盖上层析柱尖端的底帽。在层析柱上标注用过的次数,放置在 4 ℃的冰箱暗处。一般用 5 次后即弃去。

3.参考区间

成人糖化血红蛋白 5.0%~8.0%。

4.注意事项

(1)方法学特点:环境温度对本法影响很小。不受异常血红蛋白的影响。不稳定的 HbA1 的干扰可以忽略不计。

(2)标本类型及稳定性:抗凝剂选择 EDTA 和肝素均可,置于 4 ℃冰箱中可保存一周。

(三)免疫比浊法

利用 TTAB(tetradecyltrimethylammonium bromide,四癸基三甲铵溴化物)作为溶血试剂,用来消除白细胞物质的干扰(TTAB 不溶解白细胞)。血液样本不需要去除不稳定 HbA1 的预处理,用浊度抑制免疫学方法测定。先加入抗体缓冲液,样本中的糖化血红蛋白(HbA1c)和其抗体反应形成可溶性的抗原-抗体复合物,因为在 HbA1c 分子上只有一个特异性的 HbA1c 抗体结合位点,不能形成凝集反应。然后,加入多聚半抗原缓冲液,多聚半抗原和反应液中过剩的抗 HbA1c 抗体结合，生成不溶性的抗体-多聚半抗原复合物，再用比浊法测定。同时在另一通道测定 Hb 浓度，溶血液中的血红蛋白转变成具有特征性吸收光谱的血红蛋白衍生物，用重铬酸盐做标准参照物，进行比色测定 Hb 浓度。根据 Hb 含量和 HbA1c 含量，计算出 HbA1c 的百分比。

1.试剂与操作

(1)于小试管中，加溶血试剂 1 mL 及人 EDTA 或肝素抗凝血 10 μL，轻轻旋涡混匀，避免形成气泡，待溶血液的颜色由红色变为棕绿色后(1～2 分钟)即可使用。此溶血液于 15～25 ℃可稳定 4 小时，2～8 ℃可稳定 24 小时。

(2)根据不同型号生化分析仪及配套试剂设定参数，测定 HbA1c 浓度和 Hb 浓度。详细操作程序，必须根据仪器和配套试剂盒的说明书。

2.参考区间

(1)IFCC 计算方案：2.8%～3.8%。

(2)国家糖尿病标准化防控中心计算方案：4.8%～6.0%。

3.注意事项

(1)定标：当更换试剂批号、更换比色杯和质控结果失控时需要重新定标。

(2)不需用溶血试剂预处理。

(3)干扰因素：胆红素浓度<855 μmol/L，甘油三酯<9.12 mmol/L，类风湿因子<750 U/L，抗坏血酸<2.84 mmol/L 时对本法无干扰。

(四)酶法

用直接酶法测定样本中 HbA1c 的百分比，而不需要另外检测总血红蛋白，处理后的样本与氧化还原剂反应，去除小分子和高分子干扰物质，变性后的全血样本在蛋白酶作用下分解出氨基酸，其中包括糖化血红蛋白 β 链上的缬氨酸，糖化的缬氨酸作为果糖缬氨酸氧化酶(FVO)的底物，被特异地清除 N-末端缬氨酸，并且产生 H_2O_2，在过氧化物酶的作用下氧化色原底物而呈色，进行比色法测定。

1.试剂

试剂主要成分包括 CHES 缓冲剂、还原剂、蛋白酶、FVO 酶、辣根过氧化物酶、底物等。

2.操作

(1)EDTA 抗凝全血在 2～8 ℃保存可稳定 24～36 小时，使用前混匀；将 20 μL 全血与 250 μL 溶血试剂混合，避免产生泡沫，室温孵育 15～20 分钟，其间轻轻混匀几次，当其变为澄清的深红色液体时，证明全血已完全溶解，处理后的样本要于当天检测，室温可稳定 4 小时。

(2)参数如下：温度为 37 ℃，主波长为 700 nm，反应模式为二点终点法。

不同实验室具体的反应条件会因所使用的仪器和试剂而异，在保证方法可靠的前提下，应按仪器和试剂说明书设定测定条件，进行定标品、质控样品和样品分析。

3.参考区间

成人 HbA1c 3.6%～6.0%。

4.注意事项

甘油三酯<7.6 mmol/L，总胆红素<450 μmol/L，血红蛋白<200 g/L，葡萄糖<75.2 mol/L时对本法无显著干扰，高 HbF(>10%)可能致测定结果不准确。

二、临床意义

(1)HbA1c 与红细胞寿命和平均血糖水平相关，是评价糖尿病患者长期血糖控制较理想的指标，可反映过去 2～3 个月的平均血糖水平，不受每天血糖波动的影响。

(2)与微血管和大血管并发症的发生关系密切。HbA1c 水平升高时，糖尿病视网膜病变、肾脏病变、神经病变、心血管事件发生风险均相应增加。

(3)HbA1c 对于糖尿病发生有较好的预测能力。

美国糖尿病协会(ADA)发布的糖尿病诊治指南中正式采纳以 HbA1c≥6.5%作为糖尿病的诊断标准之一。HbA1c 水平在 5.7%～6.4%为糖尿病高危人群，预示进展至糖尿病前期阶段，患糖尿病和心血管疾病风险均升高。世界卫生组织(WHO)也推荐 HbA1c≥6.5%作为糖尿病诊断切点。

(胡　博)

第六节　糖化血清蛋白测定

血液中的葡萄糖可与血清蛋白的 N 末端发生非酶促的糖基化反应，形成高分子酮胺化合物，其结构类似果糖胺，总称为糖化血清蛋白。由于 70%以上的糖化血清蛋白是糖化清蛋白(其中也包含糖化球蛋白和微量糖化脂蛋白等混合物)，因此测定糖化清蛋白更能准确反映血糖控制的水平。临床上，可以采用酶联免疫吸附法、高效液相色谱法、果糖胺法、酮胺氧化酶法来测定糖化血清蛋白或糖化清蛋白，其中用果糖胺法测定糖化血清蛋白和采用酮胺氧化酶法测定糖化清蛋白最为常用。

一、检测方法

(一)果糖胺法

血清中的葡萄糖与清蛋白及其他血清蛋白分子 N 末端的氨基酸可形成高分子酮胺结构，该酮胺结构能在碱性环境中与硝基四氮唑蓝(NBT)发生还原反应，生成有色物质甲臜，以 1-脱氧-1-吗啉果糖(DMF)为标准参照物，进行比色测定。

1.试剂

(1)0.1 mol/L 碳酸盐缓冲液(pH 10.8)：无水碳酸钠 9.54 g，碳酸氢钠 0.84 g；溶于蒸馏水并稀释至 1 000 mL。

(2)0.11 mol/L NBT 试剂：称取氯化硝基四氮唑蓝 100 mg，用上述缓冲液溶解并稀释至 1 000 mL，置 4 ℃冰箱中保存，至少可稳定 3 个月。

(3)4 mmol/L DMF 标准液：称取 DMF 99.6 mg，溶于 40 g/L 牛血清清蛋白溶液100 mL中。

2.操作

测定管加待检血清(血浆)0.1 mL，空白管加蒸馏水 0.1 mL，各管加 37 ℃预温的 NBT 试剂 4 mL，混匀，置 37 ℃水浴 15 分钟，立即取出，流水冷却(低于 25 ℃)。冷却后 15 分钟内，用可见紫外分光光度计的波长为 550 nm，比色杯光径 1.0 cm，以空白管调零，读取测定管吸光度。从标准曲线查得测定结果。以果糖胺“mmol/L”报告。

3.结果计算

取 4 mmol/L DMF 标准液，用牛血清清蛋白溶液（40 g/L）稀释成 1 mmol/L、2 mmol/L、3 mmol/L、4 mmol/L，并以牛血清清蛋白溶液（40 g/L）为空白，与测定管同样操作，读取各浓度 DMF 相应的吸光度。以 DMF 浓度为横坐标，吸光度为纵坐标，制成标准曲线。浓度在 4 mmol/L以内与吸光度呈线性关系，从标准曲线查得测定结果。

4.参考区间

成人果糖胺 1.65～2.15 mmol/L。

5.注意事项

（1）方法学特点：该法经济、快速，适用于自动生化分析仪，但 pH、反应温度、反应时间对本实验影响较大，必须严格予以控制。

（2）干扰因素：当血清蛋白＜30 g/L 或尿蛋白＞1 g/L 时，该法结果不可靠。血液中的胆红素、乳糜和低分子物质会对测定造成干扰。因此该法不适用于肾病综合征、肝硬化、异常蛋白血症或急性时相反应后的患者。

（二）酮胺氧化酶法

糖化清蛋白的酮胺键能与酮胺氧化酶发生特异性的酶促反应，释放过氧化氢，在过氧化物酶作用下使色原底物基质发生呈色反应，用紫外可见分光光度计测定吸光度的变化，计算出糖化清蛋白的浓度。再测定出血清中清蛋白的浓度，将糖化清蛋白浓度除以血清清蛋白浓度算出糖化清蛋白的百分比值（%）。

1.试剂

自动生化分析仪试剂成分及其终浓度如下。

（1）糖化清蛋白试剂：①R1 前处理液，酮胺氧化酶 30 U/L。②TODB：2.0 mmol/L。③R2 酶液，过氧化物酶 40 KU/L。④4-AA：5.0 mmol/L。

（2）清蛋白试剂：①R1 前处理液，琥珀酸 120 mmol/L。②R2 发色液，BCP 0.13 g/L。

目前各商品试剂与上述试剂相似，试剂组成及各成分浓度存在一定差异。

2.操作

测定过程为血清样品与 R1 混合，温育，加入 R2，在添加 R2 前和添加后的5 分钟，以蒸馏水为对照，在主波长为 546 nm，副波长为 700 nm 时测定吸光度，计算出吸光度的变化。与定标品的值进行对照，计算出样本中糖化清蛋白的浓度。主要反应条件如下。①样品-试剂最终比例：1∶40。②反应温度：37.0 ℃。③温育时间：10 分钟。④主波长：546 nm。⑤吸光度监测时间：10 分钟。

不同实验室具体的反应条件会因所使用的仪器和试剂而异，在保证方法可靠的前提下，应按仪器和试剂说明书设定测定条件，进行定标品、质控样品和血清样品分析。

3.参考区间

成人糖化清蛋白 10.8%～17.1%。

4.注意事项

该法可用于自动化生化分析仪，精密度高、准确性好，胆红素对其干扰较小。

二、临床意义

测定糖化血清蛋白水平可以反映患者 2～3 周前的血糖控制情况。清蛋白的半衰期为 20 天左右，不受临时血糖浓度波动的影响，是判断糖尿病患者在一定时间内血糖得以控制的一个较好指标。同一患者前后连续检测结果的比较更有临床价值。一些特殊情况下，如透析性贫血、肝病、糖尿病合并妊娠、降糖药物调整期等，结合糖化清蛋白能更准确地反映短期内的平均血糖变化，特别是当患者体内有血红蛋白变异体（如 HbS 或 HbC）存在时，会使红细胞寿命缩短，此时糖化清蛋白检测结果则更有价值。

（胡　博）

第十章
酶类检验

第一节　肌肉组织酶与同工酶检验

肌肉组织主要是由肌细胞构成的，可分为平滑肌、骨骼肌和心肌三种类型。肌细胞中富含各种酶类，参与并维持肌肉组织的物质代谢、能量传递、神经传导等各种功能。当肌肉组织病变时，多种酶释放入血，造成血清中酶活力的增高。临床上根据这些酶病理改变的特点、规律而对疾病进行诊断、鉴别诊断、疗效评估及预后判断。目前，临床上应用最多的是心肌酶，主要包括肌酸激酶及其同工酶、乳酸脱氢酶及其同工酶和谷草转氨酶等。当然，这几种酶也可以作为骨骼肌损伤的辅助诊断指标，因为骨骼肌也富含这几种酶。

一、肌酸激酶及其同工酶

肌酸激酶(creatine kinase，CK)广泛分布于组织细胞的胞浆和线粒体中，催化肌酸和 ATP 或磷酸肌酸和 ADP 之间的磷酸转移的可逆反应，此反应在 pH 为中性的条件下，逆向反应约为正向反应的 6 倍，即以 ATP 的生成为主，所产生的磷酸肌酸含高能磷酸键，为肌肉收缩时能量的直接来源。CK 在肌内组织和脑组织中含量最高，它是由两种不同亚基(M 和 B)组成的二聚体，正常人体组织细胞常含三种同工酶，按电泳速率快慢顺序分别为 CK-BB(CK_1)、CK-MB(CK_2)和 CK-MM(CK_3)，这三种同工酶分别主要存在于脑、心肌和骨骼肌的细胞质中。另外，在细胞线粒体内还存在另一种同工酶，即线粒体 CK (CK-Mt)，也称为 CK_4。CK-MB 由于大量存在于心肌组织中，其他组织器官含量很少，所以其器官专一性比总 CK 好得多，是目前诊断 AMI 的一个极其可靠的生化指标，特异性可达 95%。

同大多数激酶一样，Mg^{2+} 为 CK 的辅基，需二硫键维持酶的分子结构。测定酶活性时试剂中必须加入巯基化合物，N-乙酰半胱氨酸(NAC)是 CK 目前最常用的激活剂。

(一)测定方法

CK 的测定方法有比色法、紫外分光光度法和荧光法等。由于以磷酸肌酸为底物的逆向反应速率快，约为正向反应速率的 6 倍，所以采用逆向反应进行测定较为普及。如肌酸显色法和酶偶联法，其中以后者最为常用。IFCC 推荐测定 CK 的参考方法为酶偶联法，也是目前临床实验室广泛使用的方法。

$$磷酸肌酸 + ADP \xrightleftharpoons{CK} 肌酸 + ATP$$

$$ATP + 葡萄糖 \xrightleftharpoons{HK} ADP + 6\text{-}磷酸葡萄糖$$

$$6\text{-}磷酸葡萄糖 + NADP^+ \xrightleftharpoons{G\text{-}6\text{-}PD} 6\text{-}磷酸葡萄糖酸盐 + NADPH + H^+$$

利用酶偶联反应连续监测 $NADP^+$ 还原生成 NADPH，后者引起吸光度的增高。在 340 nm 波长下测定 NADPH 的生成速率，可计算出 CK 的活性浓度。

(二)参考区间

性别不同，参考区间有差别。健康成年男性的 CK 为 38～174 U/L；健康成年女性的 CK 为 26～140 U/L。

(三)临床意义

CK 主要分布于骨骼肌，其次是心肌、大脑。CK 主要用于早期诊断 AMI 和判断溶栓治疗的疗效及预后，特别是在心电图无 Q 波型 AMI 时，需借助心肌酶的异常来诊断和鉴别。另外，还可用于心脑血管病的诊断和疗效观察。

(1)AMI 后 3～8 小时增高，10～24 小时达峰值(4～16 倍为正常上限)，3～4 天恢复正常(治疗有效后)，否则提示再次心肌梗死或病情加重。

(2)肺梗死一般正常(据此可鉴别诊断心肌梗死)。

(3)假性肥大性肌营养不良一般高 5 倍，最高可达 60 倍，其他肌营养不良略高。多肌炎可高 20 倍；进行性肌萎缩 CK 显著增高，但萎缩后多正常。

(4)脑血管意外 2～3 天增高，1～2 周降至正常，否则预后不良。

(5)各种手术、剧烈运动、反复打针、输液、跌打损伤均可导致 CK 不同程度增高。

(四)评价

CK 及其同工酶作为心肌损伤标志物，既有其优点，也有其缺点。

(1)优点：①CK 是快速、经济、有效、应用最广的心肌损伤标志物；②其浓度和 AMI 梗死面积有一定的相关，可大致判断梗死范围；③能检测心肌再梗死；④能用于判断心肌再灌注。

(2)缺点：①特异性差，难以和骨骼肌损伤鉴别；②在 AMI 发作 6 小时前和 36 小时后灵敏度较低；③对心肌微小损伤不敏感。

临床常规测定 CK 同工酶多用电泳和免疫抑制法，但两法均会受溶血的干扰，免疫抑制法还会受到 CK-BB 的干扰。因此，现推荐用免疫化学方法直接测定 CK-MB 质量可不受溶血的干扰。

近年来，国内实验室多采用免疫抑制法测定 CK-MB 质量，其原理是首先用抗 M 亚基的抗血清同 CK-MM 及 CK-MB 中的 M 亚基形成抗原-抗体复合物，从而抑制 M 亚基的活性，然后单独测定 B 亚基的活性，测定原理同 CK 的测定。由于血-脑屏障的存在，正常人血清中几乎无 CK-BB，故将B 亚基的活性单位乘以 2 即可以大致代表 CK-MB 的活性。此法简单快速，缺点是特异性差，如患者血清中存在 CK-BB 或者 CK 异常时，就会出现假阳性结果，甚至出现 CK-MB 比总 CK 还高的结果，此时应该用电泳法进行核实。

CK 同工酶亚型(CK-MM 亚型和 CK-MB 亚型)的测定多用琼脂糖凝胶高压电泳和等电聚焦电泳等方法，可将 CK-MM 分离为 $CK\text{-}MM_1$、$CK\text{-}MM_2$ 和 $CK\text{-}MM_3$ 三种亚型；将 CK-MB 分离为 $CK\text{-}MB_1$ 和$CK\text{-}MB_2$ 两种亚型。CK-MM 亚型的测定对早期 AMI 的检出更为敏感，一般以 $CK\text{-}MM_3/CK\text{-}MM_1 > 1.0$ 作为诊断 AMI 的标准，但必须排除急性骨骼肌损伤。AMI 发病 2～

4小时 CK-MM_3/CK-MM_1 即开始升高，8～12小时达峰值。CK-MB_2 亚型在AMI早期诊断和判断有无再灌注上有很高的灵敏度和特异性。一般以 CK-MB_2＞1.9 U/L 或 CK-MB_2/CK-MB_1＞1.5 作为AMI的诊断标准。

二、乳酸脱氢酶及其同工酶

乳酸脱氢酶(lactate dehydrogenase，LD)是一种含锌的糖酵解酶，催化的反应是无氧糖酵解的最终反应。除*L*-乳酸外，LD还能催化各种相关的α-羟酸和α-酮酸。它是由两种不同亚基(M和H)组成的四聚体，形成5种同工酶，根据其在电场中泳动的速率不同依次称为 $LD_1(H_4)$、$LD_2(H_3M)$、$LD_3(H_2M_2)$、$LD_4(HM_3)$、$LD_5(M_4)$。其中 LD_1 和 LD_2 在心肌、肾和红细胞中含量最多，LD_5 和 LD_4 主要存在于骨骼肌和肝脏中，脾、胰、肺富含 LD_3。血清中LD同工酶含量的规律如下：正常成年人为 $LD_2>LD_1>LD_3>LD_4>LD_5$，AMI患者为 $LD_1>LD_2>LD_3>LD_4>LD_5$，而肝病患者多以 LD_5 增高为主。图10-1所示为乳酸脱氢酶同工酶在不同疾病时的变化规律。

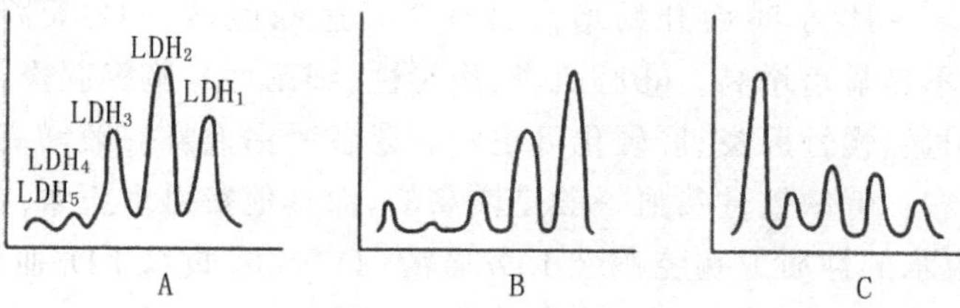

图10-1　乳酸脱氢酶同工酶在不同疾病时的变化规律

A.正常；B.急性心肌梗死；C.急性肝炎

(一)测定方法

1.比色测定法

LD以 NAD^+ 作为氢的受体，催化乳酸脱氢生成丙酮酸，丙酮酸与2，4-二硝基苯肼作用生成苯腙，在碱性条件下显红棕色。

$$L\text{-乳酸} + NAD^+ \xrightleftharpoons{LD} \text{丙酮酸} + NADH + H^+$$

$$\text{丙酮酸} + 2,4\text{-二硝基苯肼} \xrightarrow{\text{碱性条件下}} 2,4\text{-二硝基苯腙(红棕色，}\lambda=505)$$

2.连续监测法

目前国际临床化学和实验室医学联盟(IFCC)推荐的参考方法。

$$L\text{-乳酸} + NAD^+ \xrightleftharpoons[pH\ 7.4\sim7.8]{pH\ 8.8\sim9.8} \text{丙酮酸} + NADH + H^+$$

因反应在不同pH条件下可逆，所以将LD的测定方法分为LD(L→p)法(由乳酸生成丙酮酸)和LD(p→L)法(由丙酮酸生成乳酸)，两者底物不同，测定结果差异很大，正常参考范围也不同。目前国内用得较多的是LD(p→L)法。测定的是产物NADH在340 nm处吸光度的增高速率，其变化速率同LD活力成正比。

3.LD同工酶测定

LD同工酶分离和定量的方法有电泳法、层析法和免疫抑制法等。目前以琼脂电泳法最为常用。电泳后可用比色法和荧光法测定每种同工酶的相对含量。

LD各种同工酶的一级结构和等电点不同，在一定电泳条件下，它会在支持介质上分离，然后利用酶的催化反应进行显色。以乳酸钠为底物，LD催化乳酸脱氢生成丙酮酸，同时使NAD^+还原为NADH。吩嗪二甲酯硫酸盐（PMS）将NADH的氢传递给氯化碘代硝基四唑蓝，使其还原为紫红色的甲臜化合物。有LD活性的区带显紫红色，且颜色的深浅与酶活性成正比，利用光密度仪或扫描仪可求出各同工酶的相对含量。

（二）参考区间

1.比色法

195～437金氏单位（金氏单位定义：100 mL血清，37 ℃作用15分钟产生1 μmol丙酮酸为一个金氏单位）。

2.连续监测法

114～240 IU/L。

（三）临床意义

LD广泛存在于各组织细胞的胞质中，主要用于心肌梗死、肝病、骨骼肌、恶性肿瘤的诊断和疗效观察。①AMI时，8～18小时后开始增高，2～6天达峰值，7～12天降至正常（治疗有效后）。②进行性肌营养不良显著增高。③心肌炎（病毒性、细菌性）、胸腹膜炎、胆道疾病均可见增高。④急性肝炎升高明显，慢性肝炎、肝硬化可正常。⑤各种白血病一般增高，卵巢癌增高显著，肝转移癌增高10倍左右。⑥缺铁性贫血一般是增高的，而其他贫血多正常。⑦肾病略高。⑧可用于鉴别胸腔积液和腹水的性质。胸腔积液LD/血清LD>0.6、腹水LD/血清LD>0.4为渗出液，反之为漏出液。

（四）评价

(1)传统的心肌酶谱中还有α-羟丁酸脱氢酶（HBDH），其实它并不是人体组织中一种独立存在的酶。而是用α-羟丁酸做底物测得的LD的H亚基的活性。因H亚基可催化α-羟丁酸脱氢，故称为α-羟丁酸脱氢酶。因所采用的底物不同，HBDH活力并不等于以乳酸为底物时LD_1加LD_2活力的和。目前此酶在国外已较少应用。

(2)LD和HBDH一度曾作为心肌酶谱中的血清酶在我国临床实验室中被广泛应用，由于大多数器官的病变和损伤均可引起血清LD升高，所以它对疾病诊断的特异性较差。有学者认为，LD同工酶LD_1诊断特异性仅次于CK-MB，只要测定这两种同工酶，不需做其他酶学检查就可诊断心肌梗死。

三、心肌酶谱测定的临床意义

肌酸激酶（CK）、肌酸激酶同工酶（CK-MB）、谷草转氨酶（AST）、乳酸脱氢酶（LDH）及α-羟丁酸脱氢酶（HBDH）等共同构成了心肌酶谱，临床上主要用于急性心肌梗死（AMI）和其他心脏疾病的诊断与鉴别诊断。当出现急性心肌梗死时，在心脏缺血及坏死过程中，由于细胞肿胀，多种酶体蛋白质及其分解产物大量释放入血，血中有关酶的活力变化可反映心肌坏死的演变过程。基础医学研究提示，在心肌局部缺血4～6小时后，心肌细胞即开始坏死，从而明确了心肌梗死治疗的有效时间，即在临床症状发生4～6小时重建冠状动脉血运，可挽救部分缺血心肌。对早期心肌梗死的患者进行静脉溶栓已成为常规的治疗手段，但其前提是早期诊断。目前一般实验室开展的CK、CK-MB等检测项目，要在梗死发生3～8小时才能出现有诊断意义的改变，相对而言出现太晚，灵敏度不尽人意。为此，近年来人们对心肌梗死的早期诊断做了大量研究，一些较敏感的检测项目推出，如肌红蛋白（Mb）、肌钙蛋白 I、肌钙蛋白 T、肌球蛋白轻链、CK-MM 及 CK-MB 亚型的测定，可明显提高心肌梗死早期诊断的灵敏度，目前这些检验项目逐渐得到普及。

心肌梗死时，由于心肌缺血，离子泵功能障碍，首先从心肌中释放出的是 K^+ 和磷酸根等无机离子，在 1 小时左右达高峰，以后迅速下降；继而是一些小分子物质，如缺氧后的代谢产物乳酸、腺嘌呤核苷等，它们在 2～3 小时达高峰后也很快下降。肌红蛋白约在心肌梗死 2 小时后开始升高，6～9 小时即达高峰，而酶蛋白等大分子物质即在 3～8 小时后才进入血液，并逐渐增至高峰。因此，血清中酶活力的增高通常有一个延缓期，即从发生心肌梗死到可以测出酶的活力变化开始的时间。其长短取决于梗死区面积的大小，酶从受损心肌释出的速度及酶在血液中释放和破坏的程度等因素。CK-MB 的延缓期较短，为 3～8 小时，CK 为4～8 小时，AST 为 4～10 小时，LD 及 HBDH 为 6～12 小时。各种酶均在一定时间后达峰值，上升较快的酶维持增高的时间较短，上升较慢的酶维持增高的时间较长。

在上述心肌酶谱中，以 CK 及 CK-MB 的脏器特异性为高。但一些非心肌梗死疾病，如肌肉疾病、中毒性休克、脑血管意外、急性酒精或一氧化碳中毒等疾病也可有 CK 及 CK-MB 的升高，其中除肌肉疾病酶活力升幅较高外，其他多为轻度升高，特别是 CK-MB 占总 CK 的百分比多低于 10%。心肌梗死时，CK 总活力及 CK-MB 为中度和高度升高，CK-MB 占 CK 总活力的百分比多大于 10%（CK-MB 占总 CK 的百分比因方法不同而差别很大）。肌红蛋白的红肌（如腓肠肌）含有相当量的 CK-MB，在骨骼肌疾病时，CK 的同工酶谱可能发生变化，趋向胚胎型，使 CK-BB 型和 CK-MB 型相对增多，所以多发性肌炎患者可有血清 CK 及 CK-MB 的明显升高，CK-MB 占总 CK 的百分比可达 20%。但在临床上心肌梗死与骨骼肌疾病并不难鉴别，骨骼肌疾病时 CK 的升高幅度与心电图异常改变无关。只有在缺乏临床症状的亚临床型骨骼肌疾病患者有心肌梗死发作时，才会对诊断带来一定困难。同时测定 CK 和 AST 的比值有助于肌肉疾病和心肌梗死的鉴别诊断。骨骼肌中 CK 较心肌高 4 倍，而 AST 较心肌低 1 倍，所以在骨骼肌疾病时，血清 CK/AST 较高，而心肌梗死时则较低。

心肌梗死以外的心脏疾病，如心肌炎、心包炎、心绞痛、持续性心律不齐和充血性心力衰竭等，有时也可有 CK、CK-MB 等血清酶的轻度升高，但其阳性率及升幅均较低。其升高机制可能是因为心肌细胞膜通透性增加，而不一定伴有心肌坏死。在上述非心肌梗死的心脏疾病中以急性病毒性或风湿性心肌炎较为多见，患者血清酶变化的特点是 CK、AST 和 LDH 几乎同时升降，其升幅较心肌梗死小；而心肌梗死时，首先是 CK-MB 和 CK 升高，AST 和 LDH 活力落后于 CK 且下降也迟。此点可资鉴别。

心肌梗死时，患者血清 AST 呈轻度和中度升高，而 ALT 可正常或轻度升高，AST/ALT 明显增大。同时测定 AST 的同工酶 ASTm 对推测心肌梗死的预后有一定的意义，其活力变化与心肌梗死并发心力衰竭的发生率和死亡率成正比。

LD 同工酶中以 LDH_1 在心肌中的含量为最高，当心肌梗死时释放出大量 LDH_1，其含量超过 LDH_2，从而使 LDH_1/LDH_2 升高。健康人 LDH_1/LDH_2 为 0.48～0.74，而心肌梗死时 95% 的病例 $LDH_1/LDH_2>1$，经心电图确诊的病例 $LDH_1/LDH_2>0.76$，阳性率为 100%，特异性为 90.5%。除恶性贫血和肾梗死外，其他疾病的 LDH 同工酶谱明显与心肌梗死不同，可用于鉴别诊断。虽然临床上肺梗死易与心肌梗死混淆，但肺梗死以 LDH_3 增高为主，其 $LDH_1/LDH_2<0.76$，且 CK-MB 一般不升高；如心肌梗死兼有 LDH_1 和 LDH_5 上升，多提示心源性休克或心

力衰竭而引起继发性肝损害，是预后不良的指征。恶性贫血和肾梗死可通过临床症状及其他检查加以鉴别。

（张　静）

第二节　肝脏酶与同工酶检验

肝脏是人体内最大的实质性腺体，具有重要而复杂的功能。它具有肝动脉和门静脉双重血液供应，且由肝静脉和胆道系统出肝，加上丰富的血窦及精巧的肝小叶结构，尤其是肝细胞中富含线粒体、内质网、核蛋白体和大量酶类，因而能完成复杂多样的代谢功能。肝细胞的胞质中含有三羧酸循环、糖酵解、磷酸戊糖通路、氨基酸激活、脂肪酸和胆固醇合成的多种酶类，当肝脏发生病变时，必然会造成这些酶合成异常或从受损的肝细胞中释放增多，导致血清中酶活力的改变。目前临床应用较多的肝脏酶及其同工酶如下：①反映肝细胞损伤的 ALT、AST、GLDH 和 ChE 等；②反映胆道梗阻的 ALP、GGT 和 5'-核苷酸酶；③反映肝纤维化、肝硬化的 MAO、ADA 等。下面分别介绍这几种临床常用肝脏酶及其同工酶。

一、氨基转移酶及其同工酶

氨基转移酶是氨基酸代谢的重要催化剂，机体内存在着大约 60 种氨基转移酶，ALT 和 AST 是其中最重要的两种，也是临床上测定频率最多的酶。磷酸吡哆醛（维生素 B_6）为其辅基，不含磷酸吡哆醛的酶蛋白称为脱辅基酶蛋白，它丧失了催化活性。转氨酶从组织细胞释放到血液的过程中，一部分脱去辅基，所以测定时如果试剂成分中加入磷酸吡哆醛，所测结果明显高于无磷酸吡哆醛者。

（一）丙氨酸氨基转移酶

丙氨酸氨基转移酶（alanine aminotransferase，ALT）催化*L*-丙氨酸与 α-酮戊二酸之间的氨基转移，生成丙酮酸和*L*-谷氨酸，在人体内的反应向右进行，丙酮酸进入三羧酸循环时被利用，谷氨酸被脱氨为尿素循环提供氨源。ALT 在各组织的含量由高到低为肝脏＞肾脏＞心脏＞骨骼肌＞胰腺。健康情况下，血清中此酶活力很低。当这些组织病变、细胞坏死或通透性增强时，细胞内的酶即释放入血，使之不同程度地增高。

1.测定方法

ALT 的测定方法主要有手工分析的改良赖氏法及用于自动生化分析仪的连续监测法。改良赖氏法曾经作为经典方法而得到广泛应用，但该方法属于定时法，测定的并非酶促反应的“零级反应期”，所测结果并不代表酶的真正活性，并且影响因素颇多，操作烦琐，自从自动生化分析仪在临床上普及以来，该方法逐渐被连续监测法取代了。但由于某些基层医院实验室还在应用，因此在此做一简单介绍。

（1）改良赖氏法：血清中的 ALT 催化基质中*L*-丙氨酸和 α-酮戊二酸生成丙酮酸及*L*-谷氨酸。丙酮酸与 2，4-二硝基苯肼作用生成苯腙，在碱性条件下显红棕色。

$$L\text{-丙氨酸}+\alpha\text{-酮戊二酸}\xrightleftharpoons{ALT}\text{丙酮酸}+L\text{-谷氨酸}$$

$$丙酮酸+2,4\text{-}二硝基苯肼 \xrightarrow{碱性条件下} 2,4\text{-}二硝基苯腙(红棕色,\lambda\text{-}505)$$

(2)连续监测法：为目前 IFCC 推荐的参考方法。

$$L\text{-}丙氨酸+\alpha\text{-}酮戊二酸 \overset{AST}{\rightleftharpoons} 草酰乙酸+L\text{-}谷氨酸$$

$$草酰乙酸+NADH+H^{+} \overset{MDH}{\rightleftharpoons} L\text{-}苹果酸+NAD^{+}$$

上述偶联反应中，NADH 的氧化速率与标本中 ALT 活性成正比，可在 340 nm 波长处监测吸光度下降速率，计算出 ALT 的活力单位。

2.参考区间

(1)改良赖氏法：5～25 卡门单位(卡门单位定义：1 mL 血清，反应液总体积 3 mL，波长 340 nm，光径1 cm，25 ℃，1 分钟内生成的丙酮酸，使 NADH 氧化成 NAD^{+} 而引起吸光度每下降 0.001 为一个卡门单位)。

(2)连续监测法：5～40 U/L(国际单位)。

3.临床意义

ALT 主要用于肝病的诊断。①急性肝炎增高明显，一般升高至正常浓度的 5～50 倍。80%患者 ALT 升高 3～4 天后可降至正常，如果持续不降，提示转化为迁延性肝炎。②黄疸型肝炎 ALT 升高比胆红素早 20～30 天。③活动性肝硬化、慢性肝炎、中毒性肝炎、甲亢、吸毒均可见 ALT 不同程度地升高。梗阻性黄疸、充血性心力衰竭、心肌炎、心肌梗死、白血病等的 ALT 增高 5 倍左右。④肝病早期时 ALT 高于 AST，如果 AST>ALT，提示预后不良。⑤重症肝炎时大面积肝细胞坏死，血中 ALT 逐渐下降，而胆红素却进行性升高，出现所谓“胆酶分离”现象，常为肝坏死的征兆。⑥异烟肼、利福平、氯丙嗪、地巴唑等药物会损害肝细胞，造成 ALT 增高。

4.评价

ALT 为肝细胞损伤最敏感的指标之一，且血清 ALT 的增高程度同临床病情轻重相平行。检测 ALT 对于隐性感染及潜伏期肝炎患者的发现有重要意义，故为健康查体、疾病筛查等必然检测项目。缺点是对肝病诊断的特异性还不够理想。

(二)门冬氨酸氨基转移酶

门冬氨酸氨基转移酶(aspartate aminotransferase，AST)催化*L*-门冬氨酸和 α-酮戊二酸之间的氨基转移，生成草酰乙酸和*L*-谷氨酸，谷氨酸经脱氨供尿素循环和 α-酮戊二酸的再生。AST 在各组织的含量由高到低为心脏>肝脏>骨骼肌>肾脏>胰腺。健康人血清中此酶活力很低。AST 有两种受不同基因控制的同工酶 ASTs 和 ASTm，它们分别存在于细胞质和线粒体中，并且 ASTm 占 70%左右。细胞轻度损伤时 AST 升高显著，而严重损伤时，则 ASTm 大量出现于血清中。正常血清所含 AST 的同工酶主要为 ASTs，但在病理状态下，如细胞坏死，则血清中以 ASTm 为主。血清 AST 活性升高，多来自心肌或肝脏损伤；肾脏或胰腺细胞损伤时，也可出现很高的 AST 活性。

1.测定方法

测定方法与 ALT 相同，AST 的测定方法主要有手工分析的改良赖氏法及用于自动生化分析仪的连续监测法。

(1)改良赖氏法：血清中的 AST 催化基质中的*L*-天冬氨酸和 α-酮戊二酸，生成草酰乙酸和*L*-谷氨酸，草酰乙酸脱羧生成丙酮酸，丙酮酸与 2,4-二硝基苯肼作用生成苯腙，在碱性条件下显红棕色。

$$L\text{-门冬氨酸}+\alpha\text{-酮戊二酸}\xrightleftharpoons{AST}\text{草酰乙酸}+L\text{-谷氨酸}$$

$$\text{丙酮酸}+2,4\text{-二硝基苯肼}\xrightarrow{\text{碱性条件下}}2,4\text{-二硝基苯腙(红棕色},\lambda=505)$$

(2)连续监测法:为目前 IFCC 推荐的参考方法。

$$L\text{-门冬氨酸}+\alpha\text{-酮戊二酸}\xrightleftharpoons{AST}\text{草酰乙酸}+L\text{-谷氨酸}$$

$$\text{草酰乙酸}+NADH+H^{+}\xrightleftharpoons{MDH}L\text{-苹果酸}+NAD^{+}$$

上述偶联反应中,NADH 的氧化速率与标本中 AST 活性成正比,可在 340 nm 波长处监测吸光度下降速率,计算出 AST 的活力单位。

2.参考区间

(1)改良赖氏法:8～28 卡门单位。

(2)连续监测法:5～40 U/L。

3.临床意义

AST 主要用于心、肝受损的诊断和疗效观察。①心肌梗死发病 6 小时后开始升高,48～60 小时达到峰值,一般高 4～6 倍,4～5 天降至正常,如不降说明再次出现心肌梗死或病情恶化。②急性心肌炎患者的 AST 中度增高,慢性心肌炎患者的 AST 可正常。③心力衰竭伴有肝出血时,AST、ALT 均明显升高。④对于肝病来说,其意义基本与 ALT 相似,但一般 ALT＞AST,如 AST 显著高于 ALT,提示后果严重。⑤急性黄疸型肝炎、肝细胞性黄疸可高达正常 10 倍,梗阻性黄疸可高5 倍左右。

4.评价

AST 组织特异性、对肝病的诊断特异性及灵敏度均不如 ALT,但对于疾病的预后判断、疗效观察等优于 ALT。AST/ALT 对急、慢性肝炎的诊断和鉴别诊断及判断转归较有价值。急性肝炎时,AST/ALT＜1.0;肝硬化时,AST/ALT≥2.0;肝癌时,AST/ALT≥3.0。

由于 AST 在心肌梗死时升高比 CK 晚,恢复又比 LD 早,所以对心肌梗死的诊断价值不大,已有学者建议将 AST 从传统的心肌酶谱中去除。

二、γ-谷氨酰基转移酶及其同工酶

γ-谷氨酰基转移酶(gamma-glutamyltransferase,GGT)曾称为 γ-谷氨酰基转肽酶,是含巯基的线粒体酶,催化谷氨酰残基从谷胱甘肽(GSH)或其他肽链上转移至其他氨基酸或肽链上,γ-谷氨酰基的供体是 GSH,受体是L -氨基酸。GGT 的主要生理功能是催化 GSH 的分解,调节 GSH 的含量,参与氨基酸的吸收、转移和利用。人体各组织均含有 GGT,组织分布以肾脏含量为最多,其次为前列腺、胰、肝、脾、肠、脑等。红细胞中几乎没有 GGT,溶血对其测定影响不大。GGT 以分泌和吸收能力强的细胞膜为最丰富,如远端肾小管、胆管上皮细胞、肝毛细胆管、胰腺细胞和小肠刷状缘细胞等。胆汁、尿液及胸腔积液中均含有此酶。健康人血清 GGT 活力很低,主要为肝源性的,并由肝清除,经胆道排出。此酶底物特异性不高,可作用于多种含谷氨酰基的化合物。GGT 是一种诱导酶,乙醇及多种药物(如巴比妥类药物、苯妥英钠、解热镇痛类的对乙酰氨基酚、含雌激素的避孕药等)都可诱导肝细胞线粒体,导致血清 GGT 增高。

用醋酸纤维素薄膜电泳可分离出四种同工酶:GGT_1、GGT_2、GGT_3 和 GGT_4。正常人往往只见 GGT_2 和 GGT_3。重症肝胆疾病和肝癌时常有 GGT_1 出现;乙醇性肝坏死、胆总管结石及胰

腺炎时常见 GGT_2 增加；GGT_4 与胆红素增高关系密切。

(一)测定方法

GGT 测定方法有数种，主要在于所用底物、缓冲液和 pH 的不同，如重氮反应比色法、对硝基苯胺比色法等，目前国内多采用连续监测法。

1.对硝基苯胺比色法

基质中 γ-谷氨酰对硝基苯胺在 GGT 的催化作用下，将谷氨酰基转移到受体双甘肽分子上，形成 γ-谷氨酰基双甘肽，同时释放出的对硝基苯胺在 405～420 nm 处有强吸收，对硝基苯胺的生成量与 GGT 的活力成正比。

2.连续监测法

IFCC 推荐的参考方法是以 *L*-γ-谷氨酰-3-羧基对硝基苯胺为底物，甘氨酰甘氨酸（双甘肽）作为 γ-谷氨酰基的受体，在 pH 为 7.7 的条件下，GGT 催化底物生成 γ-谷氨酰双甘肽和黄色的 2-硝基-5-氨基苯甲酸，在 410 nm 波长处直接连续监测，吸光度的增高速率与 GGT 活性成正比关系。

$$L\text{-}\gamma\text{-谷氨酰-3-羧基对硝基苯胺}+\text{双甘肽}\xrightarrow{GGT}\gamma\text{-谷氨酰双甘肽}+\text{2-硝基-5-氨基苯甲酸}$$

(二)参考区间

(1)对硝基苯胺比色法：10～40 U/L(国际单位)。

(2)连续监测法：健康成年男性为 11～50 U/L；健康成年女性为 7～32 U/L(国际单位)。

(三)临床意义

血清 GGT 主要来自肝胆系统，诊断肝胆疾病的敏感性很高。肝胆肿瘤时，压迫胆管，胆汁排出受阻，肝细胞内 GGT 容量增多；癌细胞逆分化作用使 GGT 含量增多；癌细胞变性解体释放 GGT，而使血清 GGT 活力显著升高。胆汁中 GGT 含量是血清的 10 倍。胆道梗阻时，胆汁逆流可使血清 GGT 含量升高；逆流的胆汁成分及酒精和药物可诱导细胞微粒体 GGT 的合成增强；胆汁中的胆盐及酒精可溶解于与膜结合的 GGT 中。肝炎时坏死细胞邻近的肝细胞合成 GGT 增强。细菌感染后，在其生长繁殖中产生 GGT，同时使组织细胞肿胀、变性、解体、细胞内 GGT 释放。以上这些情况均可引起血清 GGT 活力不同程度的升高。

(1)急性肝炎时中度增高，持续时间比 ALT 长，GGT 如持续为高水平，说明转为迁延性肝炎或慢性肝炎。

(2)GGT 在反映慢性肝细胞损伤及病变活动时较 ALT 敏感，慢性肝炎 ALT 即使正常，如果 GGT 持续不降，在排除胆道疾病情况下，也提示病变在活动。

(3)各种梗阻性黄疸的 GGT 均显著增高，可达正常上限的5～30 倍。

(4)原发性肝癌患者，血清 GGT 显著升高，阳性率为 75%～100%；继发性肝癌 GGT 增高的阳性率为 50%～77%。肝癌术后 GGT 如再次升高，说明复发。也可协助判断恶性肿瘤有无肝转移。因此，GGT 活力的高低是肝癌疗效观察的敏感指标。

(5)如果 ALP 升高，而 GGT 正常，常可排除肝胆疾病。

(6)酗酒者的 GGT 增高程度与饮酒量呈正相关。

(四)评价

GGT 是肝胆疾病中阳性率最高的酶之一，与 ALT、CHE 同时测定时诊断肝病灵敏度高达 99%。但是，如果 GGT 作为肝癌标志物，其诊断的灵敏度虽高，但特异性较差。

三、碱性磷酸酶及其同工酶

碱性磷酸酶(alkaline phosphatase,ALP)是一种含锌的糖蛋白,底物特异性较低,在碱性环境中(最适 pH 为 10.0 左右)能水解多种磷酸单酯化合物,且其相对分子质量随不同组织来源而不同。Mg^{2+}、Mn^{2+} 为 ALP 的激活剂,EDTA、草酸盐、磷酸盐、硼酸盐和氰化物对 ALP 有抑制作用。脂肪餐后和溶血标本均会干扰 ALP 的检测,使结果偏高。标本久置,ALP 会逐渐增高,升高至 5%~10%。人体各组织 ALP 及其同工酶可分三大类,即胎盘 ALP,肠 ALP,肝、骨、肾 ALP 及其同工酶。病理情况下还可出现肝 ALP 和胆汁 ALP 等高分子 ALP,以及一些与肿瘤有关的变异 ALP 等。

(一)测定方法

1.金氏比色法

在碱性条件下 ALP 分解磷酸苯二钠,生成苯酚和磷酸氢钠。苯酚与 4-氨基安替比林作用,经铁氰化钾氧化生成红色醌的衍生物。红色的深浅与 ALP 活力成正比。

$$\text{磷酸苯二钠} + H_2O \xrightarrow{ALP} \text{苯酚} + \text{磷酸氢钠}$$

$$\text{苯酚} + \text{4-氨基安替比林} + \text{铁氰化钾} \rightarrow \text{醌类化合物(红色},\lambda = 510)$$

2.连续监测法

连续监测法为目前广泛应用的测定方法。ALP 在 pH 为 10.0 的条件下,以磷酸对硝基苯酚(4-NPP)为底物,2-氨基-2-甲基-1,3-丙醇(AMP)或二乙醇胺(DEA)为磷酸酰基的受体物质,增进酶促反应速率。4-NPP 在碱性溶液中为无色,在 ALP 催化下,4-NPP 分裂出磷酸酰基,生成游离的对硝基苯酚(4-NP)。4-NP在碱性溶液中变成醌式结构,呈现较深的黄色。在波长 405 nm处监测吸光度增高速率,计算 ALP 活性单位。

(二)参考区间

1.金氏比色法

成人 3~13 金氏单位;儿童 5~28 金氏单位。

金氏单位定义:100 mL 血清,37 ℃,与底物作用 15 分钟,产生 1 mg 酚为 1 金氏单位。

2.连续监测法

(1)女性:1~12 岁,小于 500 U/L;15 岁以上,40~150 U/L。

(2)男性:1~12 岁,小于 500 U/L;12~15 岁,小于 750 U/L;25 岁以上,40~150 U/L。

(三)临床意义

组织分布广泛,含量由高到低为肝>肾>胎盘>小肠>骨骼。因为血清中 ALP 主要来自肝脏和骨骼,故主要用于肝、胆、骨病的诊断。

(1)变形性骨病可增高 30~50 倍;佝偻病、软骨病 ALP 升高而血钙、血磷降低。

(2)甲状旁腺功能亢进时,ALP 往往增高,甲状旁腺功能减退则 ALP 降低多见。

(3)急性肝炎增高 2~5 倍,慢性肝炎正常或略高,肝硬化时 ALP 变化不一,肝癌时 ALP 多数升高。

(4)黄疸鉴别:梗阻性黄疸时,ALP、BIL 平行增高。溶血性黄疸时,ALP 多正常。肝细胞性黄疸时,以 BIL 升高为主,ALP 升高或正常。

(5)腹腔恶性肿瘤伴随 ALP 升高时应高度怀疑肿瘤已向骨或肝转移。

(6)妊娠、消化道溃疡、营养不良、重金属中毒、甲亢、维生素 D 缺乏症等，ALP 均有不同程度的升高。

(7)甲状腺功能减退症、低镁血症、恶性贫血、维生素 C 缺乏症等，ALP 多降低。

四、5'-核苷酸酶

5'-核苷酸酶(5'nucleotidase，5'-NT)是一种对底物特异性不高的水解酶，可作用于多种核苷酸。锰离子为其激活剂，镍离子为其抑制剂。此酶广泛存在于人体组织中，如肝、胆、肠、脑、心、胰等，定位于细胞膜上。在肝内，此酶主要存在胆小管和窦状隙膜内。5'-NT 从胆道清除，与肝病患者肝脏的损害相关，因此在肝炎、胆道梗阻时可见血清 5'-NT 的增高，而肝癌时显著增高。

(一)测定方法

5'-NT 活性测定的常用底物为 AMP。AMP 是一种有机磷酸酯，同样会受到血清中 ALP 的水解，因此测定时必须采用一种方法校正 ALP 的干扰。反应式如下。

$$AMP + H_2O \xrightarrow{5'\text{-NT}} 腺苷 + Pi$$

$$腺苷 + H_2O \xrightarrow{ADA} 次黄苷 + NH_3$$

$$NH_3 + \alpha\text{-}酮戊二酸 + NADH + H^+ \xrightarrow{GLD} 谷氨酸 + NAD^+$$

在 340 nm 波长处监测 NADH 吸光度的下降速率，计算 5'-NT 活性。

(二)参考区间

健康成年人血清 5'-NT 活力为 0～11 U/L。

(三)临床意义

5'-NT 测定主要用于肝胆系统疾病的诊断和骨骼疾病的鉴别诊断。血清 5'-NT 活性升高主要见于肝胆系统疾病，如阻塞性黄疸、原发及继发性肝癌、肝炎等，其活性变化几乎与 ALP 相平行。但骨骼系统疾病，如肿瘤转移、畸形性骨炎、佝偻病、甲状旁腺功能亢进等，通常 ALP 活性升高，而 5'-NT 正常。因此 ALP 和 5'-NT 同时测定有助于肝胆和骨骼系统疾病的鉴别诊断。

(四)评价

5'-NT 可作为原发或继发性肝癌的一种肿瘤标志物。在肝肿瘤病变时，5'-NT 是一项比较灵敏的指标，常在病变早期即可明显升高，其变化往往早于肝功能、肝扫描或其他有关肝病变的阳性发现。

五、胆碱酯酶

胆碱酯酶(cholinesterase，ChE)是一组催化酰基胆碱水解的酶类，底物特异性不强，根据对乙酰胆碱和丁酰胆碱水解专一性不同，可分为两类。一类是乙酰胆碱酯酶(ACHE)，又称为真胆碱酯酶、红细胞胆碱酯酶、胆碱酯酶Ⅰ，主要分布于红细胞、交感神经节、骨骼肌运动终板、肺、脾和脑灰质中。细胞内定位于细胞膜及微粒体和线粒体上，主要生理功能是水解乙酰胆碱。另一类是拟(假)胆碱酯酶(PChE)，又称为丁酰胆碱酯酶、血清胆碱酯酶(SChE)或胆碱酯酶Ⅱ，由肝脏合成，主要分布于肝、胰、心、脑白质及血浆中，其生理功能尚未明了。两类胆碱酯酶有相同的作用底物，但对底物的专一性和亲和力不同。AChE 对乙酰胆碱的催化活力高，PChE 对丁酰胆碱的催化活力高。过量的乙酰胆碱对 AChE 有强烈的抑制作用，而对 PChE 无影响。与胆碱结构类似的新斯的明、毒扁豆碱、吗啡、枸橼酸盐和氟化物是 PChE 的竞争性抑制剂。有机磷、有机氯毒剂是这两类胆碱酯酶的强烈抑制剂。

临床上测定 ChE 主要用于有机磷中毒的诊断和疗效观察，肝脏疾病的辅助诊断，检查先天性遗传变异体。羊水 ChE 测定可用于检查胎儿神经管缺陷等。

(一)测定方法

目前测定 ChE 活性的方法大都采用酰基(如丙酰基、丁酰基)硫代胆碱的碘盐作为底物，在酶水解反应中生成硫代胆碱，后者用色源性二硫化合物试剂，如 DTNB(Ellman 试剂)或 4,4'-二硫双吡啶显色，进行比色法或连续监测法测定。

1.连续监测法

ChE 催化丁酰硫代胆碱水解，产生丁酸和硫代胆碱；硫代胆碱与无色的 5,5'-二硫代-2-硝基苯甲酸反应，形成黄色的 5-巯基-2-硝基苯甲酸(5-MNBA)。在 410 nm 处测定吸光度，每分钟吸光度变化率与 ChE 活力成正比。

$$\text{丁酰硫代胆碱} + H_2O \xrightarrow{ChE} \text{硫代胆碱} + \text{丁酸}$$

$$\text{硫代胆碱} + 5,5'\text{-二硫代-2-硝基苯甲酸} \longrightarrow 5\text{-巯基-2-硝基苯甲酸(黄色)}$$

2.比色法

血清中胆碱酯酶催化乙酰胆碱水解生成胆碱和乙酸。未被水解的乙酰胆碱与碱性羟胺作用，生成乙酰羟胺。乙酰羟胺在酸性溶液中与三氯化铁形成棕色复合物。用比色法测定，计算剩余乙酰胆碱含量，从而推算出胆碱酯酶活力。

(二)参考区间

1.连续监测法

5 000～12 000 U/L(此法采用国际单位)。

2.比色法

130～310 U(单位定义：1 mL 血清中 ChE 在 37 ℃水浴与底物作用 1 小时。每水解 1 μmol 的乙酰胆碱所需的酶量为 1 个酶活力单位)。

(三)临床意义

与其他酶活力增高反映病理改变的情况相反，血清胆碱酯酶测定的临床意义在于酶活力降低。

(1)全血 AChE 80％来自红细胞，20％来自血清。测定 ChE 主要用于农药(有机磷、有机氯)中毒的诊断及疗效观察。急性有机磷中毒其活力降低 40％～90％，与中毒程度呈正相关，如果治疗有效，7 天内可恢复正常，但也有“反跳现象”。

(2)血清 BChE 因主要来自肝脏，所以可用于肝功能的检查，反映肝实质细胞受损的情况，其临床意义基本同 ALB 类似，但比 ALB 变化得早、快、敏感。①急性肝炎、中毒性肝炎、活动性肝硬化一般降低50％～70％；而慢性持续性肝炎可降低或正常，慢性活动性肝炎 50％是降低的。肝病病情越差，ChE 活力越低，持续降低无回升迹象者多预后不良。②良性梗阻性黄疸多正常，恶性梗阻性黄疸多降低。③有机磷、有机氯中毒，各种严重的全身性疾病、严重的感染性疾病显著降低。④羊水中 ChE 为5～70 U/L，主要为 PChE，其中 AChE 活性甚微。神经管缺陷胎儿的羊水 AChE 明显增高，同时测定羊水 AFP，对神经管缺损诊断的准确率为 99.4％。⑤ChE 增高常见于脂肪肝、甲亢、糖尿病、肾病综合征等。

(四)评价

用连续监测法测定 ChE 时，虽然乙酰、丙酰、丁酰硫代胆碱的碘盐均可作为底物，但最好用丙酰，因为 PChE 对乙酰胆碱亲和力小；用丁酰做底物时空白比丙酰高而酶活力低。

六、谷氨酸脱氢酶

谷氨酸脱氢酶（glutamate dehydrogenase，GLD）是一种主要存在于细胞线粒体基质中的变构酶，由6个相同的亚基聚合而成，每个亚基的相对分子质量为 56 000。ATP 与 GTP 是此酶的变构抑制剂，而 ADP 和 GDP 是其变构激活剂。因此，当体内的能量不足时能加速氨基酸的氧化，对机体的能量代谢起重要的调节作用。它属于一种不需氧脱氢酶，在其作用下，*L*-谷氨酸氧化脱氨生成 α-酮戊二酸和氨。GLD 是唯一既能利用 $NADP^+$ 又能利用 $NADP^+$ 接受还原当量的酶。

GLD 广泛存在于肝、肾、脑组织中，心肌和骨骼肌中 GLD 的活性很弱。肝内 GLD 的特异活性是其他器官（如肾、脑、肺）的 10 倍左右，比骨骼肌内高 80 倍，因此血清 GLD 升高主要源于肝脏。GLD 作为线粒体酶，是实质细胞坏死的指标。结合转氨酶的活性是一种测定实质细胞坏死的方法，可判断肝细胞坏死的程度。在肝病诊断中。其意义是此酶在小叶中心部位的浓度是门静脉周部位的 1.8 倍。肝窦状隙供给路线的末端是缺氧的高危地带，如果血流受阻，也是细胞损伤最先发生的部位。由于胆酸可导致肝细胞损伤，梗阻性黄疸时患者血清 GLD 也会增高。

（一）测定方法

GLD 测定方法主要有比色法和分光光度法。比色法是以谷氨酸为底物，经 GLD 催化生成 α-酮戊二酸，该产物与重氮化磺酸或与 2，4-二硝基苯肼生成腙。分光光度法是利用其逆向反应，以 α-酮戊二酸为底物，在 340 nm 波长处测定 NADH 的氧化速率，即单位时间内吸光度的下降值。后者灵敏度、特异性、准确性优于比色法。

$$NH_3 + \alpha\text{-酮戊二酸} + NADH + H^+ \xrightarrow{GLD} \text{谷氨酸} + NAD^+ + H_2O$$

NADH 被氧化成 NAD^+ 的速率与 GLD 的活力成正比。

（二）参考区间

成年男子为 0～8 U/L；成年女子为 0～7 U/L。

（三）临床意义

虽然 GLD 是一个肝特异酶，但作为肝胆疾病的筛选实验并不合适，因为它的诊断灵敏度只有 47%。GLD 连同转氨酶一起测定对肝病的鉴别诊断价值较大，这是由于 GLD 单独位于线粒体内，不像 ALT 主要位于细胞质，而 AST 位于细胞质和线粒体内。GLD 不会在一般性的肝脏炎症性疾病，如在慢性病毒性肝炎时释放。在一些主要是肝细胞坏死的肝病中，大量的 GLD 释放是值得注意的现象，如缺氧性肝病或中毒性肝损伤。

相对 ALT 而言，GLD 的另一鉴别诊断价值在于，它主要位于肝小叶中心的肝细胞内，当 GLD 显著增高时，提示肝小叶中心部位发生病变。连同转氨酶，GLD 具有鉴别诊断的重要性，评价标准是（ALT＋AST）/GLD 的值（表 10-1）。

表 10-1 （ALT＋AST）/GLD 的值及其鉴别诊断意义

（ALT＋AST）/GLD	评价
＜20	梗阻性黄疸，胆汁性肝硬化，转移性肝病，急性肝缺氧性损伤
20～50	慢性肝病急性发作，胆汁淤积性肝病
＞50	急性病毒性肝炎（也是胆汁淤积的一种形式），急性酒精性肝炎

GLD 显著增高通常是细胞严重受损的标志。根据一项研究表明，引起 GLD 活性超过正常上限 25 倍之多的最常见疾病有急性右心衰竭、长期的脓毒及中毒性循环衰竭、阻塞性黄疸、严重的呼吸衰竭和肺栓塞引起的肺源性心脏病等。

(四)评价

在肝病患者中，GLD 升高者几乎都伴有转氨酶的升高，而转氨酶升高者并不一定伴有 GLD 的升高。因此用 GLD 反映肝细胞损伤程度优于转氨酶，是一项比线粒体型 AST 更易检测的指标。

七、血清单胺氧化酶

单胺氧化酶(monoamine oxidase，MAO)是含 Cu^{2+}、Fe^{2+} 和磷脂的结合酶，主要作用于-CH_2-NH_2 基团，可催化多种单胺类化合物氧化脱氨生成相应的醛、氨和过氧化氢，后者继续分解为氧和水。人体内 MAO 分布广泛。按辅酶的不同可分成两类：一类以 FAD 为辅酶，主要存在于肝、肾和胃等组织细胞的线粒体上，对伯、仲、叔胺均能氧化；另一类以磷酸吡哆醛为辅酶，主要存在于结缔组织，属于细胞外酶。血清中 MAO 与结缔组织中的 MAO 相似。结缔组织 MAO 参与胶原纤维最后成熟阶段的架桥过程，与组织的纤维化密切相关。而肝纤维化是肝硬化形成过程中的主要病理变化之一。因此 MAO 测定对肝硬化等疾病的诊断和预后判断具有重要价值。MAO 电泳可分成三条区带，从阴极到阳极分别为 MAO-Ⅰ、MAO-Ⅱ和 MAO-Ⅲ。

(一)测定方法

1.连续监测法

根据 MAO 催化反应的产物 NH_3 建立的谷氨酸脱氢酶偶联速率法如下。

$$C_6H_5\text{-}CH_2\text{-}NH_2 + H_2O \xrightarrow{MAO} C_6H_5CHO + H_2O_2 + NH_3$$

$$NH_3 + \alpha\text{-酮戊二酸} + NADH + H^+ \xrightarrow{GLD} \text{谷氨酸} + NAD^+ + H_2O$$

在 340 nm 波长处监测 NADH 吸光度的下降速率，计算 MAO 活性。

2.醛苯腙法

根据 MAO 催化反应的产物醛建立的醛苯腙显色法如下。

$$C_6H_5\text{-}CH_2\text{-}NH_2 + H_2O + O_2 \xrightarrow{MAO} C_6H_5CHO + H_2O_2 + NH_3$$

(二)参考区间

1.连续监测法

健康人血清 MAO$<$10 U/L(国际单位)。

2.醛苯腙法

健康人血清 MAO$<$36 U/mL(单位定义：在 37 ℃，1 mL 血清中 MAO 每小时催化底物产生 1 nmol 苄醛为 1 U)。

(三)临床意义

(1)肝硬化时，结缔组织释放 MAO 增多；暴发型重症肝炎、肝细胞坏死时线粒体上 MAO 释放入血而使血清中 MAO 明显升高。

(2)慢性肝炎、亚急性肝炎、糖尿病合并脂肪肝、甲状腺功能亢进症或肢端肥大症患者，纤维组织代谢增强，而使血清 MAO 不同程度地升高。多数肝癌、胆汁性肝硬化、血吸虫性肝硬化患者血清 MAO 活性正常。

(3)烧伤、尿酸血症患者应用 MAO 抑制剂后可见血清 MAO 活性降低。

(四)评价

MAO 测定用于推测肝纤维化的程度并非特异性指标，因为肝外疾病，如糖尿病合并脂肪肝、甲状腺功能亢进症、肢端肥大症、进行性硬皮病、老年性动脉硬化等，均可见血清 MAO 活力增高。

八、腺苷脱氨酶

腺苷脱氨酶(adenosine deaminase，ADA)的系统名为腺苷氨基水解酶，主要催化腺苷和脱氧腺苷生成肌苷和氨，是腺苷酸分解代谢的重要酶系之一。ADA 广泛分布于全身各组织，以小肠黏膜和脾中的酶活力最高，肝、肾、骨、骨骼肌次之。血中淋巴细胞中的 ADA 活力高于红细胞，ADA 在细胞内定位于细胞质。血清中 ADA 是由不同组织来源的同工酶共同组成的，其底物相对特异性及活化能也不同于组织 ADA，血清 ADA 的最适 pH 为 5.5～6.5，组织 ADA 为 6.5～8.5。红细胞中 ADA 活力明显高于血浆，故溶血标本产生正干扰。

(一)测定方法

ADA 测定的方法较多，有定氨比色法、分光光度法、酶偶联速率法、氨电极法、荧光测定法和同位素计量法等。后三者因需特殊仪器和试剂而不易推广。酶偶联速率法为目前广泛使用的方法。

1.酶偶联速率法

根据 ADA 催化反应的产物 NH_3 建立的谷氨酸脱氢酶偶联速率法如下。

$$\text{腺嘌呤核苷} + H_2O \xrightarrow{ADA} \text{肌苷} + NH_3$$

$$NH_3 + \text{EF5-酮戊二酸} + NADH + H^+ \xrightarrow{GLD} \text{谷氨酸} + NAD^+ + H_2O$$

在 340 nm 波长处监测 NADH 吸光度的下降速率，计算 ADA 活力。

2.定氨比色法

根据 ADA 催化反应的产物 NH_3 建立波氏显色法。此法干扰因素多，反应时间长，操作烦琐，不适合自动化分析，目前很少使用。

(二)参考区间

健康成年人 ADA 活力＜19.6 U/L。

(三)临床意义

1.血清 ADA 活力升高

见于各种肝胆疾病，其中以肝硬化时 ADA 升高阳性率(70%～89%)为最高，幅度(2～2.6 倍)大。原发性肝癌伴肝硬化时 ADA 升高的阳性率为 60%～100%，而不伴肝硬化者为 16%。急性肝炎时阳性率为 56%～85%，慢性活动性肝炎阳性率为 65%～79%，而慢性迁延性肝炎患者血清 ADA 活力基本正常。胆囊炎、胆结石、胰腺癌等疾病时，多数患者 ADA 正常。

有人报道在伤寒发病的 1 周内，ADA 即可升高，达参考上限的 4～6 倍，较肥达氏反应敏感，阳性率高，升高持续时间长。

其他疾病，如传染性单核细胞增多症、粟粒性肺结核、风湿热、溶血性贫血、白血病及部分肿瘤患者血清 ADA 可不同程度地升高。

2.胸腔积液中的 ADA 活力升高

结核性胸膜炎患者的胸腔积液中的 ADA 活力明显高于癌性和非炎症性胸腔积液中的 ADA 酶活力，而且胸腔积液中的 ADA 与血清中的 ADA 比值大于 1。同时测定血清和胸腔积液的 ADA 活力及其比值，是诊断和鉴别胸腔积液性质的有效方法。

3.脑脊液中的 ADA 活力升高

结核性脑膜炎时，脑脊液中的 ADA 活力明显高于病毒性脑炎、脑肿瘤和中枢神经系统白血病，其他一些中枢神经系统疾病时，如化脓性脑膜炎、脑出血、脑梗死、脑外伤等 ADA 也可升高，但以结核升高最为显著。

九、肝脏酶谱测定的临床意义综合分析

肝脏是机体最主要的生物合成和解毒器官，肝病包括原发性实质细胞损害、梗阻性疾病及二者的并发病。在肝实质性病变中，检测血清酶的活力变化是反映肝细胞损伤的敏感指标，也是最常用的试验。除 ALT 和 AST 外，反映肝细胞损伤的酶还有异柠檬酸脱氢酶（ICD）、谷氨酸脱氢酶（GLD）、醇脱氢酶（ADH）、山梨醇脱氢酶（SDH）和精氨酸代琥珀酸裂合酶（ASAL）等。这些酶主要存在于肝的细胞液中，为组织专一酶，在肝胆疾病诊断的特异性方面超过 ALT 和 AST，但在阳性率和灵敏度方面多数不如 ALT 和 AST。故目前临床广为使用的仍多为 ALT 和 AST。

ALT 等酶位于细胞液，易从细胞内释出，故有早期诊断价值；有些酶如 ASTm 等为线粒体酶和膜结合酶，酶的活力高低可反映细胞损伤的程度；有些酶或同工酶有组织特异性，酶活性的改变，提示相应脏器的病变存在。通过这些酶的测定和其他肝功能试验组合，可辅助临床对各种肝病及病程作出诊断和鉴别诊断。临床上对肝病的诊断有多种肝功能试验组合，常见的是 ALT、AST、ALP、GGT、总蛋白（TP）、清蛋白（ALB）和胆红素测定，在病变的早期可以观察到酶活力变化谱型的特征，随着病变的持续导致肝细胞坏死增加，所有的酶谱逐渐趋向相似。观察疾病各个阶段酶活力的变化可以对疾病的发展变化及疗效预后作出正确的判断。

急性肝炎时，早期 AST 和 ALT 均明显升高，肝 AST 含量高于 ALT 的 3 倍，但因 70%～80%的 AST 位于线粒体上，故 ALT 高于 AST，AST/ALT＜1。如 AST 特别是 ASTm 持续升高，提示肝损害严重，预后不良。ALP 和 GGT 呈轻度和中度升高，升幅高低与胆汁淤积相关。GGT 是肝炎病程中最后恢复的酶学指标，若 GGT 显著升高，且持续不降则提示向慢性肝炎发展。LD 总活力升高，主要是 LD_5 明显升高，LD_4 不升高，$LD_5/LD_4>1$，是急性肝炎的又一个特征。如 LD_5 持续不降或下降后又升高，则提示向慢性肝炎发展。

黄疸型急性病毒性肝炎的 ALT 在发病早期迅速升高，可达参考区间上限的 50 倍，阳性率 100%，且发生于临床症状和黄疸出现之前，其总胆红素和直接胆红素可轻度或中度升高，其中直接胆红素占总胆红素的比例随病情的变化而改变。胆汁淤积症时总胆红素呈中度和高度升高，其中多以直接胆红素升高为主，同时 ALT 和 AST 一般仅轻度升高。

酒精性肝炎的 ALT 和 AST 活力可低于急性肝炎，但高于其他肝病。酒精对肝细胞线粒体有特殊的损害作用，追踪测定 ALT 及 AST，可判断肝细胞线粒体损伤的范围和类型。酒精可引起胆汁淤积，对肝合成 GGT 有诱导作用，还可损害富含 GGT 的微粒体，致使大量 GGT 释放入血，使血中 GGT 显著升高，监测 GGT 的活力变化也是观察酒精性肝损害的良好指标。

慢性肝炎各项酶活力的变化与其活动程度有关，一般将 ALT、AST 小于参考区间上限 3 倍

时定为轻度活动，在 3～10 倍为中度活动，大于 10 倍为重度活动。多数病例 AST/ALT≤1。慢性肝炎活动期的 ADA 和 GGT 均可升高，随病情好转而下降。如 GGT 持续升高，提示病情恶化，若同时伴有 MAO 活力升高，则提示已肝硬化。如有 LDH 活力明显升高时，应考虑并发原发性肝癌的可能。

肝硬化时 AST 和 ALT 可正常或轻度升高，AST/ALT＞1。AST 和 ALT 升高的幅度反映肝细胞坏死的情况，ALP 和 GGT 升高提示为肝硬化活动期或有胆汁淤积。MAO 升高，反映胶原纤维合成增加。如 GGT 和 ADA 显著升高，常提示有癌变的可能。

原发性肝癌时 AST 和 ALT 可正常或轻度升高，AST/ALT＞1。原发性肝癌和肝内胆汁淤积时，ALP 总活力升高，其中以 ALP_2 为主，ALP_1 甚微。继发性肝癌和肝外梗阻性黄疸时，ALP_1 阳性率很高，常伴有 ALP_2 的增高。此点有助于鉴别诊断。原发性和继发性肝癌时，5'-NT明显升高，而 GGT 常呈中度和高度升高，其活力的高低与病灶多少、范围大小、进展情况密切相关。有学者研究发现，同时测定 GGT、ALP 和 ALT 的活力，求出(GGT＋ALP)/ALT 的值，发现原发性和继发性肝癌的值均大于 2，而良性的肝、胆、胰疾病的值均小于 1。此点有确切的鉴别价值。但是无论是 5'-NT 还是 GGT，若把它作为独立的肝癌标志物的话，则其特异性并不高。如果联合检测甲胎蛋白(AFP)或 α-*L* -岩藻糖苷酶(AFU)，则其诊断的特异性高达 99%。

（张 静）

第三节 胰腺酶与同工酶检验

胰腺泡分泌多种消化酶，正常情况下这些酶经胰管分泌至十二指肠，而在病理情况下则逸入血中，造成血清中这些外分泌酶的活力升高。反映胰腺病变的酶有 α-淀粉酶及同工酶、脂肪酶、胰蛋白酶、胰凝乳蛋白酶及弹性蛋白酶-1 等。其中 α-淀粉酶及脂肪酶临床上应用最多。

一、淀粉酶及其同工酶

淀粉酶(amylase，AMY)全称 1，4-α-D-葡聚糖-4-葡聚糖水解酶，分 α、β 两类，β-淀粉酶存在于植物和微生物中，人体内只含有 α-淀粉酶，其作用主要催化食物中的多糖化合物，如淀粉、糖原等的消化，它可随机作用于多糖化合物内部 α-1，4 葡萄糖苷键，产生一系列不同的产物(如糊精、麦芽四糖、麦芽三糖、麦芽糖和葡萄糖)。α-淀粉酶相对分子质量为 40 000～50 000，可透过肾小球滤过膜随尿液排出。胰腺含 AMY 最多，由胰泡细胞合成后通过胰管分泌入小肠，唾液腺也分泌大量 AMY 入口腔帮助消化多糖化合物，此外 AMY 还见于卵巢、肺、睾丸、横纹肌和脂肪组织中，而肝中很少或缺如。AMY 的最适 pH 为6.5～7.5，卤素和其他阴离子对其有激活作用(Cl^-＞Br^-＞NO_3^-＞I^-)。AMY 生物半衰期很短，约为 2 小时，所以病变时血清 AMY 增高持续时间较短，尿液 AMY 活性浓度常高于血清 AMY。

AMY 的测定不可用草酸盐、枸橼酸盐、EDTA 等抗凝血浆，因为 AMY 为需 Ca^{2+} 的金属酶，这些抗凝剂可络合 Ca^{2+} 而对其有抑制作用，但急诊测定时用肝素抗凝尚可。

人体中 AMY 主要有两种同工酶：胰型 AMY(P-AMY)和唾液型 AMY(S-AMY)。两者用醋酸纤维素薄膜电泳进一步分成 P_1、P_2、P_3、S_1、S_2、S_3 等同工酶亚型；如果用聚丙烯酰胺凝胶电泳的方法又可将 AMY 分为 7 条区带，其中 1、2、4、6 四条区带属于 P-AMY，3、5、7 三条区带属于 S-AMY。第 1 与第 3 为两条主要区带，分别相当于 P_2 和 S_1。此外，血清中有时可出现巨淀粉酶，有学者认为该种形式的淀粉酶是由 S-AMY 与 IgG 或 IgA 等聚合而成的，电泳时位于 γ 球蛋白区带。由于巨淀粉酶不能通过肾小球滤过膜，导致巨淀粉酶血症患者的血淀粉酶升高，而尿淀粉酶正常。此种情况可见于健康人（发生率为0～1%）、酒精中毒、糖尿病、恶性肿瘤和各种自身免疫性疾病。此时应与病理性 AMY 升高相区别。

（一）测定方法

测定 AMY 的方法已超过 200 种，这些方法大致可分为六大类：黏度测定法、比浊法、碘量法、糖化法、染料释放法和荧光法。其中黏度测定法和比浊法因精密度差、底物不稳定已被弃用。碘量法中的一种半定量法（温氏法）也早已被淘汰。碘量法中的碘比色法因底物难以标准化、反应不呈零级反应等缺点而被认为非理想方法，但因其简单、快速、灵敏和价廉而在国内应用较广。糖化法易受内源性葡萄糖的干扰，荧光法需特殊仪器，染料释放法中的染料淀粉法需离心分离，这几种方法均被认为非理想方法。染料释放法中的另一类以染料与可溶性限定底物结合的方法在近年来得到不断的发展，主要表现为人工合成的底物分子结构明确、稳定性好，有望成为推荐方法。

1.碘比色法

样本中 AMY 催化淀粉水解，生成葡萄糖、麦芽糖和糊精，剩余的淀粉与碘结合成蓝色复合物，颜色的深浅与酶活力成反比。

2.对硝基苯麦芽七糖法

对硝基苯麦芽七糖在 AMY 的催化下水解生成对硝基苯麦芽三糖、对硝基苯麦芽四糖、麦芽三糖和麦芽四糖。前者在 α-葡萄糖苷酶的作用下，继续水解为对硝基苯酚和葡萄糖，对硝基苯酚在 405 nm 处有最大吸收，吸光度的增高速率与样本中 AMY 活力成正比。

$$4NP\text{-}G_7 + H_2O \xrightarrow{AMY} 4NP\text{-}G_{4,3,2} + G_{5,4,3}$$

$$4NP\text{-}G_7 + H_2O \xrightarrow{\alpha\text{-葡萄糖苷酶}} 4NP\text{-}G_4 + G + 4NP$$

（二）参考区间

1.碘比色法

血清为 800～1 800 U/L；尿液为 1 000～12 000 U/L。单位定义：100 mL 样本中的 AMY 在 37 ℃，15 分钟水解 5 mg 淀粉所需的酶量，为 1 单位。

2.对硝基苯麦芽七糖法

血清 AMY≤220 U/L；尿液 AMY≤1 200 U/L。

（三）临床意义

长期以来，AMY 主要用于急性胰腺炎的诊断。

（1）急性胰腺炎发病 2～3 小时后开始升高，12～24 小时达峰值。如急腹症发病 12 小时后 AMY 仍正常，则急性胰腺炎的可能性不大。尿中 AMY 出现晚（12～24 小时开始升高）但持续时间长，且急性胰腺炎发病超过 24 小时，应测定尿中 AMY，血、尿 AMY 可以表现出不同步的情况。

（2）慢性胰腺炎的 AMY 一般正常，因此 AMY 正常不可排除慢性胰腺炎。

（3）腮腺炎、肾衰竭、尿毒症、胰腺癌、十二指肠溃疡、肠穿孔、急性胆囊炎等疾病均可引起血清中的 AMY 不同程度的升高。

(4)术后患者行腹腔穿刺液、引流液的 AMY 检测，可判断是否有胰漏。

(四)评价

急性胰腺炎时，AMY 的升高程度与病情轻重不呈正相关，病情轻者可能很高。病情重者如暴发性胰腺炎因腺泡组织严重破坏，AMY 生成减少，其测定结果可能不高。对于就医较晚(发病 1～2 天后)的患者或急性胰腺炎的后期，只测定血清中的 AMY 可能造成漏诊，因此要求结合尿液 AMY 的测定来明确诊断。此外，当肾功能严重障碍时，血清中的 AMY 升高，而尿液中的 AMY 正常或降低。

二、脂肪酶

脂肪酶(LPS)是一组特异性较低的脂肪水解酶类，属于外分泌酶，主要来源胰腺，其次为胃和小肠。LPS 应和另一组特异性很低的酯酶相区别：酯酶作用于能溶于水的含短链脂肪酸的酯类；而 LPS 仅作用于酯和水界面的脂肪，只有当底物呈乳剂状态时 LPS 才发挥作用。巯基化合物、胆汁酸、Ca^{2+} 及辅脂肪酶等是 LPS 的激活剂，而重金属、丝氨酸为其抑制剂。

(一)测定方法

迄今测定 LPS 的方法可分为三类：①测定产物游离脂肪酸的有滴定法、比色法、分光光度法、荧光法和 pH 电极法等；②测定底物的有比浊法、扩散法等；③LPS 的质量测定，如双抗体夹心免疫分析法、乳胶凝集法等。目前我国临床实验室主要应用分光光度法、比浊法或滴定法。

1.比浊法

甘油三酯与水制成的乳胶，因其胶束对入射光的吸收及散射而具有乳浊性状。胶束中的甘油三酯在 LPS 的作用下水解，使胶束分裂，浊度或光散射因而降低。降低的速率与 LPS 活力成正比。

2.酶偶联法

1,2-甘油二酯在 LPS 作用下水解为 2-单酸甘油酯和脂肪酸；2-单酸甘油酯在单酸甘油酯脂肪酶作用下进一步水解为甘油和脂肪酸；产生的甘油在 ATP 和甘油激酶的参与下被磷酸化，生成 3-磷酸甘油和 ADP；3-磷酸甘油在磷酸甘油氧化酶的作用下产生磷酸二羟丙酮和 H_2O_2；H_2O_2 在过氧化物酶作用下同4-氨基安替比林和 N-乙酰-N-磺酸丙基苯胺(TOOS)反应产生红色的醌类化合物。在 546 nm 波长处比色测定，计算出 LPS 的活性单位。

$$\text{1,2-甘油二酯} + H_2O \xrightarrow{\text{LPS}} \text{2-单酸甘油酯} + \text{脂肪酸}$$

$$\text{2-单酸甘油酯} + H_2O \xrightarrow{\text{单酸甘油酯脂肪酶}} \text{甘油} + \text{脂肪酸}$$

$$\text{甘油} + \text{ATP} \xrightarrow{\text{甘油激酶}} \text{3-磷酸甘油} + \text{ADP}$$

$$\text{3-磷酸甘油} + O_2 \xrightarrow{\text{磷酸甘油氧化酶}} \text{磷酸二羟丙酮和 } H_2O_2$$

$$H_2O_2 + \text{4-氨基安替比林} + \text{TOOS} \xrightarrow{\text{过氧化物酶}} \text{醌类化合物} + H_2O$$

3.色原底物法

1,2-邻-二月桂基-消旋-甘油-3-戊二酸(6-甲基试卤灵)酯做底物，在碱性环境并有胆酸和辅脂肪酶参与下，被 LPS 水解生成 1,2-邻-二月桂基-消旋-甘油和一个不稳定的中间体戊二酸(6-甲基试卤灵)酯；戊二酸酯在碱性条件下继续水解，产生戊二酸和甲基试卤灵，后者显示红色，颜色强度与 LPS 活力成正比。

(二)参考区间

比浊法:呈正偏态分布,最低为 0 U/L,单侧 95%上限为 7.9 U/L。该单位定义:100 mL 血清,在 37 ℃水浴中,作用于底物 10 分钟,能水解 1 μmol 底物者为 1 个脂肪酶活力单位。

(1)酶偶联法:健康成人参考区间为 1～54 U/L。

(2)色原底物法:健康成人参考区间为 13～63 U/L。

(三)临床意义

胰腺是 LPS 最主要的来源。血清 LPS 增高常见于急性胰腺炎及胰腺癌,偶见于慢性胰腺炎。

正常人血清中的 LPS 含量极少,但在急性胰腺炎时,2～12 小时的血清 LPS 显著升高,24 小时达峰值,可达正常上限的 10 倍,甚至 50～60 倍,至 48～72 小时可能恢复正常,但随后又可持续升高 8～15 天。LPS 与 AMY 相比,在急性胰腺炎时升高的时间早、上升幅度大、持续时间长,故其诊断价值大于 AMY。临床观察发现,凡 AMY 增高的急性胰腺炎患者,其 LPS 均增高;而 LPS 增高的患者,其 AMY 一部分是正常的。腮腺炎的患者,其血清 AMY 多升高,而 LPS 多正常。此外,慢性胰腺炎、乙醇性胰腺炎、胰腺癌、胆总管结石或癌、肠梗阻等也可见 LPS 不同程度的增高。

(四)评价

血清 LPS 对急性胰腺炎的诊断有很大帮助,临床研究证实,其灵敏度为 80%～100%,特异性为 84%～96%;而 AMY 的灵敏度为 73%～79%,特异性为 82%～84%。因此血清 LPS 的灵敏度和特异性均优于 AMY。

(张　静)

第十一章

蛋白质检验

第一节　血清总蛋白检验

一、双缩脲常规法

(一)原理

凡分子中含有两个氨基甲酰基($-CONH_2$)的化合物都能与碱性铜溶液作用，形成紫色复合物，这种反应称为双缩脲反应。蛋白质分子中有许多肽键都能起此反应，而且各种血浆蛋白显色程度基本相同，因此，在严格控制条件下，双缩脲反应可作为血浆蛋白总量测定的理想方法，从测定的吸光度值计算出蛋白含量。

(二)试剂

1.6 mol/L 氢氧化钠

溶解 240 g 优质纯氢氧化钠于新鲜制备的蒸馏水或刚煮沸冷却的去离子水中，稀释至 1 L，置聚乙烯瓶内盖紧保存。

2.双缩脲试剂

称取未风化没有丢失结晶水的硫酸铜($CuSO_4 \cdot 5H_2O$)3 g，溶于 500 mL 新鲜制备的蒸馏水或刚煮沸冷却的去离子水中，加酒石酸钾钠 9 g，碘化钾 5 g，待完全溶解后，加入 6 mol/L 氢氧化钠 100 mL，并用蒸馏水稀释至 1 L。置聚乙烯瓶内盖紧保存。

3.双缩脲空白试剂

溶解酒石酸钾钠 9 g，碘化钾 5 g，于新鲜制备的蒸馏水中。加 6 mol/L 氢氧化钠 100 mL，再加蒸馏水稀释至 1 L。

4.蛋白标准液

收集混合血清，用凯氏定氮法测定蛋白含量，也可用定值参考血清或清蛋白标准血清。

(三)操作

见表 11-1。

表 11-1　血清总蛋白测定(mL)

加入物	测定管	标准管	空白管
待测血清	0.1	—	—
蛋白标准	—	0.1	—
蒸馏水	—	—	0.1
双缩脲试剂	5.0	5.0	5.0

混匀，置 25 ℃水浴中 30 分钟(或 37 ℃ 10 分钟)，在波长 540 nm 处，以空白调零，读取各管的吸光度。

高脂血症、高胆红素血症及溶血标本，应做“标本空白管”，即血清 0.1 mL 加双缩脲空白试剂 5 mL，以测定管吸光度减去标本空白管吸光度为测定管的标准吸光度。

$$血清总蛋白(g/L)=\frac{测定管(或校正)吸光度}{标准管吸光度}\times 标准蛋白液浓度(g/L)$$

(四)参考值

健康成人走动后血清总蛋白浓度为 64～83 g/L，静卧时血清总蛋白浓度为 60～78 g/L。

(五)附注

(1)血清蛋白的含量一般用 g/L 表示，因为各种蛋白质的分子量不同，不能用 mol/L 表示。

(2)酚酞、溴磺肽钠在碱性溶液中呈色，影响双缩脲测定的结果，右旋糖酐可使测定管浑浊而影响结果，理论上这些干扰均可用相应的标本空白管来消除，但如标本空白管吸光度太高，可影响结果准确度。

(3)含脂类极多的血清，呈色后浑浊不清，可用 3 mL 乙醚抽提后再进行比色。

二、双缩脲比吸光度法

(一)原理

按照 Doumas 方法所规定的配方配制双缩脲试剂，在控制反应条件和校准分光光度计的情况下，双缩脲反应的呈色强度是稳定的，可以根据蛋白质双缩脲复合物的比吸光度，直接计算血清总蛋白质浓度。

(二)试剂

同双缩脲法。

(三)操作

(1)取试管 2 支，标明“测定管”及“试剂空白管”，各管准确加入双缩脲试剂 5.0 mL。

(2)于“测定管”中准确加 100 μL 血清，于“试剂空白管”中加入蒸馏水 100 μL。

(3)另取第 3 支试管做“标本空白管”，加入双缩脲空白试剂 5.0 mL 及血清 100 μL。

(4)各管立即充分混匀后，置(25±1)℃水浴中保温 30 分钟。

(5)用经过校准的高级分光光度计，在波长 540 nm、比色杯光径 1.0 cm 处读取各管吸光度。读“测定管”及“试剂空白管”吸光度时，用蒸馏水调零点。读“标本空白管”吸光度时，用双缩脲空白试剂调零点。

(四)计算

校正吸光度(Ac)$=A_t-(A_r+A_s)$式中，A_t 为测定管吸光度；A_r 为试剂空白管吸光度；

A_s 为标本空白管吸光度。

如测定所用的分光光度计波长准确，带宽≤2 nm、比色杯光径准确为1.0 cm时，血清总蛋白含量可以根据比吸光度直接计算：

$$血清总蛋白(g/L)=\frac{Ac}{0.298}\times\frac{5.1}{0.1}=\frac{Ac}{0.298}\times 51$$

式中0.298为蛋白质双缩脲复合物的比吸光系数，是指按Doumas双缩脲试剂的标准配方，在上述规定的测定条件下，双缩脲反应溶液中蛋白质浓度为1.0 g/L时的吸光度。

检查比色杯的实际光径可按下述方法进行。

(1)每升含$(NH_4)_2Co(SO_4)_2\cdot 6H_2O$ 43 g的水溶液，在比色杯光径1.0 cm、波长510 nm处，吸光度应为0.556。

(2)每升含量重铬酸钾0.050 g的水溶液(溶液中含数滴浓硫酸)在比色杯光径1.0 cm、波长350 nm处，吸光度应为0.535。

(3)如测出的吸光度与上述不符，表示比色杯光径并非1.0 cm，计算结果时需进行校正。校正系数$F=A_s/A_m$，A_s为钴盐的吸光度(0.556)或重铬酸钾的吸光度(0.535)，A_m为实测的吸光度。F可取两个校正系数的均值，用下式计算蛋白的含量：

$$血清总蛋白(g/L)=\frac{Ac}{0.298}\times 51\times F$$

三、临床意义

(一)血清总蛋白浓度增高

(1)血清中水分减少，而使总蛋白浓度相对增高。凡体内水分排出大于水分的摄入时，均可引起血液浓缩，尤其是急性失水时(如呕吐、腹泻、高热等)变化更为显著，血清总蛋白浓度有时为100～150 g/L。又如休克时，由于毛细血管通透性的变化，血液也可发生浓缩。慢性肾上腺皮质功能减退患者，由于钠的丢失而致继发性水分丢失，血浆也可出现浓缩现象。

(2)血清蛋白合成增加，大多数发生在多发性骨髓瘤患者，此时主要是球蛋白增加，其量可超过50 g/L，总蛋白可超过100 g/L。

(二)血清总蛋白浓度降低

(1)合成障碍主要为肝功能障碍。肝脏是合成蛋白质的唯一场所，肝功能严重损害时，蛋白质的合成减少，以清蛋白的下降最为显著。

(2)蛋白质丢失：如严重灼伤时，大量血浆渗出；或大出血时，大量血液的丢失；肾病综合征时，尿液中长期丢失蛋白质；溃疡性结肠炎可从粪便中长期丢失一定量的蛋白质，这些可使血清总蛋白浓度降低。

(张永娟)

第二节　血清黏蛋白检验

血清黏蛋白占血清总蛋白量的1%～2%，是体内一种黏多糖与蛋白质分子结合成的耐热复合蛋白质，属于体内糖蛋白的一种，电泳时与 α 球蛋白一起泳动，主要存在于 α_1 和 α_2 球蛋白部分。其黏多糖往往是由氨基葡萄糖、氨基半乳糖、甘露糖、岩藻糖及唾液酸等组成。黏蛋白成分复杂，分类和命名尚未一致。Meyer 将糖与蛋白质的复合物以氨基己糖的含量进行分类，氨基己糖含量＞4％的称黏蛋白，＜4％的称糖蛋白。

黏蛋白不易发生热变性，也不易被通常的蛋白沉淀剂(如高氯酸、磺基水杨酸等)沉淀，但可被磷钨酸沉淀。临床检验中利用此特性将它与其他蛋白质分离后，再用蛋白试剂或糖试剂进行测定。目前测定黏蛋白的方法很多，其结果有以氨基己糖、己糖、酪氨酸及蛋白质四种类型的表示方法，无论以何种方式表示结果，均需说明所采用的方法及参考值。

一、原理

以 0.6 mmol/L 过氯酸沉淀血清中的蛋白质时，黏蛋白不被沉淀，而存留在滤液中，再加磷钨酸使黏蛋白沉淀，然后以酚试剂沉淀其中蛋白质的含量。

二、试剂

(1)154 mmol/L 氯化钠溶液。

(2)1.8 mmol/L 过氯酸：取含量为 70％～72％的过氯酸 28 mL，加蒸馏水稀释至 200 mL，并标定。

(3)17.74 mmol/L 磷钨酸溶液：称取磷钨酸 5 g 溶于 2 mmol/L 盐酸中，并加至 100 mL。

(4)酚试剂：于 1 500 mL 球形烧瓶中加入钨酸钠($Na_2MoO_4 \cdot 2H_2O$)25 g，水 700 mL，浓磷酸 50 mL，浓盐酸 100 mL，缓缓回流蒸馏 10 小时。取下冷凝管，加硫酸锂 75 g，蒸馏水 50 mL，并加溴水 2～3 滴，再煮沸 15 分钟，以除去多余的溴，冷却后稀释至 1 000 mL，制成的酚试剂应为鲜亮黄色，置棕色瓶保存，用前取出一部分，以等量蒸馏水稀释。

(5)1.88 mmol/L 碳酸钠溶液。

(6)标准酪氨酸溶液(0.05 mg/mL)：精确称取酪氨酸 5 mg，以 0.1 mol/L 盐酸溶解并稀释至 100 mL。

三、操作

血清 0.5 mL，加 154 mmol/L 氯化钠 4.5 mL，混匀，滴加 1.8 mol/L 过氯酸溶液 2.5 mL，静止 10 分钟，用定量滤纸过滤或离心。取滤液 2.5 mL，加 17.74 mmol/L 磷钨酸 0.5 mL 混匀，静止 10 分钟，以 3 000 r/min，离心 10 分钟。倾去上清液并沥干，再加磷钨酸溶液 2 mL 悬浮沉淀物，同法离心后弃去上清液，沥干，取沉淀物备用。按表 11-2 测定。

表 11-2　血清黏蛋白测定(mL)

加入物	测定管	标准管	空白管
蒸馏水	1.75*	1.5	1.75
酪氨酸标准液	—	0.25	—
碳酸钠溶液	0.5	0.5	0.5
酚试剂	0.25	0.25	0.25

注：* 为溶解蛋白沉淀物。

混匀，放置 37 ℃水浴 15 分钟，取出，用分光光度计 650 nm，比色杯光径 1.0 cm，以空白调零，读取各管吸光度。

四、计算

（一）血清黏蛋白［以蛋白计（g/L）］

$$血清黏蛋白(g/L)=\frac{测定管吸光度}{标准管吸光度}\times 0.0125\times\frac{7.5}{2.5}\times\frac{1\,000}{0.5}\times\frac{23.8}{1\,000}=\frac{测定管吸光度}{标准管吸光度}\times 1.785$$

式中 23.8 为酪氨酸转换成黏蛋白的系数。

（二）血清黏蛋白［以酪氨酸计（mg/L）］

$$血清黏蛋白(mg/L)=\frac{测定管吸光度}{标准管吸光度}\times 0.0125\times\frac{7.5}{2.5}\times\frac{1\,000}{0.5}=\frac{测定管吸光度}{标准管吸光度}\times 75$$

五、参考值

（1）以蛋白计为 0.75～0.87 g/L。

（2）以酪氨酸计为 31.5～56.7 mg/L。

六、附注

（1）黏蛋白是一种糖蛋白，其蛋白质分子中酪氨酸含量为 4.2%，因此两种报告方式可互相换算。

（2）加过氯酸沉淀蛋白后，需放置 10 分钟后进行过滤。加磷钨酸后，也需放置 10 分钟后再离心。弃去上清液时，须细心操作，不能使沉淀丢失，否则结果偏低。

七、临床意义

血清黏蛋白增高常见于肿瘤（尤其是女性生殖器肿瘤）、结核、肺炎、系统性红斑狼疮、风湿热、风湿性关节炎等。血清黏蛋白减少常见于广泛性肝实质性病变。血清黏蛋白的连续测定对于同一病例的病程转归（病变的扩大或缩小、肿瘤有无转移、肿瘤手术切除或其他治疗效果）的判断有一定的参考价值。

（张永娟）

第三节　血清前清蛋白检验

前清蛋白（PA）分子量 54 000，由肝细胞合成，PA 除了作为组织修补的材料外，可视为一种运载蛋白，它可结合 T_4 与 T_3，而对 T_3 的亲和力更大。PA 还可与维生素结合蛋白形成复合物，具有运载维生素 A 的作用。在电泳分离时，PA 常显示在清蛋白的前方，其半衰期很短，约 12 小时。因此，测定其在血浆中的浓度对于了解蛋白质的营养状况、肝脏功能，比清蛋白和转铁蛋白具有更高的灵敏度。

测定血清前清蛋白大都用免疫化学技术，常用的方法有免疫扩散法、散射比浊法和透射比浊法。其中免疫扩散法简单、方便，不需特殊设备，适合所有单位使用，但精密度和准确性均较差。散射比浊法灵敏度较高，但需要专用免疫分析仪（如特种蛋白分析仪）和配套的试剂盒。透射比浊法的灵敏度可满足常规工作的要求，且可在 340 nm 波长的任何生化分析仪上进行，适用性较广。

一、方法

透射比浊法。

二、原理

血清中的 PA 与抗 PA 抗体在液相中反应生成抗原抗体复合物，使反应液呈现浊度。当一定量抗体存在时，浊度与血清中 PA（抗原）的含量成正比。利用散射比浊或透射比浊技术，与同样处理的 PA 标准比较，求得样品中的 PA 含量。

三、试剂

(1)抗 PA 抗体血清工作液。

(2)PA 标准血清（冻干品）根据说明书指定的量，加蒸馏水复溶。以上试剂均需置于 2～8 ℃的冰箱中保存，且要在有效期内使用。

四、操作

(1)手工、半自动生化分析仪按表 11-3 进行操作。混匀，置 37 ℃保温 10 分钟，波长340 nm，以空白管调零，读取各管吸光度。

(2)如用全自动生化分析仪测定，必须按照仪器说明书设定参数和操作程序进行测定（表 11-3）。

表 11-3　血清 PA 测定操作程序

加入物	测定管	标准管	空白管
待检血清（μL）	20	—	—
PA 标准液（μL）	—	20	—
生理盐水（μL）	—	—	20
PA 抗体工作液（ mL）	1.0	1.0	1.0

五、计算

$$\text{血清 PA(mg/L)}=\frac{\text{测定管吸光度}}{\text{标准管吸光度}}\times\text{PA 标准液浓度(mg/L)}$$

六、参考值

健康成人血清 PA 浓度为 250～400 mg/L，儿童约为成人水平的一半，青春期则急剧增加达成人水平。散射比浊法结果稍低，为 160～350 mg/L。也可根据本单位条件建立本实验室的参考值。

七、临床意义

(一)血清前清蛋白浓度降低

(1)血清前清蛋白是一种负急性时相反应蛋白，在炎症和恶性疾病时其血清水平下降。据报告，手术创伤后 24 小时即可见血清前清蛋白水平下降，2～3 天时达高峰，其下降可持续 1 周。

(2)前清蛋白在肝脏中合成，各类肝炎、肝硬化致肝功能损害时，由于合成减少，血清前清蛋白水平降低，是肝功能障碍的一个敏感指标，对肝病的早期诊断有一定的价值。

(3)前清蛋白和维生素结合蛋白可作为蛋白质营养状况的指征。由于它们的半衰期短，对蛋白摄入量的改变很敏感，一旦体内出现营养不良，血清前清蛋白迅速下降，严重营养不良时可完全缺如。其他营养素的状况也影响血清前清蛋白浓度，如缺锌时前清蛋白可降低，短期补锌后，其值即升高。

(4)蛋白消耗性疾病或肾病时，血清前清蛋白浓度下降。

(5)妊娠或高雌激素血症时，血清前清蛋白浓度也下降。

(二)血清前清蛋白浓度增高

可见于 Hodgkin 病。肾病综合征患者在蛋白食物充足时血清前清蛋白可轻度升高。

(张永娟)

第四节　血清肌红蛋白检验

血清肌红蛋白(Mb)存在于心肌与其他肌肉组织中，其分子量为 17 500，血清肌红蛋白是急性心肌梗死(AMI)患者升高的最早标志物之一。血清肌红蛋白测定方法有很多，由于分光光度法、电泳法及层析法不能测定低于微克水平的 Mb，现已不使用。免疫化学法较灵敏，但抗血清必须是对 Mb 特异的。放射免疫试验灵敏度高，对流免疫电泳是一种定性方法，且灵敏度较低，不适宜检测心肌梗死。乳胶凝集试验是个半定量试验，是用肉眼判断终点，具有一定的主观性，而且一些含有高浓度类风湿因子的血清会产生干扰。放射免疫试验灵敏度高，特异性强，但使用放射性核素，现已少用。胶乳增强透射比浊法灵敏度高，特异性好，测定速度快，适用于各型生化自动分析仪，现已在临床上普遍采用。

一、原理

Mb 致敏胶乳颗粒是大小均一的聚苯丙烯乳胶颗粒悬液，颗粒表面包被有兔抗人 Mb 抗体。样本中的 Mb 与胶乳颗粒表面的抗体结合后，使相邻的胶乳颗粒彼此交联，发生凝集反应产生浊度。该浊度与样本中的 Mb 浓度成正比，在 570 nm 处测定吸光度，可计算样本中 Mb 的浓度。

二、试剂

(1)试剂Ⅰ：甘氨酸缓冲液(pH 为 9.0)，NaN_3 1.0 g/L。

(2)试剂Ⅱ：致敏胶乳悬液，兔抗人 Mb IgG 致敏胶乳颗粒，NaN_3 1.0 g/L。

(3)Mb 校准品。

三、操作

(一)测定条件

(1)温度:37 ℃。

(2)波长:570 nm。

(3)比色杯光径:1.0 cm。

(4)反应时间:5 分钟。

(二)进行操作

按表 11-4 进行操作。

表 11-4 血清 Mb 测定(μL)

	测定管	标准管	空白管
试剂Ⅰ	200	200	200
待检血清	20	—	—
Mb 校准品	—	20	—
蒸馏水	—	—	20
混匀,保温 5 分钟,以空白管调零,测得各管吸光度为 A_1			
试剂Ⅱ	150	150	150
混匀,保温 5 分钟,以空白管调零,测得各管吸光度为 A_2			

四、参考值

(1)健康成年人肌红蛋白<70 μL/L。

(2)建议各实验室根据各自的条件,建立本地的参考值。

五、附注

(1)本法适用于各种类型的半自动、全自动生化分析仪,需严格按照仪器说明书设定参数进行操作。

(2)本法试剂应避光,于 2～8 ℃可保存 12 个月,−20 ℃可保存更长时间,但不宜反复冻融。

六、临床意义

(1)血清肌红蛋白是早期诊断 AMI 的敏感指标,AMI 发作 1～2 小时后,Mb 在患者血清中的浓度迅速增加。6～9 小时几乎所有的 AMI 患者 Mb 都升高。Mb 在血液中清除的速度很快,在发病 24 小时内可恢复到正常,所以连续检测血清中的 Mb 对评价患者在治疗期间是否有心肌梗死再次发生具有很重要的意义。患者在发作后第 1 天内血清肌红蛋白即可返回到基线浓度,当有再梗死时,则又迅速上升,形成“多峰”现象,这可以反映局部缺血心肌周期性自发的冠状动脉再梗死和再灌注。

(2)心脏外科手术患者的血清肌红蛋白升高,可以作为判断心肌损伤程度及愈合情况的一个客观指标。

(3)在临床肌病研究中发现假性肥大型肌营养不良患者的血清肌红蛋白也升高。

(张永娟)

第五节　血清肌钙蛋白检验

肌钙蛋白是肌肉收缩的调节蛋白，由三个结构不同的亚基组成，即肌钙蛋白 T(TnT)，肌钙蛋白I(TnI)和肌钙蛋白 C(TnC)，它附在收缩的横纹肌细微组织上，TnI 是一种结构蛋白，它与肌动蛋白及原肌球蛋白互相作用。TnI 与肌动球蛋白在静止状态时相结合，抑制肌动球蛋白的 ATP 酶(ATPase)活性。TnC 有四个能结合钙离子的结合点，当它与细胞内的钙离子结合时，能导致整个肌钙蛋白构造上的变化。肌钙蛋白放松了肌动球蛋白，让肌动球蛋白与肌浆球蛋白互起作用，而造成肌肉收缩。肌钙蛋白具有的三种同分异构体，其中两种同分异构体是骨骼肌所特有的，一种同分异构体是心肌所特有的，这三种肌钙蛋白的同分异构体存在着结构上的差异。心肌中的 T 和 I 亚基结构不同于其他肌肉组织，心肌肌钙蛋白 T、I(cTnT、cTnI)由于分子量小，分别为 37 000 和 24 000，所以发病后血中浓度迅速升高。

应用免疫层析与酶免技术可进行快速检测与定量测定，具有快速、灵敏、特异的特点。但对于单个标本检查有不便之处。胶乳增强透射比浊法，目前已有试剂盒供应，可在各型自动生化分析仪上使用，通用性强，已在临床上使用，不同型号的生化分析仪应严格按照说明书设定参数进行操作。

一、心肌肌钙蛋白 T、I 的快速检测

(一)原理

应用免疫层析方法测定样品中的特异抗原(cTnT、cTnI)。测试时滴加血清样品于样品槽，样品通过毛细管效应沿试纸膜运动，如果样品中含有特异抗原，试验部位就出现色带，在对照区域内应该有另一颜色条带作为实验对照。

(二)试剂

(1)cTnT 免疫层析试纸条。

(2)cTnI 免疫层析试纸条。

(三)操作

(1)将包装纸打开，标记上样品编号。

(2)加 5～6 滴血清样品到样品槽中。

(3)在 10～15 分钟观察色带出现情况。

(四)结果判断

(1)阳性：在试验区和对照区均有色带出现。

(2)阴性：仅在对照区有色带出现。

(3)无效：试验区和对照区都没有色带出现。

(五)附注

(1)试纸条只能用 1 次，重复使有无效。

(2)试验区和对照区的试纸条均不出现色带，取另一试纸条重复检测仍无结果，则表示试纸条失效。

(3)免疫层析技术测定 cTnT、cTnI 适合床边快速试验,但只是定性或半定量,要真正了解病情严重程度及治疗措施的选择还需定量测定。

二、心肌肌钙蛋白 T 的 ELISA 法测定

(一)原理

生物素与亲和素作用下的双抗体夹心 ELISA,用链霉亲和素-生物素的抗 TnT 单克隆抗体做包被物,依次与样品中的 TnT 抗原和酶标 TnT 单克隆的抗体反应,然后加入底物色原。酶催化底物显色,用系列 TnT 标准制定的校正曲线定量测定 cTnT 含量。

(二)试剂

(1)链霉亲合素-生物素的抗 cTnT 单克隆抗体。

(2)孵育缓冲液。

(3)浓缩洗涤液。

(4)酶标结合物。

(5)cTnT 标准品。

(6)底物色原:ABTS(二氨 2.2 叠氮)。

(三)操作

(1)在包被板中分别加入标准血清、对照血清和患者标本于相应的孔内,各 50 μL。

(2)每孔各加孵育缓冲液 50 μL,并轻轻混匀。

(3)室温下孵育 60 分钟后洗涤 3 次,10 分钟内完成。在吸水纸上用力拍打微孔,以除去残留水滴。

(4)每孔各加入酶结合物 100 μL,轻轻混匀。

(5)倒空微孔板中的孵育液,用洗涤液将微孔洗 3 次,在吸光纸上用力拍打微孔,以除去残留水滴。

(6)将 200 μL 色原底物溶液加入相应的孔中,避光直射,轻轻混匀,静置 30 分钟。

(7)用酶标仪在 10 分钟内,于 405 nm 和 630 nm 双波长处测定吸光度值(OD 值)。

(四)计算

(1)计算每一对标准品、对照血清和患者标本的平均 OD 值。

(2)以标准品 OD 值对 cTnT 浓度绘制校正曲线。

(3)根据校正曲线计算未知样品中 cTnT 浓度。

(五)附注

(1)cTnT 待测标本最好用血清,不要用抗凝血浆,因为抗凝剂(如肝素、EDTA 等)对 cTnT 有影响。

(2)由于 cTnT 是心肌细胞损伤释放出来的指标,所以尽量避免标本溶血,如果标本溶血很可能造成检测结果增高。

(3)配制好的孵育液不要冷冻保存,应放在 2~8 ℃冷藏。

(4)实验前应注意试剂有无失效,比如底物色原液如变质,其颜色会加深。

(5)为了提高 cTnT 检测的可靠性,应注意加样及其他操作过程,比色最好选用双波长。

(六)参考值

<0.1 μg/L。

三、心肌肌钙蛋白Ⅰ的ELISA法测定

(一)原理

双抗体夹心ELISA法。先将抗cTnI单抗包被于微孔板上,加入标准品、患者血清和孵育缓冲液,如果血清中有cTnI,则将与孔中的抗体结合,然后将孔中剩余的样品洗去,加入辣根过氧化物酶标记的cTnI抗体,让酶联抗体与孔中的cTnI结合。这样,cTnI分子就被固相抗体和酶联抗体夹在中间。孵育和洗涤之后,酶反应显色,吸光度OD值与血清cTnI浓度成正比。

(二)试剂

(1)抗cTnI抗体包被板。

(2)孵育缓冲液。

(3)浓缩洗液。

(4)抗体和酶结合物。

(5)cTnI标准品。

(6)显色剂A、显色剂B。

(7)2 mol/L(2N) HCl终止剂。

(三)操作

(1)将50 μL标准品、对照血清和患者标本加入相应的孔内。

(2)将50 μL孵育液加入相应的孔中,轻轻混合30秒,此步混匀是关键。

(3)将微孔板放在室温孵育30分钟。

(4)倒空微孔中的孵育混合液,用洗液将微孔洗5次,在吸水纸上用力拍打,以除去残留水滴。

(5)将100 μL酶结合物加入相应的孔中,轻摇混匀。

(6)将微孔板放在室温孵育30分钟。

(7)倒空微孔中的孵育液,用洗液将微孔洗5次,在吸水纸上用力拍打微孔,以除去残留水滴。

(8)将20 μL TMB底物溶液加入相应的孔中,轻轻混合5秒,在室温避光条件下静置20分钟。

(9)每孔加入2 mol/L HCl 50 mL,终止反应,轻轻混合5~30秒以保证蓝色转变成黄色。

(10)用酶标仪在10分钟内,于450 nm波长处测定吸光度OD值。

(四)计算

(1)计算每一对标准品、对照血清和患者标本的平均OD值。

(2)在坐标纸上绘制吸光度(OD)与cTnI浓度的校正曲线(查看试剂盒内说明书注明的实际cTnI浓度)。

(3)根据校正曲线计算未知样品中cTnI浓度。

(五)附注

(1)一套试剂盒最多可做4次检测。

(2)本试剂盒可用于检测血清样品,但不能用于出现肉眼可见的溶血、脂血或浑浊的血清标本。

(3)血清标本应在采集标本后6小时内进行检测,也可将血清冷冻保存于-20 ℃或更低温

度，这样至少可保存3个月，应注意切勿进行反复冻融。

(4)将浓缩的洗液稀释后备用，稀释的洗液可在4 ℃下贮存两周。

(5)在孵育缓冲液中稀释具有预期浓度的心肌肌钙蛋白I的血清进行检测。

(6)用10个孔建立标准品的校准曲线。

(7)全部试剂包括启封的微孔都必须在使用前恢复至室温，未使用的试剂必须贮存于4 ℃。

(六)参考值

1.5～3.1 μg/L。

(七)临床意义

(1)急性心肌梗死(AMI)患者发病后血中cTnT和cTnI浓度很快增高，cTnT和cTnI 3～6小时超过参考值上限值，cTnT 10～24小时达峰值，10～15天恢复正常。cTnI 14～20小时达峰值，5～7天恢复正常。据报道cTnT在诊断AMI时比CK-MB更为灵敏，但有学者在肾脏疾病患者血样中发现cTnT，所以特异性较差。而cTnI在诊断AMI中更为灵敏，且在肾脏疾病及其他疾病患者血液中未发现cTnI，所以cTnI是心脏受损的特异性标志物，可用于评价不稳定型心绞痛。另外，cTnI水平升高可预示有较高的短期死亡危险性，连续监测cTnI有助于判断血栓溶解和心肌再灌注。由于cTnT和cTnI消失慢，所以，可作为心肌梗死后期标志物。

(2)cTnT和cTnI可作为心脏手术中的心肌梗死症状出现的指示物，当患者接受冠状动脉搭桥手术时，若cTnT和cTnI含量增加，表明出现心肌梗死，而此时CK-MB含量并无变化。

(胡　博)

第六节　血清转铁蛋白检验

血清转铁蛋白(Tf)是一种重要的β_1球蛋白，分子量为77 000，含6%糖类的化合物，具有运输铁的功能，每个分子的转铁蛋白可运载2个铁原子，每毫克转铁蛋白能结合1.25 μg的铁。

一、免疫散射比浊法

(一)原理

以聚乙烯二醇(PEG)与兔抗人Tf血清结合后，再与待测血清中的Tf发生特异性抗原抗体反应。所形成极细的乳白色抗原抗体复合物颗粒，悬浮于溶液中，利用散射比浊原理，与标准浓度管相比较，求得未知血清中Tf含量。

(二)试剂

(1)4%PEG盐水溶液：称取PEG 40 g，NaCl 9 g，溶于1 000 mL去离子水中，调pH至4.5。

(2)抗血清溶液：用4%PEG盐水溶液稀释商品化抗血清。一般以1∶60稀释，可根据抗血清效价而定。配制后静置30分钟，经直径450 nm微孔膜过滤。

(3)Tf标准液(52.5 mg/L)：取商品标化Tf(42 g/L)液1 μL，用生理盐水稀释至800 μL(可根据商品化Tf的浓度酌情稀释)。

(三)操作

待测血清用生理盐水稀释100倍，以表11-5操作。

表 11-5　Tf 比浊法操作步骤

加入物(mL)	稀释空白管	抗体空白管	标准管	测定管
工作抗血清	—	2.0	2.0	2.0
4%PEG 盐水溶液	2.0	—	—	—
Tf 标准液	—	—	0.04	—
1∶100 待测血清	—	—	—	0.04
生理盐水	0.04	0.04	—	—

混匀，置室温 30 分钟，激发光和散射光均为 450 nm，以稀释空白校正荧光度为零，分别读取各管荧光读数。

(四)计算

$$\text{血清转铁蛋白(mg/L)}=\frac{\text{测定管读数}-\text{抗体空白管读数}}{\text{标准管读数}-\text{抗体空白管读数}}\times 52.5\times 100$$

(五)参考值

2～4 g/L。

(六)附注

(1)本法用血量少，可用外周血测定，标本溶血、黄疸、脂血无干扰。

(2)形成浊度 0.5～1 小时后读取荧光读数，否则会影响结果。

(3)在 20 g/L 内线性良好，回收率为 92%～102%。

二、血清总铁结合力计算

(一)原理

能与 100 mL 血清中的全部转铁蛋白结合的最大铁量称为总铁结合力，可间接反映体内转铁蛋白情况。

(二)参考值

(1)血清铁：14.3～26.9 μmol/L。

(2)总铁结合力：男性为 44.6～69.3 μmol/L；女性为 35.5～76.8 μmol/L。

(三)临床意义

蛋白丢失性疾病如肾病综合征，随血清蛋白的下降血清转铁蛋白也下降(可降至0.4 g/L)；严重肝病(如肝硬化)可显著下降；严重缺铁性贫血时血清转铁蛋白明显升高，提示血清铁缺乏。

(张永娟)

第十二章

血脂检验

第一节　胆固醇检验

一、概述

(一)生化特性及病理生理

胆固醇(CHO)是人体的主要固醇,是非饱和固醇,基本结构为环戊烷多氢体(甾体)。正常人体含胆固醇量约为 2 g/kg 体质量,外源性 CHO(约占 1/3)来自食物经小肠吸收,内源性 CHO(约占 2/3)由自体细胞合成。人体胆固醇除来自食物以外,90%的内源性胆固醇在肝内由乙酰辅酶 A 合成,且受食物中胆固醇多少的制约。CHO 是身体组织细胞的基本成分,除特殊情况外(如先天性β脂蛋白缺乏症等),人体不会缺乏 CHO。除脑组织外,所有组织都能合成 CHO。在正常情况下,机体的 CHO 几乎全部由肝脏和远端小肠合成,因此临床和预防医学较少重视研究低胆固醇血症。一般情况下,血清 CHO 降低的临床表现常不明显,但长期低 CHO 也是不正常的,能影响生理功能,如记忆力和反应能力降低等。

胆固醇主要用于合成细胞膜、类固醇激素和胆汁酸。

血浆胆固醇主要存在于低密度脂蛋白(LDL)中,其次存在于高密度脂蛋白(HDL)和极低密度脂蛋白(VLDL)中,而乳糜微粒(CM)中含量最少。胆固醇主要是以两种脂蛋白形式(LDL 和 HDL)进行转运的,它们在脂类疾病发病机制中作用相反。

个体内胆固醇平均变异系数(CV)为 8%。总胆固醇浓度提供一个基值,它提示是否应该进一步进行脂蛋白代谢的实验室检查。一般认为在胆固醇水平<4.1 mmol/L(160 mg/dL)时冠心病不太常见;同时将 5.2 mmol/L(200 mg/dL)作为阈值,超过该值时冠心病发生的危险性会适度地增加,当胆固醇水平高于 5.4 mmol/L(250 mg/dL)时其危险性将大大增加。有研究结果表明,与冠心病危险性相关的总胆固醇浓度其个体预期值则较低。总胆固醇浓度只有在极值范围内才有预测意义,即<4.1 mmol/L(160 mg/dL)和>8.3 mmol/L(320 mg/dL)。临床对高胆固醇血症极为重视,将其视为发生动脉粥样硬化最重要的原因和危险因素之一。

(二)总胆固醇检测

1.测定方法

采用胆固醇氧化酶——过氧化物酶偶联的 CHOD-PAP 法。

(1)检测原理：胆固醇酯被胆固醇酯酶分解成游离胆固醇和脂肪酸。游离胆固醇在胆固醇氧化酶的辅助下消耗氧，然后被氧化，导致 H_2O_2 增加。应用 Trinder 反应，即由酚和 4-氨基安替比林形成的过氧化物酶的催化剂形式的红色染料，通过比色反应检验胆固醇浓度。

(2)稳定性：血浆或血清样本在 4 ℃时可保存 4 天。长期保存应置于－20 ℃。

2.参考范围

我国“血脂异常防治对策专题组”提出的《血脂异常防治建议》规定：理想范围＜5.2 mmol/L，边缘性增高 5.23～5.69 mmol/L，增高＞5.72 mmol/L。

美国胆固醇教育计划（NCEP）成人治疗组（ATP）提出的医学决定水平：①理想范围＜5.1 mmol/L；②边缘性增高：5.2～6.2 mmol/L；③增高：＞6.21 mmol/L。

据欧洲动脉粥样硬化协会的建议，血浆 CHO＞5.2 mmol/L 时与冠心病发生的危险性增高具有相关性。CHO 越高，这种危险增加的越大。它还可因其他危险因素，如抽烟、高血压等而增强。

3.检查指征

以下疾病应检测血清胆固醇：①动脉粥样硬化危险性的早期确诊；②使用降脂药治疗后的监测反应；③高脂蛋白血症的分型和诊断。

二、血清胆固醇异常常见原因

见表 12-1。

表 12-1　胆固醇增高与减低的常见原因

增高	减低
原发性	原发性
家族性高胆固醇血症[低密度脂蛋	无β脂蛋白血症
白受体(LDL-R)缺陷]	低β脂蛋白血症
混合性高脂蛋白血症	α脂蛋白缺乏症
家族性Ⅲ型高脂蛋白血症	家族性卵磷脂-胆固醇酯酰基转移酶(LCAT)缺乏病
继发性	继发性
内分泌疾病	严重肝脏疾病
甲状腺功能减退	急性重型肝炎
糖尿病(尤其昏迷时)	肝硬化
皮质醇增多症	内分泌疾病
肝脏疾病	甲状腺功能亢进
梗阻性黄疸	艾迪生病
肝癌	严重营养不良
肾脏疾病	吸收不良综合征
肾病综合征	严重贫血

续表

增高	减低
慢性肾炎肾病	白血病
类脂性肾病	癌症晚期
药物性	
应用固醇类制剂	

三、临床思路

见图 12-1。

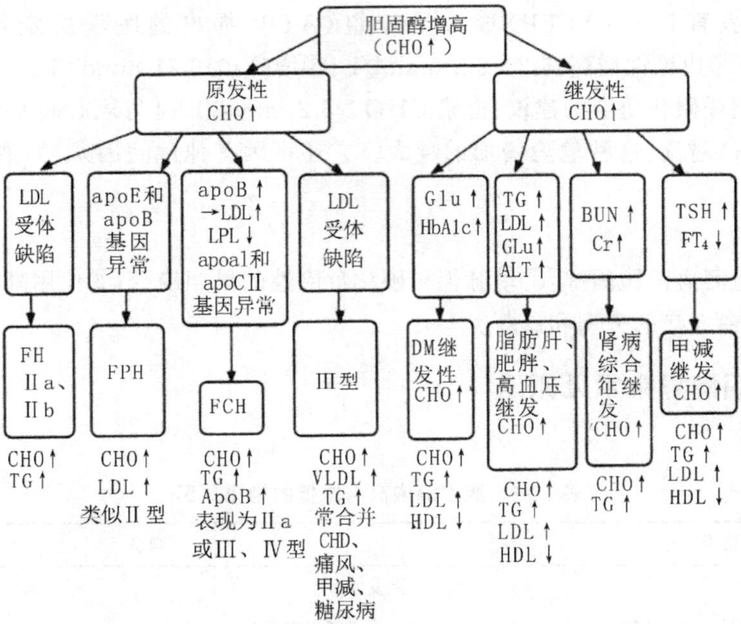

图 12-1 血清胆固醇分析临床思路

(一)排除非疾病因素

血清 CHO 水平受年龄、家族、民族、性别、遗传、饮食、工作性质、劳动方式、精神因素、饮酒、吸烟和职业的影响。

1.性别和年龄

血浆胆固醇水平,男性较女性高,两性的 CHO 水平都随着年龄增长而上升,但 70 岁后下降,中青年女性低于男性。女性在绝经后 CHO 可升高,这与妇女绝经后雌激素减少有关。美国妇女绝经后,血浆 CHO 可增高大约 0.52 mmol/L(20 mg/dL)。

2.妊娠

女性妊娠中、后期可见生理性升高,产后恢复原有水平。

3.体质量

血浆 CHO 增高可因体质量增加所致,并且证明肥胖是血浆 CHO 升高的一个重要因素。一般认为体质量增加,可使人体血浆 CHO 升高 0.65 mmol/L(25 mg/dL)。

4.运动

体力劳动较脑力劳动低。血浆 CHO 高的人可通过体力劳动使其下降。

5.种族

白种人较黄种人高。正常水平较高的人群往往有家族倾向。

6.饮食

临界 CHO 升高的一个主要原因是较高的饱和脂肪酸的饮食摄入,一般认为,饱和脂肪酸摄入量占总热量的 14%,可使血浆 CHO 增高大约 0.52 mmol/L(20 mg/dL),其中多数为 LDL-C。但是 CHO 含量不像甘油三酯易受短期食物中脂肪含量的影响而上升。一般讲,短期食用高胆固醇食物对血中 CHO 水平影响不大,但长期高 CHO、高饱和脂肪酸和高热量饮食习惯可使血浆 CHO 上升。素食者低于非素食者。

7.药物

应用某些药物可使血清胆固醇水平升高,如环孢霉素、糖皮质激素、苯妥英钠、阿司匹林、某些口服避孕药、β受体阻滞剂等。

8.血液的采集

静脉压迫 3 分钟可以使胆固醇值升高 10%。在受试者站立体位测得的值相对于卧位也出现了相似的增加。在进行血浆检测时推荐使用肝素或 EDTA 作为抗凝剂。

9.干扰因素

血红素>2 g/L 和胆红素 70%mol/L(42 mg/dL)时,会干扰全酶终点法测定。抗坏血酸和α-甲基多巴等类还原剂会引起胆固醇值假性降低,因为它们能和过氧化氢反应,阻断显色反应(即阻断偶联终点比色反应过程)。

(二)血清胆固醇病理性增高

除了其基础值偏高外,临界高胆固醇血症的原因主要是饮食因素即高胆固醇和高饱和脂肪酸摄入及热量过多引起的超重,其次包括年龄效应和女性的更年期影响。

轻度高胆固醇血症是指血浆胆固醇浓度为 6.21～7.49 mmol/L(240～289 mg/dL),大多数轻度高胆固醇血症可能是由上述临界高胆固醇血症的原因所致,同时合并有基因的异常。已知有几种异常原因能引起轻度高胆固醇血症:①LDL-C 清除低下和 LDL-C 输出增高;②LDL-C颗粒富含胆固醇酯,这种情况会伴有 LDL-C 与 apoB(LDL-C/apoB)比值增高。

重度高胆固醇血症原因是指 CHO>7.51 mmol/L(290 mg/dL)。许多重度高胆固醇血症是由基因异常所致,绝大多数情况下,重度高胆固醇血症是下列多种因素共同所致:①LDL-C 分解代谢减低,LDL-C 产生增加;②LDL-apoB 代谢缺陷,LDL-C 颗粒富含胆固醇酯;③上述引起临界高胆固醇血症的原因。大多数重度高胆固醇血症很可能是多基因缺陷与环境因素相互作用所致。

1.成人胆固醇增高与冠心病

血清胆固醇的水平和发生心血管疾病危险性间的关系,在年轻男性和老年女性中有相关性,女性出现冠心病的临床表现和由冠心病导致死亡的年龄一般比男性晚 15 年。因此,区分未绝经和已绝经的妇女尤为重要。对成人高胆固醇血症的筛选是针对心血管危险因素的常规检查程序的一部分。

2.儿童期胆固醇增高与冠心病

成人血清胆固醇水平升高和冠心病死亡率增加之间的密切关系已经明确，儿童时期还不确定，因为儿童期胆固醇增高不会维持到成人期，相反，儿童期的低水平到成人期以后可能变为较高的水平。

儿童期的研究有助于鉴别和治疗那些很有可能发展成为高脂血症和冠心病高危因素的人群。欧洲动脉粥样硬化协会提出了以下建议来鉴别儿童的脂质紊乱。

以下情况需测定血清胆固醇水平：①父母或近亲中有人 60 岁以前就患有心血管疾病的儿童和青少年；②父母中的一方有高胆固醇血症，胆固醇水平＞7.8 mmol/L(300 mg/dL)的家族史的儿童，胆固醇水平＞5.2 mmol/L(200 mg/dL)，年龄在 2～19 岁的儿童和青少年则考虑为高水平胆固醇且将来需要复查。

3.高胆固醇血症病理状态

高胆固醇血症有原发性与继发性两类。原发性见于家族性高胆固醇血症、多基因家族性高胆固醇血症、家族性 apoB 缺陷症、混合性高脂蛋白血症等基因遗传性疾病。继发性见于动脉粥样硬化、冠心病、糖尿病、肾病综合征、甲状腺功能减退和梗阻性黄疸等疾病在病理改变过程中引发脂质代谢紊乱时所形成的异常脂蛋白血症。

(1)家族性高胆固醇血症：原发性高胆固醇血症主要见于家族性高胆固醇血症(FH)。家族性高胆固醇血症是单基因常染色体显性遗传性疾病，由于 LDL-C 受体先天缺陷造成体内 LDL- C清除延缓而引起血浆胆固醇水平升高，患者常有肌腱黄色瘤。在心肌梗死存活的患者中占 5%。家族性高胆固醇血症患者发生动脉粥样硬化的危险性与其血浆胆固醇水平升高的程度和时间有着密切关系。

家族性高胆固醇血症的临床特征可分为四个方面：高胆固醇血症、黄色瘤及角膜环、早发的动脉粥样硬化和阳性家族史。①血浆胆固醇增高：高胆固醇血症是该病最突出的血液表现，即在婴幼儿时期即已明显。杂合子患者血浆胆固醇水平为正常人的 2～3 倍，多超过 7.76 mmol/L (300 mg/dL)；纯合子患者为正常人的 4～6 倍，多超过 15.5 mmol/L(600 mg/dL)。血浆甘油三酯多正常，少数可有轻度升高。因此患者多属Ⅱa 型高脂蛋白血症，少数可为Ⅱb 型高脂蛋白血症。②黄色瘤和角膜环：黄色瘤是家族性高胆固醇血症常见而又重要的体征。依其好发部位、形态特征可分为腱黄瘤、扁平黄瘤和结节性黄瘤。其中以腱黄瘤对本病的诊断意义最大。杂合子型患者黄色瘤多在 30 岁以后出现，纯合子型患者常在出生后前 4 年出现，有的出生时就有黄色瘤。角膜环合并黄色瘤常明显提示本病的存在。③早发的动脉粥样硬化：由于血浆胆固醇异常升高，患者易早发动脉粥样硬化。杂合子型患者冠心病平均发病年龄提前 10 岁以上，纯合子型患者多在 30 岁前死于冠心病，文献报告曾有年仅 18 个月幼儿患心肌梗死的报告。④阳性家族史：家族性高胆固醇血症是单基因常染色体显性遗传性疾病。因此杂合子患者的父母至少有一个是该病的患者，而家族性高胆固醇血症仅占高胆固醇血症的大约 1/20，并且不是所有的病例均有特征性的黄色瘤，故家系分析对该病的诊断是十分重要和必不可少的，对年轻的杂合子患者的诊断尤其是如此。

(2)多基因家族性高胆固醇血症：在临床上这类高胆固醇血症相对来说较为常见，其患病率可能是家族性高胆固醇血症的 3 倍。

该病是由多种基因异常所致，研究提示可能相关的异常基因包括 apoE 和 apoB。更为重要的是这些异常基因与环境因素相互作用，引起血浆胆固醇(CHO)升高。环境因素中以饮食的影响最为明显，经常进食高饱和脂肪酸、高 CHO 和高热量饮食者是血浆 CHO 升高的主要原因。由于是多基因缺陷所致，其遗传方式也较为复杂，有关的基因缺陷尚不清楚。这类患者的 apoE 基因型多为 E4 杂合子或 E4 纯合子。其主要的代谢缺陷是 LDL-C 过度产生或 LDL- C 降解障碍。多基因家族性高胆固醇血症的临床表现类似于Ⅱ型高脂蛋白血症，主要表现为血浆胆固醇水平轻度升高，偶可中度升高。患者常无黄色瘤。

诊断：在家族调查中，发现有两名或两名以上的成员血浆胆固醇水平升高，而家庭成员中均无黄色瘤。

(3)家族性混合型高脂蛋白血症(FCH)：为常染色体遗传，在 60 岁以下患有冠心病者中，这种类型的血脂异常最常见(占 11.3%)，在一般人群中 FCH 的发生率为 1%～2%。另有研究表明，在 40 岁以上原因不明的缺血性脑卒中患者中，FCH 为最多见的血脂异常类型。

有关 FCH 的发病机制尚不十分清楚，目前认为可能与以下几个方面有关：①apoB 产生过多，因而 VLDL 的合成是增加的，这可能是 FCH 的主要发病机制之一；②小而密颗粒的 LDL-C 增加，LDL-C 颗粒中含 apoB 相对较多，因而产生小颗粒致密的 LDL-C，这种 LDL-C 颗粒的大小是与空腹血浆甘油三酯浓度呈负相关，而与 HDL-C 水平呈正相关；③酯酶活性异常和脂质交换障碍，脂蛋白酯酶(LPL)是脂蛋白代谢过程中一个关键酶，LPL 活性下降引起血浆 VLDL 清除延迟，导致餐后高脂血症；④apoAⅠ和 apoCⅢ基因异常；⑤脂肪细胞脂解障碍。

临床表现与诊断：FCH 的血脂异常特点是血浆 CHO 和甘油三酯均有升高，其生化异常类似于Ⅱb 型高脂蛋白血症，临床上 FCH 患者很少见到各种类型的黄色瘤，但合并有早发性冠心病者却相当常见。FCH 的临床和生化特征及提示诊断要点如下：①第一代亲属中有多种类型高脂蛋白血症的患者；②早发性冠心病的阳性家族史；③血浆甘油三酯、CHO 和 apoB 水平升高；④第一代亲属中无黄色瘤检出；⑤家族成员中 20 岁以下者无高脂血症患者；⑥表现为Ⅱa、Ⅱb、Ⅳ或Ⅴ型高脂蛋白血症；⑦LDL-C/apoB 比例降低。一般认为，只要存在第①、②和③点就足以诊断 FCH。

4.继发性高胆固醇血症病理状态

(1)血浆胆固醇增高与动脉粥样硬化：CHO 高者发生动脉硬化、冠心病的频率高，但冠心病患者并非都有 CHO 增高。高血压与动脉粥样硬化是两种不同、又可互为因果、相互促进的疾病，高血压病时，血浆 CHO 不一定升高，升高可能伴有动脉粥样硬化。因此，高胆固醇作为诊断指标来说，它不够特异，也不够敏感，只能作为一种危险因素。因此，血浆 CHO 测定最常用作动脉粥样硬化的预防、发病估计、疗效观察的参考指标。

(2)血浆胆固醇增高与糖尿病：胰岛素的生理功能是多方面的，它可以促进脂蛋白酯酶(LPL)的活性，抑制激素敏感脂肪酶的活性，此外，它还能促进肝脏极低密度脂蛋白胆固醇(VLDL)的合成与分泌，促进 LDL-C 受体介导的 LDL-C 降解等。由于胰岛素可通过多种方式和途径影响与调节脂质及脂蛋白代谢，据统计大约 40%的糖尿病患者并发异常脂蛋白血症，其中 80%左右表现为高甘油三酯血症，即Ⅳ型高脂蛋白血症。患者血脂的主要改变是甘油三酯、CHO 和 LDL-C 的升高及 HDL-C 的降低，WHO 分型多为Ⅳ型，也可为Ⅱb 型，少数还可表现为Ⅰ型或Ⅴ型。流行病学调查研究发现，糖尿病伴有继发性异常脂蛋白血症的患者比不并发的患者冠心病的发病率高 3 倍，因此有效地防治糖尿病并发异常脂蛋白血症是降低糖尿病并发冠心病的关键之一。值得注意的是，并非发生于糖尿病患者的异常脂蛋白血症均是继发性的，其中一部分可能是糖尿病并发原发性异常脂蛋白血症。单纯的血脂化验很难完成对两者的鉴别，主要的鉴别还是观察对糖尿病治疗的反应。

(3)血浆胆固醇增高与甲状腺功能减退：甲状腺激素对脂类代谢的影响是多方面的，它既能促进脂类的合成，又能促进脂质的降解，但综合效果是对分解的作用强于对合成的作用。该病患者的血脂改变主要表现为甘油三酯、CHO 和 LDL-C 水平的提高。血脂变化的严重程度主要与甲状腺激素的缺乏程度平行、而不依赖于这种缺乏的病理原因。甲状腺激素能激活胆固醇合成的限速酶——HMG-CoA 还原酶，也可促进 LDL 受体介导的 LDL-C 的降解，还能促进肝脏胆固醇向胆汁酸的转化。这些作用的综合是降解和转化强于合成，故甲亢患者多表现为 CHO 和 LDL-C 降低，而甲状腺功能减退者表现为二者升高。

(4)血浆胆固醇增高与肾病综合征：肾病综合征患者血脂的主要改变为胆固醇和甘油三酯(TG)显著升高。血浆胆固醇与血浆清蛋白的浓度呈负相关。如果蛋白尿被纠正，肾病综合征的高脂蛋白血症是可逆的。肾病综合征并发脂蛋白异常的机制尚不完全清楚，多数学者认为是由于肝脏在增加清蛋白合成的同时，也刺激了脂蛋白尤其是 VLDL 的合成。VLDL 是富含 TG 的脂蛋白，它又是 LDL-C 的前体，另一可能原因是 VLDL 和 LDL-C 降解减慢。由于 VLDL 和 LDL-C 合成增加，降解减慢，故表现为 CHO 和 TG 的明显升高。

(5)血浆胆固醇增高与肝脏疾病：肝脏是机体 LDL-C 受体最丰富的器官，也是机体合成胆固醇最主要的场所，它还能将胆固醇转化为胆汁酸。由于肝脏在脂质和脂蛋白的代谢中发挥有多方面的重要作用，因此许多肝病并发异常脂蛋白血症。

(三)血浆胆固醇病理性降低

低胆固醇血症较高胆固醇血症少，低胆固醇血症也有原发与继发，前者，如家族性 α 和β脂蛋白缺乏症；后者，如消耗性疾病、恶性肿瘤的晚期、甲状腺功能亢进、消化和吸收不良、严重肝损伤、巨幼红细胞性贫血等。低胆固醇血症易发生脑出血，也可能易患癌症(未证实)。雌激素、甲状腺激素、钙通道阻滞剂等药物使血浆胆固醇降低。此外，女性月经期可降低。

(赵翠萍)

第二节 甘油三酯检验

一、概述

(一)生化特征及病理生理

与胆固醇一样，由于甘油三酯(TG)低溶解度，它们和载脂蛋白结合在血浆中运送。富含甘油三酯的脂蛋白是乳糜微粒(源自饮食的外源性甘油三酯)和极低密度脂蛋白(内源性甘油三酯)。

血浆 TG 来源有二：一为外源性 TG，来自食物；二是内源性 TG，是在肝脏和脂肪等组织中合成。主要途径如下：①摄入的高热量食物中的葡萄糖代谢提供多余的甘油和脂肪酸，身体将其以脂肪形式贮存；②外源性 TG 超过机体能量需要，过剩的甘油和脂肪酸在组织(主要是脂肪组织)中再酯化为甘油三酯。肝脏合成 TG 的能力最强，但不能贮存脂肪，合成的 TG 与 apoB-100、apoC 等，以及磷脂、胆固醇结合为 VLDL，由细胞分泌入血而至其他组织。如有营养不良、中毒、缺乏必需脂肪酸、胆碱与蛋白时，肝脏合成的 TG 不能组成 VLDL，而聚集在胞质，形成脂肪肝。

甘油三酯是一种冠心病危险因素，当 TG 升高时，应该给予饮食控制或药物治疗。另外，TG 具有促血栓形成作用和抑制纤维蛋白溶解系统，TG 的促凝作用使体内血液凝固性增加与冠心病(CHD)的发生有一定的关系，TG 可能通过影响血液凝固性而成为 CHD 的危险因素。

血浆 TG 升高一般没有 CHO 升高那么重要，对于 TG 是 CHD 的危险因子还有不同意见，TG 浓度和 HDL-C 浓度关系呈负相关。其显著增加(11.3 mmol/L)时易发生间歇性腹痛，皮肤脂质沉积和胰腺炎。大多数 TG 增高是由饮食引起。许多器官的疾病，如肝病、肾脏病变、甲状腺功能减退、胰腺炎可并发继发性高甘油三酯血症。

(二)甘油三酯的检测

1.测定方法

TG 测定方法主要分化学法和酶法两大类，目前酶法测定为推荐方法。

(1)TG 酶法的测定原理：TG 的测定首先用酯酶将 TG 水解为脂肪酸和甘油，再用甘油激酶催化甘油磷酸化为甘油-3-磷酸，后者可偶联甘油磷酸氧化酶-过氧化物酶的 GPO-PAP 比色法或丙酮酸激酶-乳酸脱氢酶的动力学紫外测定法检测。

(2)稳定性：血清置密闭瓶内 4～8 ℃可贮存一周，如加入抗生素和叠氮钠混合物保存，可存放1～2周，－20 ℃可稳定数月。脂血症血清浑浊时可用生理盐水稀释后测定。

2.参考范围

正常人的 TG 水平受生活条件的影响，个体间 TG 水平差异比 CHO 大，呈明显正偏态分布。我国关于《血脂异常防治建议》中提出：理想范围≤1.7 mmol/L(150 mg/dL)；边缘增高 1.7～2.25 mmol/L(150～200 mg/dL)；增高 2.26～5.64 mmol/L(200～499 mg/dL)；很高≥5.65 mmol/L(500 mg/dL)。

3.检查指征

(1)早期辨别动脉粥样硬化的危险性和高脂蛋白血症的分类。

(2)对使用降脂药物治疗的监测。

二、引起 TG 病理性异常的常见疾病

(一)引起 TG 病理性增高的常见疾病

(1)饮食性：高脂肪高热量饮食、低脂肪高糖饮食、饮酒等。

(2)代谢异常：糖尿病、肥胖症、动脉粥样硬化、痛风等。

(3)家族性高甘油三酯血症。

(4)内分泌疾病：甲状腺功能减退症、Cushing 综合征、肢端肥大症等。

(5)肝胆道疾病：梗阻性黄疸、脂肪肝、Zieve 综合征。

(6)胰腺疾病：急性、慢性胰腺炎。

(7)肾疾病：肾病综合征。

(8)药物影响：ACTH、可的松、睾酮、利尿剂等。

(二)引起 TG 病理性降低的常见疾病

(1)内分泌疾病：甲状腺功能亢进症、艾迪生病、垂体功能减退症。

(2)肝胆道疾病：重症肝实质性损害(肝硬化等)。

(3)肠疾病：吸收不良综合征。

(4)恶病质:晚期肿瘤、晚期肝硬化、慢性心功能不全终末期。

(5)先天性 β-脂蛋白缺乏症。

三、临床思路

见图 12-2。

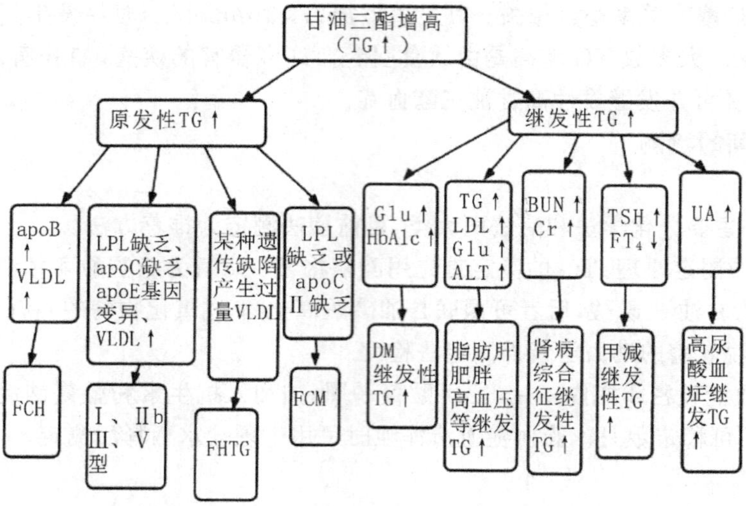

图 12-2　血清甘油三酯分析临床思路

(一)非疾病因素

健康人群的 TG 水平受生活习惯、饮食条件、年龄等影响,TG 水平在个体内和个体间的波动均较大。

1.营养因素

许多营养因素均可引起血浆甘油三酯水平升高,大量摄入单糖也可引起血浆甘油三酯水平升高,这可能与伴发的胰岛素抵抗有关;也可能是由于单糖可改变 VLDL 的结构,从而影响其清除速度。因我国人群的饮食脂肪量较西方国家为低,所以血清 TG 水平较欧美为低,与日本较接近。饭后血浆 TG 升高,并以 CM 的形式存在,可使血浆浑浊,甚至呈乳糜样,称为饮食性脂血。因此,TG 测定标本必须在空腹 12~16 小时后静脉采集。进食高脂肪后,外源性 TG 可明显上升,一般在餐后 2~4 小时达高峰,8 小时后基本恢复至空腹水平,有的甚至在 2~3 天后仍有影响;进高糖和高热量饮食,因其可转化为 TG,也可使 TG 升高,故在检查时要排除饮食的干扰,一定要空腹采集标本。较久不进食者也可因体脂被动员而使内源性 TG 上升。

2.年龄与性别

儿童 TG 水平低于成人。30 岁以后,TG 可随着年龄增长稍有上升。成年男性稍高于女性,60 岁以后可有下降,更年期后女性高于男性。

3.血液的采集

静脉压迫时间过长和将带有血凝块的血清保存时间太长都会造成 TG 升高。

4.干扰因素

血红蛋白>120 g/L 时会刺激甘油三酯增高。抗坏血酸>30 mg/L 和胆红素>342 μmol/L (20 mg/dL)时会引起甘油三酯假性降低,因为它们能和过氧化氢反应,阻断显色反应。

5.药物

某些药物会导致某些个体的异常脂蛋白血症。如果怀疑有这些影响，应考虑暂时停止使用相关药物并且要监测它对脂类的作用。β受体阻滞剂、利尿剂、糖皮质激素及口服避孕药等可对异常脂蛋白血症的形成有影响。

6.酒精

过度饮酒是造成高甘油三酯血症的最常见的原因之一，常伴酒精性脂肪肝，均呈现Ⅳ型和Ⅴ型高脂蛋白血症，有时还并发胰腺炎和暴发性黄色瘤。在少数病例发生高脂血症的同时还伴发黄疸和溶血性贫血。即使是适度持续饮酒也会导致甘油三酯升高，高甘油三酯血症的影响在Ⅳ型出现前最明显，且由于同时摄入了饮食中脂肪而进一步加重。肝脏中的乙醇代谢抑制了脂肪酸的氧化，还导致了甘油三酯合成中游离脂肪酸的有效利用。特异的表现是脂质和GGT同时升高。戒酒会造成甘油三酯快速下降。

7.生活方式

习惯于静坐的人血浆甘油三酯浓度比坚持体育锻炼者要高。无论是长期或短期体育锻炼均可降低血浆甘油三酯水平。锻炼可增高脂蛋白酯酶活性，升高HDL水平，特别是HDL2的水平，并降低肝酯酶活性。长期坚持锻炼，还可使外源性甘油三酯从血浆中清除增加。

8.吸烟

吸烟可增加血浆甘油三酯水平。流行病学研究证实，与正常平均值相比较，吸烟可使血浆甘油三酯水平升高9.1%。然而戒烟后多数人有暂时性体质量增加，这可能与脂肪组织中脂蛋白酯酶活性短暂上升有关，此时应注意控制体质量，以防体质量增加而造成甘油三酯浓度的升高。

(二)血清TG病理性增高

血浆中乳糜微粒(CM)的甘油三酯含量在90%～95%，极低密度脂蛋白(VLDL)中甘油三酯含量也在60%～65%，因而这两类脂蛋白统称为富含甘油三酯的脂蛋白。血浆甘油三酯浓度升高实际上是反映了CM和(或)VLDL浓度升高。凡引起血浆中CM和(或)VLDL升高的原因均可导致高甘油三酯血症。病理性因素所致的TG升高称为病理性高脂血症。通常将血脂TG高于2.2 mmol/L(200 mg/dL)称为高脂血症，我国关于《血脂异常防治建议》中提出，TG升高是指TG大于1.65 mmol/L。研究证实，富含TG的脂蛋白是CHD独立的危险因素，TG增高表明患者存在代谢综合征，需进行治疗。

高甘油三酯血症有原发性和继发性两类，前者多有遗传因素，包括家族性高甘油三酯血症与家族性混合型高脂蛋白血症等。继发性见于肾病综合征、甲状腺功能减退、失控的糖尿病。但往往不易分辨原发性或继发性。高血压、脑血管病、冠心病、糖尿病、肥胖与高脂蛋白血症等往往有家族性积聚现象。例如，糖尿病患者胰岛素抵抗和糖代谢异常，可继发TG(或同时有胆固醇)升高，但也可能同时有糖尿病和高TG两种遗传因素。

1.原发性高甘油三酯血症

通常将高脂蛋白血症分为Ⅰ、Ⅱa、Ⅱb、Ⅲ、Ⅳ、Ⅴ六型，除Ⅱa型外，都有高甘油三酯血症。原发性高脂蛋白血症Ⅰ和Ⅲ型，TG明显升高；原发性高脂蛋白血症Ⅳ和Ⅴ型，TG中度升高。这些患者多有遗传因素。

(1)Ⅰ型高脂蛋白血症：是极为罕见的高乳糜微粒(CM)血症，为常染色体隐性遗传。正常人禁食12小时后，血浆中已几乎检测不到CM。但是，当有脂蛋白酯酶和(或)apoCⅡ缺陷时，将引起富含甘油三酯的脂蛋白分解代谢障碍，且主要以 CM 代谢为主，造成空腹血浆中出现 CM。①病因：脂蛋白酯酶（LPL）缺乏会影响外源性 TG 的分解代谢，血浆 TG 水平通常在 11.3 mmol/L(1 000 mg/dL)以上；由于绝大多数的 TG 都存在于 CM 中，因而血浆 VLDL 水平可正常或稍有增高，但是 LDL-C 和 HDL-C 水平是低下的；CM 中所含 CHO 很少，所以血浆 CHO 并不升高或偏低。apoCⅡ是 LPL 的激活剂，apoCⅡ缺乏会影响 LPL 在 TG 的分解代谢，因此需要 apoCⅡ的同时存在。②临床表现：外源性脂蛋白代谢障碍，血浆中 CM 浓度显著升高。乳糜微粒(CM)血症患者常诉有腹痛发作，多在进食高脂或饱餐后发生。严重的高乳糜微粒(CM)血症时常伴有急性胰腺炎的反复发作。

(2)Ⅱb 型高脂蛋白血症：此型同时有 CHO 和 TG 增高，即混合型高脂蛋白血症。

(3)Ⅲ型高脂蛋白血症：也称为家族性异常β脂蛋白血症，是由于 apoE 的基因变异，apoE 分型多为 E2/E2 纯合子，造成含 apoE 的脂蛋白如 CM、VLDL 和 LDL-C 与受体结合障碍，因而引起这些脂蛋白在血浆中聚积，使血浆 TG 和 CHO 水平明显升高，但无乳糜微粒血症。

(4)Ⅳ型高脂蛋白血症：此型只有 TG 增高反映 VLDL 增高。但是 VLDL 很高时也会有 CHO 轻度升高，所以Ⅳ型与Ⅱb 型有时难以区分，主要是根据 LDL-C 水平做出判断。家族性高 TG 血症属于Ⅳ型。

(5)Ⅴ型高脂蛋白血症：与Ⅰ型高脂蛋白血症相比较，TG 和 CHO 均增高，但以 TG 增高为主，Ⅰ型高脂蛋白血症患者的空腹血浆中乳糜微粒升高的同时伴有 VLDL 浓度升高。鉴别Ⅰ型和Ⅴ型高脂蛋白血症很困难，两者最大的区别是Ⅴ型高脂蛋白血症发生年龄较晚，且伴有糖耐量异常。此型可发生在原有的家族性高 TG 血症或混合型高脂血症的基础上，继发因素有糖尿病、妊娠、肾病综合征、巨球蛋白血症等，易于引发胰腺炎。

(6)家族性高甘油三酯血症(FHTG)：该病是常染色体显性遗传。原发性高甘油三酯血症是因过量产生 VLDL 引起。①原因：由于某种独特遗传缺陷，干扰体内 TG 的代谢。②临床表现：FHTG 易发生出血性胰腺炎，这与血浆中乳糜微粒浓度有直接的关系，推测是由乳糜微粒栓子急性阻塞了胰腺的微血管的血流所致。FHTG 患者常同时合并肥胖、高尿酸血症和糖耐量异常。若血浆甘油三酯浓度达到 11.3 mmol/L(1 000 mg/dL)或更高时，常可发现脾大，伴有巨噬细胞和肝细胞中脂肪堆积。严重的高甘油三酯血症患者，空腹血浆中也可存在乳糜微粒血症，且血浆 TG 浓度可高达 56 mmol/L(5 000 mg/dL)；中度高甘油三酯血症患者合并糖尿病时，常引起血浆中 VLDL 明显增加，并会出现空腹乳糜微粒血症；轻到中度高甘油三酯血症患者常无特别的症状和体征。在躯干和四肢近端的皮肤可出现疹状黄色瘤。

(7)家族性混合型高脂血症：这是一种最常见的高脂血症类型，主要表现为血浆胆固醇和甘油三酯浓度同时升高，其家族成员中常有多种不同的高脂血症表型存在。该症的主要生化特征是血浆 apoB 水平异常升高。

(8)HDL 缺乏综合征：见于一组疾病，如鱼眼病、apoAⅠ缺乏或 Tangier 病。大多数受累患者中，血浆甘油三酯仅轻度升高[2.26～4.52 mmol/L(200～400 mg/dL)]，而血浆 HDL-C 浓度则显著降低。患者都有不同程度的角膜浑浊，其他临床表现包括黄色瘤(apoAⅠ缺乏症)、肾功能不全、贫血、肝脾大，神经病变。

(9)家族性脂质异常性高血压：这是近年来提出的一个新的综合病症，主要表现为过早发生家族性高血压、高血压伴富含甘油三酯的脂蛋白代谢异常。

(10)家族性脂蛋白酯酶缺乏病：家族性 LPL 缺乏病是一种较罕见的常染色体隐性遗传性疾

病。儿童期间发病，显著的特征为空腹血浆中存在明显的乳糜微粒，TG 极度升高，表现为Ⅰ型高脂蛋白血症。临床特点为经常的腹痛和反复的胰腺炎发作，皮疹性黄色瘤及肝脾大等。特异性检查显示肝素后血 LPL 活性极度降低，不足正常人的 10%，而 apoCⅡ正常。

2.基因异常所致血浆 TG 水平升高

(1)CM 和 VLDL 装配的基因异常：人类血浆 apoB 包括两种，即 $apoB_{48}$ 和 $apoB_{100}$，这两种 apoB 异构蛋白是通过 apoB mRNA 的单一剪接机制合成。$apoB_{100}$ 通过肝脏以 VLDL 形式分泌，而$apoB_{48}$则在肠道中合成，并以 CM 的形式分泌。由于 apoB 在剪接过程中有基因缺陷，造成 CM 和 VLDL 的装配异常，由此而引起这两种脂蛋白的代谢异常，引起高甘油三酯血症。

(2)脂蛋白酯酶和 apoCⅡ基因异常：血浆 CM 和 VLDL 中的甘油三酯有效地水解需要的脂蛋白酯酶(LPL)和它的复合因子 apoCⅡ参与。脂蛋白酯酶和 apoCⅡ的基因缺陷将导致甘油三酯水解障碍，因而引起严重的高甘油三酯血症。部分 apoCⅡ缺陷的患者可通过分析肝素化后脂蛋白酯酶活性来证实。

(3)apoE 基因异常：可使含有 apoE 的脂蛋白代谢障碍，这主要是指 CM 和 VLDL。CM 的残粒是通过 apoE 与 LDL 受体相关蛋白结合而进行分解代谢，而 VLDL 则是通过 apoE 与 LDL 受体结合而进行代谢。apoE 基因有三个常见的等位基因即 E2、E3 和 E4。apoE2 是一种少见的变异，由于 E2 与上述两种受体的结合力都差，因而造成 CM 和 VLDL 残粒的分解代谢障碍。所以 apoE2 等位基因携带者血浆中 CM 和 VLDL 残粒浓度增加，因而常有高甘油三酯血症。

3.继发性高甘油三酯血症

许多代谢性疾病，某些疾病状态、激素和药物等都可引起高甘油三酯血症，这种情况一般称为继发性高甘油三酯血症。继发性高 TG 血症见于肾病综合征、甲状腺功能减退症、失控的糖尿病、饥饿等。

(1)高甘油三酯血症与糖尿病：糖尿病患者胰岛素抵抗和糖代谢异常，可继发甘油三酯(或同时有胆固醇)升高，这主要取决于血糖控制情况。由于病程及胰岛素缺乏程度不同，有较多的研究观察到高甘油三酯血症与胰岛素抵抗(IR)综合征之间存在非常密切的关系。青少年的 1 型糖尿病、重度胰岛素缺乏常伴有显著的高甘油三酯血症，这是由于胰岛素不足和来自脂肪组织的脂肪酸增加引起脂蛋白酯酶(LPL)缺乏，使 CM 在血浆中积聚的结果。这促进了甘油三酯的合成。HDL-C 通常降低，LDL-C 升高。胰岛素治疗后很快回复到正常水平。2 型糖尿病患者(T_2DM)的高胰岛素血症常引起内源性胰岛素过度分泌以补偿原有的胰岛素抵抗，大多数胰岛素抵抗综合征患者合并甘油三酯水平升高。同样部分高甘油三酯血症患者同时有肥胖及血浆胰岛素水平升高，更重要的是，胰岛素抵抗综合征也可引起 LDL-C 结构异常，若与高甘油三酯血症同时存在时，具有很强的致动脉粥样硬化作用。2 型糖尿病时甘油三酯和 VLDL(50%～100%)会出现中度增高，特别在肥胖患者尤为明显，可能是由于 VLDL 和 $apoB_{100}$ 合成的多，血浆 LDL-C 水平通常正常，但 LDL-C 富含甘油三酯。HDL-C 通常会减少且富含甘油三酯。

(2)高甘油三酯血症与冠心病：冠心病患者血浆甘油三酯偏高者比一般人群多见，但这种患者 LDL-C 偏高与 HDL-C 偏低也多见，一般认为单独的高甘油三酯血症不是冠心病的独立危险因素，只有伴以高胆固醇、高 LDL-C、低 HDL-C 等情况时，才有意义。

(3)高甘油三酯血症与肥胖：在肥胖患者中，由于肝脏过量合成 apoB，因而使 VLDL 的产生明显增加。此外肥胖常与其他代谢性疾病共存，如肥胖常伴有高甘油三酯血症、葡萄糖耐量受损、胰岛素抵抗和血管疾病，这些和 2 型糖尿病类似。腹部肥胖者比臀部肥胖者甘油三酯升高更为明显。

(4)高甘油三酯血症与肾脏疾病:高甘油三酯血症是肾病综合征主要临床特征之一。肾脏疾病时的血脂异常发生机制,主要是因为VLDL和LDL-C合成增加,但也有人认为可能与这些脂蛋白分解代谢减慢有关。低蛋白血症的其他原因也会产生相同的结果。中度病例通常会出现低水平的高胆固醇血症(Ⅱa型),严重病例会出现高甘油三酯血症(Ⅱb型)。如果蛋白尿被纠正,肾病的高脂蛋白血症是可逆的。

高脂蛋白血症在慢性肾衰竭,包括血液透析中常见,但和肾病综合征不同的是,它以高甘油三酯血症为主。其原因是脂肪分解障碍,推测可能是由于尿毒症患者血浆中的脂蛋白酯酶被一种仍然未知的因子所抑制,血液透析后患者会表现出CM浓度升高和HDL-C水平下降。接受过慢性流动腹膜透析(CAPD)治疗的患者也常出现高脂蛋白血症。肾移植以后接受血液透析更容易出现LDL-C和VLDL的升高。此时免疫抑制药物起主要作用。

(5)高甘油三酯血症与甲状腺功能减退症:此症常合并有血浆甘油三酯浓度升高,这主要是因为肝脏甘油三酯酶减少而使VLDL清除延缓所致。

(6)高甘油三酯血症与高尿酸血症:大约有80%的痛风患者有高甘油三酯血症,反之,高甘油三酯血症患者也有高尿酸血症。这种关系也受环境因素影响,如过量摄入单糖、大量饮酒和使用噻嗪类药物。

(7)异型蛋白血症:这种情况可见于系统性红斑狼疮或多发性骨髓瘤的患者,由于异型蛋白抑制血浆中CM和VLDL的清除,因而引起高甘油三酯血症。

4.甘油三酯的病理性降低

低甘油三酯血症是指甘油三酯低于0.55 mmol/L(50 mg/dL)。见于遗传性原发性无或低β脂蛋白血症;继发性甘油三酯降低常见于代谢异常、吸收不良综合征、慢性消耗、严重肝病、甲状腺功能亢进、恶性肿瘤晚期和肝素应用等。

(赵翠萍)

第三节 低密度脂蛋白检验

一、概述

(一)生化特性和病理生理

低密度脂蛋白(LDL)是富含胆固醇(CHO)的脂蛋白,其组成中45%为CHO,其蛋白成分为apoB-100。血浆中LDL来源有两个途径:一是由VLDL异化代谢转变;二是由肝脏合成、直接分泌入血。LDL是在血液中由VLDL经过中间密度胆固醇(IDL)转化而来的。

LDL的主要生理功能是将内源性CHO从肝脏运向周围组织细胞。在动脉内膜下沉积脂质,促进动脉粥样硬化形成。由于血浆中胆固醇大约75%以LDL的形式存在,所以可代表血浆胆固醇水平。

LDL组成发生变化,形成小而密的LDL(SLDL),易发生氧化修饰,形成氧化型LDL(ox LDLc)或称为变性LDL。清道夫受体对ox LDL的摄取和降解速度比LDL快3~10倍,与

ox LDL的结合不受细胞内 CHO 浓度的影响，只有使胆固醇浓度升高的单向调节，而没有下调作用，且随着 ox LDL 氧化修饰程度的升高，动脉内膜和内皮细胞对 LDL 的摄取与降解也升高，从而形成了大量的泡沫细胞，促进了动脉粥样硬化的发生。LDL 经化学修饰（氧化或乙酰化）后，其中 apo B-100 变性，通过清道夫受体被巨噬细胞摄取，形成泡沫细胞停留在血管壁内，导致大量的胆固醇沉积，促使动脉壁形成粥样硬化斑块。

(二)LDL-C 的检测

1.测定方法

匀相测定法：①增溶法（SOL）；②表面活性剂法（SUR 法）；③保护法（PRO）；④过氧化氢酶法（CAT 法）；⑤紫外法（CAL 法）。

基本原理如下：首先向标本中加入表面活性剂将非 LDL-C 的脂蛋白结构破坏，使其中所含 CHO 与相应的酶反应而消耗，其后加入第二试剂，试剂中的表面活性剂破坏留下 LDL-C 结构，使其中 CHO 得以和酶及显色剂反应而测得 LDL-C。

过去常通过弗里德瓦德公式计算法间接推算 LDL-C 的量。

$$\text{LDL-C(mg/dL)}=\text{CHO}-(\text{HDL-C}+\text{TG}/5)$$

$$\text{LDL-C(mmol/L)}=\text{CHO}-(\text{HDL-C}+\text{TG}/2.2)$$

按此公式计算求得 LDL-C 含量时，要求 CHO、HDL-C 和甘油三酯测定值必须准确，方法必须标准化，才能得到 LDL-C 的近似值；也有人在应用上述公式后再减去 Lp(a)中胆固醇值予以校正。弗里德瓦德公式只适用于 TG 小于 4.52 mmol/L 时。

稳定性：血清样本必须放在密闭容器中，在 2～4 ℃条件下可稳定 7 天。－70 ℃可稳定 30 天。

2.参考范围

LDL-C 水平随着年龄增长而上升，青年与中年男性高于女性，更年期女性高于男性。中老年为 2.73～3.25 mmol/L（105～125 mg/dL）。

(1)我国《血脂异常防治建议》提出的判断标准：理想范围＜3.12 mmol/L（120 mg/dL）；边缘升高 3.15～3.61 mmol/L（121～139 mg/dL）；升高＞3.64 mmol/L（140 mg/dL）。

(2)美国胆固醇教育计划（NCEP），成人治疗组第三次报告（ATPⅢ）提出的医学决定水平：理想水平＜2.58 mmol/L（100 mg/dL）；接近理想 2.58～3.33 mmol/L（100～129 mg/dL）；边缘增高 3.64～4.11 mmol/L（130～159 mg/dL）；增高 4.13～4.88 mmol/L（160～189 mg/dL）；很高≥4.91 mmol/L（≥190 mg/dL）。

3.检查指征

早期识别动脉粥样硬化的危险性，使用降脂药治疗过程中的监测反应。

二、LDL-C 升高常见原因

见表 12-2。

表 12-2 LDL-C 增高与降低常见原因

LDL-C 增高	LDL-C 降低
动脉粥样硬化	急性病（可下降 40%）
冠心病	无β脂蛋白血症

续表

LDL-C 增高	LDL-C 降低
高脂蛋白血症	甲状腺功能亢进
甲状腺功能低下	消化吸收不良
肾病综合征	营养不良
梗阻性黄疸	肝硬化
慢性肾衰竭	急性肿瘤

三、临床思路

见图 12-3。

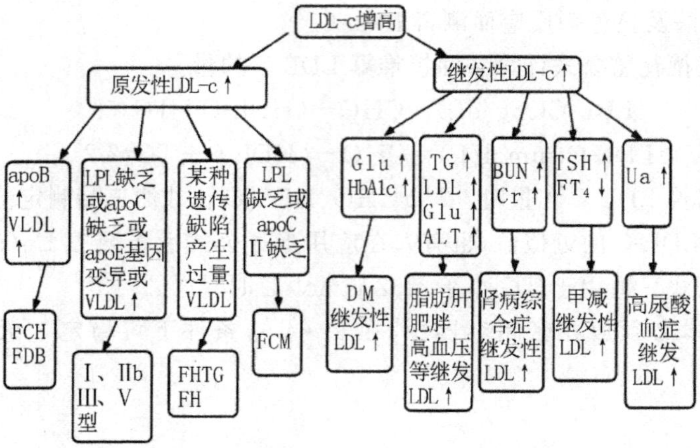

图 12-3 血清 LDL-C 测定临床思路

(一)非疾病因素

1.饮食

高脂肪饮食会使血浆 LDL-C 增高，低脂肪饮食和运动可使其降低。

2.肥胖

肥胖者 LDL-C 常增高。

3.妊娠

妊娠早期开始缓慢升高，至妊娠后 3 个月时可高于基线的 50%，产后可恢复至原水平。

4.年龄与性别

成年人 LDL-C 逐渐升高，女性更年期后高于男性。

5.药物

如雄激素、β 受体阻滞剂、环孢霉素、糖皮质激素都可使 LDL-C 升高，而使用雌激素和甲状腺素可使 LDL-C 下降。

(二)血浆 LDL-C 病理性增高

LDL-C 是所有血浆脂蛋白中首要的致动脉粥样硬化(AS)脂蛋白。已经证明，粥样硬化斑块中的 CHO 来自血液循环中的 LDL-C。LDL-C 致 AS 作用与其本身的一些特点有关，即 LDL-C相对较小，能很快穿过动脉内膜层，经过氧化或其他化学修饰后的 LDL-C，具有更强的致

AS作用。由于小颗粒LDL-C易被氧化，所以比大颗粒LDL-C更具致AS作用。

血浆LDL-C升高的原因是来源增多或分解减少，血中LDL-C是CHO的主要携带者，升高主要反映CHO增加，血中LDL-C上升已成为动脉粥样硬化重要的危险因素，故称为致动脉粥样硬化因子。

(三)血浆LDL-C病理性降低

Ⅲ型高脂蛋白血症特征性血浆脂蛋白谱改变如下：①VLDL水平显著升高，包括大颗粒的VLDL1和小颗粒VLDL2均升高；②IDL也明显升高；③LDL水平降低，但LDL的结构却有某种异常，主要表现为LDL中TG含量相对较多，其颗粒较小。LDL这种结构改变与高甘油三酯血症时LDL结构变化类似，所以有人认为Ⅲ型高脂蛋白血症的LDL结构改变，可能与其同时存在的高甘油三酯血症有关，而HDL水平降低或无明显变化。

(胡　博)

第四节　高密度脂蛋白检验

一、概述

(一)生化特征和病理生理

高密度脂蛋白胆固醇(HDL-C)是血清中颗粒最小、密度最大的一组脂蛋白。HDL-C的主要蛋白质是apoAⅠ。血清总胆固醇中大约有25%是以HDL-C的形式运送的。

HDL-C的合成有三条途径：①直接由肝和小肠合成，由小肠合成分泌的HDL-C颗粒中主要含apoAⅠ，而肝脏合成分泌的HDL-C颗粒则主要含apoE；②由富含甘油三酯脂蛋白、乳糜微粒和VLDL发生脂溶分解时衍生而来；③周围淋巴中也存在磷脂双层结构，可能是细胞膜分解衍生而来。

HDL-C是把外周组织过剩的胆固醇重新运回肝脏，或者将其转移到其他脂蛋白，如乳糜微粒、VLDL残粒上，然后这些物质又被肝摄取，进行代谢，因此称为胆固醇的逆向转运。在肝内，胆固醇或者是直接分泌入胆汁，变成胆汁酸，或者在合成脂蛋白时又被利用。HDL-C可以促进和加速胆固醇从细胞和血管壁的清除及将它们运送到肝脏。因此，它们的功能在很多方面和LDL-C相反。一般认为HDL-C有抗动脉粥样硬化(AS)形成作用。除上述功能外，HDL-C的重要功能还包括作为apoC和apoE的储存库。它们的apoC和apoE不断地穿梭于CM、VLDL和HDL-C之间。如前所述，这不仅对CM和VLDL的甘油三酯水解，而且对这些脂蛋白的代谢，特别是为肝细胞结合和摄取都发挥重要作用。

(二)HDL-C的检测

近年来关于HDL-C测定的方法进展很快，从各种沉淀法已发展到化学修饰、酶修饰、抗体封闭、化学清除等多种方法，目前主要测定方法为匀相测定法。使测定胆固醇的酶只和HDL-C反应。使HDL-C测定更加方便准确。

1.测定方法——匀相测定法

(1)HDL-C测定反应原理：①PEG修饰酶法(PEG法)；②选择性抑制法(SPD法)；③抗体

法(AB法);④过氧化氢酶法(CAT法)。

基本原理如下:首先向标本中加入表面活性剂将非HDL-C的脂蛋白结构破坏,使其中所含CHO与相应的酶反应而消耗,其后加入第二试剂,试剂中的表面活性剂破坏留下的HDL-C结构,使其中CHO得以和酶及显色剂反应而测得HDL-C。

(2)稳定性:在存储过程中,由于脂蛋白间的相互作用,血清和血浆中的HDL-C会发生改变。因此,血清标本在2~8 ℃可稳定3天,−20 ℃可稳定数周,长期保存样本应放在−70 ℃贮存。

2.参考范围

(1)我国《血脂异常防治建议》提出的判断标准:理想范围>1.04 mmol/L(>40 mg/dL);降低≤0.91 mmol/L(≤35 mg/dL)。

(2)美国胆固醇教育计划(NCEP)成人治疗组(ATP),1994年提出的医学决定水平:HDL-C<1.03 mmol/L(40 mg/dL)为降低,CHD危险增高;HDL-C≥1.55 mmol/L(≥60 mg/dL)为负危险因素。

(3)NCEP、ATPⅢ将HDL-C从原来的≤0.91 mmol/L(≤35 mg/dL),提高到<1.03 mmol/L(40 mg/dL),是为了让更多的人得到预防性治疗。

3.检查指征

(1)早期辨别动脉粥样硬化的危险性(非致动脉粥样硬化胆固醇成分的检测)。

(2)使用降脂药治疗反应的监测(在使用降脂药治疗的过程中应避免HDL-C的下降)。

二、HDL-C异常常见原因

见表12-3。

表12-3 HDL-C减低和增高常见原因

HDL-C减低	HDL-C增高
遗传性	原发性
α蛋白血症	CETP缺乏症
LCAT缺陷症	肝脂酶(HTGL)活性低下(角膜浑浊)
apoAⅠ异常	apoAⅠ合成亢进
家族性高胆固醇血症	HDL-C-R异常
家族性混合型高脂血症	继发性
急性疾病	长期大量饮酒
急性心肌梗死	慢性肝炎
手术	原发性胆汁性肝硬化
烧伤	CETP活性增加
急性炎症	HTGL活性降低
低脂肪高糖饮食	药物
吸烟	肾上腺皮质激素
雌激素减少	胰岛素
药物	烟酸及其诱导剂
β受体阻滞剂	雌激素

续表

HDL-C 减低	HDL-C 增高
肥胖	还原酶阻断剂
运动不足	β-羟-β-甲戊二酰辅酶 A(HMG-CoA)

三、临床思路

临床思路见图 12-4。

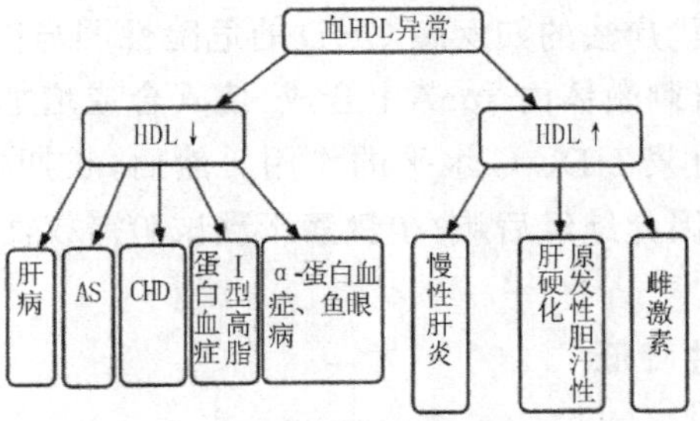

图 12-4 血清 HDL 分析临床思路

总胆固醇浓度超过 5.2 mmol/L(200 mg/dL)的边缘性增高值时，就必须同时进行 HDL-C 的浓度测定。冠心病的发病和 HDL-C 之间呈负相关。HDL-C≤0.91 mmol/L(≤35 mg/dL)是 CHD 的危险因素，HDL-C≥1.55 mmol/L(≥60 mg/dL)被认为是负危险因素。HDL-C 降低多见于心、脑血管病、肝炎和肝硬化等患者。因此低 HDL-C 值便构成了一个独立的危险因素。

(一)非疾病因素

影响 HDL-C 水平的因素很多，主要有以下几方面。

1.年龄

儿童时期，男、女 HDL-C 水平相同，青春期男性开始下降，至 18～20 岁达最低点。

2.性别

冠心病发病率有性别差异，妇女在绝经期前冠心病的发病率明显低于同年龄组男性，绝经期后这种差别趋于消失。这是由于在雌激素的作用下，妇女比同年龄组男性有较高 HDL-C 的结果。随着雌激素水平的不断降低，男女 HDL-C 水平趋向一致，冠心病发病率的差异也就不复存在。

3.种族

黑种人比白种人高，中国人比美国人高。

4.饮食

高脂饮食可刺激肠道 apoAⅠ的合成，引起血浆 HDL-C 水平升高，尤其是饱和脂肪酸的摄入增加，可使 HDL-C 和 LDL-C 水平均升高，多不饱和脂肪酸(如油酸)并不降低 HDL-C 水平，却能使血浆 LDL-C 水平降低，故有益于减少 CHD 的危险。

5.肥胖

肥胖者，常有 HDL-C 降低，同时伴 TG 升高。体质量每增加 1 kg/m^2，血浆 HDL-C 水平即可减少 0.02 mmol/L(0.8 mg/dL)。

6.饮酒与吸烟

多数资料表明，吸烟者比不吸烟者的血浆 HDL-C 浓度低 0.08～0.13 mmol/L(3～

5 mg/dL)，即吸烟使 HDL-C 减低。适度饮酒使 HDL-C 和 apoAⅠ升高，与血浆 HDL-C 水平呈正相关，但取决于正常肝脏合成功能，长期饮酒损害肝脏功能，反而引起 HDL-C 水平下降。而少量长期饮酒因其血浆 HDL-C 和 apoAⅠ水平相对较高，所以患 CHD 的危险性低于不饮酒者。

7.运动

长期足够量的运动使 HDL-C 升高。

8.药物

降脂药中的普罗布考、β 受体阻滞剂（普萘洛尔）、噻嗪类利尿剂等，使 HDL-C 降低。

9.外源性雌激素

文献报道：接受雌激素替代疗法的妇女患 CHD 的危险性明显降低，这部分与雌激素能改善血脂代谢紊乱有关。雌激素可刺激体内 apoAⅠ合成，使其合成增加 25%，分解代谢无变化。孕激素可部分抵消雌激素升高血浆 HDL-C 水平的作用。然而，长期单用雌激素却有可能增加子宫内膜癌和乳腺癌的危险性，因此绝经后雌/孕激素干预试验需权衡到最佳的雌/孕激素配方，以发挥最大保护作用。

（二）血清 HDL-C 病理性降低

1.HDL-C 与动脉粥样硬化

血浆 HDL-C 浓度每降低 1%，可使冠心病（CHD）发生的危险升高 2%～3%，血浆 HDL-C 水平每升高 0.03 mmol/L(1 mg/dL)，患 CHD 的危险性即降低 2%～3%，这种关系尤以女性为明显。绝经前女性 HDL-C 水平较高，与男性及绝经后女性相比 CHD 患病率低。

2.HDL-C 与高脂蛋白血症

高脂蛋白血症时，HDL-C 有病理性降低。Ⅰ型高脂蛋白血症时，血脂测定 LDL-C、HDL-C 均降低，CHO 多正常，TG 极度升高，可为 11.3～45.2 mmol/L(1 000～4 000 mg/dL)。

3.家族遗传性低 HDL-C

即家族性低 α 脂蛋白血症，临床很常见，为常染色体显性遗传，其主要特征为血浆 HDL-C 水平低下，通常还合并血浆 TG 升高。

4.肝脏疾病

近年来特别值得注意的是肝脏疾病中 HDL-C 的改变。连续监测急性肝炎患者血浆中 HDL-C 胆固醇的水平，发现 HDL-C 水平与病程有关：在发病的第一周末，HDL-C 水平极度降低，脂蛋白电泳几乎检不出 α 脂蛋白带，此后随着病程的发展 HDL-C 逐渐升高直至正常。在病毒性肝炎和肝硬化患者，HDL-C 的降低主要表现为 HDL_3 的降低，HDL-C 的变化较少，而且 HDL_3 越低，预后越差，因此 HDL_3 水平可作为一个评估某些肝脏疾病患者功能状态及转归预后的一项参考指标。

5.其他

HDL-C 降低还可见于急性感染、糖尿病、慢性肾衰竭、肾病综合征等。β 受体阻滞剂、黄体酮等药物也可导致 HDL-C 降低。

（三）血清 HDL-C 病理性增高

HDL-C 增加可见于慢性肝炎、原发性胆汁性肝硬化。有些药物如雌性激素、苯妥英钠、HMG-CoA 还原酶抑制剂、烟酸等可以使 HDL-C 升高。绝经的妇女常用雌激素做替代疗法有升高 HDL-C，降低 CHD 危险性的作用。

（胡　博）

第十三章

肝功能检验

第一节 血清总胆红素与结合胆红素检验

正常人血液中的胆红素，绝大部分是衰老的红细胞在单核-巨噬细胞系统中受到破坏，产生出来的血红蛋白逐步衍化而成；另外还有10%～20%的胆红素是由血红蛋白以外的肌红蛋白、游离血红素等在肝中生成，这种胆红素称为分路胆红素。胆红素每天生成250～300 mg，这是一种非极性的游离胆红素（非结合胆红素），在血液中与清蛋白相结合而转运。到达肝脏后，在肝细胞膜上与清蛋白分离后，胆红素被肝细胞摄取又和肝细胞中的Y、Z受体蛋白相结合，移至内质网，借助于核糖体中胆红素二磷酸尿苷葡萄糖酸转移酶，使胆红素与葡萄糖醛酸结合，成为水溶性的结合胆红素，排至胆汁中，结合胆红素在小肠下部和结肠中，经肠道菌的作用而结合，胆红素经过几个阶段的还原作用成为尿胆原，然后随尿胆原自肠道被吸收进入门静脉，其中大部分被肝细胞摄取再排至肠道中（肝肠循环），一部分从门静脉进入体循环，经肾自尿中排出。

因此，当胆红素生成过多或肝细胞摄取、结合、转运、排泄等过程中发生障碍，均可引起血中结合或非结合胆红素增高，从而发生黄疸。临床中通常将黄疸分为溶血性、肝细胞性和阻塞性黄疸三大类。通过胆红素测定有助于判断黄疸的程度与类型。

一、咖啡因法

（一）原理

血清中结合胆红素可直接与重氮试剂反应，产生偶氮胆红素。在同样条件下，游离胆红素须有加速剂使胆红素氢键破坏后与重氮试剂反应。咖啡因、苯甲酸钠为加速剂，醋酸钠维持pH同时兼有加速作用。抗坏血酸（或叠氮钠）破坏剩余重氮试剂，终止结合胆红素测定管的偶氮反应。加入碱性酒石酸钠使最大吸光度由530 nm转移到598 nm，非胆红素的黄色色素及其他红色与棕色色素产生的吸光度降至可忽略而不计，使灵敏度和特异性增加。最后形成的绿色是由蓝色的碱性偶氮胆红素和咖啡因与对氨基苯磺酸之间形成的黄色色素混合而成。

（二）正常参考值

（1）血清总胆红素：5.1～19 μmol/L（0.3～1.1 mg/dL）。

（2）血清结合胆红素：1.7～6.8 μmol/L（0.1～0.4 mg/dL）。

二、胆红素氧化酶法测定

应用胆红素氧化酶(BOD)测定血清胆红素是 20 世纪 80 年代中期发展起来的新方法，操作简单，特异性高，又能应用于自动分析仪，国内已有胆红素氧化酶试剂盒供应。

(一)原理

胆红素氧化酶(BOD)催化胆红素氧化，生成胆绿素；后者进一步氧化，生成性质尚未清楚的无色或淡紫色的化合物。胆红素＋$1/2O_2$ BOD 胆绿素＋H_2O 胆绿素＋O_2 淡紫色化合物测定 460 nm 下吸光度的下降值反应血清中胆红素含量。

(二)临床应用

1.判断有无黄疸及黄疸的程度

血清总胆红素(seru m total bilirubin，STB)17～34 μmol/L 为隐性黄疸；4～170 μmol/L 为轻度黄疸；170～340 μmol/L 为中度黄疸；＞340 μmol/L 为重度黄疸。

2.判断黄疸的类型

STB 在 340～510 μrhol/L 者为阻塞性(完全梗阻)黄疸；不完全性梗阻为 170～265 μmol/L。肝细胞性黄疸为 17～200 μmol/L；溶血性黄疸很少超过 85 μmol/L。

3.结合血清胆红素分类判断黄疸类型

STB 和非结合胆红素增高为溶血性黄疸；STB 和结合胆红素增高为阻塞性黄疸；STB、结合胆红素及非结合胆红素皆增高为肝细胞性黄疸。

(张永娟)

第二节　血清总胆汁酸检验

胆汁酸是胆汁中存在的一类胆烷酸的总称。胆汁酸按其在体内来源的不同分为初级胆汁酸和次级胆汁酸。在肝细胞内以胆固醇为原料经羟化、还原、侧链氧化合成初级胆汁酸(包括胆酸及鹅脱氧胆酸)，而后在肠管内经肠菌中酶作用形成次级胆汁酸(包括脱氧胆酸、石胆酸及熊脱氧胆酸等)。胆汁酸主要以结合型形式从肝分泌入胆汁。结合型即胆汁酸与甘氨酸或牛磺酸结合而成的结合胆汁酸。较大量存在的结合胆汁酸有甘氨胆酸，甘氨鹅脱氧胆酸、甘氨脱氧胆酸、牛磺胆酸、牛磺鹅脱氧胆酸及牛磺脱氧胆酸等。无论游离的或结合型胆汁酸，其分子内部都是既含有亲水基团(羟基、羧基、磺酰基)，又含有疏水基团(甲基及烃核)，故胆汁酸的立体构型具有亲水和疏水两个侧面，因而使胆汁酸表现出很强的界面活性，它能降低脂水两相之间的表面张力，促进脂类形成混合微团，这对脂类物质的消化吸收以维持胆汁中胆固醇的溶解都起重要作用。由于胆汁酸在肝内合成、分泌、摄取、加工转化，所以当肝细胞损伤或胆道阻塞时都会引起胆汁酸代谢障碍，首先表现出的是患者血清胆汁酸增高。测定总胆汁酸方法有气-液色谱法；高效液相色谱法；放免法；酶法。酶法不需特殊仪器，比较简单，易于推广。

一、原理

在 3α-羟类固醇脱氢酶(3α-HSD)作用下，各种胆汁酸 C3 上 α 位的羟基(3α-OH)脱氢形成羰基(3α-O)，同时氧化型 MAD+还原成 NADH。随后，NADH 上的氢由黄递酶催化转移给硝基四氮唑蓝(NBT)，产生甲月替。用磷酸终止反应。甲月替的产量与总胆汁酸成正比，在 540 nm 波长处比色。

二、临床应用

(1)测定血清中胆汁酸可提供肝胆系统是否正常，肝、胆疾病时周围血循环中的胆汁酸水平明显升高。急性肝炎早期和肝外阻塞性黄疸时可增至正常值的 100 倍以上。对肝胆系统疾病的诊断具有特异性。

(2)可敏感地反映肝胆系统疾病的病变过程。肝胆疾病时血清胆汁酸浓度的升高与其他肝功能试验及肝组织学变化极为吻合，在肝细胞仅有轻微坏死时，血清胆汁酸的升高，常比其他检查更为灵敏。据报道，急性肝炎、肝硬化、原发性肝癌、急性肝内胆汁郁滞、原发性胆汁性肝硬化及肝外阻塞性黄疸，其血清胆汁酸均 100%出现异常。上述疾病时均有血清胆汁酸含量的增高。

(3)应用熊脱氧胆酸(UDCA)负荷试验，即口服 UDCA 后测定负荷前后患者血清总胆汁酸含量，结果发现慢性活动性肝炎、肝硬化及脂肪肝患者在负荷后血清总胆汁酸显著增高，表明此类患者清除胆汁酸的能力显著下降。

(张永娟)

第十四章

肾功能检验

第一节　血清尿素检验

尿素是人体蛋白质代谢的终末产物。体内氨基酸经脱氨基作用分解成 α-酮酸和 NH_3，NH_3 在肝细胞内进入尿素循环与 CO_2 生成尿素。尿素的生成量取决于饮食蛋白质的摄入量、组织蛋白质的分解代谢和肝功能状况。生成的尿素经血液循环主要由肾脏排出，小部分经皮肤由汗液排出。经唾液、胃液、胆汁及肠液排至消化道内的尿素，绝大部分分解成 NH_3 吸收后又经肝脏合成尿素仍从肾脏排泄。

尿素的分子量小(60)。血浆中的尿素可全部从肾小球滤过，正常情况下 30%～40%被肾小管重吸收，肾小管也可少量排泌尿素。血浆尿素浓度在一定程度上可反映肾小球的滤过功能，但只有当肾小球滤过功能下降到正常的 1/2 以上时，血浆尿素浓度才会升高，故血浆尿素测定不是反映肾小球功能损伤的灵敏指标。此外，肾外因素如组织分解代谢加快、消化道出血、摄食过多蛋白质等都可引起血浆尿素浓度升高，因而血浆尿素测定也不是肾功能损伤的特异指标。尽管如此，因为尿素是由肾脏排泄的低分子含氮废物的主要成分，血浆尿素浓度对慢性肾脏疾病的病程、病情观察及预后判断均有意义，且血浆尿素测定方法比较成熟、简便，所以血浆尿素测定仍是目前肾脏疾病的主要检查项目之一。

尿素的测定方法主要分为两大类：一类是利用尿素酶(也称脲酶)水解尿素生成氨和 CO_2 而测定，被认为是间接测定法。另一类是尿素与某些试剂如二乙酰一肟、二苯吡喃醇、邻苯二甲醛等直接反应，测定其产物。

一、二乙酰一肟法

(一)原理

在酸性反应环境中加热，尿素与二乙酰缩合成色素原二嗪化合物，称为 Fearon 反应。因为二乙酰不稳定，故通常由反应系统中二乙酰一肟与强酸作用，产生二乙酰。二乙酰和尿素反应，缩合成红色的二嗪。试剂主要有以下几种。

1.酸性试剂

在三角烧瓶中加蒸馏水约 100 mL，然后加入浓硫酸 44 mL 及 85%磷酸 66 mL。冷至室温，加入氨基硫脲 50 mg 及硫酸镉($CdSO_4 \cdot 8H_2O$)2 g,溶解后用蒸馏水稀释至 1 L,置棕色瓶中冰箱保存,可稳定半年。

2.二乙酰一肟溶液

称取二乙酰一肟 20 g,加蒸馏水约 900 mL,溶解后,再用蒸馏水稀释至 1 L,置棕色瓶中,贮放冰箱内可保存半年不变。

3.尿素标准贮存液(100 mm/L)

称取干燥纯尿素(相对分子量=60.06)0.6 g,溶解于蒸馏水中,并稀释至 100 mL,加 0.1 g 叠氮钠防腐,置冰箱内可稳定 6 个月。

4.尿素标准应用液(5 mmol/L)

取 5.0 mL 贮存液用无氨蒸馏水稀释至 100 mL。

(二)操作

按表 14-1 进行。

表 14-1 测定尿素操作步骤(mL)

加入物	测定管	标准管	空白管
血清	0.02	—	—
尿素标准应用液	—	0.02	—
蒸馏水	—	—	0.02
二乙酰一肟溶液	0.5	0.5	0.5
酸性试剂	5	5	5

混匀后,置沸水浴中加热 12 分钟,置冷水中冷却 5 分钟后,分光光度计波长 540 nm,以空白管调零,比色读取标准管及测定管的吸光度。

(三)计算

$$血清尿素(mmol/L)=\frac{测定管吸光度}{标准管吸光度}\times 5$$

血清尿素氮(mg/L)=尿素(mmol/L)×28

(四)附注

(1)本法线性范围达 14 mmol/L 的尿素,如遇高于此浓度的标本,必须用生理盐水做适当的稀释后重测,然后乘以稀释倍数报告之。

(2)试剂中加入硫胺脲和镉离子,增进显色强度和色泽稳定性,但仍有轻度褪色现象(每小时<5%)。加热显色冷却后应及时比色。

(3)吸管必须校正,使用时务必注意清洁干净,加量务必准确。

(4)尿液尿素也可用此法进行测定,由于尿液中尿素含量高,标本需要用蒸馏水做 1∶50 稀释,如果显色后吸光度仍超过本法的线性范围,还需要将尿再稀释,重新测定,结果乘以稀释倍数。

二、酶偶联速率法

(一)原理

尿素在脲酶催化下,水解生成氨和二氧化碳,氨在 α-酮戊二酸和还原型辅酶 Ⅰ 存在下,经谷氨酸脱氢酶(GLDH)催化生成谷氨酸,同时,还原辅酶Ⅰ被氧化成氧化型辅酶Ⅰ。还原型辅酶Ⅰ在340 nm波长处有吸收峰,其吸光度下降的速度与待测样品中尿素的含量成正比,其反应如下:

$$\text{尿素}+2H_2O\xrightarrow{\text{尿素酶}}2NH_4^{+}+CO_3^{2-}\ NH_4^{+}\ \alpha\text{-酮戊二酸}+NDAH+H^{+}$$

$$\xrightarrow{GLDH}\text{谷氨酸}+NAD^{+}+H_2O$$

(二)试剂

pH 8.0,尿素酶8 000 U/L,还原型辅酶Ⅰ(NADH)0.3 mmol/L,ADP 1.5 mmol/L,Tris-琥珀酸缓冲液150 mmol/L,谷氨酸脱氢酶(GLDH)700 U/L,α-酮戊二酸15 mmol/L。

以上酶试剂可以自配或购买试剂盒。液体酶试剂在冰箱存放可稳定10天,室温(15~25 ℃)只能存放3天。

尿素标准应用液同二乙酰一肟法。

(三)操作

1.自动生化分析仪

二点法:温度37 ℃,波长340 nm,延迟时间30秒,读数时间60秒。详细操作程序按照仪器和试剂盒说明书。

2.手工法

取4支试管标明测定、标准、空白、质控,按表14-2操作。

表14-2 酶法测定尿素

加入物	测定管	质控管	标准管	空白管
血清(μL)	15	—	—	—
质控血清(μL)	—	15	—	—
尿素标准液(μL)	—	—	15	—
无氨蒸馏水(μL)	—	—	—	15
酶试剂(mL)	1.5	1.5	1.5	1.5

以上各管依次逐管加入酶试剂,混匀后立即在分光光度计上监测其吸光度的变化($\triangle A$ /min)。

(四)计算

$$\text{尿素(mmol/L)}=\frac{\text{测定}\triangle A\ /\text{min}-\text{空白}\triangle A\ /\text{min}}{\text{标准}\triangle A\ /\text{min}-\text{空白}\triangle A\ /\text{min}}\times 5$$

本法适用于各种类型的自动生化分析仪,其测定程序及其参数可参照原仪器所附的说明。

(五)附注

(1)在测定过程中,各种器材和蒸馏水应无氨离子污染,否则结果偏高。

(2)标本最好用血清。

(3)血氨升高可使尿素测定结果偏高,标本溶血对测定有干扰。

(六)参考值

3.57~14.28 mmol/L。

三、脲酶-波氏比色法

(一)原理

测定分两个步骤，首先用尿素酶水解尿素，产生 2 分子氨和 1 分子二氧化碳。然后，氨在碱性介质中与苯酚及次氯酸反应，生成蓝色的吲哚酚，此过程需用硝普钠催化反应。蓝色吲哚酚的生成量与尿素含量成正比，在 630 nm 波长比色测定。

(二)试剂

1.显色剂

苯酚 10 g，硝普钠(含 2 分子水)0.05 g，溶于 1 000 mL 去氨蒸馏水中，存放冰箱中，可保存 60 天。

2.碱性次氯酸钠溶液

NaOH 5 g 溶于去氨蒸馏水中，加“安替福民”8 mL(相当于次氯酸钠 0.42 g)，再加蒸馏水至 1 000 mL，置棕色瓶内冰箱存放，稳定 2 个月。

3.尿素酶贮存液

尿素酶(比活性 3 000～4 000 U/g)0.2 g，悬浮于 20 mL 50%(V/V)甘油中，置冰箱内可保存 6 个月。

4.尿素酶应用液

尿素酶贮存液 1 mL 加 10 g/L EDTA・2Na 溶液(pH 6.5)至 100 mL，置冰箱保存可稳定 1 个月。

5.尿素标准应用液

同二乙酰一肟法。

(三)操作

取 16 mm×150 mm 试管，标记测定管、标准管和空白管，按表 14-3 操作混匀，37 ℃水浴 15 分钟，向各管迅速加入酚显色剂 5 mL，混匀，再加入碱性次氯酸钠溶液 5 mL，混匀。各管置 37 ℃水浴 20 分钟，使呈色反应完全。

分光光度计波长 560 nm，比色杯光径 1.0 cm，用空白管调零，读取各管吸光度。

表 14-3　尿素测定操作步骤

加入物	测定管	标准管	空白管
尿素酶应用液(mL)	1.0	1.0	1.0
血清(μL)	10	—	—
尿素标准应用液(μL)	—	10	—
蒸馏水(μL)	—	—	10

(四)计算

$$尿素(mmol/L)=\frac{测定管吸光度}{标准管吸光度}\times 5$$

(五)参考值

2.9～8.2 mmol/L(以尿素计)。

(六)附注

(1)本法也能测定尿液中的尿素,方法如下:1 mL 尿液标本,加入人造沸石(需预处理)0.5 g,加去氨蒸馏水至 25 mL,反复振摇数次,吸附尿中的游离氨盐,静置后吸取稀释尿液 1.0 mL,按上述操作方法进行测定。所测结果乘以稀释倍数 25。

(2)误差原因:空气中氨气对试剂或玻璃器皿的污染或使用铵盐抗凝剂可使结果偏高。高浓度氟化物可抑制尿素酶,引起结果假性偏低。

四、临床意义

(一)血浆尿素浓度的生理变化

男性血浆尿素浓度略高于女性;新生儿稍高于成人,出生 60 天以后与成人无明显差异,60 岁以后多略增高;在剧烈运动和高蛋白饮食后,血浆尿素浓度可增高;妊娠妇女由于血容量增加,尿素浓度可降低。

(二)血浆尿素浓度的病理变化

1.肾脏疾病

如慢性肾炎、肾动脉硬化症、严重肾盂肾炎、肾结核和肾肿瘤的晚期等,肾功能轻度受损时,尿素可无变化。当其高于正常时,说明有效肾单位的 60%～70%已受到损害。因此血浆尿素测定不能作为肾脏疾病的早期功能测定的指标,但对肾衰竭,尤其是尿毒症的诊断有特殊价值。其增高的程度与病情严重性成正比,故对病情判断和预后的估价有重要意义。如慢性肾衰竭可根据尿素等的测定来决定其程度,可分为以下几种:①肾衰竭代偿期,内生肌酐清除率下降。血肌酐不升高(在 179.8 μmol/L 以下),尿素氮正常或轻度升高(在 9 mmol/L 以下)。②肾衰竭失代偿期,又称氮质血症期(或尿毒症前期)。此时内生肌酐清除率下降明显,为 50 mL/min 以下,血肌酐超过 176.8 μmol/L、尿素氮超过 9 mmol/L。③尿毒症期,此时内生肌酐清除率下降至 20 mL/min以下,血肌酐超过 445 mmol/L,尿素氮超过 20 mmol/L。

2.肾前或肾后因素引起尿量显著减少或尿闭

如脱水、水肿、腹水、循环功能衰竭、尿路结石或前列腺肿大引起的尿路梗阻等。

3.体内蛋白质分解过多

如急性传染病、上消化道出血、大面积烧伤、大手术后和甲状腺功能亢进等。虽然尿素氮增高,此时其他肾功能试验结果一般均正常。

(赵翠萍)

第二节　血清肌酐检验

肌酐(Cr)是一种低分子量含氮化合物,分子量为 116。它是肌酸脱水或磷酸肌酸脱磷酸的产物,肌酸是由精氨酸、甘氨酸和蛋氨酸在肝脏及肾脏中合成,经由血液循环,在肌肉组织中以肌酸及肌酸磷酸的形式存在。肌酐是小分子物质,可以顺利通过肾小球滤过。在原尿中肾小管基本上不重吸收,近曲小管尚能分泌,尤其当血浆肌酐浓度升高时,肾小管对肌酐的分泌作用明显增强。因此,血浆肌酐浓度及尿液肌酐排泄量是肾小球滤过功能的有用指标。

肌酐的测定方法有两大类，即化学方法和酶学方法。大多数化学方法是根据Jaffe建立的碱性苦味酸反应，肌酐与苦味酸反应生成橘红色的化合物。由于许多化合物如蛋白质、葡萄糖、维生素C、丙酮、乙酰乙酸等也可生成Jaffe样色原，故Jaffe反应并非仅对肌酐特异，但根据肌酐与非肌酐物质的Jaffe反应动力学特点，利用"窗口期"肌酐动力学反应，可有效地提高测定特异性，操作简便，适用于各种自动分析仪。肌酐的酶学测定方法，主要有三种类型：①肌酐氨基水解酶法（也叫肌酐酶法）。②肌氨酸氧化酶法。③肌酐亚氨基水解酶法（即肌酐脱氨酶）法。酶学方法特异性高，结果准确，适用于各种自动分析仪。

一、肌氨酸氧化酶法

（一）原理

样品中的肌酐在肌酐酶的催化下水解生成肌酸。在肌酸酶的催化下肌酸水解产生肌氨酸和尿素。肌氨酸在肌氨酸氧化酶的催化下氧化成甘氨酸、甲醛和 H_2O_2，最后偶联Trinder反应，比色法测定。

（二）试剂

1.试剂1

（1）TAPS缓冲液（pH 8.1）：30 mmol/L。

（2）肌酸酶（微生物）：≥333 μKat/L。

（3）肌氨酸氧化酶（微生物）：≥133 μKat/L。

（4）维生素C氧化酶（微生物）：≥33 μKat/L。

（5）HTIB：5.9 mmol/L。

2.试剂2

（1）TAPS缓冲液（pH 8.0）：50 mmol/L。

（2）肌酐酶（微生物）：≥500 μKat/L。

（3）过氧化物酶（辣根）：≥16.7 μKat/L。

（4）4-氨基安替比林：2.0 mmol/L。

（5）亚铁氰化钾：163 μmol/L。

（三）操作

按照表14-4所示进行操作。

表14-4　血清肌酐酶法测定操作步骤（μL）

加入物	测定管（U）	校准管（s）
样品	6	—
校准液	—	6
试剂1	250	250
试剂2	125	125

表14-4中各管混匀，37 ℃孵育5分钟，主波长546 nm，次波长700 nm，再测定各管吸光度 A_2。

（四）计算

$$血清肌酐(\mu mol/L)=\frac{A_{U2}-A_{U1}}{A_{S2}-A_{S1}}\times 校准物浓度(\mu mol/L)$$

(五)参考值

1.男性

59～104 μmol/L。

2.女性

45～84 μmol/L。

(六)附注

(1)肌酐酶法因特异性好,其参考值略低于苦味速率法。建议各实验室最好建立本地区的参考值。

(2)肌酐的酶法分析是解决肌酐测定中非特异性干扰的根本途径。肌酐酶法分析中以肌酐酶偶联肌氨酸氧化酶法较为常用。

(3)肌酐酶偶联肌氨酸氧化酶法为了消除样品中肌酸的干扰,利用自动分析中双试剂法的特点,在第一试剂中加入了肌酸酶,两步反应可以消除内源性肌酸的干扰。

(4)肌酐酶偶联肌氨酸氧化酶法,以 Trinder 反应为指示系统。不同的色原物质其灵敏度差异很大,各试剂厂商都研究并使用新型灵敏的色原物质。目前常用的色原物质有 3,5-二氯-2-羟基苯磺酸(DHBA);N-乙基-(2-羟-3-磺丙基)-3,5-二甲氧基-4-氟苯胺(F-DAOS);N-(2-羟-3-磺丙基)-3,5 二甲氧基苯胺(HDAOS)等。

(5)Trinder 反应受胆红素和维生素 C 的干扰,可在试剂 1 中加入亚铁氰化钾(或者亚硝基铁氰化钾)和维生素 C 氧化酶消除之。

(6)肝素、枸橼酸、EDTA、氟化钠等在常规用量下对本测定无干扰。

(七)临床意义

(1)急性、慢性肾小球肾炎等肾小球滤过功能减退时,由于肾的储备力和代偿力很强,故肾小球受损的早期或轻度损害时,血中浓度可正常,只有当肾小球滤过功能下降到正常人的 1/3 时,血中肌酐才明显上升。因此血中肌酐测定不能代表内生肌酐清除率测定,也不能反映肾早期受损的程度。

(2)肾源性或非肾源性血肌酐增高程度有所不同,如肾衰竭患者是由于肾源性所致,血肌酐常超过 200 μmol/L。心力衰竭时血流经肾减少属非肾源性的,血肌酐浓度上升不超过200 μmol/L。

(3)血肌酐和尿素氮同时测定更有意义,如两者同时增高,表示肾功能已严重受损。如肌酐浓度超过 200 μmol/L,病情继续恶化,则有发展成尿毒症的危险,超过 400 μmol/L,预后较差,如仅有尿素升高,而血肌酐在正常范围内,则可能为肾外因素引起,如消化道出血或尿路梗阻等。

二、去蛋白终点法

(一)原理

血清(浆)中的肌酐与碱性苦味酸盐反应,生成黄色的苦味酸肌酐复合物,在 510 nm 波长比色测定。

(二)试剂

1. 0.04 mol/L 苦味酸溶液

苦味酸(AR)9.3 g,溶于 500 mL 80 ℃蒸馏水中,冷却至室温。加蒸馏水至 1 L,用 0.1 mol/L 氢氧化钠滴定,以酚酞作指示剂。根据滴定结果,用蒸馏水稀释至 0.04 mol/L,贮存于棕色瓶中。

2. 0.75 mol/L 氢氧化钠

氢氧化钠(AR)30 g,加蒸馏水使其溶解,冷却后用蒸馏水稀释至 1 L。

3.35 mmol/L 钨酸溶液

(1)取聚乙烯醇 1 g 溶解于 100 mL 蒸馏水中,加热助溶(不要煮沸),冷却。

(2)取钨酸钠 11.1 g 溶解于300 mL蒸馏水中,使完全溶解。

(3)取 300 mL 蒸馏水慢慢加入 2.1 mL 浓硫酸,冷却。将(1)液加入(2)液中于 1 L 容量瓶中,再与(3)液混匀,再加蒸馏水至刻度,置室温中保存,至少稳定一年。

4. 10 mmol/L 肌酐标准贮存液

肌酐 113 g 用 0.1 mol/L 盐酸溶解,并移入 100 mL 容量瓶中,再以 0.1 mol/L 盐酸稀释至刻度,保存于冰箱内,稳定 1 年。

5. 10 μmol/L 肌酐标准应用液

准确吸取 10 mmol/L 肌酐标准贮存液 1.0 mL,加入 1 000 mL 容量瓶内,以 0.1 mol/L 盐酸稀释至刻度,贮存于冰箱内。

(三)操作

于 16 mm×100 mm 试管中,置血清(或血浆)0.5 mL 加入 35 mmol/L 钨酸溶液 4.5 mL,充分混匀,3 000 r/min,离心 10 分钟,取上清液,按表 14-5 测定(尿液标本用蒸馏水做1∶200 稀释)。

表 14-5　肌酐终点法测定操作步骤

加入物(mL)	测定管	标准管	空白管
血清无蛋白滤液或稀释尿液	3.0	—	—
肌酐标准应用液	—	3.0	—
蒸馏水	—	—	3.0
0.04 mol/L 苦味酸溶液	1.0	1.0	1.0
0.75 mol/L NaOH	1.0	10.0	1.0

混匀后,室温放置 15 分钟,分光光度计 510 nm 波长,比色杯光径 1.0 cm,以空白管调零比色,读取各管吸光度。

(四)计算

$$血清(浆)肌酐(mmol/L)=\frac{标准管吸光度}{测定管吸光的}\times 100$$

$$尿液肌酐(mmol/L)=\frac{标准管吸光度}{测定管吸光的}\times 100\times 200\times 24\ 小时尿量(L)$$

(五)参考值

1.男性

44～133 μmol/L(0.5～1.5 mg/dL)。

2.女性

70～106 μmol/L(0.8～1.2 mg/dL)。

(六)附注

(1)温度升高时,可使碱性苦味酸溶液显色增深,但标准管与测定管的加深程度不成比例。

因此，测定时各管温度均须到室温。

(2)血清(血浆)标本如当天不测定，可于冰箱保存3天，若要保持较长时间，宜-20 ℃保存，轻微溶血标本对肌酐无影响，但可使肌酸结果偏高。

(3)肌酐测定的回收率受无蛋白滤液的pH影响，滤液pH在3.0～4.5时，回收率为85%～90%；pH在2以下时，回收率为100%。

(七)临床意义

同肌氨酸氧化酶法。

三、速率法

(一)原理

肌酐的化学速率法测定是根据肌酐与苦味酸反应，生成橘红色的苦味酸肌酐复合物的反应速率。该反应拟一级反应动力学。在碱性反应环境中，样品中的肌酐或干扰物质和苦味酸的反应速度不同，选择适宜的速率监测时间，可以提高肌酐测定的特异性。

(二)试剂

(1)0.04 mol/L苦味酸溶液。

(2)0.32 mol/L氢氧化钠溶液。

(3)碱性苦味酸溶液：根据工作用量，将0.04 mol/L苦味酸和0.32 mol/L氢氧化钠等体积混合，可加适量的表面活性剂(如Triton-X-100)，放置20分钟以后即可应用。

(4)100 μmol/L肌酐标准应用液。

(三)操作

按表14-6所示进行操作。

表14-6 肌酐速率法测定操作步骤

加入物	标准管	测定管
肌酐标准应用液(μL)	100	—
样品(μL)	—	100
碱性苦味酸溶液(mL)	1.0	1.0

分析仪波长510 nm，比色杯光径1.0cm，反应温度(37 ℃)，样品体积100 μL，试剂体积1 000 μL。在试剂与样品(或标准液)混合后准确反应20秒，读取吸光度$A_{1测}$和$A_{1标}$，待反应进行至准确60秒，读取吸光度$A_{2测}$和$A_{2标}$。

(四)计算

$$肌酐(\mu mol/L)=\frac{A_{2测定}-A_{1测定}}{A_{2测定}-A_{1测定}}\times 100$$

(五)参考值

1.男性

62～115 μmol/L(0.7～1.3 mg/dL)。

2.女性

53～97 μmol/L(0.6～1.1 mg/dL)。

（六）附注

（1）干扰速率法测定的非肌酐色原性物质有二类：一类为快速反应假肌酐物质，在样品与碱性苦味酸混合后20秒内迅速出现反应，产生非肌酐的有色化合物。测定时设置20秒延迟期，可以排除此类干扰。另一类为慢速反应假肌酐物质，一般在样品和碱性苦味酸混合后80～100秒才开始反应。这样在20～80秒，出现"窗口期"，此时肌酐与苦味酸的呈色反应占主导地位。有研究者发现，"窗口期"的上限为60秒。为了提高速率法测定的特异性，速率测定时间选择在25～60秒期间。有学者对速率法进行严格评价后指出，速率法仍受到α-酮酸的正干扰和胆红素的负干扰。

（2）速率法线性范围可达2 000 μmol/L。血清样本值过高可用盐水稀释；尿液标本用蒸馏水做20～50倍稀释。测定结果乘以稀释倍数。

（3）温度对呈色反应速度影响较大，标准管与测定管的温度必须保持一致。

（七）临床意义

同肌氨酸氧化酶法。

四、内生肌酐清除率测定

（一）原理

通过测定血液和尿液中肌酐的含量来计算24小时或每分钟血液中肌酐被肾脏清除的量（清除值），与正常人内生肌酐清除值相比较，求得内生肌酐清除率。

（二）操作

（1）受检者应禁食肉类3天，不饮咖啡和茶，停用利尿剂，试验前避免剧烈运动。饮足量的水，使尿量不少于1 mL/min。

（2）准确收集24小时尿液，测定尿液肌酐含量（测定方法见血清肌酐测定）。

（3）于收集尿样的同时，抽静脉血3 mL，测定血清肌酐含量。

（三）计算

$$\text{内生肌酐清除值(L/24 h)} = \frac{\text{尿液肌酐}(\mu\text{mol/L})}{\text{血清肌酐}(\mu\text{mol/L})} \times 24\text{小时尿量(L)}$$

$$\text{校正的内生肌酐清除值(L/24 h)} = \text{内生肌酐清除值} \times \frac{1.73}{\text{体表面积}(\text{m}^2)}$$

[注：以正常人24小时内生肌酐清除值128 L（即24小时内有128 L血液中的肌酐通过肾脏清除）作为100%，则内生肌酐清除率（%）＝校正的内生肌酐清除值×100/200（或0.78）。]

（四）参考值

男（105±20）mL/min，女（95±20）mL/min。

（五）附注

（1）体表面积计算方法是根据患者的身高（cm）和体重（kg）按图14-1和图14-2查找。公式中1.73是一个标准身高体重人的体表面积（m^2）。

（2）体表面积计算图用法：在图两边纵线中找到患者的身高（左）和体重（右）所在的两点，并将此两点连成直线，与中间纵线相交处的数值即为患者体表面积（m^2）。

（3）肌酐清除率随着年龄的增长而下降（表14-7）。

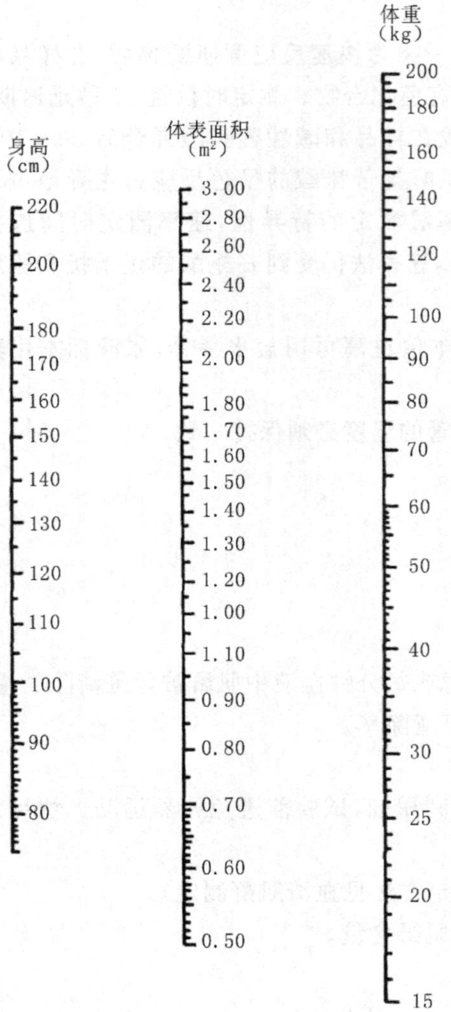

图 14-1 儿童及成人体表面积计算

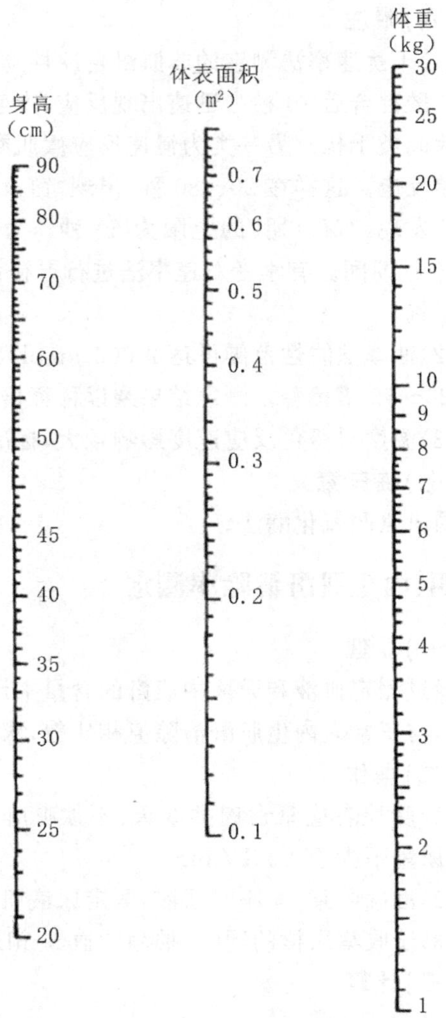

图 14-2 小儿体表面积计算

表 14-7 不同年龄组的肌酐清除值[mL(min・1.73 m²)]

年龄(岁)	男(均值)	女(均值)
20～30	117	107
30～40	110	102
40～50	104	96
50～60	97	90
60～70	90	84
70～80	84	78

(六)临床意义

同肌氨酸氧化酶法。

(赵翠萍)

第三节　血清尿酸测定

尿酸(UA)是核酸(RNA 与 DNA)的分解代谢产物，嘌呤碱经水解、脱氨、氧化等作用生成的最终产物，经肾脏排出。当嘌呤代谢紊乱时，血中尿酸浓度增高，并以钠盐的形式沉着于关节、耳垂、皮肤，可引起结节和关节痛，临床上称为痛风。正常成年人每天尿液排泄约 210 mg/d 尿量，如含量增高可在泌尿道沉淀而形成结石。

尿酸的测定方法有磷钨酸还原法、尿酸氧化酶法和 HPLC 法。干化学方法也是应用尿酸氧化酶的方法。尿酸氧化酶法分为一步法和偶联法。目前最流行的方法是尿酸氧化酶-过氧化物酶反应体系。该法灵敏且不需要去蛋白，主要干扰物质是维生素 C 和胆红素。在反应体系中加入维生素 C 氧化酶和胆红素氧化酶，可以消除这两种物质的干扰。HPLC 方法利用离子交换树脂柱将尿酸纯化，在 293 nm 检测柱流出液的吸光度，计算尿酸浓度。

一、尿酸氧化酶-过氧化物酶偶联法

(一)原理

尿酸在尿酸氧化酶催化下，氧化生成尿囊素和过氧化氢。过氧化氢与 4-氨基安替比林(4-AAP)和 3,5-二氯 2-羟苯磺酸(DHBS)在过氧化物酶的作用下，生成有色物质(醌亚胺化合物)，其色泽与样品中尿酸浓度成正比。反应式如下：

$$尿酸+O_2+H_2O \xrightarrow{尿酸酶} 尿囊素+CO_2+H_2O_2$$

$$2H_2O_2+4\text{-AAP}+DHBS \xrightarrow{过氧化物酶} 有色物质+H_2O$$

(二)试剂

(1)酶混合试剂(见表 14-8)。

表 14-8　酶混合试剂成分表

试剂成分	在反应液中的参考浓度
尿酸氧化酶	160 U/L
过氧化物酶	1 500 U/L
4-AAP	0.4 mmol/L
DHBS	2 mmol/L
磷酸盐缓冲液(pH 7.7)	100 mmol/L

以上各试剂为混合干粉试剂，在应用前用蒸馏水复溶，加水量根据干粉的分量而决定，复溶后的试剂在室温可稳定 48 小时，在 2～6 ℃可稳定 2 周，若发现干粉受潮结块或有颜色出现及复溶后与定值质控血清测定值不符，说明试剂已变质，应弃去不用。

(2)300 μmol/L 尿酸标准应用液。

(三)操作

(1)试剂准备：将干粉试剂按规定加入一定量蒸馏水复溶，在实验前半小时准备好。

(2)取12 mm×100 mm试管4支，标明测定、质控、标准和空白管，然后操作。混合，室温放置10分钟，分光光度计波长520 nm，比色杯光径1.0 cm，以空白管调零，读取各管的吸光度。

(四)计算

血清尿酸(μmol/L)＝测定管吸光度/标准管吸光度×300。

(五)参考值

1.男性

208～428 μmol/L。

2.女性

155～357 μmol/L。

(六)附注

(1)本试剂适用于各种类型生化自动分析仪，测定程序和参数应参阅仪器说明所附的说明书。

(2)酶法测定尿酸特异性高，可分为紫外分光光度法和酶偶联法。二者共同特点是均应用尿酸氧化酶，氧化尿酸生成尿囊素和过氧化氢。然后可用3类方法进行测定。①紫外分光光度法测定：尿酸在波长293 nm有吸收峰，而尿囊素则没有，因此在293 nm波长处的吸光度下降值与样品中尿酸含量成正比。②尿酸氧化酶、过氧化物酶偶联反应法测定。③尿酸氧化酶、过氧化物酶和乙醛脱氢酶三联反应法测定：过氧化氢和乙醇在过氧化氢酶催化下，氧化生成乙醛；乙醛和NAD^+在醛脱氢酶催化下生成乙酸和NADH；在340 nm波长监测样品管和标准管吸光度升高值，计算样品中尿酸的含量。

(3)因高浓度维生素C的标本可使测定结果偏低，故不少试剂盒中加入维生素C氧化酶，防止维生素C的干扰。

(七)临床意义

(1)血清尿酸测定对痛风诊断最有帮助，痛风患者血清中尿酸增高，但有时也会出现正常尿酸值。

(2)在核酸代谢增加时，如白血病、多发性骨髓瘤、真性红细胞增多症等血清尿酸值也常见增高。

(3)在肾功能减退时，常伴有血清尿酸增高。

(4)在氯仿中毒，四氯化碳中毒及铅中毒、子痫、妊娠反应及食用富含核酸的食物等，均可引起血中尿酸含量增高。

二、磷钨酸还原法

(一)原理

无蛋白血滤液中的尿酸在碱性溶液中被磷钨酸氧化成尿囊素及二氧化碳，磷钨酸在此反应中则被还原成钨蓝。钨蓝的生成量与反应液中尿酸含量成正比，可进行比色测定。

(二)试剂

1.磷钨酸贮存液

称取钨酸钠50 g，溶于约400 mL蒸馏水中，加浓磷酸40 mL及玻璃珠数粒，煮沸回流2小时，冷却至室温，用蒸馏水稀释至1 L，贮存在棕色试剂瓶中。

2.磷钨酸应用液

取 10 mL 磷钨酸贮存液，以蒸馏水稀释至 100 mL。

3. 0.3 mol/L 钨酸钠溶液

称取钨酸钠($Na_2WO_4 \cdot 2H_2O$)100 g，用蒸馏水溶解后并稀释到 1 L。

4. 0.33 mol/L 硫酸

取 18.5 mL 浓硫酸加入 500 mL 蒸馏水中，然后用蒸馏水稀释至 1 L。

5.钨酸试剂

在 800 mL 蒸馏水中，加入 50 mL 0.3 mol/L 钨酸钠溶液、0.05 mL 浓磷酸和 50 mL 0.33 mol/L硫酸，混匀，在室温中可稳定数月。

6. 1 mol/L 碳酸钠溶液

称取 106 g 无水碳酸钠，溶解在蒸馏水中，并稀释至 1 L，置塑料试剂瓶内，如有浑浊，可过滤后使用。

7. 6.0 mmol/L 尿酸标准贮存液

取 60 mg 碳酸锂(AR)溶解在 40 mL 蒸馏水中，加热至 60 ℃，使其完全溶解，精确称取尿酸 100.9 mg，溶解于热碳酸锂溶液中，冷却至室温，移入 100 mL 容量瓶中，用蒸馏水稀释至刻度，贮存在棕色瓶中。

8. 300 μmol/L 尿酸标准应用液

在 100 mL 容量瓶中，加尿酸标准贮存液 5 mL，加乙二醇 33 mL，然后以蒸馏水稀释至刻度。

(三)操作

于 3 支 16 mm×100 mm 试管(测定、标准和空白)中各加 4.5 mL 钨酸试剂，分别加入 0.5 mL血清、0.5 mL 标准应用液和 0.5 mL 蒸馏水，混匀后静止数分钟，测定管离心沉淀后按表 14-9 操作。

表 14-9　尿酸测定操作步骤

加入物(mL)	测定管	标准管	空白管
测定管上清液	2.5	—	—
标准管上清液	—	2.5	—
空白管上清液	—	—	2.5
碳酸钠溶液	0.5	0.5	0.5
磷钨酸应用液	0.5	0.5	0.5

混匀，室温放置 20 分钟后，用分光光度计在波长 660 nm，比色杯光径 1.0 cm，以空白管调零，读取各管吸光度。

(四)计算

血清尿酸(μmol/L)＝测定管吸光度/标准管吸光度×300。

(五)参考值

1.男性

262～452 μmol/L(4.4～7.6 mg/dL)。

2.女性

137～393 μmol/L(2.3～6.6 mg/dL)。

(六)附注

(1)红细胞内存在多种非特异性还原物质，因此，用血清或血浆测定比用全血好。

(2)因草酸钾与磷钨酸容易形成不溶性磷钨酸钾，造成显色液浑浊。因此不能用草酸钾做抗凝剂。

(3)血清与尿液标本中的尿酸在室温可稳定3天；尿液标本冷藏后，可引起尿酸盐沉淀，此时可调节 pH 至 7.5～8.0，并将标本加热到 50 ℃，待沉淀溶解后再进行测定。

(4)尿酸在水中溶解度极低，但易溶于碱性碳酸盐溶液中，配制标准液时，加碳酸锂并加热助溶。如无碳酸锂，可用碳酸钾或碳酸钠代替。

(5)用钨酸沉淀蛋白时，会引起尿酸与蛋白共沉淀，而且随滤液 pH 不同而变化。如滤液 pH 在3以下，尿酸回收明显减低。用 1/2 浓度的沉淀剂，滤液 pH 为 3.0～4.3，回收率为 93%～103%；用全量沉淀剂时，滤液 pH 为 2.4～2.7，回收率为 74%～97%。此外不能用氢氧化锌做蛋白沉淀剂，锌能与尿酸形成不溶性的尿酸锌。

(6)以甲醛为防腐剂的商品尿酸标准液，仅可用于磷钨酸还原法，不能用于尿酸氧化酶法。

(七)临床意义

在肾功能减退时，常伴有血清尿酸的增高。另外，血清尿酸测定对痛风的诊断最有帮助。痛风患者血清中尿酸增高，但有时也会呈现正常尿酸值。核酸代谢增高时，如白血病、多发性骨髓瘤、真性红细胞增多症等血清尿酸值也常见增高。氯仿中毒、四氯化碳中毒及铅中毒、妊娠反应及食用富含核酸的食物等，均可引起血中尿酸含量增高。

(赵翠萍)

第四节　肾小球滤过功能检验

肾小球的主要功能为滤过作用，反映其滤过功能的客观指标主要是肾小球滤过率(GFR)。正常成人每分钟流经肾的血液量为 1 200～1 400 mL，其中血浆量为 600～800 mL，有 20%的血浆经肾小球滤过后，产生的滤过液为 120～160 mL/min。在单位时间内(分钟)经肾小球滤出的血浆液体量，称为肾小球滤过率，为测定肾小球滤过率，临床上设计了各种物质的血浆清除率试验。

肾清除率是指肾在单位时间(分钟)内，能将若干毫升血浆中所含的某物质全部加以清除而言，结果以 mL/min 表示，计算公式为：

$$清除率=\frac{某物质每分钟在尿中排出的总量}{某物质在血浆的浓度}或C=\frac{U\times V}{P}$$

式中：C 为清除率(mL/min)，U 为尿中某物质的浓度(g/L)，V 为每分钟尿量(mL/min)，P 为血浆中某物质的浓度(g/L)。利用清除率可分别测定肾小球滤过率、肾血流量、肾小管对各种物质的重吸收和分泌作用。

各种物质经肾排出的方式大致分四种：①全部由肾小球滤出，肾小管不吸收、不分泌，如菊粉,可作为肾小球滤过率测定的理想试剂,能完全反映肾小球滤过率。②全部由肾小球滤过并被肾小管排泌,如尿素、肌酐等,不如菊粉清除率能准确反映肾小球滤过率。③全部由肾小球滤过后又被肾小管全部吸收,如葡萄糖,可作为肾小管最大吸收率测定。④除肾小球滤出外,大部分通过肾小管周围毛细血管向肾小管分泌后排出,如对氨马尿酸、碘锐特可作为肾血流量测定试剂。

一、内生肌酐清除率测定

(一)原理

肌酐是肌酸的代谢产物,在成人体内含肌酐约 100 g,其中 98%存在于肌肉,每天约更新 2%,肌酸在磷酸肌酸激酶作用下,形成带有高能键的磷酸肌酸,为肌肉收缩时的能量来源和储备形式,磷酸肌酸放出能量经脱水而变为肌酐,由肾排出,人体血液中肌酐的生成可有内、外源性两种,如在严格控制饮食条件和肌肉活动相对稳定的情况,血浆肌酐的生成量和尿的排出量较恒定,其含量的变化主要受内源肌酐的影响,而且肌酐大部分是从肾小球滤过,不被肾小管重吸收,排泌量很少,故肾单位时间内,把若干毫升血浆中的内生肌酐全部清除出去,称为内生肌酐清除率(Ccr)。

(二)方法

(1)患者连续进食低蛋白饮食 3 天,每天蛋白质应少于 40 g,并禁食肉类(无肌酐饮食),试验当日不要饮茶或咖啡,停止用药,避免剧烈运动。

(2)于第 4 天早晨 8:00 时将尿液排净,然后收集 24 小时尿液,并加入甲苯 4～5 mL 以防腐。在 4 天内(任何时候均可),采取抗凝血 2～3 mL,与 24 小时尿同时送检。

(3)测定尿及血浆中肌酐浓度,并测定 24 小时尿量。

(三)计算

应用下列公式计算 24 小时的内生肌酐清除率。

$$24\text{ 小时内生肌酐清除率}(\%)=\frac{\text{尿肌酐浓度}(\mu\text{mol/L})\times 24\text{ 小时尿量}(\text{L})}{\text{血浆肌酐浓度}(\mu\text{mol/L})}\times 100\%$$

因在严格控制条件下,24 小时内血浆和尿液肌酐含量较恒定。为了临床应用方便,用 4 小时尿及空腹一次性取血进行肌酐测定,先计算每分钟尿量(mL),再按下列公式计算清除率。

$$\text{每分钟肌酐清除率}(\%)=\frac{\text{尿肌酐浓度}(\mu\text{mol/L})\times\text{每分钟尿量}(\text{mL})}{\text{血浆肌酐浓度}(\mu\text{mol/L})}\times 100\%$$

由于每人肾的大小不尽相同,每分钟排尿能力也有所差异,为排除这种个体差异可进行体表面积的校正,因每人的肾大小与其体表面积成正比,可代入以下公式酌情参考应用。

$$\text{矫正清除率}(\%)=\frac{\text{实际清除率}\times\text{标准体表面积}(1.73\text{ m}^2)}{\text{受试者的体表面积}}\times 100\%$$

(四)体表面积计算

$$A=H^{0.725}\times W^{0.425}\times 71.84$$

式中:A 为体表面积(cm^2),H 为身高(cm),W 为体重(kg)。

例如,某人身高 150 cm,体重 60 kg,体表面积计算:①$A=150^{0.725}\times 60^{0.425}\times 71.84$。②两边取常用对数求 LogA 的数值后,再求反对数得$A=1\ 547\ cm^2$。

(五)参考值

男性清除率(105±20)mL/min;女性是(95±20)mL/min。清除率随着年龄增长而减低(表 14-10)。

表 14-10　肌酐清除率 mL/(min·1.73 m^2)

年龄(岁)	男	$\overline{X}$	女	$\overline{X}$
20～30	88～146	117	81～134	107
30～40	82～140	110	75～128	102
40～50	75～133	104	69～122	96
00～60	68～126	97	64～116	90
60～70	61～120	90	58～110	84
70～80	55～113	84	52～105	78

(六)误差分析

(1)最常见误差来源是尿液收集时间记录不准,或部分尿液丢失。

(2)收集尿样期间做剧烈运动。

(3)尿液有膀胱内潴留造成负误差。

(七)临床意义

1.判断肾小球滤过功能的敏感指标

多数急性肾小球肾炎内生肌酐清除率低到正常值的 80%以下,但血清尿素氮、肌酐测定仍在正常范围,故是较早的反映肾小球滤过功能。

2.初步估价肾功能的损害程度

轻度损害 Ccr 在 70～51 mL/min;中度损害在 50～31 mL/min;<3 mL/min 为重度损害,慢性肾衰竭患者若清除率 20～11 mL/min 为早期肾衰竭;10～61 mL/min 为晚期肾衰竭;<5 mL/min为终末期肾衰竭。

3.指导治疗

内生肌酐清除率 30～40 mL/min,应限制蛋白质摄入;<30 mL/min 噻嗪类利尿剂治疗常无效;<10 mL/min应结合临床进行透析治疗,对利尿剂(如呋塞米、利尿酸钠)的反应已极差。此外,肾衰竭时凡由肾代谢或以肾排出的药物也可根据 Ccr 降低的程度来调节用药和决定用药的时间。

4.慢性肾炎临床分型的参考

如慢性肾炎普通型 Ccr 常降低。而肾病型由于肾小管基底膜通透性增加,内生肌酐可从肾小管排泌,其 Ccr 结果相应的偏高。

二、菊粉清除率测定

(一)原理

菊粉是由果糖构成一种多糖体,静脉注射后,不被机体分解、结合、利用和破坏。因其分子量小为 5 000,它可自由地通过肾小球,既不被肾小管排泌,也不被其重吸收,故能准确反映肾小球滤过率。

(二)方法

(1)试验时患者保持空腹和静卧状态。

(2)晨 7:00 饮 500 mL 温开水,放入留置的导尿管中,使尿液不断流出。

(3)7:30 取 10 mL 尿液和 4 mL 静脉血作为空白试验用,接着静脉输入溶于 150 mL 生理盐水的菊粉5 g。溶液需加温到 37 ℃,在 15 分钟内输完,然后再以菊粉 5 g 溶于 400 mL 温生理盐水中进行维持输液,以每分钟 4 mL 的速度输注。

(4)8:30 将导尿管夹住,8:50 取静脉血 4 mL,随后放空膀胱,测定尿量。用 20 mL 温生理盐水冲洗膀胱,并注入 20 mL 空气,使膀胱内的流体排尽,将排出的液体加入尿液标本内。充分混匀后取出10 mL进行菊粉含量测定。

(5)9:10 第 1 次重复取血和尿液标本,9:30 第 2 次重复取血和尿液标本,其操作同(4)。

(6)将 4 次血与尿液标本测定其菊粉含量。按下列公式进行计算:

$$\frac{\text{尿的菊粉含量}}{\text{血浆菊粉含量}\times\text{稀释倍数}\times\text{尿量(mL)}}\times 100\%$$

$$\text{稀释倍数}=\frac{\text{实际尿量}+\text{冲洗液量}}{\text{实际尿量}}$$

(三)参考值

2.0~2.3 mL/s。

(四)临床意义

急性肾小球肾炎、慢性肾衰竭、心力衰竭时其菊粉清除率显著降低;慢性肾炎、肾动脉硬化、高血压晚期等可有不同程度的降低。由于本法操作步骤较繁杂,既需持续静脉滴注(口服会水解为单糖而被吸收,肌内注射又很难吸收)和多次抽血,又需留置导尿管,因而不够方便;菊粉有时可引起发热反应故目前临床上尚不能常规使用,多用于临床实验研究工作。

三、尿素清除试验

(一)原理

尿素是蛋白质代谢产生的氨在肝脏经鸟氨酸循环生成的最终产物,由肾脏排出体外。血液中的尿素通过肾小球滤过而进入肾小管。经过肾小管的尿素大部分被排出,还有一部分被肾小管重吸收而返回血流。因此尿素通过肾小球滤过并未完全被清除,尿素清除率较内生肌酐清除率要小,但仍是临床上简单而实用的肾功能试验之一。

尿素清除率随尿量多少而变。尿量越少,肾小管对尿素回收越多。尿量超过 2 mL/min 时,尿素排泄量和尿素清除率达最大值。

(二)操作

1.标本收集

进行试验前受试患者可正常饮食,但不做剧烈运动,不饮茶或咖啡。采样前嘱患者饮水 300 mL,半小时后令其排空尿液,弃去,记录时间。1 小时后收集第 1 次尿液,令患者务必排尽尿液,记录时间。随即采血数毫升,置抗凝管内。同时嘱患者再饮水 300 mL。在记时起的准 2 小时,再收集第 2 次尿液。

2.测定

准确计量两次尿量,计算每分钟尿量(mL/min)V_1和V_2。对两次尿样及血浆做尿素测定(测定方法见尿素测定),分别为U_1、U_2和P。

(三)计算

(1)若V_1和$V_2 \geqslant 2$ mL/min,则尿素U和P之比较稳定。且与尿量成比例。尿素最大清除率：

$$C_m=\frac{U}{P}\times V\times\frac{1.73}{A}(mL/1.73\ m^2)(\text{其中}A\text{ 为体表面积})$$

健康人最大清除率均数为 75 mL/(min·1.73 m^2)，折算为健康人清除百分率：

$$C_m=\frac{U}{P}\times V\times\frac{1.73}{A}\times\frac{100}{75}(\%)$$

(2)若尿量<2 mL/min，则尿素标准清除率(Cs)：

$$C_s=\frac{U}{P}\sqrt{V\times\frac{1.73}{A}}[mL/(min\cdot 1.73\ m^2)]$$

健康人标准清除率均为 54 mL/(min·1.73 m^2)，折算为健康人清除百分率：

$$C_s=\frac{U}{P}\sqrt{V\times\frac{1.73}{A}}\times\frac{100}{54}(\%)$$

(四)参考值

尿素最大清除率(Cm)为 0.58～0.91 mL/(S·m^2)[60～95 mL/(min·1.73 m^2)]；尿素标准清除率(Cs)为 0.36～0.63 m^2/(S·m^2)[40～65 mL/(min·1.73 m^2)]。尿素清除率为60%～125%。

(五)附注

(1)若患者之体表面积接近 1.73 m^2，可以不做校正，误差不大。

(2)收集尿液标本时，每次都必须要求患者尽力排空尿液，而且计时准确。

(3)将前后两次收集尿液计算的清除率取均数报告结果。若每小时排尿量<25 mL；两次清除率相差在 30%以上，说明试验未做好，应重做。

(六)临床意义

(1)病理变化的清除率 60%～40%，肾轻度损害；40%～20%，肾中度损害；20%～5%，肾重度损害；5%以下，见于尿毒症昏迷时。

(2)其他临床意义参见"内生肌酐清除试验"。

(张永娟)

第十五章
免疫检验

第一节 免疫细胞功能测定

免疫细胞是免疫系统的功能单位,免疫系统受到外源抗原或自身抗原刺激后,通过细胞免疫和体液免疫及相关系统相互协同,对抗原产生免疫应答反应。参与免疫反应的细胞主要包括淋巴细胞、单核-巨噬细胞、中性粒细胞、嗜酸性粒细胞、嗜碱性粒细胞等,淋巴细胞又可借表面特征和功能的不同再分为T细胞、B细胞、杀伤细胞(K细胞)和自然杀伤细胞(NK细胞)等。这些免疫细胞的功能状态一定程度上反映了机体的免疫状态,对免疫细胞的功能进行检测和研究可为疾病诊断和评估疾病的发生、发展及转归提供一定的指导和帮助,是临床免疫学研究的一个重要内容。本节将介绍上述免疫细胞功能研究的主要检测方法。

一、单核-巨噬细胞功能测定

吞噬细胞包括大吞噬细胞(即单核-巨噬细胞)和小吞噬细胞(即中性粒细胞)。单核-巨噬细胞包括游离于血液中的单核细胞及存在于体腔和各种组织中的巨噬细胞(macrophage,MΦ),均来源于骨髓干细胞,具有很强的吞噬能力,细胞核不分叶,故命名为单核吞噬细胞系统(mononuclear phagocyte system,MPS)。单核-巨噬细胞是一类重要的抗原提呈细胞,在特异性免疫应答的诱导与调节中起重要作用。单核-巨噬细胞具有多种免疫功能,包括吞噬和胞内杀菌;清除损伤、衰老、死亡和突变细胞及代谢废物;加工、提呈抗原给淋巴细胞。单核-巨噬细胞功能测定方法主要包括以下几种。

(一)单核-巨噬细胞表面标记测定

1.原理

单核-巨噬细胞表面有多种受体分子和抗原分子,对细胞的鉴定与功能有重要意义,它们与相应的配体结合后发挥功能,包括捕获病原体,促进调理、趋化、免疫粘连、吞噬,介导细胞毒作用等。成熟的单核细胞可表达高密度的CD14,这是一种相对特异的单核细胞表面标志;单核-巨噬细胞表面IgFc受体(FcγR Ⅰ即CD64、FcγR Ⅱ即CD32、FcγR Ⅲ即CD16)和补体受体(CR1即CD35、CR3即CD11b/18或Mac-1)可以分别与IgG的Fc段及补体C3b片段结合,从而促进单核-巨噬细胞的活化和调理吞噬功能。此外,单核-巨噬细胞还表达各种细胞因子、激素、神经肽、多糖、糖蛋白、脂蛋白及脂多糖的受体,可接受多种细胞外刺激信号,从而调控细胞功能。

单核-吞噬细胞表面具有多种抗原分子，如 MHC-Ⅰ、MHC-Ⅱ和黏附分子等。MHC-Ⅱ类抗原是巨噬细胞发挥抗原提呈作用的关键性效应分子；单核-巨噬细胞还表达多种黏附分子，如选择素 L(L-selectin)、细胞间黏附分子(intercellu-laradhesion molecule，ICAM)和血管细胞黏附分子(vascular cell adhesion molecule，VCAM)等，它们介导 MPS 细胞与其他细胞或外基质间的黏附作用，从而参与炎症与免疫应答过程。表 15-1 列举出主要的单核-吞噬细胞表面标志分子，检测和鉴定这些抗原分子可采用相应的抗表面分子的特异性单克隆抗体(MAb)，将各种 MAb 直接标记上不同的荧光素(直接法)，或将第二抗体标记荧光素(间接法)，用流式细胞术进行检测。

表 15-1　膜表面标志的细胞分布情况

表面标志	细胞类型
CD11b	粒细胞，巨噬细胞
CD16	NK 细胞，粒细胞，巨噬细胞
CD32	粒细胞，B 细胞，单核细胞，血小板
CD64	单核细胞，巨噬细胞
CD13	单核细胞，巨噬细胞，粒细胞
HLA-DR	B 细胞，单核细胞，巨噬细胞，激活的 T 细胞，造血干细胞前体
CD14	单核细胞，巨噬细胞，粒细胞
CD45	白细胞共同抗原

2.材料

(1)PBMC：从肝素抗凝外周血或骨髓中提取。

(2)PBS/肝素：含 0.1%肝素钠的 PBS。

(3)封闭剂 3 g/L 正常小鼠 IgG。

(4)荧光素标记的 MAb。

(5)一叠氮化乙锭(Ethidium monoazide，EMA)溶液 5 μg/mL EMA 溶于 PBS，每管 100 μL 分装，于 20 ℃避光保存，使用前立即溶解并置于冰上，注意避光。

(6)8.3 g/L 氯化铵溶解缓冲液(ACK)现用现配，置室温于 12 小时内使用。

(7)2%甲醛：用 PBS 将 10%超纯甲醛稀释至 2%，于 4 ℃避光可保存 1 月。

(8)12 mm×75 mm 试管。

(9)15 mL conical 管。

(10)流式细胞术所用试剂和 FACScan analysis 软件。

3.操作步骤

(1)按表 15-2 所示在 12 mm×75 mm 试管上标记号码 1～7。

表 15-2　三色流式细胞术分组

试管号					
1	2	3	4	5	6
αCD45F	αCD16F	αCD33F	αCD11BF	IgG1F	—
αCD14PE	αCD32PE	αCD13PE	αCD13PF	IgG2bPE	—
αHL_A-DRTCC	αCD64TC	αHL_A-DRTC	αCD33TC	IgG2aTC	—

(2)若标本为肝素抗凝全血或骨髓，将约 10 mL 全血或 1～3 mL 骨髓置于 15 mL conical 管中，4 ℃，3 200 r/min，离心 3 分钟，每管加 10 mL PBS/肝素，颠倒混匀 2 次，离心 3 分钟，15 mL PBS 洗涤细胞，用适量 PBS 悬浮细胞，调整细胞至每毫升 2×10^7。若标本为 PBMC 或单核-巨噬细胞，用 PBS 调整细胞至每毫升 2×10^7。

(3)取 50 μL 细胞悬液加入步骤 1 中的各管。

(4)每管加 3 g/L 正常小鼠 IgG 4 μL，冰浴 10 分钟。

(5)在 1～5 号试管内加入适当浓度的 MAbs，将 1 号管至 6 号管置冰浴 15 分钟。5 号管为 Ig 对照管；6 号管为仅含细胞悬液无抗体的细胞自身荧光素对照；EMA 管仅含 EMA 和细胞，以判断细胞存活率。

(6)将 5 μL 的 EMA 溶液加入 7 号管，混匀，置于距离低强度白光灯源(40 W 台灯)18 cm 处，室温10 分钟。EMA 仅能进入死细胞，白光导致 EMA 非可逆性吸附于核酸，通过 650 nm 波长可以检测 EMA 发射光强度。

(7)若细胞悬液中含红细胞(RBC)，每管中加 3 mL 的 ACK 溶解液，封口膜封闭试管口，颠倒混匀 1～2 次，室温静置 3 分钟。若细胞悬液中不含 RBC，每管中加 3 mL PBS。

(8)3 200 r/min，4 ℃，离心 3 分钟。

(9)快速弃上清液，轻弹管底以分散细胞。

(10)3 mL 的 PBS 洗细胞 1 次。

(11)分析活细胞时，用 200 μL 的 PBS 重悬细胞，于 4 ℃避光保存，在 4 小时内检测。分析固定样本时，加 100 μL 的 2%甲醛，混匀，于 4 ℃避光保存，在 1 小时内检测。

(12)样本上流式细胞仪检测。

(二)吞噬功能

1.原理

巨噬细胞具有较强的吞噬功能，常用细菌或细胞性抗原如鸡红细胞作为被吞噬颗粒。将单核-巨噬细胞与细菌混匀使两者充分接触。通过洗涤或洗涤加蔗糖密度梯度离心除去胞外细菌。吞噬细菌的细胞数可通过染色在显微镜下观察。

2.材料

(1)平衡盐溶液(BSS)。贮存液Ⅰ(10×)：葡萄糖 10 g 或 11 g 葡萄糖·H_2O，0.6 g 的 KH_2PO_4，3.58 g的 $Na_2HPO_4\cdot7H_2O$ 或 1.85 g 的 Na_2HPO_4，50 g/L 酚红 20 mL，补 H_2O 至1 L；分装每瓶500 mL，4 ℃储存(约 6 个月保持稳定)。贮存液Ⅱ(10×)：1.86 g 的 $CaCl_2\cdot2H_2O$，4 g 的 KCl，80 g 的 NaCl，2 g 的 $MgCl_2\cdot6H_2O$ 或 1.04 g 的无水 $MgCl_2$，2 g 的 $MgSO_4\cdot7H_2O$，补 H_2O 至 1 L，分装每瓶500 mL，4 ℃储存(约 6 个月保持稳定)。

应用液(1×BSS)：1 份贮存液Ⅰ＋8 份双蒸水＋1 份贮存液Ⅱ(必须注意，先稀释 1 份贮存液后再加另 1 份贮存液，这样可以避免出现沉淀)。滤膜过滤除菌，只要溶液 pH 不发生改变和不发生污染，于 4 ℃可保存 1 个月。室温下溶液 pH 约为 7.0，电导率约为 16.0。

(2)单核-巨噬细胞：体外培养的巨噬细胞系，小鼠腹腔巨噬细胞或人 PBMC。

(3)培养过夜的产单核细胞李斯特菌菌液，活菌或热灭活菌。

(4)新鲜的或新鲜冻融的正常血清，置于冰上。正常血清获得富含补体 C_3 的同种个体血液，血液采集后立即置于冰上，1 小时后血液凝固，1 500 r/min，4 ℃，离心 25 分钟，收集血清，分装成每支 0.5 mL，于 80 ℃保存。每批次血清必须检测其辅助细胞吞噬和杀伤的能力。血清一旦解冻不能复冻和反复使用。

(5)300 g/L 蔗糖-PBS 溶液无菌过滤，于 4 ℃可保存数月。

(6)含 5%FCS 的 PBS。

(7)细胞染液。

(8)显微镜载玻片和盖玻片。

(9)10 mm×75 mm 试管。

(10)摇床。

(11)细胞甩片机。

3.操作步骤

(1)用 PBS 洗涤单核-巨噬细胞样本，4 ℃，1 000 r/min，离心 2 分钟，弃上清液，重复洗涤，细胞重悬于 BSS 至终浓度为 2.5×10^7/mL。

(2)取 0.1 mL 巨噬细胞悬液(2.5×10^6 细胞)至 10 mm×75 mm 试管中。

(3)用 BSS 将产单核细胞李斯特菌培养物进行 1∶10 稀释。

(4)取 0.1 mL 菌液(2.5×10^7 细菌)至 10 mm ×75 mm 试管中。

(5)加 50 μL 新鲜的正常血清，补 BSS 至 1 mL。

(6)将试管置于 37 ℃摇床以约 8 r/min 的速度颠倒振摇 20～30 分钟。振摇时间不要超过 30 分钟，以免过多细菌被吞噬杀灭，死菌被降解后吞噬细胞吞噬现象不易被检出。

(7)将试管于 1 000 r/min，4 ℃，离心 8 分钟，弃上清液，加 2 倍体积冰冷 BSS，轻轻悬浮细胞，洗细胞2 次以彻底除去残留的胞外细菌。用冰冷 PBS/5%FCS 悬浮细胞至所需浓度。如需更严格地祛除胞外细菌，可采取以下步骤：用 BSS 洗细胞 3 次，将细胞重悬于 1 mL 冰冷 BSS 中，叠加于 300 g/L 蔗糖溶液1 mL之上，1 000 r/min，4 ℃，离心 8 分钟，细胞沉于管底，小心弃去 BSS 和蔗糖溶液(含胞外细菌)，用冰冷 PBS/5%FCS 重悬细胞至所需浓度(通常用 2 mL 溶液将细胞配成每毫升 10^6 个的浓度)。

(8)用细胞甩片机以 650 r/min 室温旋转 5 分钟将 0.1 mL 细胞(每毫升 1×10^5)离心至载玻片上。

(9)用染液染片。

(10)在油镜下检测吞噬功能，计数≥200 个细胞，求出每个巨噬细胞吞噬细菌的细胞个数。用下列公式计算吞噬数量：

吞噬指数=(吞噬 1 个以上细菌的巨噬细胞百分数)×(每个阳性细胞吞噬的细菌平均数)

(三)杀菌功能

1.原理

吞噬细胞在趋化因子作用下定向移至病原体周围后，借助调理素通过胞饮作用将病原体吞噬，形成噬粒体，噬粒体与吞噬细胞内溶酶体融合，溶酶体释放多种蛋白水解酶，通过胞内氧化作用将病原体杀灭。实验时将吞噬细胞和细菌混合，计算吞噬作用发生后在杀菌作用出现前巨噬细胞内的活细菌数，以及吞噬细菌一段时间(90～120 分钟)后，细胞内残留的活菌数。如果后者在 TSA 平板上生长的菌落数明显少于前者菌落数，则提示巨噬细胞有杀菌活性。

2.材料

(1)处于对数生长期的活的细菌培养物：将冷冻保存的菌株接种至适宜的液体培养基，培养过夜。

(2)平衡盐溶液(BSS)。

(3)单核-巨噬细胞:体外培养的巨噬细胞系,小鼠腹腔巨噬细胞或人 PBMC。

(4)新鲜的或新鲜冻融的正常血清,置于冰上。

(5)含 5%正常血清的 BSS。

(6)胰蛋白酶大豆琼脂(tryptic soy agar,TSA)平板:于 4 ℃保存,使用前预温至 37 ℃。

(7)带螺旋盖的 2.0 mL 聚苯乙烯管。

(8)带闭合盖的 10 mm×75 mm 聚苯乙烯管。

(9)摇床。

(10)带螺旋盖的 13 mm×100 mm 螺旋盖的派瑞克斯(Py-rex)玻璃管,灭菌。

3.操作步骤

(1)将过夜培养的 Listeria 菌震荡粉碎,用 BSS 做 1∶300 稀释,在 10 mm×75 mm 聚苯乙烯管或2.0 mL聚苯乙烯管中混合下列成分:2.5×10^6/mL 巨噬细胞,0.3 mL 震荡粉碎的过夜培养菌(2.5×10^6个细菌),50 μL 冷正常血清,用 BSS 调至 1 mL。

(2)上述试管置于 37 ℃摇床中以 8 r/min 的速度颠倒振摇 15~20 分钟,用常规洗法或蔗糖离心法洗去胞外细菌,细胞重悬于 1 mL 含 5%血清的 BSS 中。

(3)准备 4 根 Pyrex 玻璃管,每管加 0.9 mL 灭菌水,第 1 管内加 0.1 mL 去胞外细菌的细胞悬液,依次做 1∶10 稀释至第 4 管,每管稀释时充分混匀。

(4)短暂震荡后取 0.1 mL 铺在预温至 37 ℃的 TSA 平板上,每管做复板。该组板为 0 点对照板,提示吞噬作用发生后在杀菌前巨噬细胞内的活细菌数。

(5)将未稀释的步骤 2 制备的细胞管盖紧盖子并封膜,置 37 ℃孵育(振摇或静置)90~120 分钟。

(6)将试管置于冰上以阻止细菌生长,按步骤(4)制备稀释管和平板。

(7)当平板上的样品被吸收入琼脂,将平板倒扣于 37 ℃培养 24~48 小时。计数平板上生长的菌落数目,并与 0 点对照板上菌落数目比较,如果 90~120 分钟孵育后的平板菌落数明显少于 0 点对照板上菌落数,则提示巨噬细胞有杀菌活性。

(四)MTT 比色法

1.原理

将巨噬细胞和细菌在微孔板中混合,洗涤除去细胞外细菌,用 MTT 比色法检测巨噬细胞和细菌作用前后的活菌数量。细菌脱氢酶可催化黄色的 3-(4,5-二甲基-2-噻唑)-2,5-二苯基溴化四唑[3-(4,5-dimethylthiazol-2-yl)2,5-dipheny-ltetrazolium bromide,MTT]生成紫色的不溶性产物甲臜,溶于有机溶剂(二甲基亚砜,异丙醇等)后可通过检测 570 nm 吸光度值并参照标准曲线求得生成产物的含量。

2.材料

(1)RPMI-5 含 5%自体正常血清,不含酚红的 RPMI 1640。

(2)50 g/L 皂苷滤膜过滤除菌,室温可保存 3~6 个月。

(3)29.5 g/L 胰蛋白胨磷酸盐肉汤高压灭菌,每支 5 mL 分装在带螺旋盖试管中,4 ℃可保存 1 年。

(4)5 mg/mL 的 MTT/PBS 溶液:滤膜过滤除菌,于 4 ℃避光可保存 3~6 个月。

(5)1 mol/L 的 HCl。

(6)产单核细胞李斯特菌悬液：毒力 Listeria Monocytogenes 菌株来自 ATCC(菌株 15313)，也可用来自患者的分离毒力株。将细菌接种于胰蛋白胨磷酸盐肉汤，将菌液在 37 ℃水浴中振摇至对数生长期(4～6 小时)，取 0.5 mL 菌液加至 10 mm×75 mm 聚苯乙烯管，密封后保存于 80 ℃。用前将冻存菌溶解，取 30 μL 接种于 5 mL 液体培养基，培养过夜至对数生长晚期(细菌量达每 1 mL 有 2×10^9 个活菌)。若希望细菌达对数生长早期，则取 1 mL 培养物加至新鲜培养基，在 37 ℃水浴中振摇 4～6 小时至对数生长期。

热灭活菌的制备：将对数生长期中的细菌于 70 ℃水浴中加热 60 分钟，2 000 r/min，4 ℃离心 20 分钟，弃上清液，沉淀重悬于 10 mL PBS，洗涤后重悬于 PBS 至终浓度 10^{10} 细菌/mL。

(7)96 孔平底微孔反应板。

(8)CO_2 培养箱。

(9)酶联检测仪。

3.操作步骤

(1)1 000 r/min，4 ℃，离心 10 分钟收集巨噬细胞，RPMI-5 重悬细胞至每毫升 10^6 个。

(2)取 100 μL 细胞悬液(10^5 个巨噬细胞)加至反应板微孔，每份标本做 4 孔，准备 2 块反应板做平行实验，一块为 T-0 板，每份标本做 2 孔；另一块为 T-90 板，每份标本做 2 孔。每孔加 10 μL菌液(用 BSS 配成每毫升 10^7 个)，将反应板置 37 ℃，10％的 CO_2 培养箱 20 分钟，促进吞噬。细菌∶细胞之比大约为 1∶1。

(3)反应板于 1 000 r/min，4 ℃，离心 5 分钟，小心弃去上清液(除去细胞外细菌)，保留细胞成分。

(4)标本孔及 4 个空白孔中加入 RPMI-5，每孔加 100 μL，反应板于 1 000 r/min，4 ℃，离心 10 分钟。

(5)T-0 板孔中加 20 μL 皂苷，室温反应 1 分钟，溶解细胞释放细菌，每孔加 100 μL 胰蛋白胨磷酸盐肉汤，于 4 ℃保存反应板。

(6)T-90 板置 37 ℃、10％的 CO_2 培养箱 90 分钟，进行杀菌反应或促进细菌生长，90 分钟后移出反应板，重复步骤 5。

(7)将 T-0 和 T-90 板置 37 ℃、10％的 CO_2 培养箱孵育 4 小时，促使存活的细菌生长。

(8)加 5 mg/mL 的 MTT/PBS 溶液 15 μL，37 ℃、10％的 CO_2 培养箱孵育 20 分钟，每孔加 1 mol/L的 HCl 10 μL 终止反应，在酶联仪上测定 570 nm 吸光度值。

(9)建立标准曲线 用已知含量的细菌与 MTT 反应，在微孔板中测定相应孔的吸光度值。通过标准曲线将 T-0 板和 T-90 板孔中的吸光度值换算成细菌数量(cfu)。90 分钟板细菌数量比 0 点板有明显降低者(≥0.2logs)，说明产生了杀菌效果。

二、T 淋巴细胞功能测定

(一)接触性超敏反应

1.原理

接触性超敏反应试验是一种简单可靠的检测体内细胞免疫功能的方法。将小鼠腹部皮肤接触有机或无机半抗原分子，皮肤表面抗原提呈细胞，即 Langerhans(朗格汉斯)细胞受半抗原化学修饰后迁移至外周局部淋巴结。若小鼠第二次接触该半抗原，半抗原与 Langerhans 细胞的 MHC Ⅱ类分子结合，刺激组织中 T 淋巴细胞活化并分泌多种细胞因子，导致局部组织的炎症反应。

2.材料

(1)6～12 周无病原雌性小鼠。

(2)70 g/L 2,4,6-三硝基氯苯(TNCB):溶于 4∶1 丙酮/橄榄油。

(3)10 g/L 的 TNCB:溶于 9∶1 丙酮/橄榄油。

(4)厚度刻度测量仪:可测范围 0.01～12.5 mm。

3.操作步骤

(1)小鼠腹部皮肤除毛。

(2)于小鼠腹部皮肤滴加 70 g/L 的 TNCB 溶液 100 μL 致敏。

(3)固定小鼠 3～5 秒,使表面溶剂挥发。

(4)6 天后测量小鼠右耳耳郭厚度基数。

(5)测量后,立即在右耳两侧表面滴加 10 g/L 的 TNCB 10 μL(共 20 μL)进行攻击。未致敏小鼠右耳在测定耳郭厚度基数后两侧表面也滴加 TNCB 作为对照,以排除化学刺激造成的耳郭非特异性水肿。

(6)24 小时后测量实验组和对照组小鼠右耳耳郭厚度。

(7)计算耳郭厚度变化(ΔT):ΔT =攻击后 24 小时耳郭厚度×耳郭厚度基数。

(二)移植物抗宿主反应

1.原理

移植物抗宿主反应(GVHD)是将具有免疫功能的供体细胞移植给不成熟、免疫抑制或免疫耐受的个体,因此,供体细胞识别宿主(受体)并对宿主(受体)抗原发生反应,而宿主不对供体细胞发生反应。在 GVHD 中,供体的淋巴细胞通过 T 细胞受体(TCR)与宿主的“异体”抗原相互作用而活化,释放淋巴因子,引起 T 细胞活化,脾大,甚至机体死亡等多种效应。

2.材料

(1)供体动物:遗传背景明确的纯系小鼠或大鼠。

(2)受体动物:同种异体新生鼠,同种异体照射鼠,或 F1 杂交鼠。

3.操作步骤

(1)在供体细胞移植前 2～6 小时照射受体动物。有必要做预实验确定合适的放射剂量。

(2)处死供体鼠,分离鼠脾脏、淋巴结和(或)股骨和胫骨骨髓细胞。

(3)制备脾脏、淋巴结和骨髓细胞单个细胞悬液。调整每毫升细胞浓度至 5×10^5～1×10^8。选择合适的细胞浓度。

(4)向成年受体鼠尾静脉中注射 0.5～1.0 mL 供体细胞,新生鼠腹腔注射 0.05～0.1 mL 供体细胞。当细胞浓度较高时,为防止形成栓塞,在注射细胞前 10～20 分钟,在鼠腹腔注射 0.05 mL 50 USP 单位肝素。

(5)GVHD 检测:受体动物为非照射同种异体新生鼠时,以脾增大指标来判断新生鼠腹腔注射供体淋巴细胞后的 GVHD 反应。注射后 10～12 天处死小鼠,称体重,取出脾并称重。按下式计算脾指数。

脾指数=(实验组脾重/体重的均值)/(对照组脾重/体重的均值)

脾指数≥1.3 说明存在 GVHD。

若受体动物为照射同种异体鼠或 F1 鼠,每天记录注射细胞后的动物死亡情况。以动物存活数对实验天数作图，比较实验组和对照组的平均存活时间。

（三）T 细胞增殖功能

1.有丝分裂原诱导的 PBMC 增殖

（1）原理：此法用于测定 PBMC 受到不同浓度的有丝分裂原植物血凝素（PHA）刺激后发生的增殖反应。PHA 主要刺激 T 细胞的增殖。也可使用其他可以和 T 细胞抗原受体和其他表面结构相结合的多克隆刺激物（表 15-3）。

表 15-3　淋巴细胞增殖的活化信号

细胞类型	活化靶物质	激活剂
T 细胞	TCR	特异性抗原
	TCR-α，TCR-β	Anti-TCR MAb
		Anti-CD3
		PHA
	CD2	Anti-CD2 化合物
		PHA
	CD28	Anti-CD28 MAb
B 细胞	SmIg	Anti-IgM
		SAC
	CD20	CD20 MAb
	CR2 病毒受体	BBV
	BCGF 受体	BCGF
B 和 T 细胞	离子通道	A23187 离子载体
		离子霉素 ionomycin
	蛋白激酶 C	佛波醇酯
	CD25	IL-2
	IL-4 受体	IL-4

注：BCGF：B 细胞生长因子；EBV：EB 病毒；Ig：免疫球蛋白；IL：白细胞介素；MAb：单克隆抗体；PHA：植物血凝素；SAC：金黄色葡萄球菌 Cowan Ⅰ；TCR：T 细胞抗原受体。

（2）材料 PBMC 悬液。完全 RPMI-1640 培养液。含 100 μg/mL 的 PHA 的完全RPMI-1640培养液（分装保存于 20 ℃）。带盖的 96 孔圆底细胞培养板。

（3）操作步骤：①用完全 RPMI-1640 培养液调 PBMC 数至每毫升 1×10^6 个。②将细胞悬液混匀后加入 96 孔板中，每孔 100 μL（每孔 1×10^5）。每实验组设 3 复孔，另设不加有丝分裂原的对照孔作为本底对照。③将 100 μg/mL 的 PHA 溶液作 1∶10、1∶20、1∶40 稀释，1～3 列加100 μL 完全 RPMI-1640 培养液（本底对照）；4～6 列加 1∶40 的 PHA 100 μL（最终浓度 2.5 μg/mL）；7～9 列加1∶20的 PHA 100 μL（最终浓度 5 μg/mL），10～12 列加 1∶10 的 PHA 100 μL（最终浓度 10 μg/mL）。④37 ℃，5%CO_2 温箱中孵育 3 天。结束培养前 6～18 小时每孔加入 0.5～1.0 μCi [^{3}H]胸腺嘧啶。⑤用自动细胞收集器收集细胞，溶解细胞，将 DNA 转移至滤纸上，冲洗除去未掺入的[^{3}H]胸腺嘧啶。用无水乙醇洗涤滤纸使其干燥。将滤纸移入闪烁管内。⑥在闪烁仪上计算每孔 cpm 值。

2.一步法混合淋巴细胞反应

(1)原理:反应性 T 细胞受到刺激细胞(同种异体淋巴细胞)表面主要组织相容性复合体(MHC)抗原的刺激发生增殖反应。刺激细胞本身的增殖反应可通过放射线照射或经丝裂霉素 C 处理而被抑制。本法常用于鉴定组织相容性。

(2)材料:含 10%人 AB 型血清的完全 RPMI 培养液(RPMI-10AB),56 ℃加热灭活 1 小时。反应细胞是脾、淋巴结、胸腺的淋巴细胞或纯化的 T 细胞、T 细胞亚群。同种异体刺激细胞悬液(PMBC)。自体刺激细胞悬液(PMBC)。0.5 mg/mL 丝裂霉素 C,溶于完全 RPMI-10AB(避光保存)。

(3)操作步骤:①用完全 RPMI-10AB 调整 PBMC 数至每毫升 1×10^6 个。②用丝裂霉素 C 或照射处理同种异体刺激细胞和自体刺激细胞(用于对照)以抑制其增殖反应。加入 0.5 mg/mL 丝裂霉素 C 使最终的浓度为 25 μg/mL,在 37 ℃,5%CO_2 温箱中避光孵育 30 分钟,用完全 RPMI-10AB洗细胞 3 次以上,用于除去剩余的丝裂霉素 C。或者将细胞置于照射仪中用 2 000 拉德(rad)照射。调整细胞数至每毫升 1×10^6 个。③每孔加入反应细胞 100 μL,设 3 复孔。④在相应孔内加入 100 μL 经照射或丝裂霉素 C 处理的同种异体或自体刺激细胞。空白对照孔加 100 μL 完全 RPMI-10AB。⑤在 37 ℃,5%CO_2 温箱中孵育 5~7 天。⑥加入[^{3}H]胸腺嘧啶,继续培养 18 小时,收获细胞并计算每孔 cpm 值。

3.自体混合淋巴细胞反应

(1)原理:自体混合淋巴细胞反应的原理和操作步骤基本同上。但需将刺激细胞换成自体非 T 细胞,含 10%人 AB 血清的完全 RPMI 培养液(RPMI-10AB)换成含 10%同源血清的完全 RPMI培养液。

(2)材料:反应细胞悬液(自体 T 细胞)。含 10%自体血清的完全 RPMI 培养液,56 ℃加热灭活 1 小时。刺激细胞悬液(自体非 T 细胞)。自体 PBMC。

(3)操作步骤:①用含 10%自体血清的完全 RPMI 培养液将反应细胞调整至每毫升 1×10^6 个。②用 2 000 拉德照射非 T 刺激细胞和自体 PBMC(用于对照)或用丝裂霉素 C 处理(方法同一步法)。用含 10%自体血清的完全 RPMI 培养液清洗细胞,重新调整至每毫升 1×10^6 个。③每孔加入反应细胞 100 μL,设 3 复孔。④在相应孔内加入经照射或经丝裂霉素 C 处理的刺激细胞 100 μL。空白对照孔加 100 μL 含 10%自体血清的完全 RPMI 培养液。⑤在 37 ℃,5%CO_2 温箱中孵育 7 天。⑥加入[^{3}H]胸腺嘧啶,继续培养 18 小时,收获细胞并计算每孔 cpm 值。

4.抗原诱导的 T 细胞增殖

(1)原理:本法用于测定 T 细胞对特异性抗原(如破伤风类毒素)刺激的增殖反应,也可用于测定 T 细胞对任何蛋白质或多糖抗原的增殖反应。

(2)材料:T 细胞悬液。自体抗原提呈细胞悬液(非 T 细胞)。破伤风类毒素溶液。

(3)操作步骤:①用完全 RPMI-10AB 调整 T 细胞每毫升 1×10^6 个。②丝裂霉素 C 处理抗原提呈细胞(或用 2 500 拉德照射)(同一步法)。调整抗原提呈细胞每毫升 2×10^5 个。③每孔加 T 细胞悬液 100 μL 和抗原提呈细胞悬液 50 μL;混匀。④加破伤风类毒素溶液 50 μL 使其终浓度分别为 0 μg/mL、1 μg/mL、5 μg/mL、10 μg/mL 和 20 μg/mL。每种浓度准备3 复孔。⑤在 37 ℃,5%CO_2 温箱中孵育6 天。⑥加入[^{3}H]胸腺嘧啶,继续培养 18 小时,收获细胞并计算每孔 cpm 值。

(四)人 T 淋巴细胞细胞毒功能的检测

细胞毒性 T 细胞(CTL)通过识别细胞表面抗原杀伤靶细胞,主要由 $CD8^+$ 细胞组成,也包括少数具有 CTL 作用的 $CD4^+$ CTL。CTL 具有杀伤细胞内微生物(病毒、胞内寄生菌等)感染靶细胞、肿瘤细胞等的效应,在抗肿瘤、抗病毒及抗移植物等免疫反应中发挥重要作用。淋巴细胞介导的细胞毒性(lymphocyte mediated cytotoxicity,LMC)是细胞毒性 T 细胞(CTL)的特性,它是评价机体细胞免疫功能的一种常用指标,特别是测定肿瘤患者 CTL 杀伤肿瘤细胞的能力,常作为判断预后和观察疗效的指标之一。T 细胞前体在辅佐细胞和 Th 细胞产物的存在下,经特异性抗原刺激产生 CTL。选用适当的靶细胞,常用可传代的已建株的人肿瘤细胞(如人肝癌、食管癌、胃癌等),经培养后制成单个细胞悬液,按一定比例与受检的淋巴细胞混合,共育一定时间,观察肿瘤细胞被杀伤情况,一般采用 ^{51}Cr 释放法。肿瘤细胞首先被 ^{51}Cr 短暂标记,洗后与效应 CTL 混合后共同培养,数分钟至数小时后,靶细胞开始裂解,胞浆内 ^{51}Cr 标记的蛋白释放出来,计算被杀伤靶细胞释放入培养上清液的 ^{51}Cr,通过与对照组 ^{51}Cr 的释放比较,来判断 T 细胞的细胞毒活性。

1.抗 CD3 介导的细胞毒性实验(^{51}Cr 释放试验)

(1)原理:人类 T 淋巴细胞细胞毒功能的体外检测可以通过使用抗 CD3 抗体或特异性抗原刺激前 CTL 向效应 CTL 分化来完成。以下以抗 CD3 介导的细胞毒性实验为主,介绍人 T 淋巴细胞细胞毒功能的体外检测方法。前 CTL 在抗 CD3 抗体或分泌抗 CD3 抗体的杂交瘤细胞刺激诱导下产生 CTL 活性。抗 CD3 抗体与 T 效应细胞群和带有 Fc 受体的 ^{51}Cr 标记的靶细胞共育;或者 T 效应细胞群直接与 ^{51}Cr 标记的膜表面表达抗 CD3 抗体的杂交瘤细胞(OKT3)共育,抗 CD3 抗体与 T 效应细胞上 TCR 复合体结合,并通过 Fc 受体与靶细胞结合,从而导致 ^{51}Cr 标记的靶细胞溶解;^{51}Cr 标记的 OKT3 则直接通过膜表面表达抗 CD3 抗体与 TCR 复合体结合,充当靶细胞和刺激原的双重作用。CTL 的溶细胞活性可通过检测由靶细胞释放入培养上清液中的 ^{51}Cr 来获得。

(2)材料:①靶细胞,EB 病毒转化的 B 淋巴母细胞样细胞。②T 效应细胞群:T 效应细胞通常来自 PBMC、T 细胞或 T 细胞亚群。由于 PBMC 中含有 NK 细胞,可能引起非抗 CD3 介导(非 T 细胞)的靶细胞溶解,所以通常采用 T 细胞或 T 细胞亚群作为 T 效应细胞。如果用 PBMC,则必须设立无抗 CD3 抗体刺激的对照组。③1 mCi/mL 的 $Na_2[^{51}Cr]O_4$($^{51}Cr \geqslant 300$ mCi/mg)。④完全 RPMI-5 培养基。⑤抗 CD3 抗体或分泌抗 CD3 抗体的杂交瘤细胞(OKT3)。⑥2% TritonX-100。⑦24 孔平底细胞培养板。⑧含有 H-1 000B 型转子的Sorvall离心机。⑨台盼蓝拒染法所需的试剂和仪器。

(3)操作步骤:①用 100 μCi,^{51}Cr 对 EB 病毒转化的 B 淋巴母细胞或 OKT3 杂交瘤细胞(当 OKT3 杂交瘤细胞同时作为刺激原时)进行放射标记。方法如下:吸取 5×10^5 个 B 细胞到含 1.9 mL完全RPMI-5培养基的 24 孔板孔中,每孔加入 0.1 mL ^{51}Cr,37 ℃,5% CO_2 温箱中孵育 18～24 小时。②收集放射标记的 B 细胞,用 10 mL 完全 PRMI-5 于室温下洗涤。③用台盼蓝拒染法计数活细胞。用完全 RPMI-5 调节细胞浓度至每 50 μL 含 5×10^3 个细胞。④用完全 RPMI-5 将效应 T 细胞作倍比稀释,初始浓度为 1×10^5/100 μL,至少稀释 4 个浓度。达到 20∶1 的效/靶。⑤用完全 RPMI-5 稀释抗 CD3 抗体,从 4 μg/mL 开始,至少准备 5 个4 倍稀释的浓度。⑥将效应细胞、靶细胞和抗 CD3 抗体加入 96 孔反应板微孔,做 3 个复孔。具体操作如下:每孔依次加入放射标记的靶细胞 50 μL、不同稀释度的抗 CD3 抗体 50 μL、不同浓度的效应细胞

100 μL；当用 OKT3 杂交瘤细胞时，每孔加 OKT3 细胞 100 μL（每孔 5×10^3 个）和效应 T 细胞 100 μL。同时设立仅有靶细胞（无抗体和效应细胞）的对照孔（自发释放量）。在另一块 96 微孔板中，设立仅含 5×10^3 放射性靶细胞和 150 μL 的 2%TritonX-100 的对照孔（最大释放量）。除此之外，还应设立靶细胞和效应细胞（无抗体）的孔测量 NK 细胞的活性。⑦将反应板于 100 r/min，离心 2 分钟，置 37 ℃，5%CO_2 孵育 4 小时。⑧将反应板于 800 r/min，离心 5 分钟，从每孔吸出 100 μL 上清液，用 γ-计数器计算每个上清液样本的 cpm 值。⑨依下列公式计算结果：特异性溶解率＝100×（实验组^{51}Cr 释放量^{51}Cr 自发释放量）/（^{51}Cr 最大释放量^{51}Cr 自发释放量）。其中自发释放量＝对照孔 cpm；实验组释放量＝实验孔 cpm；最大释放量＝含 Triton 孔 cpm。其中自发释放量应该是≤最大释放量的 25%。

2.钙荧光素释放试验

（1）原理：钙荧光素（calcein）为钙螯合剂，与钙结合后可发出强烈荧光。钙荧光素释放试验是一种替代^{51}Cr 释放试验的非放射性试验。该法用荧光标志物（钙荧光素）代替^{51}Cr 标记靶细胞，将钙荧光素标记靶细胞与效应 T 细胞（CTL）按一定的效/靶比（E/T）混合，孵育一定时间后，CTL 发挥溶解靶细胞活性，通过计算细胞上清液中被释放的钙荧光素量来计算 CTL 活性。计算方法类似于^{51}Cr 释放实验。钙荧光素释放试验除用于 CTL，也可用于 NK 细胞和淋巴因子活化的杀伤细胞（LAK）活性的检测。

（2）材料：① HBSSF，含 5%FCS 的无酚红、Ca^{2+} 或 Mg^{2+} 的 Hanks 平衡盐溶液（HBSS）。②1 mg/mL抗原储存液或传染性病原体（如流感病毒）：用于致敏靶细胞。③Calcein-AM（作为分子探针）：用 DMSO 配成 2.5 mmol/L。④效应 CTL：特异性靶抗原致敏的 CTL，无关抗原致敏的 CTL 作为对照组。⑤溶解缓冲液：50 mmol/L 硼酸钠/0.1% TritonX-100，pH 为 9.0。⑥15 mL锥形离心管。⑦带 H-1000B 转子的 Sorvall 离心机。⑧96 孔圆底微孔反应板。⑨自动荧光检测系统。

（3）操作步骤：①用 HBSSF 配制 EB 病毒转化的 B 淋巴母细胞样细胞的单细胞悬液或培养的肿瘤细胞单细胞悬液。必须安排好实验步骤以保证效应细胞与靶细胞在同一时间准备好，因此，抗原特异性效应 CTL 必须和靶细胞同时制备；另外，在洗涤和标记靶细胞的同时，应进行效应细胞的洗涤和稀释。②用台盼蓝拒染法确定细胞活率。靶细胞活率应＞80%。③将细胞转移至 15 mL 尖底离心管，于室温 1 000 r/min，离心 10 分钟，弃上清液；用 HBSSF 重悬细胞，再离心 1 次；弃上清液。④用 HBSSF 重悬细胞，配成每毫升 1×10^6 个。加入 1 mg/mL 抗原储存液时抗原最终浓度为0.000 1～100 μg/mL。置 37 ℃，室内空气（不含 CO_2）中孵育 90 分钟。⑤洗细胞 2 次，用 HBSSF 重悬细胞使其每毫升 1×10^6 个。⑥加入 10 mL 的 2.5 mmol/L 的 Calcein-AM（使其终浓度为 25 μmol/L）。置 37 ℃，室内空气（不含 CO_2）中孵育 30 分钟。⑦洗细胞 2 次，重悬细胞至每毫升 1.5×10^5，然后立即进入步骤⑪。⑧准备特异性靶抗原致敏效应 CTL 的单细胞悬液，计算细胞活率，洗涤细胞后用 HBSSF 重悬细胞至每毫升 1.5×10^6 个。用相同方式同时准备好对照组（无关抗原致敏的 CTL）。⑨用 HBSSF 做 3 倍连续稀释待测的和对照的效应细胞（初始每毫升 1.5×10^6 个）。⑩在第⑨步中准备好的每个效应细胞稀释液中吸取100 μL，加入 96 孔反应板孔中，每份做 3 个复孔；同时设立含 100 μL 的 HBSSF 和 100 μL 溶解缓冲液的对照孔，也做 3 个复孔。立即进入步骤⑪）。⑪取步骤⑦中的 Calcein-AM 标记靶细胞悬液 100 μL 至步骤⑩中各孔（最终为每孔200 μL）。含靶细胞和效应细胞的孔用于测定 CTL 活性；含标记靶细胞和 HBSSF 的孔测定自发性钙释放量；含标记靶细胞和溶解液的孔测定最大钙释放量。

⑫反应板于室温 1 000 r/min，离心 30 秒，以促进效应细胞和靶细胞的接触，置 37 ℃，室内空气(不含 CO_2)中孵育 2～3 小时。此后的所有步骤均可在有菌的条件下进行。⑬反应板于室温 2 000 r/min，离心 5 分钟。取出各孔全部上清液。⑭加 200 μL 溶解缓冲液至每孔细胞沉淀中，室温下反应 15 分钟，溶解细胞。⑮用含有 485/20 激发波长和 530/25 发射波长的自动荧光检测系统测定每孔产生的钙荧光强度。⑯计算三孔的平均荧光值，以求出各个浓度效应细胞的溶细胞百分比。

三、B 淋巴细胞功能测定

(一)ELISA 法检测 B 细胞合成多克隆免疫球蛋白

1.原理

B 细胞经多克隆刺激物(表 15-4)包括有丝分裂原、抗体、EB 病毒(EBV)或淋巴因子等的诱导，可合成并分泌抗体。

表 15-4　多克隆抗体产生的刺激物

细胞类型	刺激物	应用
PBMC 或 T 细胞＋B 细胞	PWM	T 细胞依赖的 B 细胞激活
由 PWM 刺激后的 PBMC 中分离的 B 细胞	PWM	需要加 IL-2 到 B 细胞；用于确定外源细胞或细胞因子的调节作用
纯 B 细胞或扁桃体 B 细胞	SAC＋IL-2	用于研究细胞的调节作用和无 T 细胞存在时的影响因素
	抗 IgM 抗体＋T 细胞上清液	用于研究无 T 细胞直接接触时加入的外源细胞的作用，或 T 细胞上清液的调节激活作用
PBMC 或 B 细胞	EBV	用于研究 B 细胞产生 Ig 和 EBV 诱导的增殖和分化功能

注：EBV：EB 病毒；PBMC：外周血单个核细胞；PWM：美洲商陆分裂原；SAC：葡萄球菌 CowanI。

用 ELISA 法可对细胞培养上清液中 B 细胞合成的免疫球蛋白进行定量检测。由于循环和组织中的 B 细胞存在多种亚型，因此，应根据特定的实验目的来选择培养的淋巴细胞亚类及使用的刺激分子。

2.材料

(1)PBMC 悬液。

(2)完全 RPMI-5 和 RPMI-10 培养液。

(3)PWM 溶液：用 RPMI-10 进行 1∶10 稀释，储存于 20 ℃。

(4)第一(捕获)抗体：10 μg/mL 羊抗人 IgM，IgG，或 IgA，溶于包被液中。

(5)洗涤液：0.05％吐温 20，溶于 PBS。

(6)封闭液：50 g/LBSA 溶于洗液中，过滤除菌后贮存于 4 ℃。

(7)免疫球蛋白标准液。

(8)稀释液：10 g/L 的 BSA 溶于洗液中，过滤除菌后贮存于 4 ℃。

(9)第二抗体：亲和纯化的、Fc 特异的、碱性磷酸酶标记羊抗人 IgM，IgG 或 IgA 抗体。

(10)1 mg/mL p-磷酸硝基苯基二乙酯，溶于底物缓冲液。

(11)3 mol/L 的 NaOH。

(12)96 孔平底微孔培养板。

(13)96 孔 ELISA 板。

(14)多孔扫描分光光度计。

3.操作步骤

(1)有丝分裂原刺激诱导:①用完全 RPMI-5 洗 PBMC,以除去外源性免疫球蛋白。②用完全 RPMI-10 调整细胞数至每毫升 5×10^5个。每孔加入 0.2 mL 细胞悬液(1×10^5个细胞)。实验均设复孔。设立只加细胞而不加刺激物的对照孔。③加 PWM 溶液刺激细胞。④置 37 ℃,5%的 CO_2 温箱中培养。⑤收集用于分析或 ELIspot 检测的细胞,或悬浮培养的细胞用于 ELISA 分析。

(2)ELISA 分析:①加 10 μg/mL 一抗 100 μL 于 96 孔 ELISA 板孔内,37 ℃孵育 2 小时(或 4 ℃过夜)。②洗板 5 次。③每孔加封闭液 200 μL,封闭非结合位点。室温孵育 1 小时,洗板 5 次。④每孔加 100 μL 免疫球蛋白标准液或细胞培养上清液(用稀释液稀释至合适的浓度),室温下孵育 2 小时(或 4 ℃过夜),测定未受刺激的单个核细胞培养液上清液中的免疫球蛋白时,上清液不必稀释。经有丝分裂原刺激培养的上清液,需要 1∶10 或更多倍稀释。⑤洗板 5 次。⑥每孔加入 100 μL 碱性磷酸酶标记的羊抗人 IgM,IgG 或 IgA 抗体(二抗)。室温孵育 2 小时或 4 ℃过夜。⑦洗板 5 次。每孔加含 1 mg/mL p-磷酸硝基苯基二乙酯的底物缓冲液 100 μL。⑧用多孔扫描分光光度计于 405～410 nm 读吸光度值。根据标准曲线计算免疫球蛋白的含量。

(二)反相溶血空斑试验

1.原理

空斑形成试验是检测抗体形成细胞功能的经典方法。最初是采用溶血空斑形成试验,其原理是用绵羊红细胞(SRBC)免疫小鼠,4 天后取出脾细胞,加入 SRBC 及补体,混合在融化温热的琼脂凝胶中,浇在平皿内或玻片上,使成一薄层,置 37 ℃温育。由于脾细胞内的抗体生成细胞可释放抗 SRBC 抗体,使其周围的 SRBC 致敏,在补体参与下导致 SRBC 溶血,形成一个肉眼可见的圆形透明溶血区而成为溶血空斑(plaque)。每一个空斑表示一个抗体形成细胞,空斑大小表示抗体生成细胞产生抗体量的多少。这种直接法所测细胞为 IgM 生成细胞。IgG 生成细胞的检测可用间接检测法,即在小鼠脾细胞和 SRBC 混合时,再加抗鼠 Ig 抗体(如兔抗鼠 Ig),使抗体生成细胞所产生的 IgG 或 IgA 与抗 Ig 抗体结合成复合物,此时能活化补体导致溶血,称间接空斑试验。上述直接和间接溶血空斑形成试验都只能检测抗红细胞抗体的产生细胞,而且需要事先免疫,若要检测由其他抗原诱导的抗体,则需将 SRBC 用该特异性抗原包被,方可检查对该抗原特异的抗体产生细胞。它的应用范围较广,也分直接法和间接法,分别检测 IgM 生成细胞和 IgG 生成细胞。

目前常用 SPA 包被 SRBC 溶血空斑试验检测抗体生成细胞。SPA 能与人及多种哺乳动物 IgG 的 Fc 段结合,利用这一特性,首先将 SPA 包被 SRBC,然后进行溶血空斑测定,可提高敏感度和应用范围。测试系统中加入抗人 Ig 抗体,可与受检 B 细胞产生的 Ig 结合形成复合物,复合物上的 Fc 段可与连接在 SRBC 上的 SPA 结合,同时激活补体,使 SRBC 溶解形成空斑。此法可用于检测人类外周血中的 IgG 产生细胞,与抗体的特异性无关。用抗 IgA、IgG 或 IgM 抗体包被 SRBC,可测定相应免疫球蛋白的产生细胞,这种试验称为反相溶血空斑形成试验,可用于测定药物和手术等因素对体液免疫功能的影响,或评价免疫治疗或免疫重建后机体产生抗体的功能。

以下主要介绍 SPA-SRBC 反相溶血空斑试验的操作过程。基本方案分为三个阶段。第一步,用 SPA 致敏 SR-BC,制备豚鼠补体和抗 Ig 抗体;第二步,待测标本与致敏 SR-BC、补体和抗体共同孵育;第三步,计数形成的溶血空斑数。

2.材料

(1)1∶2 SRBC/Alsevers 液体。

(2)普通盐溶液。

(3)金黄色葡萄球菌 A 蛋白(SPA)。

(4)氯化铬($CrCl_3$)。

(5)平衡盐溶液。

(6)冷磷酸盐缓冲液(PBS)。

(7)补体:溶于稀释液中。

(8)兔抗 Ig 抗体,56 ℃热灭活 30 分钟。

(9)清洗液:含以下成分的平衡盐溶液。5%FCS(56 ℃热灭活 30 分钟),25 mmol/L 的 HEPES 缓冲液,5 μg/mL 庆大霉素,使用前 1 小时除去气泡。

(10)固体石蜡。

(11)纯凡士林油。

(12)50 mL 和 15 mL 锥形管。

(13)离心机。

(14)30 ℃水温箱。

(15)4 ℃冰浴箱。

(16)96 孔圆底微孔板。

(17)溶斑容器。

(18)套色拼隔版显微镜或半自动空斑计数器。

3.操作步骤

(1)SPA 致敏 SRBC:①加 1∶2 的 SRBC/Alsevers 液体 200 μL 至 50 mL 离心管中,加入普通盐溶液洗涤 SRBC,室温下于 1 200 r/min,离心 10 分钟。吸去上清液。用普通盐溶液反复洗涤 3 遍。②将细胞团转移到 15 mL 的离心管中,室温下于 1 800 r/min,离心 10 分钟。吸去 SR-BC 细胞团顶部的棕黄层。保留压紧的 SRBC 细胞团。③将 5 mg 的 SPA 溶于 5 mL 盐溶液中;将 33 mg 的 $CrCl_3$ 置于离心管中,在细胞致敏前加 5 mL 盐溶液溶解。配制后 10 分钟以内使用。④将以下物质加至 50 mL 离心管中:普通盐溶液 10.4 mL,$CrCl_3$ 溶液 0.1 mL,SPA 溶液 0.5 mL,洗涤沉淀的 SRBC 1.0 mL,盖好试管盖,轻轻旋转混匀,在 30 ℃水浴箱(严格 30 ℃)中孵育 1 小时,在孵育过程中轻旋试管 3 次。⑤试管中加入室温普通盐溶液,1 200 r/min,室温离心 10 分钟,弃上清液。⑥如上法用普通盐溶液再洗涤一遍,用平衡盐溶液清洗第三遍。收集 SPA 致敏的 SRBC 于 50 mL 的锥形管中,加满平衡盐溶液,4 ℃保存不能超过 1 周。⑦致敏 SRBC 使用前于室温下 1 200 r/min,离心 15 分钟,弃去上清液。加 1 mL 平衡盐溶液到 2 mL SPA 致敏的 SR-BC 中。

(2)准备补体和抗血清:①用冷 PBS 洗 15 mL 羊血 3 次,每次于 4 ℃,1 200 r/min,离心 10 分钟,弃上清液。第 4 次向管中加入冷 PBS,1 800 r/min,4 ℃离心沉积 SRBC,弃去上清液。②用稀释液稀释补体,置于冰浴。③用 SRBC 吸收补体。将 1 体积的洗涤沉积 SRBC 和 4 体积的豚鼠补体混合以吸附补体，在 4 ℃冰水浴中孵育 2 小时。④4 ℃，1 800 r/min，离心 10 分钟。弃去上清液。因补体对热不稳定，操作过程均需在 4 ℃进行。分装 2 mL 储存于 20 ℃。⑤用 SRBC 吸收抗体。将 1 体积的洗涤沉积 SRBC 和 2 体积的热灭活兔抗人 Ig 抗体混合以吸附抗体，在 4 ℃冰水浴中孵育 2 小时。⑥离心并分装。⑦确定试验中每批补体和抗血清最佳稀释度。选择产生溶斑数量最多最明显的最大稀释度。⑧准备溶斑试验的细胞悬液。用于溶斑试验的细胞包括培养的单个核细胞/淋巴细胞或来自血液、扁桃体或脾的新鲜细胞。清洗细胞，室温 1 800 r/min，离心 5 分钟或 1 200 r/min，离心 10 分钟。弃上清液，混匀标本；重复清洗 3 次。最后一次清洗后，用适当体积的清洗液重悬细胞。最终体积取决于细胞悬液中分泌 Ig 的细胞数量。

(3)溶斑过程及空斑计数：①将 2 体积固体石蜡和 1 体积凡士林油置于大烧杯中，低温加热使其逐渐融化，混匀。②准备溶斑混合液，将等体积的 SPA 致敏 SRBC、抗血清和补体混合于离心管中。盖紧试管盖轻轻混匀。③吸溶斑混合液到微孔板孔内，每孔 75 μL。④取 125 μL 待测细胞悬液至含有 75 μL 溶斑混合液的微孔内，避免气泡产生，用吸管混合 5～6 次，将混合物吸入吸样管尖端。将尖端靠近打开的溶斑容器，将混合液加入容器中直到加满为止。每孔大约可盛 50 μL。每个标本做复孔。⑤用装有温热的蜡-凡士林油混合物的巴斯德玻璃管密封溶斑容器。⑥叠放溶斑容器。将 96 孔板盖上盖板以防止水蒸气落入。37 ℃孵育 3～5 小时。⑦使用套色拼隔版显微镜(10×放大倍数)或半自动空斑计数器计数全部溶斑数。⑧计算溶斑总数。求得初始检测标本和加入溶斑容器中标本的体积比。用这一系数乘以容器中的溶斑数量。例如，要确定在 1 mL 初始标本中分泌 Ig 细胞的总数，假设每一个溶斑容器约盛有 30 μL 来自初始的 1 mL 的培养物，即 3%。因此，在 1 mL 培养物中分泌 Ig 细胞的总数相当于将每个容器中溶斑的数量乘以系数 33.3。

(三)酶联免疫斑点法(ELIspot)试验

1.原理

ELIspot 试验可用于检测生成特异性抗体的 B 细胞和生成特异性细胞因子的 T 细胞。检测生成特异性抗体的 B 细胞时，首先将特异性抗原包被固相微孔反应板，然后加入待测的抗体生成细胞，若该细胞分泌针对固相抗原的抗体，即可与固相抗原结合，再用酶标二抗和显色剂对相应抗体进行检测。在低倍镜下计数每孔中显色的酶点数，即抗体生成细胞数。该法也可用于检测特异性细胞因子生成 T 细胞。此外，ELIspot 双色分析可同时测定两种不同抗原刺激分泌的抗体并且为单个细胞分泌的抗体分子的定量提供可能性。本法可以用于测定组织中的单个抗体分泌细胞。

ELIspot 分析包括三个阶段：抗原包被固相支持物；孵育抗体分泌细胞；在抗体分泌细胞处测定抗原抗体复合物的形成。

2.材料

(1)包被抗原，溶于包被缓冲液。

(2)PBS。

(3)含 5%FCS(56 ℃，热灭活 30 分钟)的 PBS 或含 10 g/L BSA 的 PBS，即配即用。

(4)待测细胞，如 PBMC 或脾细胞。

(5)完全 IMDM-5 培养基。

(6)Tween/PBS：含 0.05%吐温 20 的 PBS。

(7)含 10 g/L BSA 的 PBS(BSA/PBS)。

(8)酶标记抗体。

(9)琼脂糖凝胶:①琼脂糖/蒸馏水,12 mg 琼脂糖溶于 1 mL 水,于 46 ℃水浴融化并保存。②琼脂糖/PBS,在微波炉中完全融化琼脂糖,加 PBS 至终浓度为 10 g/L。在水浴箱中将凝胶冷却至 46 ℃,并保存于 46 ℃。

(10)HRPO 缓冲液(50 mmol/L 醋酸盐缓冲液,pH 为 5.0),0.2 mol/L 乙酸(11.55 mL/L 冰醋酸)74 mL,0.2 mol/L 醋酸钠(27.2 g/L 三水乙酸钠)176 mL,加水至 1L,4 ℃保存 1 个月。终浓度为15 mmol/L乙酸和 35 mmol/L 醋酸钠。

(11)凝胶底物:①HRPO 底物,1,4-p-苯二胺自由基(PPD)50 mg 溶解于 2 mL 甲醇中,使用前加入 30% H_2O_2,50 μL和取自 46 ℃水浴箱的琼脂糖/PBS 100 mL,充分混合后立即使用。PPD 与 HRPO 反应呈棕黑色斑点。最终浓度为 5 mmol/L PPD,2% 甲醇和 0.000 15% H_2O_2。②碱性磷酸酶底物,将 5-溴-4-氯-3-氮磷酸盐(BCIP)底物和等体积的琼脂糖/蒸馏水混合。BCIP 和碱性磷酸酶的反应产生蓝色斑点。

(12)可溶性的底物(使用硝酸纤维素膜)。①HRPO 底物:3-氨基-9-乙烷基咔唑(AEC) 20 mg溶于 2.5 mL 二甲基甲酰胺(DMF),加 AEC/DMF 溶液 2.5 mL 至可溶性 HRPO 缓冲液 47.5 mL 中,边加边搅拌混匀。必要时用0.45 μm滤纸过滤祛除聚合体。使用前加入 30% 的 H_2O_2,25 μL。终浓度为 38 mmol/L AEC,0.51 mol/L DMF,和 0.015% 的 H_2O_2。②碱性磷酸酶底物:分别溶解 5-溴-4-氯-3-氮磷酸盐(BCIP)15 mg 于 1 mL 的 DMF 和 p-四唑氮蓝(NBT) 30 mg于 1 mL DMF,用 100 mL 0.1 mol/L $NaHCO_3$/1.0 mmol/L $MgCl_2$,pH 为 9.8 混合 BCIP 和 NBT 溶液。终浓度为 0.4 mmol/L BCIP,2% DMF 和 0.36 mmol/L NBT。BCIP 或 BCIP/NBT 的反应结果出现蓝色斑点。

(13)40～60 mm 直径的聚苯乙烯平皿或 6 孔,24 孔,48 孔或 96 孔聚苯乙烯微孔板或置于 96 孔微量稀释 HA 板的硝酸纤维素膜。

3.操作步骤

(1)抗原包被固相载体:①用溶于包被缓冲液中的抗原包被固相载体(有盖培养皿或多孔板)。4 ℃过夜或 37 ℃ 2 小时。包被板在 4 ℃可保存数周。②用 PBS 清洗平皿或多孔板 3 次。用 5%FCS/PBS 或 10 g/L BSA/PBS 封闭平皿上或孔中空余的结合位点,37 ℃ 30 分钟。

(2)抗体产生细胞培养。①轻轻倒出 FCS(或 BSA)/PBS 液体,将细胞混悬于完全 IMDM-5 培养基,稀释到适当的浓度(通常每毫升 10^4～10^6 个细胞),如使用培养皿,细胞容积为 300～500 μL;如使用 96 孔板,细胞容积为每孔 100～200 μL。②细胞于 37 ℃,5%～10%的 CO_2 孵箱中孵育 3～4 小时。

(3)测定形成斑点的细胞:①加 2 mL 酶标记抗体至培养皿或每孔 50～100 μL 到 96 板孔,培养过程在抗原特异性的细胞处形成抗原抗体复合物。②室温孵育 2～3 小时或 4 ℃过夜。③从培养皿或每孔中轻轻移出上清液。如果使用凝胶底物,进行步骤④(聚苯乙烯器皿使用单色分析),如果使用可溶性底物时进行步骤⑤(硝化纤维素膜使用单或双色分析)。④使用聚苯乙烯平皿:加 2 mL 凝胶底物到平皿中或每孔 5 μL 到 96 孔板孔中。在凝胶凝固前,用手指快速轻弹培养皿或 96 孔板除去过量的 HRPO 底物。将培养皿置于室温下直到凝胶凝固(2～5 分钟)。根据使用的底物类别不同,在 5～10 分钟后可看到蓝色或棕黑色的斑点。⑤使用硝酸纤维素膜反应板:如果是单一呈色反应,每孔加 50 μL 可溶性底物至 96 孔硝酸纤维素膜板;对于双色反应，按顺序加入 HRPO 底物和碱性磷酸酶底物（均为可溶性的），首先加碱性磷酸酶底物，放置 5～30 分钟使其显色（蓝色斑点），用 PBS 洗板后再加 HRPO 底物，静置5 分钟显色（红色斑点），流水冲洗硝酸纤维素膜数秒。⑥在计数斑点形成细胞（SFC）之前，可保持酶促反应 2～24 小时，碱性磷酸酶反应则需要更长的时间，一般在计数前最好等 24 小时。计数斑点时使用 10×～30×的放大倍数。

（黄启振）

第二节 免疫球蛋白检测

一、IgG、IgA、IgM

（一）概述

免疫球蛋白（immunoglobulin，Ig）是指具有抗体活性或化学结构与抗体相似的一类球蛋白，是参与体液免疫反应的主要物质。抗体是能与相应抗原发生特异性结合并具有多种免疫功能的球蛋白。抗体都是免疫球蛋白，但 Ig 并非都具有抗体活性。Ig 由浆细胞产生，广泛存在于血液、组织液和外分泌液中，约占血浆蛋白总量的 20%，也可以膜免疫球蛋白（SmIg）的形式存在于 B 细胞表面。

Ig 分子由 4 条肽链组成，两条相同的长链称为重链（heavy chain，H），由 450 个氨基酸残基组成，分子量为 51 000～72 500；两条相同的短链称为轻链（light chain，L）由约 214 个氨基酸组成，分子量约 22 500。四条肽链通过链内和链间二硫键连接在一起。Ig 分子肽链的氨基端（N 端），在 L 链 1/2 和 H 链 1/4（α、γ、δ）或 1/5（μ、ε）处，氨基酸的种类和顺序随抗体特异性不同而变化，称为可变区（variable region，V 区）；肽链其余部分的氨基酸种类和排列顺序比较稳定，称为恒定区（constant region，C 区）。V 区与 C 区的分界线在第 114 位氨基酸，其前的 N 端为 V 区，第 115 位以后的羧基端（C 端）为 C 区。H 链和 L 链的 V 区和 C 区分别简写为 VH、CH 和 VL、CL。VH 和 VL 中某些部位的氨基酸变化更大，称为高变区（hypervariable region，HR）。H 链和 L 链的 V 区是 Ig 分子同抗原的结合区，并决定抗体同抗原结合的特异性。H 链有 4 个功能区，即 VH、CH1、CH2 和 CH3，IgM 及 IgE 的重链恒定区则多一个 CH4 功能区。CH1 区为 Ig 同种异型遗传标记部位。在 CH1 与 CH2 之间的区域称为铰链区，含较多的脯氨酸，短而柔软。当 Ig 与相应抗原结合后，铰链区构型改变，暴露出 CH2 区的补体结合位点，血清中补体 C_1q 结合至此进而激活补体系统。L 链有 2 个功能区，即 VL 和 CL。VL 中的高变区是与抗原结合的部位，CL 具有 Ig 同种异型遗传标记。

完整的 Ig 分子被蛋白酶水解时可裂解为不同的片段。以 IgG 分子为例，当用木瓜蛋白酶消化时，IgG 分子从铰链区的氨基端断裂，形成 3 个片段，即两个 Fab 段和一个 Fc 段。Fab 段分子量为 45 000，具有与抗原结合的活性，但只有一个抗原结合位点（单价），故不能与抗原反应形成可见的沉淀和凝集现象。Fc 是指可结晶的片段，分子量为 50 000，不具有抗体活性，但 Ig 分子的很多生物学活性如激活补体、结合细胞及通过胎盘等与之有关。当用胃蛋白酶消化时，IgG 分子从铰链区的羧基端断裂，形成 2 个片段，即大的 $F(ab')_2$ 段和小的 pFc' 段。$F(ab')_2$ 是两个

Fab 加上重链的铰链区，由二硫键相联，分子量为100 000，具有两个抗原结合位点（双价），因而能与抗原反应形成可见的沉淀和凝集现象。pFc' 段为无活性的小分子肽。

目前已发现人体内有 5 类免疫球蛋白，即 IgG、IgA、IgM、IgD 和 IgE，其重链分别为 γ、α、μ、δ 和 ε，各类 Ig 的轻链有 κ(kappa)和 λ(lambda)两型。每个 Ig 分子的两条轻链都同型。

IgG 由浆细胞合成，分子量 150 000，有 IgG_1～IgG_4 4 个亚类，以单体形式存在于血清和其他体液中，是唯一能通过胎盘的抗体，婴儿出生后 3 个月开始合成。IgG 在正常人血清中含量最多，占血清 Ig 总量的 3/4，为 10～16 g/L，半衰期 7～21 天，是体液中最重要的抗病原微生物的抗体（再次免疫应答抗体），也是自身免疫性疾病时自身抗体的主要类别。

IgA 分子量 160 000，有 IgA_1、IgA_2 两个亚类，分血清型和分泌型两种，半衰期为 6 天。血清型 IgA 由肠系膜淋巴组织中的浆细胞产生，多数以单体形式存在，含量 2～5 g/L，占血清总 Ig 的10%～15%，具有中和毒素、调理吞噬的作用。分泌型 IgA 由两个单体、一个 J 链（是一种连接单体 Ig 的小分子酸性糖肽，分子量 15 000）和一个分泌片（是一种分子量 70 000 的糖蛋白，由上皮细胞合成。二聚体 IgA 通过黏膜与之结合后排出细胞）组成，主要分布于各种黏膜表面和唾液、初乳、泪液、汗液、鼻腔分泌液、支气管分泌液及消化道分泌液中，参与机体的黏膜局部抗感染免疫反应。IgA 不能通过胎盘屏障，初生婴儿只能从母乳中获得 IgA，出生后 4～6 个月开始自身合成，1 岁后合成水平可达成人的 25%，16 岁达成人水平。

IgM 分子量最大，971 000，由 5 个单体借一个 J 链和若干二硫键连接形成 5 聚体，又称巨球蛋白，有 IgM_1、IgM_2 两个亚类，主要分布于血液中，血清含量为 1.00～1.25 g/L，占血清 Ig 总量的 1/10，半衰期 5 天。IgM 是个体发育中最早合成的抗体，孕 20 周起，胎儿自身即能合成，出生后，IgM 合成增加，8 岁后达成人水平。机体遭受感染后，IgM 型抗体最早产生（初次免疫应答反应的抗体），因此，IgM 型抗体的出现和增高与近期感染有关。新生儿脐带血中 IgM 含量增高时，提示胎儿有宫内感染。IgM 是高效能的抗微生物抗体，主要功能是凝集病原体和激活补体经典途径。

（二）检测方法

测定血清中 IgG、IgA、IgM 含量，可采用免疫比浊法（透射比浊法、速率散射比浊法）或单向环状免疫扩散法。体液中 IgG、IgA、IgM 含量测定可采用速率散射比浊法或 ELISA 法。

（三）临床意义

1.年龄

年龄与血中 Ig 含量有一定关系，新生儿可获得由母体通过胎盘转移来的 IgG，故血清含量较高，近于成人水平。婴幼儿由于体液免疫功能尚不成熟，免疫球蛋白含量较成人低。

2.低 γ 球蛋白血症

血清免疫球蛋白（IgG、IgA、IgM）降低有先天性和获得性两类。先天性低 Ig 血症主要见于体液免疫缺损和联合免疫缺陷病。一种情况是 Ig 全缺，如先天性性联低丙球血症（XLA），血中 IgG＜1 g/L，IgA 与 IgM 含量也明显降低。另一种情况是三种 Ig 中缺一或两种。最多见的是缺乏 IgA，患者易患呼吸道反复感染；缺乏 IgG 易患化脓性感染；缺乏 IgM 易患革兰氏染色阴性细菌引起的败血症。获得性低 Ig 血症，血清中 IgG＜5 g/L，引起的原因较多，如有大量蛋白丢失的疾病（剥脱性皮炎、肠淋巴管扩张症、肾病综合征等），淋巴网状系统肿瘤（如淋巴肉瘤、霍奇金淋巴瘤），中毒性骨髓疾病等。许多药物，如青霉胺、苯妥英钠、金制剂等药物也可诱发 Ig 降低。

3.多克隆γ球蛋白血症

血清免疫球蛋白(IgG、IgA、IgM)增高常见于各种慢性细菌感染,如慢性骨髓炎、慢性肺脓肿、感染性心内膜炎时,IgG、IgA、IgM均可增高。子宫内感染时,脐血或出生后2天的新生儿血清中IgM含量可>0.2 g/L或>0.3 g/L。在多种自身免疫性疾病、肝脏疾病(慢性活动性肝炎、原发性胆汁性肝硬化、隐匿性肝硬化)患者可有一种或三种Ig升高。结缔组织病尤其在活动期常有IgG升高。80%活动性SLE以IgG、IgA升高较多见。类风湿关节炎以IgM升高为主。

4.单克隆γ球蛋白(M蛋白)血症

主要见于浆细胞恶性病变,包括多发性骨髓瘤、巨球蛋白血症等。

二、IgD

(一)概述

IgD以单体形式存在于血清中,分子量175 000,血清中含量为0.04~0.40 g/L,仅占血清总Ig的1%,易被酶解,半衰期2.8天,是成熟B细胞的重要表面标志。当B细胞表达膜表面IgD(SmIgD)时,受抗原刺激可被激活,故认为SmIgD为B细胞激活受体。IgD分子结构类似于IgG,但不能通过胎盘,也不能激活补体。循环中IgD无抗感染作用,功能尚不清楚,但可能与防止免疫耐受及某些超敏反应有关。

(二)检测方法

血清中IgD含量很低,10%~50%正常人血清中的IgD用免疫比浊法不能测出,可用ELISA双抗体夹心法测定。方法原理是:用抗人IgD多克隆或单克隆抗体包被聚苯乙烯反应板微孔,再加入待检血清和酶标记抗人IgD抗体,在固相上形成抗体-抗原(IgD)-酶标记抗体复合物,洗去未反应物质,加入酶底物/色原溶液,出现呈色反应,呈色强度反映待测血清中IgD水平。

(三)临床意义

正常人血清IgD含量波动范围很广,个体差异大,从0.003~0.400 g/L。

IgD增高见于IgD型多发性骨髓瘤。流行性出血热、过敏性哮喘、特应性皮炎患者可见IgD升高。怀孕末期,吸烟者中IgD也可出现生理性升高。

三、IgE(总IgE、特异IgE)

(一)概述

IgE又称为反应素或亲细胞抗体,分子量190 000,单体,是种系进化过程中最晚出现的Ig,正常人血清中含量很低,且个体差异较大,0.03~2.00 mg/L,仅占血清总Ig的0.002%。半衰期2.5天。对热敏感,56 ℃条件下30分钟可丧失活性。IgE主要由呼吸道、消化道黏膜固有层中的浆细胞合成,故血清IgE浓度并不能完全反映体内IgE水平。IgE对肥大细胞及嗜碱性粒细胞具有高度亲和性,可与细胞表面的高亲和性受体FcεRI结合,当变应原再次进入机体时,与致敏的肥大细胞、嗜碱性粒细胞上的IgE结合,引发细胞脱颗粒,释放生物活性物质,导致发生Ⅰ型变态反应(哮喘、花粉症、变性性皮炎等)。此外,IgE还有抗寄生虫感染的作用。

(二)检测方法

IgE测定包括血清中总IgE及特异性IgE测定。可采用ELISA法、速率散射比浊法、放射免疫分析(RIA)、化学发光或电化学发光等方法。特异性IgE测定时,检测系统中需引入特异性变应原,可采用荧光免疫法、免疫印迹法等。

(三)临床意义

正常人血清 IgE 参考值<150 IU/mL(ELISA 法或速率散射比浊法)。

IgE 升高常见于变态反应性疾病(如过敏性鼻炎、外源性哮喘、花粉症、变应性皮炎、慢性荨麻疹)、寄生虫感染、IgE 型多发性骨髓瘤及 AIDS、非霍奇金淋巴瘤、高 IgE 综合征(Job 综合征)患者。特异性 IgE 升高表明个体对该特异性 IgE 针对的变应原过敏。

四、游离轻链

(一)概述

免疫球蛋白(Ig)轻链分为 κ(Kappa)、λ(lambda)2 种型别。κ 只有 1 型,λ 则有 λ_1、λ_2、λ_3、λ_4 4 个亚型。每个 Ig 分子上只有一个型别的轻链,而不可能是 κλ 或 $\lambda_x\lambda_y$。人类 κ 与 λ 的比例为 6∶4。轻链是能自由通过肾小球基底膜的小分子蛋白,在肾小管被重吸收,回到血液循环中。因此正常人尿中只有少量轻链存在。当代谢失调和多发性骨髓瘤时,血中出现大量游离轻链(free light chains,FLC),并由尿中排出,即 Bence Jones protein(BJPM)。

(二)检测方法

测定血清游离轻链采用免疫比浊法,最常用速率散射比浊法。

(三)临床意义

血清轻链参考值 κ 型游离轻链 3~19 mg/L;λ 型游离轻链 6~26 mg/L。κ/λ 为0.26~1.65。

测定轻链有助于单克隆轻链病、AL-淀粉样变的早期诊断,也可用于化疗或自身外周血干细胞移植后是否复发的监测。

五、M 蛋白

(一)概述

M 蛋白是单克隆 B 淋巴细胞或浆细胞恶性增殖而大量产生的,在类别、亚类、型、亚型、基因型和独特型方面相同的均一免疫球蛋白。这种均一的蛋白质的氨基酸顺序、空间构象、电泳特性均相同。由于这种蛋白产生于单一的细胞克隆,多出现于多发性骨髓瘤、巨球蛋白血症或恶性淋巴瘤患者的血或尿中,故称为“M 蛋白”。

M 蛋白血症大致可分为恶性的与意义不明的两类。恶性 M 蛋白血症见于:多发性骨髓瘤(包括轻链病)、重链病、半分子病和不完全骨髓瘤蛋白病(C 端缺陷)。意义不明的 M 蛋白血症(monoclonal gammopathy of undetermined significance,MGUS)有两种,一种是与其他恶性肿瘤(如恶性淋巴瘤)伴发者,另一种即所谓良性 M 蛋白血症。

(二)检测方法

免疫学检查和鉴定方法对 M 蛋白血症的诊断起重要作用,通常需先定量检测血清总蛋白,约 90%的患者血清总蛋白含量升高(70%的患者>100 g/L),约 10%的患者正常甚至偏低(如轻链病)。对异常免疫球蛋白的常用检测方法如下。

1.区带电泳

原理是利用多孔载体将血清蛋白质各种成分分离于不同区带。常用载体有聚丙烯酰胺凝胶电泳(PAGE)、琼脂糖凝胶电泳等。免疫球蛋白(Ig)增殖可见单克隆和多克隆增殖带,后者是宽而浓的区带,扫描后峰形呈钝圆,高/宽<1.0,而 M 蛋白带(单克隆带)是窄而浓的区带,高而尖

的峰形，高/宽＞1.0。M 蛋白带通常出现在 γ 区，也可出现在 β 区或 β 与 γ 区之间，少数患者也可在 α_2 区出现（μ 链、α 链、IgA 半分子等）。

2.Ig 定量

检测方法参见免疫球蛋白定量测定。一般 M 蛋白所属 Ig 含量均显著增高，其他类 Ig 降低或显著降低。

3.免疫电泳

免疫电泳是一种用于诊断 Ig 异常的常规方法。原理是电泳时血清中各种蛋白质组分由于静电荷的不同，移动速度不同，被分离于不同的区带。停止电泳后，在电泳平行位置挖槽，加入抗血清扩散，抗原抗体反应后即可在相应位置上形成肉眼可见的沉淀弧。M 蛋白的特点是与相应的抗重链血清、抗轻链血清形成迁移范围十分局限的浓密的沉淀弧。

4.免疫固定电泳

待测血清或尿在载体上电泳后，使不同的蛋白质形成电泳位置不同的区带，将特异性抗重链或抗轻链血清加于载体上，抗血清即可与相应的蛋白区带结合（如抗 Kappa 链抗血清与 Kappa 轻链区带结合），形成抗原抗体复合物，使抗原在电泳位置上被免疫固定，洗涤时不被洗脱，而无关蛋白区带则被洗脱。再用酶标记抗人 Ig 与之反应并随后浸入酶底物/色原溶液中时，被测蛋白区带可呈色。

此法的主要用途为鉴定迁移率近似的蛋白质组分，如各种 M 蛋白；鉴定 Ig 的轻链；鉴定血液和体液中的微量蛋白。

5.本周蛋白（Bence Jones protein，BJP）检测

本周蛋白是首次由 Henry Bence Jones 于 1846 年发现的一种异常尿蛋白，特点是在酸性条件下，将尿加热到 60 ℃即见蛋白沉淀，在加热到 100 ℃时沉淀溶解，尿又呈现透明。Edelman 证实其本质即 Ig 的轻链（主要以轻链的二聚体形式存在）。检测本周蛋白的定性方法有热沉淀反应法（Putnam 试验）、对甲苯磺酸法（Cohen 法）和免疫固定电泳。定量方法可用速率散射比浊法和 ELISA 法。

（三）临床意义

1.恶性 M 蛋白血症

（1）多发性骨髓瘤（MM）：占 M 蛋白血症的 35%～65%，其中 IgG 类占 50%左右，IgA 类占 25%左右，轻链病占 10%～20%，IgD 类占 0.7%～5.7%（平均为 1.6%），IgE 类罕见。

（2）Waldenstrom 巨球蛋白血症：占 M 蛋白血症的 9%～14%，以分泌 IgM 蛋白的淋巴样浆细胞恶性增生为特征。

（3）重链病：是一类淋巴细胞和浆细胞的恶性肿瘤或为淋巴样浆细胞的恶性肿瘤，不同于多发性骨髓瘤，也有异于淋巴细胞瘤，而是一种原因不明、合成免疫球蛋白障碍或重链的部分缺失，也可能组装障碍，细胞内只合成不完整片段的一种特种类型。M 蛋白为免疫球蛋白的 Fc 段，已发现 α、γ、μ 和 δ 重链病。

（4）轻链病：相对少见，与多数 M 蛋白血症发病年龄不同的是此病多见于青壮年。血中各免疫球蛋白含量均见减低或正常。血清和尿液均可在 β 区（多在 β_2 区）出现 M 成分。半数以上患者有严重蛋白尿，每天＞2.0 g，BJP 阳性，多数 0.2 g/d，且属于 κ 或 λ 某一型。

（5）半分子病：M 蛋白由 Ig 的一条重链和一条轻链构成。现已发现 IgA 类与 IG 类半分子病。此病临床表现和多发性骨髓瘤相同，唯一不同的是尿中出现的 M 蛋白皆为小分子。

(6)7SIgM 病(Solomen-Kunkel 病):M 蛋白为 IgM 单体。

(7)双 M 蛋白血症:约占 M 蛋白血症的 1%,其特征为电泳时,在 $\gamma \sim \alpha_2$ 范围内出现 2 条浓密区带。当用光密度计扫描时可呈现 2 个典型的基底窄、峰形尖锐的蛋白峰。以多发性骨髓瘤和巨球蛋白血症最为多见,也见于粒细胞性白血病、肝病和其他恶性肿瘤。

2.良性 M 蛋白血症

良性 M 蛋白血症是指有些患者或正常人,在血清中出现一个或几个高浓度的 M 蛋白,但无临床上的相应表现,长期随访也无多发性骨髓瘤或巨球蛋白血症的证据。发生率与年龄有明显关系,多见于老年人。有人指出,20 岁以上的健康供血员检出 M 蛋白者占 0.1%~0.3%;70 岁以上健康人升至 3%;95 岁以上健康人则接近 20%。良性 M 蛋白血症与多发性骨髓瘤的早期很难区别,但骨X线检查一般无溶骨性改变;骨髓穿刺检查,浆细胞或淋巴样细胞一般<5%(多发性骨髓瘤常>20%)。良性 M 蛋白血症中一部分人在若干年后可表现出典型的恶性 M 蛋白血症的特征。因此,对于有良性 M 蛋白血症的人来说,最重要的是长期随访。

(黄启振)

第三节 补体检测

一、概述

补体是存在于人和脊椎动物体液中的一组具有酶原活性的糖蛋白。补体系统由 30 多种蛋白和细胞受体组成。世界卫生组织委员会于 1968 年和 1981 年先后对补体各成分的命名作出了统一的规定。即以 C 代表补体;Cn 代表某种单个成分,如 C1~C9;Cn 为活化的补体成分,有酶活性或其他生物学活性;Cn 后加小写的英文字母(a、b、c、d)表示补体活化过程中形成的新生片段,如 C3a、C3b 等;Cni 则表示未活化的补体成分。补体旁路活化途径除 C3 外的各成分,均用大写英文字母,如 B 因子、D 因子等表示。这些蛋白活化后形成的片段、则以小写字母表示。一般较小的片段用"a",较大的用"b",如 Ba,Bb。活性丧失,但其肽链结构未发生变化的成分,则在该成分后加"i",如 Bbi。某种成分因肽链被水解而丧失活性,但未产生新的片段,则在前冠以"i",如 iC3b。对于补体受体,则以其结合对象来命名,如 C1rR、C5aR 等,对 C3 片段的受体则用 CR 1~5 表示。

补体的大多数成分由肝脏实质细胞和单核、巨噬细胞合成,内皮细胞、肠道上皮细胞及肾小球细胞等也可少量合成。人血清中的补体总含量约占血清总蛋白的 5%~6%,个体血清补体水平一般不因免疫而有较大波动,只是在某些疾病状态下才有变化。

不同成分的补体分子量差别较大,电泳迁移率也不同,多数分布于 β 区,少部分位于 α 区和 γ 区。补体多种成分均不耐热,0~10 ℃中活性仅可保存 3~4 天,51 ℃持续 35 分钟,55 ℃持续 12 分钟,61 ℃持续 2 分钟可被灭活。强烈振荡、酸、碱、醇、醚、氯仿、胆盐、紫外线或 α 粒子照射等因素均可使补体失活。体外实验时常用动物血清作为补体的来源,豚鼠血清中补体各成分含量最为丰富,溶血能力最强,又易获得,因此,最常用于溶血性实验。

补体系统主要通过三类功能成分表达生物学活性和自我调控反应,即参与补体级联反应的各种固有成分、补体调控分子及补体受体等。生理情况下，循环中的补体成分均以非活化的酶前体形式存在，在受到相应激活物质刺激后，补体系统可通过传统途径、旁路途径和凝集素途径活化，在活化的级联反应中发挥各种生物学效应。补体的主要作用方式有以下几种：①溶解靶细胞，包括血细胞、肿瘤细胞、细菌和包膜病毒等；②介导调理吞噬，补体裂解片段被覆于细胞或外来颗粒性抗原上，与吞噬细胞表面的相应受体结合，促进吞噬作用；③调节炎症和免疫反应，如趋化炎性细胞、免疫黏附等作用；④有利于调节细胞的生物学活性，补体结合至细胞可引起细胞活化乃至分化，结合抗原则有利于其与细胞上的相应抗原受体结合，呈递抗原。补体的这些作用在体内具有两面性，既参与免疫防御、免疫调控等正常免疫反应，也参与对组织的免疫病理损伤。补体成分如 C2、C4、C3、C6、Bf 等存在着高度的遗传多态性，且几乎所有的补体蛋白都可能发生遗传缺陷。因此检测体内补体成分的活性及含量，了解补体系统的变化状况，有助于对临床多种疾病的诊断、鉴别、治疗及发病机制的研究。

二、检测方法

检测补体的方法主要包括对补体活性的测定和补体成分的测定。活性测定可反映补体功能，通常用 50％溶血法测定血清中补体通过经典途径活化和旁路激活途径活化的程度。补体各成分的定量测定多用免疫化学法，如比浊法、琼脂单向扩散试验、火箭电泳法或交叉免疫电泳法等。也可用化学发光法或间接免疫荧光法和流式细胞仪检测 C1 酯酶抑制物活性（C1-INH）或细胞膜补体受体等。

（一）补体经典活化途径

1.总补体溶血活性（CH_{50}）测定

（1）原理：特异性抗体致敏绵羊红细胞（SRBC）形成的复合物，能激活血清中的补体 C1，引起补体成分的级联反应，使 SRBC 发生溶血，根据溶血程度可判定补体总活性。当红细胞和溶血素量一定时，在限定的反应时间内，溶血程度与补体量及活性呈正相关，但非直线关系而是 S 形曲线关系，在接近 50％溶血（CH_{50}）时，二者之间近似直线关系，故以 50％溶血作为最敏感的判定终点，称为 50％溶血试验，即 CH_{50}。以引起 50％溶血所需的最小补体量为一个 CH_{50} U，可计算出待测血清中总的补体溶血活性。此法检测的溶血率与补体多个成分的含量和功能有关，C1～C8（此试验中，溶解绵羊红细胞不需要 C9 参与）任何一个成分缺陷均可使 CH_{50} 降低。但单个补体成分的含量波动可能对试验结果影响不明显。

（2）方法：将新鲜待测血清作系列不同浓度稀释后，各管定量加最适浓度溶血素致敏的绵羊红细胞悬液，温育后，用光电比色计测定各管的吸光度（A）值，以代表溶血时所释放的血红蛋白量（$A_{541\ nm}$），取与 50％溶血的标准管相近的二管读取 A 值，以最接近 50％溶血标准管的一管，计算 50％溶血的总补体活性值。

补体的 CH_{50} 正常参考值应根据各实验室应用的方法检测一定数量健康人后确定。一般正常人为（170±70）U/mL。

2.微量 CH_{50} 测定

（1）原理：与上述试管法同，操作较简便快速。

（2）方法：在微量血凝反应板上操作，将待测血清连续双倍稀释后加入致敏 SRBC，与对照孔红细胞沉积圆点比较，以引起致敏 SRBC 发生 50％溶血孔（此时检测孔红细胞沉积圆点与对照孔大小相同）作为终点，依此判定待测血清中补体效价。

(3)正常参考值:1∶32～1∶4。

3.临床意义

CH_{50}异常可见于临床多种疾病。通常以活性下降临床意义较大。CH_{50}降低且伴补体C4含量下降、C3水平正常或下降时,多反映补体以传统途径活化异常为主的疾病,如SLE、血清病、遗传性血管神经性水肿、弥散性血管内凝血、获得性C1-INH缺陷、急性病毒性肝炎早期、冷球蛋白血症、皮肤血管炎、疟疾、登革热、自身免疫性溶血性贫血等。若CH_{50}降低,C3也降低,C4正常,则该疾病的补体活化以旁路途径为主,如膜增殖性肾小球肾炎、急性肾小球肾炎、内毒素性休克等。CH_{50}增高常见于风湿热、Reiter综合征、银屑病关节炎、皮肌炎、结节性动脉周围炎、全身性硬化症(PSS)、白塞病、结节病、盘状红斑狼疮及急、慢性感染等。

(二)补体旁路途径溶血活性的测定($AP\text{-}H_{50}$)

1.原理

利用未致敏的家兔红细胞(RE)具有激活B因子,引起补体旁路途径(AP)活化的特点。试验先用乙二醇双(α-氨基乙基)醚四乙酸(ethylene glycol bis-amino tetracetate,EGTA)螯合待检样本中的Ca^{2+},封闭C1的作用,避免补体经传统途径活化。RE激活B因子引起AP活化,导致兔红细胞损伤而发生溶血。此试验是反映参与补体旁路途径活化的成分,即补体C3、D因子、B因子、P因子及C5～C9活性的一项较简便的方法。

2.方法

与CH_{50}方法类似。结果以引起50%溶血所需的最小补体量为一个$AP\text{-}H_{50}$ U,可计算出待测血清中补体旁路途径溶血活性。

正常参考值为(22±3.0)U/mL。

3.临床意义

$AP\text{-}H_{50}$测定对非特异性感染的免疫功能及自身免疫性病理损伤的观察与分析具有重要意义。某些类型的慢性肾炎、肾病综合征、肿瘤、感染、某些自身免疫性疾病等时$AP\text{-}H_{50}$活性可显著增高,而肝硬化、慢性活动性肝炎、急性肾炎则明显降低。

(三)单个补体成分测定

人类补体系统中补体蛋白的遗传缺陷或获得性缺陷,与临床多种疾病密切相关。根据检测方法和临床应用,世界卫生组织(WHO)和国际免疫学会报告,30多种补体成分中通常需检测的主要是C3、C4、C1q、B因子和C1酯酶抑制物等成分。

1.补体C3测定

(1)概述 C3是一种β_1球蛋白,沉降系数9.5S,相对分子质量为180 000,含糖量约占2.2%,是补体系统中血清含量最丰富的成分,在补体活化的传统途径、旁路途径和凝集素途径中均起关键作用。C3主要由肝实质细胞合成并分泌,少量由巨噬细胞和单核细胞合成。完整的C3分子不具有生物学活性,由α和β两条多肽链构成。α链含998个氨基酸残基,分子量110 000;β链含669个氨基酸残基,分子量70 000。两条链由多个二硫键连接,呈平行排列。

C3可被不同的补体活化途径形成的C3转化酶作用而活化。传统途径(CP)的C3转化酶是由抗原抗体复合物激活的,作用于C4、C2形成。旁路途径(AP)的C3转化酶有两种,起初由激活物结合C3b(C3生理性少量自发裂解或在传统途径中裂解产生的C3b)开始,当C3b与B因子(Bf)结合并被活化的D因子(Df)分解Bf成Bb、Ba时,由此形成初期的C3转化酶C3bBb。这种转化酶不稳定,当与P因子结合后,可形成较稳定的具有正反馈环扩大作用的C3转化酶,这种转化酶能裂解 C3 产生更多的 C3b。凝集素途径中(LP,参见甘露糖结合凝集素),甘露糖结合凝集素(MBL)活化 C3 与 MBL 相关丝氨酸蛋白酶(MASPs)1、2 和 3 组成的功能性复合物作用有关。MASP2 具有补体经典途径的 C1 酯酶活性,对裂解 C4 起作用。甘露糖配体-MBLMASP-2 构成的复合物(无须 MASP-1)能活化 C_4、C_2,形成 C3 转化酶;而有 MASP-1 连接的复合物,则可直接裂解 C3,产生 C3b 片段激活补体替代途径。C3 经活化后,多种功能即由各种裂解的片段表现出来。

(2)方法:测定 C3 含量的常用方法主要有单向免疫扩散法和免疫比浊法,也可用 ELISA 法。免疫比浊法又分散射比浊法和透射比浊法两类,两类中又都分终点法和速率法 2 种。人血清中 C3 正常参考值为(1.14±0.54)g/L。

2.补体 C4 测定

(1)概述:C4 是参与补体传统途径活化的成分,相对分子质量为 200 000。C4 分子由三条肽链以二硫键相连,分子质量分别为 93 000(α 链),78 000(β 链)和 33 000(γ 链)。C4 合成于肝细胞和巨噬细胞中,先呈单链结构合成,后经两次细胞内蛋白酶解形成含三个亚基的分泌型 C4(C4S),分泌于细胞外,经再一次酶解后成为血浆型 C4(C4P)。C4S 和 C4P 溶血活性相等,易被调节酶 C4 结合蛋白(C4bp)和因子Ⅰ,即 C3b 灭活剂 C3b(INA)降解。传统途径活化时,C4 被 C1s 在 α 链处裂解出一小片段 C4a 和较大片段 C4b(含β 链、γ 链和大部分 α 链)。C4a 为一弱过敏毒素,对 pH、热、高浓度盐有较大耐受性。C4b 的大部分以无活性形式游离于液相中,小部分亚稳肽 C4b 则以共价键与靶细胞膜受体结合,并与活化的 C2a 结合形成 C3 转化酶,继续补体的级联反应。C4 在激活补体,促进吞噬,防止免疫复合物沉淀和中和病毒等方面发挥作用。

(2)方法:测定 C4 含量的方法同 C3 含量的测定。人血清中 C4 正常参考值为(0.4±0.2)g/L。

3.C1q 测定

(1)概述:C1q 是补体 C1 的组成成分,电泳位置在 γ 区带。循环中的 C1 为大分子蛋白复合体,由5 个亚单位组成,即 1 个 C1q,2 个 C1r 和 2 个 C1s。其中 C1q 起识别作用,C1r 和 C1s 具备催化功能。

C1q 相对分子质量为 410 000,有 18 条多肽链通过二硫键相连接。每 3 条多肽链为一个亚单位,构成螺旋状,形成似 6 个球形体组成的花冠样结构。C1q 的头部能够直接结合 Ig 的Fc 段,与 IgG 和 IgM 的结合分别在 CH2 和 CH3 区。C1q 启动补体系统活化时必须结合两个以上的 Fc,因此,不同类 Ig 抗体导致的补体活化程度有所差别。IgM 类抗体同时有 5 个 Fc 段可供 C1q 结合,一个与抗原结合的 IgM 分子即可启动补体的传统活化途径。而 IgG 类抗体浓度需达到 10^2～10^3,才能引起 C1q 作用。

(2)方法:测定 C1q 含量,可用单向免疫扩散法、免疫比浊法和 ELISA 法等。人血清中 C1q 含量 5 岁前随年龄递增,5 岁后达成人水平,约为 0.15 g/L。

4.B 因子测定

(1)概述:B 因子是参与补体旁路途径活化的主要成分,是一种不耐热的 β 球蛋白、50 ℃持续 30 分钟即可失活。在旁路活化途径中,B 因子被 D 因子裂解成 2 个相对分子质量为 60 000 和 33 000 的 Bb 和 Ba 片段,Bb 与 C3b 结合构成旁路途径的 C3 转化酶和 C5 转化酶。Ba 可抑制 B 细胞增殖。

(2)方法:检测 B 因子的含量可采用单向免疫扩散法、免疫比浊法、火箭免疫电泳法等方法。正常人血清中 B 因子含量参考值为 0.20 g/L。

5.补体成分测定的临床意义

补体成分异常分先天性和获得性两类。

(1)补体遗传缺陷:大多数补体成分均可能发生遗传缺陷。C1-INH 缺陷可导致遗传性血管神经性水肿。C1～C9 及其他成分的缺陷与自身免疫性疾病及反复感染等疾病有关。

(2)获得性补体异常:①高补体血症,多数补体成分尤其是 C3、C4、B 因子和 C_1-INH 等在机体急性期反应时可增高。急性炎症、组织损伤如风湿热急性期、结节性动脉周围炎、皮肌炎、心肌梗死、伤寒、痛风、Reiter 综合征和各种类型的多关节炎,非感染性慢性炎症状态如类风湿关节炎、妊娠时,补体成分含量可高于正常时的 2～3 倍。②低补体血症,免疫复合物导致的补体消耗增多,系统性红斑狼疮(SLE)、药物性红斑狼疮(LE)、肾脏疾病如Ⅰ型、Ⅱ型膜增殖性肾小球肾炎(MPGN)、感染后肾小球肾炎(GN)、慢性活动性肾小球肾炎、荨麻疹性脉管炎综合征(HUVS)、类风湿关节炎、冷球蛋白血症、遗传性免疫球蛋白缺乏、Graves 病(突眼性甲状腺肿)、甲状腺炎、肝脏疾病、回-空肠吻合、恶性肿瘤化疗、AIDS、多发性骨髓瘤等。应注意有些免疫复合物引起的肾病很少甚至没有补体下降,如 Schönlein-Henoch 紫癜中的肾小球病、IgA 肾小球病、C1q 肾小球病、膜性肾病(原发性、药物性或恶性肿瘤引起)及 Goodpasture 综合征。合成不足,急、慢性肝炎,肝硬化或肝癌,严重营养不良等。大出血、大面积烧伤及肾病综合征等。

(李孟娟)

第十六章
超敏反应性疾病与免疫检验

第一节　Ⅰ型超敏反应性疾病与免疫学检验

Ⅰ型超敏反应由IgE类抗体介导，肥大细胞和嗜碱性粒细胞释放的活性介质引起生理功能紊乱或组织损伤。Ⅰ型超敏反应发生速度快，一般在再次接触抗原后数分钟内出现反应，故又称为速发型超敏反应。

Ⅰ型超敏反应又称为变态反应或变态反应，其所致疾病称为特应症。人群中有些个体对变应原具有产生高水平IgE类抗体的遗传倾向，称为特应性个体。

一、Ⅰ型超敏反应的发生机制

（一）抗原

能引起Ⅰ型超敏反应的抗原性物质称为变应原。变应原的种类繁多，可通过不同途径进入机体。通过呼吸道吸入的变应原有花粉、动物皮屑或羽毛、真菌孢子和菌丝、尘螨等，其中豚草为强变应原，主要见于欧美国家，我国以松属花粉较常见；通过消化道摄入的变应原为牛奶、鸡蛋、鱼、虾、蟹、果仁、食品添加剂等；某些药物或化学物质，如青霉素、阿司匹林和有机碘等通过肌肉或静脉进入机体；昆虫毒液通过皮肤或血液进入机体。

（二）抗体

引起Ⅰ型超敏反应的抗体主要是IgE类抗体，扁桃体、支气管和胃肠黏膜等固有层浆细胞产生，超敏反应的部位。也称变应素。IgE主要由鼻咽、这些部位也是变应原易于侵入并引发Ⅰ型IgE的产生和调节是产生Ⅰ型超敏反应的关键因素。正常人血清IgE含量很低，特应性个体血清IgE含量明显增高；Th细胞分泌的IL-4、IL-5、IL-13能促进IgE合成，而IFN-γ能抑制IgE合成。

IgE具有亲细胞特性，能与肥大细胞、嗜碱性粒细胞表面的IgE高亲和力受体（FcεR Ⅰ）结合，使机体处于致敏状态。

（三）参与Ⅰ型超敏反应的细胞

参与Ⅰ型超敏反应的细胞主要有肥大细胞、嗜碱性粒细胞和嗜酸性粒细胞等。

1.肥大细胞和嗜碱性粒细胞

肥大细胞和嗜碱性粒细胞均源于髓样干细胞,肥大细胞主要分布于皮肤、黏膜下层结缔组织中的微血管周围。嗜碱性粒细胞主要分布于血液中,在细胞因子和其他炎性介质的作用下,可迁移至变态反应部位发挥作用。肥大细胞和嗜碱性粒细胞形态类似,胞质内含有相似的嗜碱颗粒,当被变应原激活后释放的生物活性介质也大致相同。

肥大细胞和嗜碱性粒细胞表面均具有高亲和性的 FcεR Ⅰ,故可与 IgE 的 Fc 段结合。FcεR 由一条α 链、一条 β 链和两条 γ 链组成。其中,α 链与 IgE 结合,β 链和 γ 链胞浆内 C 端含有免疫受体酪氨酸活化基序(ITAM),可介导信号转导(图 16-1)。

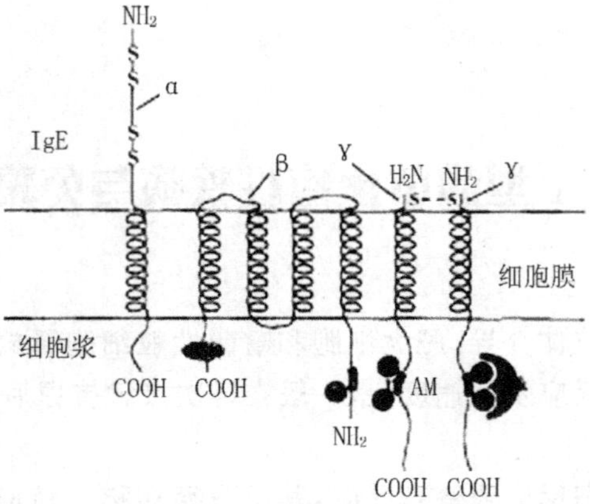

图 16-1 高亲和性 FcεR Ⅰ结构示意图

2.嗜酸性粒细胞

嗜酸性粒细胞主要分布于呼吸道、消化道和泌尿生殖道黏膜组织中,血液循环中仅有少量存在。在静息状态下,嗜酸性粒细胞不表达 FcεR Ⅰ,具有较高的脱颗粒阈值。在肥大细胞释放的 IL-3、IL-5、GM-CSF 等细胞因子作用下,嗜酸性粒细胞可被招募至炎症局部并被活化,上调 FcεR Ⅰ的表达,导致细胞脱颗粒,释放生物活性介质。

嗜酸性粒细胞具有双重生物学效应:①嗜酸性粒细胞可合成和释放多种炎症介质和毒性蛋白如白三烯(leukotrienes,LTs)、血小板活化因子(platelet activating factor,PAF)、嗜酸性粒细胞阳离子蛋白(eosinophil cationic protein,ECP)、嗜酸性粒细胞过氧化物酶(eosinophil peroxidase,EPO)、主要碱性蛋白(major basic protein,MBP)和神经毒素等,参与Ⅰ型超敏反应的迟发相反应。②嗜酸性粒细胞通过直接吞噬肥大细胞释放的颗粒,或通过释放组胺酶、芳基硫酸酯酶、磷脂酶 D 分别灭活组胺、白三烯和血小板活化因子(PAF),在Ⅰ型超敏反应中发挥负反馈调节作用。

(四)参与Ⅰ型超敏反应的介质

参与Ⅰ型超敏反应的介质主要包括肥大细胞和嗜碱性粒细胞的颗粒内预存的介质及受刺激后新合成的介质。

1.颗粒内预存的介质

(1)组胺:组胺释放速度快,在数分钟内发挥作用,维持时间短,是引起Ⅰ型超敏反应速发相反应的主要介质。其主要作用是使血管扩张和通透性增加;刺激支气管、胃肠道平滑肌收缩;促进黏膜腺体分泌;刺激皮肤中感觉神经末梢,引起瘙痒。

(2)激肽原酶:激肽原酶作用于激肽原使之生成激肽。其中缓激肽的主要作用是使血管扩张和通透性增加;刺激平滑肌收缩,使支气管痉挛;刺激痛觉神经纤维,引起疼痛。

(3)嗜酸性粒细胞趋化因子(eosinophil chemotactic factor,ECF)和中性粒细胞趋化因子(neutrophil chemotactic factor,NCF):分别使嗜酸性粒细胞、中性粒细胞趋化至炎症部位。

2.新合成的介质

新合成的介质主要是细胞膜磷脂代谢产物。

(1)白三烯(LTs):是花生四烯酸经脂氧合酶途径形成的介质,包括LTC4、LTD4、LTB4。白三烯释放和发挥作用较缓慢,效应持续久,是引起Ⅰ型超敏反应迟发相反应的主要介质。其主要作用是使支气管平滑肌强烈而持久地收缩;使毛细血管扩张和通透性增加;促进黏膜腺体分泌。

(2)前列腺素D_2(prostaglandin D_2,PGD_2):是花生四烯酸经环氧合酶途径形成的介质,其主要作用是刺激支气管平滑肌收缩;使血管扩张和通透性增加。

(3)血小板活化因子(PAF):是羟基化磷脂在磷脂酶A_2(phospholipase A_2,PLA_2)和乙酰转移酶作用下形成的产物,主要参与Ⅰ型超敏反应迟发相反应。其主要作用是凝聚和活化血小板,使之释放组胺、5-羟色胺等血管活性物质,引起血管扩张和通透性增加。

(4)细胞因子:肥大细胞、嗜碱性粒细胞可分泌TNF-α、IL-1、IL-4、IL-5、IL-6、CSF等细胞因子,既可直接参与炎症反应,也能招募中性粒细胞、嗜酸性粒细胞等炎症细胞至炎症局部,在迟发相反应中起重要作用。

(五)Ⅰ型超敏反应的发生过程

Ⅰ型超敏反应的发生可分为两个阶段,即致敏阶段和效应阶段。

1.致敏阶段

抗原初次进入机体,诱发能合成IgE的B细胞产生IgE类抗体。IgE的Fc段与肥大细胞、嗜碱性粒细胞膜表面的FcεRⅠ结合,使机体处于致敏状态。

2.效应阶段

相同抗原再次进入机体时,与肥大细胞、嗜碱性粒细胞膜表面的IgE Fab段结合,使FcεRⅠ交联。所产生的信号通过FcεRⅠγ链转导,激活信号转导级联反应,使肥大细胞、嗜碱性粒细胞活化。活化的细胞脱颗粒及合成新的活性介质。颗粒中生物活性介质和新合成的活性及至作用于相应的效应器官,引起效应器官病理改变。

(1)肥大细胞(嗜碱性粒细胞)的活化:肥大细胞、嗜碱性粒细胞脱颗粒和合成释放活性介质的机制主要有以下几种。①FcεRⅠ交联聚集:通过其胞浆内γ链ITAM的磷酸化作用,使胞内蛋白酪氨酸激酶(protein tyrosine kinase,FTK)活化,活化的PTK激活磷脂酰肌醇特异性磷脂酶Cγ(phospholipase Cγ,PLCγ),PLCγ催化磷脂酰肌醇二磷酸(phosphatidylinositol 4,5-bisphosphate,PIP_2)水解产生三磷酸肌醇1,4,5-trisphosphate,IP_3)和甘油二酯(diacylglycerol,DAG)。IP3可激发胞内钙库(内质网)开放,使胞浆内Ca^{2+}浓度升高;DAG和Ca^{2+}协同作用使蛋白激酶C(protein kinase C,PKC)活化。活化的PKC使胞浆肌球蛋白磷酸化,颗粒与胞膜融合,从而导致脱颗粒,释放组胺等预存介质。②FcεRⅠ交联聚集:使丝裂原激活的蛋白激酶活化,活化的MAP激酶与Ca^{2+}协同作用使磷脂酶A_2(PLA_2)活化。活化的PLA_2使膜磷脂酰胆碱(phosphatidylcholine,PC)分解产生花生四烯酸,进而通过环氧合酶、脂氧合酶途径合成前列腺素D_2(PGD_2)和LTs;活化的PLA_2使羟基化磷脂分解生成LYSO-PAF,后者经乙酰转移酶作用生成 PAF。③FcεRⅠ交联聚集，使 MAP 激酶活化。活化的 MAP 激酶使 NFAT、NF-KB、AP-1 活化，这些转录因子刺激 IL-4、IL-5、IL-6、TNF 等细胞因子的转录，合成细胞因子。

(2)生物活性介质对效应器官的作用：肥大细胞和嗜碱性粒细胞的生物学效应基本相同，按发生的时间顺序分为速发相和迟发相反应。速发相反应在接触变应原后几秒钟至几分钟内发生。机体接触变应原后立即产生的症状由速发相反应引起。该种反应最早由组胺介导，5～30 分钟后 LTs 和 PGD_2 介入，其主要特点是毛细血管扩张和通透性增强、平滑肌收缩、腺体分泌增加等，一般不引起明显的组织损伤。迟发相反应在接触变应原 4～6 小时后发生，可持续 1～2 天。机体接触变应原后几小时产生的症状由迟发相反应引起。该种反应主要由 Th_2 型细胞因子、趋化性细胞因子、脂类介质引起。其特点是嗜酸性粒细胞和中性粒细胞浸润。嗜酸性粒细胞脱颗粒并合成释放炎症介质和毒性蛋白如 LTs、ECP、MBP、神经毒素等，中性粒细胞产生 LTs、PAF 和溶酶体酶，引起炎症反应和组织损伤。

二、常见的Ⅰ型超敏反应性疾病

变应原进入机体的途径不同，可与 IgE 类抗体在不同部位结合和释放介质，在临床上表现出不同的症状。可表现为全身性超敏反应及局部超敏反应性疾病，多表现为生理功能的紊乱，可以没有严重的组织细胞损伤。

(一)过敏性休克

过敏性休克是对变应原的急性、全身性变态反应，是一种最严重的Ⅰ型超敏反应性疾病。其发病机制是大量变应原通过血液进入机体，使全身结缔组织中的肥大细胞和血液中的嗜碱性粒细胞同时释放大量组胺，瞬间发生全身小血管扩张和通透性增强，血浆渗出。因有效血容量急剧下降而导致血压下降，造成休克。同时伴有皮肤红斑、呕吐、腹绞痛、腹泻和呼吸困难。支气管缩窄引起呼吸困难，喉头水肿造成窒息。如果不及时治疗，可导致患者迅速死亡。

1.药物过敏性休克

药物过敏性休克以青霉素过敏性休克最常见，头孢菌素、链霉素、普鲁卡因等也可引起过敏性休克。其发病机制是青霉素的分子量较小，通常无免疫原性，但其降解产物青霉噻唑醛酸或青霉烯酸与体内组织蛋白结合后，可刺激机体产生特异性 IgE 类抗体，使肥大细胞、嗜碱性粒细胞致敏。当青霉素再次进入机体时，就可与肥大细胞、嗜碱性粒细胞表面的特异性 IgE 结合，导致过敏性休克。

临床发现少数人初次注射青霉素也可发生过敏性休克，这可能与患者曾经接触过青霉素样物质有关，如曾经使用过青霉素污染的注射器或其他器材、曾经吸入过空气中的青霉素降解产物或青霉菌孢子等。

2.血清过敏性休克

临床上应用动物免疫血清如破伤风抗毒素、白喉抗毒素进行治疗或紧急预防时，有些患者因曾经注射过同种动物的血清制剂而发生过敏性休克。

(二)呼吸道变态反应

吸入花粉、尘螨、真菌、动物羽毛或皮屑等均可引起呼吸道变态反应。常见的表现为支气管哮喘和过敏性鼻炎。

1.支气管哮喘

支气管哮喘是由于支气管平滑肌痉挛而引起的哮喘和呼吸困难。其发病机制是变应原进入下呼吸道，使支气管平滑肌收缩、黏膜血管扩张和血浆渗出及腺体分泌增加，引起支气管管腔变窄、呼吸困难。支气管哮喘有速发相反应和迟发相反应两种类型，前者发生快，消失也快；后者发生慢，持续时间长，同时局部出现以嗜酸性粒细胞和中性粒细胞浸润为主的炎症。

2.过敏性鼻炎

过敏性鼻炎又称花粉症或枯草热，具有明显的季节性和地区性特点。其发病机制是致敏个体再次吸入变应原后，变应原与鼻腔和眼结膜中肥大细胞表面的特异性 IgE 结合，引起肥大细胞脱颗粒，释放组胺等活性介质。组胺可使鼻黏膜血管扩张、通透性增强、黏膜分泌增加，产生鼻塞、流涕、打喷嚏等症状。组胺作用于眼睑和睑结膜的血管，产生流泪、眼睑肿胀、畏光等症状。

(三)皮肤变态反应

药物、花粉、动物羽毛或皮屑及冷热刺激等均可引起皮肤变态反应，主要表现为特应性皮炎、湿疹、荨麻疹等。

特应性皮炎患者有家族史倾向，大多数患者血清 IgE 水平升高。其发病机制是皮肤中的肥大细胞对变应原反应，局部血管扩张、通透性增强，引起肘窝部、腘窝部、颈部和面部出现皮疹和剧烈瘙痒。婴儿的特应性皮炎也称婴儿湿疹。

(四)消化道变态反应

消化道变态反应可由鱼、虾、蟹、鸡蛋、牛奶、坚果或药物等引起，表现为恶心、呕吐、腹痛、腹泻。其发病机制是变应原使消化道黏膜内肥大细胞释放活性介质，使胃肠道腺体分泌、上皮下液体渗出和平滑肌收缩，引起恶心、呕吐、腹痛、腹泻。

三、Ⅰ型超敏反应性疾病的免疫学检验

Ⅰ型超敏反应性疾病的免疫学检验主要是速发型超敏反应皮肤试验和血清 IgE 测定。

(一)速发型超敏反应皮肤试验

过敏者皮下组织中有特异性 IgE。变应原与皮下组织中肥大细胞上的 IgE 结合，使肥大细胞脱颗粒，释放各种活性介质，引起局部小血管扩张，使局部皮肤充血、水肿、渗出，形成丘疹及瘙痒，在丘疹周围出现红晕。阳性者表明受试者对该变应原过敏，反应强度与过敏程度呈正比。该试验对过敏性鼻炎、支气管哮喘及特应性皮炎的应用价值较大。对患者首次注射某批号的青霉素、链霉素、普鲁卡因或其他易过敏药物之前，必须做皮肤试验。如果呈阳性反应或可疑阳性，应换用其他药物；注射异种抗血清如破伤风抗血清、狂犬病抗血清等前也必须做皮肤试验，如果呈阳性反应，则应换用精制抗体或进行脱敏治疗。

根据变应原进入方法的不同，速发型超敏反应皮肤试验分为皮内试验和点刺试验等。

1.皮内试验

皮内试验是我国目前应用最为广泛的一种试验方法。现已有标准化皮试液供应，并有规范化操作方法和评定标准，在国际上已广泛应用，国内也逐步推广。进行皮内试验时选择浓度合适的皮试液，小剂量（0.02 mL）注射，反应需观察 15～20 分钟，根据风团、红晕大小判定结果（表 16-1）。

表 16-1 速发型超敏反应皮肤试验的分级标准

反应程度级别	风团直径(mm)	红晕直径(mm)
－	＜5	＜5
＋	5～10	10～20
＋＋	10～15	20～30
＋＋＋	15～20	30～40
＋＋＋＋	＞20	＞40

注:风团直径为分级的主要依据,红晕大小仅做参考;风团若有假足,其结果判定可向上调一级,但最高为＋＋＋＋级。

皮内试验应设置阳性和阴性对照。前者使用 0.01 mg/mL 的磷酸组胺,后者可使用变应原溶媒或生理盐水。

2.点刺试验

进行点刺试验时将点刺抗原液滴于受试者前臂内侧皮肤上,然后用点刺针穿过抗原液滴,刺入皮肤(以不出血为度),1 分钟后拭去抗原液,15 分钟后观察结果。北欧超敏反应学会标准化委员会推荐使用一次性点刺针并推荐以 5 mg/mL 磷酸组胺作为阳性对照,按照表 16-2 的分级标准判定结果。

表 16-2 点刺试验的分级标准

反应程度级别	风团反应
－	无风团反应
＋	风团反应为阳性对照的 1/3
＋＋	风团反应为阳性对照的 2/3
＋＋＋	风团反应和阳性对照相同
＋＋＋＋	风团反应大于阳性对照

皮肤试验操作简便,但由于影响因素较多,假阳性和假阴性结果时有发生,试验结果与主观诱因的符合率还存在着一定的差距。因此,在进行皮肤试验进行诊断时,还必须结合病史、发病时间、地点、患者工作或职业特点、客观体征等,做综合而全面的分析调查,方能作出比较正确的结论。

(二)黏膜激发试验

黏膜激发试验是指模拟自然途径,使变应原进入体内,引起一次轻微的发作,从而判定是否过敏。根据患者发病部位的不同,可以进行不同器官的黏膜激发试验。

1.支气管黏膜激发试验

支气管黏膜激发试验分为非特异性支气管黏膜激发试验和特异性支气管黏膜激发试验两种类型。非特异性支气管黏膜激发试验是用特异性物质刺激,测定气道反应性;特异性支气管黏膜激发试验是用特异性变应原刺激,用以检测哮喘的变应原。其原理是将各种可疑变应原雾化,受试者吸入后,能激起支气管收缩,肺通气量下降,出现哮喘症状。20 分钟再测定其肺通气量,如下降明显(20%),则可认为所吸物质为患者的变应原。阳性者说明该患者可能对该变应原过敏。该试验用于临床病史不清或临床病史明确但皮肤试验阴性者。

2.鼻黏膜激发试验

将变应原直接吸入(粉剂)或滴入(液体)鼻腔,15～20 分钟后,出现黏膜水肿和苍白、分泌物增多、流涕、打喷嚏及鼻塞等症状,即可判定为阳性反应。阳性者表明患者对该变应原过敏。该试验用于诊断过敏性鼻炎,评价免疫治疗效果,检测职业过敏症。

3.结膜激发试验

将变应原浸液滴入患者眼结膜,15～20 分钟,出现结膜充血、水肿、分泌增加、有痒感,甚至出现眼睑红肿等现象,即为阳性反应。阳性者表明患者对该变应原过敏。该试验主要用于眼部变态反应性疾病的变应原检查。

4.口服激发试验

目前公认口服激发试验中的双盲安慰剂对照食物激发试验(double blind placebo control food challenge,DBPCFC)是诊断食物过敏的金标准,其阳性和阴性预测值的准确性均>95%。检测时将外观和口味相同的安慰剂和(或)可疑食物装入胶囊中,其初次剂量为 10～50 mg,无反应则按每 30 分钟加倍量,直至最大剂量为 10 g。当出现临床症状(包括呼吸道、消化道和皮肤)时即可判定阳性。但此法需在激发试验前 1 周内回避可疑食物,试验前 16 小时停用抗组胺药。该试验需数小时且费用昂贵,在激发试验时会使患者出现超敏症状,甚至发生危及生命的严重休克反应。

(三)血清总 IgE 的测定

1.方法类型

总 IgE 是指针对各种变应原的 IgE 的总和。测定血清总 IgE 的方法如下。①放射免疫吸附试验(radioimmunosorbent test,RIST):采用双抗体夹心模式。其原理是将抗 IgE 抗体偶联到滤纸上,使其与待测血清和 IgE 参考标准反应,再与 ^{125}I 标记的抗人 IgE 抗体反应,形成双抗体夹心复合物,最后测定滤纸片的放射活性。其放射活性与血清 IgE 含量呈正相关。利用标准曲线可得出待测血清总 IgE 的含量。该法敏感性较高,但需要特殊仪器(γ-计数仪)且存在放射性核素污染。②ELISA:采用双抗体夹心模式。其原理是包被在固相载体上的抗 IgE 抗体首先与待测血清和 IgE 参考标准品反应,再与酶标记的抗 IgE 抗体反应形成双抗体夹心复合物。最后利用酶催化底物显色,根据吸光度变化和标准曲线可确定 IgE 含量。该方法操作简便,敏感度与放射免疫吸附试验相近似,但不存在放射性核素污染,因此临床较常用。③化学发光免疫分析采用双抗体夹心模式。其原理是包被抗 IgE 抗体的磁颗粒首先与待测血清和 IgE 参考标准品反应,再与吖啶酯标记的抗 IgE 抗体反应形成双抗体夹心复合物。最后根据化学发光强度和标准曲线,仪器可以自动计算出 IgE 含量。此法敏感性高、特异性强、稳定性好、测定自动化,操作简便。

2.临床意义

成人参考区间中男性 31～5 500 μg/L 或(631±128)U/mL,女性 31～2 000 μg/L 或(337±60)U/mL(1 U=2.4 ng)。IgE 含量与人种、地域、环境、年龄、性别和检测方法有关,所以各实验室的参考区间不同。

IgE 升高常见于Ⅰ型超敏反应性疾病,如支气管哮喘、过敏性鼻炎、特应性皮炎等,IgE 含量与病情发作及缓解呈平行关系。部分非超敏反应性疾病 IgE 水平也可升高,如寄生虫感染、天疱疮、胸腺发育不良病、骨髓瘤、高 IgE 综合征等。免疫功能缺陷者可能测不出 IgE。

(四)血清特异性 IgE 的测定

1.方法

特异性 IgE 是指针对某一变应原的 IgE。测定血清特异性 IgE 的方法如下。①放射变应原吸附试验(radioallegosorbent test,RAST):1967 年由 Wide 建立,其原理是吸附于固相载体的变应原与待测血清和 IgE 参考标准品反应,再与放射性核素标记的抗 IgE 反应,最后测定固相载体的放射活性。其放射活性与血清 IgE 含量呈正相关。利用标准曲线可得出待测血清中特异性 IgE 的含量。该方法敏感性高、特异性强,其结果与皮肤试验、支气管激发试验的符合率高达 80%,且安全性好,但不能完全代替后两种试验,因后两种试验更能反映机体的整体情况。缺点是需要特殊仪器(γ-计数仪),有放射性核素污染的可能,待测血清存在相同特异性 IgG 时会对结果产生干扰。②ELISA:其原理是吸附于固相载体的变应原与待测血清和 IgE 参考标准品反应,再与酶标二抗反应,形成变应原-IgE-酶标二抗复合物,最后利用酶催化底物生成有色产物,根据显色程度和标准曲线确定 IgE 含量。该法操作简便,无须特殊设备,无放射性核素污染,国内应用较多。③荧光酶免疫测定:该方法采用内含多孔弹性纤维素粒的帽状新型载体结合变应原,与待测血清和 IgE 参考标准品反应,然后再与 β-半乳糖苷酶标记的抗人 IgE 反应。β-半乳糖苷酶作用于荧光底物 4-甲基伞桂-β-半乳糖苷产生荧光。荧光强度与 IgE 含量呈线性关系。根据标准曲线可得出待测血清中特异性 IgE 的含量。该方法敏感性高、特异性强、测定自动化,操作简便、迅速,是目前公认的检测特异性 IgE 的金标准。

2.临床意义

特异性检测对Ⅰ型超敏反应疾病的诊断有重要价值,可以确定变应原的种类。其试验的敏感度和特异度都很高,特别是对花粉、螨类、动物毛皮屑、牛奶、鸡蛋、坚果等变应原的特异性 IgE 测定,敏感度和特异度都可在 90%以上,有的甚至可接近 100%。应该注意的是:变应原具有明显的地域性和同属不同种现象;此外,某些小分子变应原(半抗原)特异性 IgE 测定敏感度不高,如青霉素降解产物,对这些变应原,如测不出特异性 IgE 并不排除超敏的可能。

(五)吸入变应原过筛试验

吸入变应原过筛试验是将空气中 90%以上最为常见的多种变应原吸附到 1 个 CAP 上,患者血清中只要有针对其中一种变应原的特异性 IgE,即可呈阳性反应。该试验阳性表明患者对吸入变应原过敏,阴性则表明对大部分吸入变应原不过敏。该法敏感度为 88%,特异度为 97%,阳性预测值为 97%,阴性预测值为 87%,是一种很好的变应原过筛试验。

(六)嗜酸性粒细胞计数

1.外周血中嗜酸性粒细胞计数

可采用外周血中嗜酸性粒细胞分类计数法和直接计数法,目前多用后者。直接计数法又分为两种:一种是手工显微镜直接计数法,其原理是嗜酸性粒细胞的胞浆颗粒内富含碱性氨基酸和碱性蛋白,易与阴离子染料结合而着色,故常用 2%伊红-丙酮染色液。该染色液为低渗溶液,能破坏红细胞和大部分其他白细胞,使嗜酸性粒细胞易于区别。另一种是五分类血细胞计数仪自动测定法,该法快速、准确,不受主观因素影响,在临床已推广应用。

外周血嗜酸性粒细胞正常参考区间为$(0.05\sim0.5)\times10^9/L$。嗜酸性粒细胞增高是超敏性炎症的特征,见于过敏性疾病。此外,某些寄生虫病、传染病及血液病时,嗜酸性粒细胞也会增高。

2.局部体液中嗜酸性粒细胞计数

局部体液中嗜酸性粒细胞增高可作为过敏性疾病诊断的直接证据。标本采集是局部体液中嗜酸性粒细胞计数的关键，可采集鼻分泌物、皮疱液、支气管肺泡液、眼分泌物、中耳分泌物或痰液，经涂片、染色及显微镜下进行嗜酸性粒细胞计数。

（七）嗜酸性粒细胞阳离子蛋白的测定

常用荧光酶免疫测定法检测嗜酸性粒细胞阳离子蛋白（ECP），其原理是CAP中包被抗ECP抗体，与血清中ECP结合后，加入酶标记抗ECP抗体，三者形成双抗体夹心结构的复合物。酶标记抗体作用于底物，发射荧光，测定荧光强度，根据标准曲线计算出ECP含量。

嗜酸性粒细胞阳离子蛋白（ECP）是嗜酸性粒细胞释放的毒性蛋白，其含量反映嗜酸性粒细胞活化的程度及其分泌毒性蛋白的能力，是反映气道炎症的重要指标。其值的高低与哮喘病情轻重密切相关。因此，ECP可作为监测气道炎症、指导哮喘治疗的指标。

（八）嗜碱性粒细胞计数

嗜碱性粒细胞计数可采用外周血中嗜碱性粒细胞分类计数法和直接计数法，常用后者。直接计数法又分为两种：一种是手工显微镜直接计数法，其原理是嗜碱性粒细胞胞浆颗粒含有肝素，肝素的硫酸根易与阳离子染料结合而着色，故常用阿利新蓝染色液染色。该染色液能使红细胞和大部分其他白细胞溶解，使嗜碱性粒细胞易于区别；另一种是用五分类血细胞计数仪自动测定法，该法快速、准确，不受主观因素影响，在临床已推广应用。

嗜碱性粒细胞正常参考区间为（0.02～0.06）$\times 10^9$/L。嗜碱性粒细胞计数可作为Ⅰ型超敏反应性疾病的过筛试验，也可作为疗效考核的辅助指标。

（九）人嗜碱性粒细胞脱颗粒试验

人嗜碱性粒细胞脱颗粒试验（human basophile degranulation test，HBDT）是受试者从外周血中分离嗜碱性粒细胞，由于嗜碱性粒细胞胞浆内含有较多硫酸肝素颗粒，可被碱性染液（阿利新蓝）染色而被识别。当加入变应原后与结合在嗜碱性粒细胞上的IgE结合形成桥联，导致胞浆内颗粒脱出，此时不再被染色。与对照（不加变应原）比较，当脱颗粒嗜碱性粒细胞数减少30%即为阳性，从而可推断受试者是否对该变应原过敏。

HBDT简单、经济，与皮肤试验和RAST的符合率在80%以上，可作为寻找特异性变应原的有效手段之一。但需显微镜目测，影响精确性，若能借助仪器自动计数可克服此弊病。

HBDT主要应用于Ⅰ型超敏反应性疾病的体外检测方法，可作为脱敏免疫治疗选择方案的依据；HBDT可直观反映嗜碱性粒细胞颗粒释放能力，从细胞水平阐明Ⅰ型超敏反应性疾病的发病机制，评估脱敏治疗、免疫治疗的疗效；用于寻找变应原和判断脱敏治疗的效果。

（张亚茹）

第二节　Ⅱ型超敏反应性疾病与免疫学检验

Ⅱ型超敏反应由抗细胞表面抗原的IgG或IgM类抗体介导，补体活化、抗体和补体的调理作用及ADCC造成细胞损伤，因此，又称细胞溶解型或细胞毒型超敏反应。

一、Ⅱ型超敏反应的发生机制

(一)抗原

诱发Ⅱ型超敏反应的抗原主要有以下几种:①细胞表面的同种异型抗原,如ABO血型抗原、Rh抗原和HLA等。②正常组织细胞上的同外源性抗原相同的共同抗原,如链球菌与人肾小球基底膜、心瓣膜之间的共同抗原。③由于感染、理化因素改变了的自身抗原。④吸附于组织细胞上的外来抗原、半抗原或抗原-抗体复合物,如药物半抗原,可结合于血液有形成分的表面成为完全抗原。

(二)抗体

介导Ⅱ型超敏反应的抗体主要是IgG和IgM类抗体,这些抗体的来源包括免疫性抗体、被动转移性抗体、自身抗体等。

(三)效应机制

抗体与细胞膜表面的相应抗原结合后,可通过以下途径杀伤靶细胞或导致靶细胞功能紊乱。

1.补体介导的细胞毒作用

IgM或IgG类抗体与靶细胞表面抗原特异性结合后,通过激活补体经典途径,形成膜攻击复合物,直接引起膜损伤,使靶细胞溶解死亡。

2.免疫调理作用

抗体与靶细胞表面抗原特异性结合后,通过其Fc段与吞噬细胞表面的Fc受体结合,发挥抗体的调理作用,促进吞噬细胞吞噬破坏靶细胞;或激活补体产生C_{3b},通过与吞噬细胞表面C_{3b}受体结合,发挥补体的调理作用,促进吞噬细胞吞噬破坏靶细胞。

3.ADCC作用

抗体与靶细胞表面抗原特异性结合后,通过其Fc段与NK细胞、Mφ中性粒细胞表面Fc受体结合,溶解破坏靶细胞。

4.刺激或阻断靶细胞受体功能

某些抗细胞表面受体的自身抗体与相应受体结合后,并不引起靶细胞破坏,而是刺激或阻断受体功能,导致靶细胞功能紊乱。

二、常见的Ⅱ型超敏反应性疾病

(一)输血反应

输血反应多发生于ABO血型不符的输血。其发生机制为A和B血型抗原主要表达于红细胞表面。血型为A者体内存在针对B的IgM天然抗体,血型为B者体内存在针对A的IgM天然抗体,O型个体体内存在针对A和B的IgM天然抗体。如果A型供血者的血误输给B型受血者,由于A型血红细胞表面有A抗原,B型血清中含抗A抗体,两者结合后激活补体,可使红细胞溶解破坏,引起溶血反应。

输血反应也可发生其他血型不合的输血中,由于其他血型系统多为IgG,故反应程度低于ABO血型系统。

(二)新生儿溶血症

新生儿溶血症(hemolytic disease of the newborn,HDNB)可因母子间Rh血型不符引起。Rh血型抗原中RhD抗原最重要。母亲为RhD阴性,由于输血、流产或分娩等原因接受了RhD

阳性红细胞表面 RhD 抗原刺激后，可产生 RhD 抗体。此类抗体为 IgG 类抗体，可通过胎盘。当体内产生有 Rh 抗体的母亲妊娠或再次妊娠时，母体内的 RhD 抗体便可通过胎盘进入胎儿体内，如胎儿血型为 RhD 阳性时，RhD 抗体与其红细胞结合，使之溶解破坏，引起流产或发生新生儿溶血症。如果对初产妇分娩后 72 小时内注射 RhD 抗体，及时清除进入母体内的 RhD 阳性红细胞，可有效预防再次妊娠时发生新生儿溶血症。

母子间 ABO 血型不符引起的新生儿溶血症发生率较高，但症状较轻。其原因是母子间 ABO 血型不符引起的新生儿溶血症多发生于母亲为 O 型，胎儿为 A 型、B 型或 AB 型。我国多为 ABO 血型系统，ABO 血型系统中红细胞抗原产生的抗体以 IgM 为主，IgM 不能通过胎盘进入胎儿。

(三)药物过敏性血细胞减少症

青霉素、磺胺、安替比林、奎尼丁和非那西汀等药物半抗原，能与血细胞膜蛋白或血浆蛋白结合获得免疫原性，从而刺激机体产生抗药物特异性抗体。这种抗体与药物结合的红细胞、粒细胞或血小板作用，或与药物结合形成复合物后再与具有 Fc 受体和补体 C_{3b} 受体的红细胞、粒细胞或血小板结合，可引起药物性溶血性贫血、粒细胞减少症和血小板减少性紫癜。

(四)自身免疫性溶血性贫血

自身免疫性溶血性贫血可能与遗传因素有关，或因病毒、药物或酶作用于红细胞，使红细胞膜表面抗原发生改变，从而刺激机体产生抗红细胞自身抗体(主要为 IgG 类)。这种抗体与自身改变的红细胞特异性结合，导致红细胞溶解，引起自身免疫性溶血性贫血。例如，甲基多巴类药物具有强氧化作用，能使红细胞膜表面抗原变性，刺激机体产生抗红细胞自身抗体，引起自身免疫性溶血性贫血。引起红细胞溶解的自身抗体有温抗体和冷抗体两类，它们分别在 37 ℃和 20 ℃发挥作用。

(五)肾小球肾炎

乙型溶血性链球菌与人类肾小球基底膜具有相似抗原成分，链球菌感染后产生的抗链球菌抗体可与肾小球基底膜结合，激活补体，导致肾小球肾炎。此型肾小球肾炎发生率约占链球菌感染后肾小球肾炎的 15%。

(六)急性风湿热

A 族链球菌的蛋白质抗原与心肌细胞有共同抗原，链球菌感染后产生的抗链球菌抗体可与心肌细胞发生交叉反应，引起心内膜炎和心肌炎。

(七)肺出血-肾炎综合征

肺出血-肾炎综合征又称为 Goodpasture 综合征，是由自身抗体(抗Ⅳ型胶原抗体)引起的以肺出血和肾小球肾炎为特征的疾病。临床表现为蛋白尿、血尿、肾衰竭、肺出血或尿毒症。其发病机制为抗Ⅳ型胶原抗体与肺泡和肾小球毛细血管基底膜中第Ⅳ型胶原结合，并在局部激活补体和中性粒细胞，造成基底膜损伤。显微镜下可见坏死、中性粒细胞浸润及抗体和补体沿基底膜呈线性沉积。

(八)Graves 病

Graves 病属于刺激型超敏反应。患者产生抗甲状腺刺激素(thyroid stimulating hormone, TSH)受体的自身抗体，此抗体能高亲和力结合甲状腺细胞表面的 TSH 受体，并持续激活 TSH 受体，使甲状腺细胞产生大量甲状腺素，出现甲状腺功能亢进。

(九)重症肌无力

重症肌无力属于抑制型超敏反应。患者体内产生抗乙酰胆碱受体的自身抗体,该抗体与乙酰胆碱受体结合后,由于受体的内吞和胞内的降解,受体数目减少,阻断了乙酰胆碱介导的神经-肌肉信号传导,引起进行性肌肉萎缩,导致肌无力。

(十)胰岛素抗性糖尿病

有些对胰岛素无反应的糖尿病患者产生抗胰岛素受体的自身抗体,该抗体与受体结合后,胰岛素不能与其受体结合。

三、Ⅱ型超敏反应性疾病的免疫学检验

Ⅱ型超敏反应的免疫学检验主要涉及血液系统疾病和自身免疫性疾病,相应的检测主要针对抗血细胞抗体、抗肾小球基底膜抗体及抗 TSH 受体抗体等,其检测方法主要有抗球蛋白试验、荧光免疫技术等。

(张亚茹)

第三节　Ⅲ型超敏反应性疾病与免疫学检验

Ⅲ型超敏反应由免疫复合物(immune complex,IC)介导,补体活化、中性粒细胞释放溶酶体酶和血小板活化导致血管性炎症和组织损伤,因此又称为免疫复合物型或血管炎型超敏反应。

一、Ⅲ型超敏反应的发生机制

(一)抗原

引起Ⅲ型超敏反应的抗原种类很多,根据其来源分为两类:①内源性抗原,如类风湿关节炎的变性 IgG、系统性红斑狼疮的核抗原、肿瘤抗原等。②外源性抗原,如微生物及其代谢产物、异种血清、药物等。

(二)抗体

介导Ⅲ型超敏反应的抗体主要是 IgG 和 IgM 类抗体。

(三)免疫复合物的形成和沉积

血液循环中的可溶性抗原与相应抗体结合,形成可溶性抗原-抗体复合物即免疫复合物。免疫复合物的形成是免疫应答常见的现象,大多被免疫系统清除,无致病作用。只有在特定的情况下,免疫复合物才沉积于毛细血管基底膜,引起炎症反应和组织损伤。形成和沉积是Ⅲ型超敏反应的始动环节,受诸多因素的影响。

1.免疫复合物的数量

长期反复感、长期用药、长期接触外源性抗原,免疫复合物的或自身抗原长期存在于体内,均可形成较大量免疫复合物,不易完全被清除。

2.疫复合物的性质

免疫复合物的大小、电荷、亲和力等均可影响免疫复合物的沉积。抗原与相应抗体结合时,当抗原、抗体比例相当时,形成大分子免疫复合物,它易被吞噬细胞捕获、吞噬、清除;当抗体远多

于抗原时，易形成小分子可溶性免疫复合物，能通过肾小球滤膜被排出体外。这两种复合物对机体均无致病作用。当抗原略多于抗体时，可形成中等大小的可溶性免疫复合物（19S），它既不容易从肾排出，又不容易被吞噬细胞清除，长期存在于血液循环中，又称为循环免疫复合物（circulating immune complex，CIC）。它容易沉积于毛细血管基底膜；带正电荷的抗原和抗体容易沉积于带负电荷的肾小球基底膜上；有些组织对某些抗原具有特别的亲和力，如肾小球基底膜的胶原蛋白对DNA亲和力较强，因此细胞分解后释出的胞核DNA可与肾小球基底膜结合，并在基底膜处与抗核抗体结合形成免疫复合物。

3.毛细血管通透性

毛细血管通透性是免疫复合物沉积的首要条件。免疫复合物可通过以下两方面使血管通透性增加，有利于免疫复合物沉积：①免疫复合物可通过激活补体产生过敏毒素C_{3a}和C_{5a}，使肥大细胞、嗜碱性粒细胞活化，释放组胺等血管活性介质。②免疫复合物通过与血小板表面IgG Fc受体结合使血小板活化，释放组胺等血管活性物质。由于这些血管活性介质使毛细血管通透性增加，内皮间隙加大，有利于免疫复合物沉积和嵌入间隙之中。

4.局部血流动力学因素的作用

免疫复合物容易沉积在血管静水压高、血管迂曲、产生血流漩涡的组织，如肾小球基底膜和关节滑膜等处毛细血管迂回曲折，血流缓慢，易产生湍流，而且该处毛细血管内血压较一般毛细血管内血压高，因此有利于循环免疫复合物沉积和嵌入到血管内皮细胞间隙之中。

5.机体清除免疫复合物的能力

免疫复合物在组织中的沉积与机体清除它们的能力成反比。免疫复合物的清除由单核-吞噬系统和补体的功能决定。吞噬细胞和补体的缺陷均可促进免疫复合物持续存在，继而在组织中沉积。

（四）免疫复合物引起组织损伤的机制

免疫复合物通过以下机制引起组织损伤。

1.补体的作用

免疫复合物通过经典途径激活补体系统，产生C_{3a}和C_{5a}等活性片段。C_{3a}和C_{5a}能与嗜碱性粒细胞、肥大细胞上的C_{3a}和C_{5a}受体结合，使其释放组胺等炎性介质，导致局部毛细血管通透性增加，渗出增多，出现水肿。

2.中性粒细胞的作用

补体系统活化产生的C_{3a}、C_{5a}是趋化因子，能吸引中性粒细胞浸润至免疫复合物沉积部位。中性粒细胞在吞噬免疫复合物的过程中可释放多种酶类如蛋白水解酶、胶原酶、弹性纤维酶等，使血管基底膜和周围组织细胞损伤。局部造成以中性粒细胞浸润为主的炎症是Ⅲ型超敏反应的特征。

3.血小板的作用

免疫复合物通过与血小板的IgG Fc受体结合，使血小板聚集、活化并释放5-羟色胺等血管活性物质，引起血管扩张、血管通透性增加，导致渗出和水肿；血小板聚集能激活凝血系统，形成微血栓，造成局部组织缺血、出血、坏死。

二、常见的Ⅲ型超敏反应性疾病

（一）局部免疫复合物病

1.Arthus反应

1903年，Aahus发现用马血清皮内反复免疫家兔数周后，若再次注射相同血清，注射局部可出现水肿、出血、坏死等剧烈炎症反应，此即 Arthus 反应。其发生机制是前几次注射的异种血清刺激家兔产生了大量特异性抗体，抗体通过血管弥散到局部皮内。当再次注射相同抗原时，两者相遇于局部，形成的免疫复合物沉积于血管基底膜上，激活补体，吸引中性粒细胞和血小板聚集于该处，血管通透性增加，出现炎症。

2.吸入性Ⅲ型超敏反应

吸入性抗原与相应抗体形成的免疫复合物在肺泡基底膜上沉积可引起肺炎或肺泡炎。因吸入霉草中嗜热放线菌引起的肺炎称为农民肺，因吸入鸽粪中的蛋白引起的疾病称为养鸽者病。

(二)全身性免疫复合物病

1.血清病

通常发生在一次大量注射抗毒素(马血清)1 周后，其主要症状是发热、皮疹、淋巴结肿大、关节肿痛和一过性蛋白尿等。由于该病主要由注射异种动物血清所致，故称为血清病。其发病机制是：患者体内已产生抗毒素的抗体，而抗毒素尚未完全清除，二者结合形成中等大小的可溶性免疫复合物。免疫复合物随血流运行并沉积于全身血管中，特别是在肾、关节和皮肤中沉积，引起炎症反应和组织损伤。血清病具有自限性，停止注射抗毒素后症状可自行消退。有时应用大剂量青霉素、磺胺等药物也可引起类似的血清病样反应。

用实验的方法给家兔注射外源血清，5 天后就会出现抗外源血清的抗体，由于此后形成的抗原-抗体复合物沉积，家兔出现肾炎和动脉炎的症状。10～15 天以后才又出现游离的抗外源血清的抗体，此即实验性血清病。

2.链球菌感染后肾小球肾炎(免疫复合物型肾炎)

A 族溶血性链球菌感染后 2～3 周，此时体内已产生抗链球菌抗体，该抗体与链球菌可溶性抗原结合形成循环免疫复合物，沉积在肾小球基底膜上，引起基底膜损伤，导致免疫复合物型肾炎。80%以上的肾小球肾炎属于Ⅲ型超敏反应。免疫复合物引起的肾炎也可在其他病原微生物如葡萄球菌、肺炎双球菌、乙型肝炎病毒或疟原虫感染后发生。

3.系统性红斑狼疮

系统性红斑狼疮(systemic lupus erythematosus，SLE)病因复杂，其发病机制是患者体内可产生多种自身抗体，引起多个脏器损害。

4.类风湿关节炎

类风湿关节炎(rheumatoid arthritis，RA)病因尚未完全清楚。

三、Ⅲ型超敏反应性疾病的免疫学检验

Ⅲ型超敏反应性疾病的免疫学检验主要是检测免疫复合物。免疫复合物的检测包括循环免疫复合物和组织固定免疫复合物的检测。

(一)循环免疫复合物的检测

随血液循环的免疫复合物称为循环免疫复合物(CIC)。CIC 的检测技术可分为抗原特异性和非抗原特异性检测技术两类。前者通过区别游离的抗原和与抗体结合的抗原，选择性测定含有某种特定抗原的免疫复合物，如 DNA-抗-DNA、HBsAg-抗-HBs 等。检测免疫复合物中抗原特异性比较困难，目前还没有建立常规、实用的检测方法。后者则不考虑免疫复合物中抗原的性质，而是根据免疫球蛋白分子在结合抗原以后发生的物理学和生物学特性的改变进行检测。由于体内形成的循环免疫复合物涉及多种抗原-抗体系统，所以临床多检测非抗原特异性免疫复

合物。

1.非抗原特异性循环免疫复合物的检测方法

非抗原特异性循环免疫复合物的检测方法种类繁多，根据其原理不同可分为：①根据免疫复合物的理化性质而设计的理化技术，如聚乙二醇（polyethylene glycol，PEG）沉淀法、冷沉淀法、选择性超滤法、超速离心法等。②根据免疫复合物能与某些活性分子上的补体和Fc受体结合原理而设计的分子受体法，如C1q结合试验、抗补体试验、胶固素结合试验等。③根据某些细胞上具有补体受体和（或）Fc受体能与免疫复合物结合原理而设计的细胞受体法，如Raji细胞法、巨噬细胞法、血小板凝聚试验等。④根据免疫复合物能与抗球蛋白结合而设计的抗球蛋白技术，如抗球蛋白试验、mRF固相抑制试验、mRF凝胶扩散试验等。常用的方法如下。

（1）PEG沉淀法 PEG是一种无电荷的直链大分子多糖，可非特异性沉淀蛋白质。沉淀具有可逆性，对蛋白质的生物活性无影响。在pH、离子强度等条件固定时，蛋白质分子量越大，用以沉淀的PEG浓度越小。分离血清免疫复合物一般采用最终浓度为3%～4%PEG。PEG 6000对蛋白质沉淀具有良好的选择性，所以在测定中采用PEG 6000。PEG使免疫复合物沉淀的机制可能是使免疫复合物自液相中空间排斥而析出；此外，PEG还可控制循环免疫复合物解离，促进循环免疫复合物进一步聚合成更大的凝聚物而被沉淀。利用透光率比浊或散射比浊法可测出循环免疫复合物的存在与含量。参考值为4.3±2.0，以≥8.3为阳性，或以不同浓度热聚和人IgG（heat agglutination human IgG，HAHG）按以上方法操作制备校正曲线，也可得出免疫复合物含量（相当于HAHG的mg/L）。PEG沉淀法检测循环免疫复合物敏感度达20 mg/LHAHG，方法简便易行，国内已广泛使用，但不能反映小分子循环免疫复合物的情况，而且结果易受多种大分子蛋白质的干扰，因而特异性较差。

（2）固相C1q结合试验该法利用循环免疫复合物具有与C1q结合的特性，包被C1q于固相载体，加入待测血清，免疫复合物与C1q结合，再用放射性核素或酶标记的抗人IgG检测免疫复合物中IgG。根据其放射活性或酶活性判断免疫复合物含量。固相C1q结合试验敏感度较高，可达0.1 mg/LHAHG，重复性好，但C1q制品不易精制而且纯品不稳定，使结果稳定性受影响。

（3）抗补体试验将抗C3抗体包被固相载体，循环免疫复合物在体内已结合了C3，通过C3介导循环免疫复合物与固相抗C3连接，加酶标记抗人IgG检测复合物中IgG，加底物显色，根据颜色深浅判断免疫复合物含量。抗补体试验敏感度较高，达0.1 mg/LHAHG，重复性好，操作比固相C1q结合试验简便，但有些免疫复合物上未固定补体，或补体性质不稳定，故这部分循环免疫复合物测不出来。反之，血清中补体含量过多，游离的C3分子结合固相抗体，则循环免疫复合物结合不上，影响其结果。故待测血清尽量去除游离补体。

（4）Raji细胞法：Raji细胞是从Burkitt淋巴瘤患者血液中分离建立的B细胞株，可在体外长期传代。其表面有大量C1q、C3b和C3d受体，故能吸附已结合补体的循环免疫复合物。将待测血清与Raji细胞反应，再与放射性核素标记的抗人IgG反应，最后测定沉淀细胞的放射活性。以热聚合IgG作为参考标准绘制标准曲线，根据标准曲线可得出待测血清中免疫复合物的含量。Raji细胞试验敏感性较高，为6～12 mg/L HAHG，但Raji细胞培养操作烦琐；此外，Raji细胞表面具有Fc受体，待测血清中游离的IgG也可通过Fc段与Raji细胞结合，造成假阳性。

（5）mRF固相抑制试验：该法利用类风湿因子（RF）与变性IgG、热聚合IgG、免疫复合物具有较强亲和力的特性，将单克隆RF（mRF）吸附于固相载体，加入待测血清，再加入放射性核素标记的热聚合IgG。如果待测血清中含有免疫复合物，则与固相mRF结合，从而抑制放射性核素标记的热聚合 IgG 与 mRF 的结合。固相载体的放射活性与免疫复合物的含量呈负相关。mRF 固相抑制试验敏感性较高，但 mRF 需从特发性冷球蛋白血症的血清中提取，来源困难，因此方法较难常规应用。

目前尚无一种对所有种类的循环免疫复合物均能有效检测的方法，各种方法只能检测某一类或某个范围的免疫复合物。例如，PEG 沉淀法不能反映小分子循环免疫复合物的情况，补体参与技术不能检测出 IgA、IgE 和 IgD 类抗体形成的循环免疫复合物（不能激活补体）。而且，不同方法检测原理各异，其检测结果有时不相关。因此，在检测非抗原特异性循环免疫复合物时，最好用几种方法同时进行，以提高阳性检出率。

2.非抗原特异性循环免疫复合物检测的临床意义

免疫复合物的检测对于疾病的诊断、病情演变、发病机制的探讨、疗效观察和预后判断等具有重要意义。某些自身免疫性疾病如 SLE、RA、链球菌感染后肾小球肾炎、慢性活动性肝炎及血管炎等患者血清中都可检出循环免疫复合物。

（二）组织固定免疫复合物的检测

组织固定免疫复合物可利用免疫组化法检测。首先从适当的病理部位采取组织标本制备切片，然后用荧光标记的抗人 IgG 或抗人 C3 染色，在荧光显微镜下见到相应部位出现荧光为阳性反应；也可用酶标记的抗人 IgG 或抗人 C3 染色，再用酶底物显色，用普通光学显微镜观察相应部位的显色情况。

测定组织同定免疫复合物对一些免疫复合物病如 SLE、肾小球肾炎等的诊断有帮助。

（张亚茹）

第四节　Ⅳ型超敏反应性疾病与免疫学检验

Ⅳ型超敏反应由 TDTH 细胞介导，T 细胞和巨噬细胞浸润、活化及产生的细胞因子引起炎症反应和组织损伤。此型反应发生较慢，一般在接触抗原 24 小时后才出现反应，故又称迟发型超敏反应（delayed type hypersensitivity，DTH）。

一、Ⅳ型超敏反应的发生机制

（一）抗原

引起Ⅳ型超敏反应的抗原有以下几种：①胞内寄生菌、病毒、寄生虫。②化学物质：重金属、有毒植物、化妆品、染料、油漆等。③细胞抗原：肿瘤细胞、移植组织细胞。其中，胞内寄生菌（如分枝杆菌属）是最常见引起Ⅳ型超敏反应的抗原。

（二）细胞

Ⅳ型超敏反应由 T 细胞介导，主要是 $CD4^+$ Th_1 细胞和 $CD8^+$CTL 细胞。$CD4^+$ Th_1 也称为迟发型超敏反应 T 细胞，简称 TDTH 细胞。此外，Mφ 和中性粒细胞也参与介导Ⅳ型超敏反应中的组织损伤。

（三）Ⅳ型超敏反应的发生过程

Ⅳ型超敏反应的发生过程分为两个阶段，即致敏阶段和效应阶段。

1.致敏阶段

抗原经抗原提呈细胞(APC)摄取、加工处理成抗原肽-MHC分子复合物并表达于APC表面，经T细胞表面的TCR识别后，T细胞活化、增生分化为致敏T细胞。

2.效应阶段

当致敏T细胞再次与相应抗原接触时，可迅速增生分化为效应T细胞，即$CD4^+$ Th_1细胞(T_{DTH}细胞)和$CD8^+$ CTL。

(1)TDTH细胞介导的炎症反应和组织损伤 TDTH细胞再次与APC表面相应抗原作用后，可释放IFN-γ、TNF-β、IL-3、GM-CSF、MCP-1和IL-2等细胞因子，吸引和活化MCP，在局部产生以T细胞和MCP浸润为主的炎症反应。其中，IFN-γ可活化Mφ，使之产生TNF-α、IL-1、IL-6和IL-8。IFN-γ、TNF-β、TNF-α和IL-1能上调血管内皮细胞黏附分子的表达，使中性粒细胞和单核细胞从血管渗出，进入抗原入侵部位，导致炎症反应；IL-8可趋化中性粒细胞和T细胞至抗原入侵部位：TNF-β可直接破坏靶细胞；IL-3和GM-CSF可促进局部粒细胞和单核细胞的增生和分化；MCP-1可趋化单核细胞和T细胞到达抗原入侵部位。

(2)$CD8^+$ CTL：介导的细胞毒作用如下。$CD8^+$ CTL与靶细胞表面相应抗原结合作用后，通过释放穿孔素和颗粒酶等介质，使靶细胞溶解破坏或凋亡；致敏$CD8^+$ CTL细胞活化后也表达FasL，与靶细胞表面表达的Fas分子结合，诱导靶细胞发生凋亡。

二、常见的Ⅳ型超敏反应性疾病

(一)感染性迟发型超敏反应性疾病

感染性迟发型超敏反应性疾病多由胞内寄生菌、病毒和某些真菌感染引起。其发病机制是机体对胞内寄生病原体感染主要产生细胞免疫应答，但在清除病原体抵御感染的同时，又可因产生DTH而造成组织的炎性损伤。例如，胞内感染有结核杆菌的Mφ在Th_1细胞释放的IFN-γ作用下被活化，可将结核分枝杆菌杀死。如果胞内寄生病原体不能被清除灭活，就会持续存在于Mφ内。Mφ由于受到TDTH细胞分泌的细胞因子的持续刺激，处于慢性活化状态，可分化为上皮样细胞并分泌更多的细胞因子(如TNF-α)，损伤组织被纤维组织替代。上皮样细胞相互融合，形成多核巨细胞。以上皮样细胞和多核巨细胞为核心，外周包绕T细胞、Mφ和胶原纤维，即形成临床所见的肉芽肿。

发生传染性超敏反应的个体往往代表机体已获得对特定病原体的细胞免疫力。例如，结核菌素试验阳性者，表示已感染过结核杆菌，出现了传染性超敏反应，对再次感染结核杆菌具有免疫力。肺部再次感染结核杆菌时，形成的病灶范围比初次感染局限，这是细胞免疫的作用；而结核患者肺空洞形成、干酪样坏死和麻风患者皮肤肉芽肿形成，以及结核菌素皮肤试验引起的局部组织损伤则归之于超敏反应的结果。

(二)接触性皮炎接触性皮炎

接触性皮炎接触性皮炎常因接触金属、有毒植物、化妆品、染料、油漆等引起，急性皮损表现为红肿和水疱，严重者可发生剥脱性皮炎，慢性表现为丘疹和鳞屑。

(三)移植排斥反应

在同种移植排斥反应中，受者的免疫系统首先被供体的组织抗原所致敏。致敏T细胞到达靶器官，识别移植的异体抗原，导致淋巴细胞和单个核细胞局部浸润等炎症反应，甚至造成移植器官的坏死。

(四)自身免疫性疾病

很多器官特异性自身免疫性疾病是由自身反应性T细胞引起的，如胰岛素依赖性糖尿病、甲状腺炎和脑脊髓炎等。胰岛素依赖性糖尿病患者胰岛周围有淋巴细胞和Mφ浸润，导致胰岛细胞被破坏。

三、Ⅳ型超敏反应性疾病的免疫学检验

Ⅳ型超敏反应性疾病的免疫学检验主要检测T细胞的功能，分体内检测法和体外检测法。

(一)体内检测法

迟发型超敏反应体内检测法即迟发型超敏反应皮肤试验，其原理是当机体被一些细菌、病毒或真菌等感染或接触一些小分子物质时，机体就会产生针对这些抗原物质的特异性致敏T细胞。当有相应抗原再次进入机体，局部的致敏T细胞会释放多种细胞因子，经过24～72小时后导致以淋巴细胞和单核-吞噬细胞浸润为主的炎症，表现为局部皮肤出现红肿和硬结。

根据抗原进入的方法不同，迟发型超敏反应皮肤试验分为皮内试验和斑贴试验。

1.皮内试验

皮内试验是用一些抗原如旧结核菌素(old tuberculin，OT)、纯蛋白衍生物(purified protein derivative，PPD)、链道酶-链激酶(SD-SK)、二硝基氯苯(DNCB)、二硝基氟苯(DNFB)、PHA等皮内注射，经24～48小时观察结果。主要用于检测细胞免疫功能，也可用于传染病的诊断。

结核菌素试验是典型的迟发型超敏反应，其原理是接种过卡介苗(BCG)的正常人体内及结核杆菌感染者体内已有致敏的T细胞，注入皮内的结核菌素与这些T细胞特异性结合，T细胞被活化，进而分泌细胞因子，引发炎症反应和组织损伤，24小时后在注射局部出现红肿、硬结等改变。

该试验用于细胞免疫功能检测。结核菌素试验阳性表明体内存在Ⅳ型超敏反应，也即有正常的细胞免疫反应。阳性强度越大，表明机体细胞免疫功能越强。正常人反应为“+”～“++”。强阳性提示可能有结核杆菌感染。未接触过结核杆菌和细胞免疫功能低下者常呈阴性反应。

2.斑贴试验

目前国内已有斑贴试剂盒出售，但也可直接用可疑物进行试验，如染发剂、化妆品等均可采用这种方法检测。斑贴试验应观察48小时以上。斑贴试验分级见表16-3。

表16-3 迟发型超敏反应皮肤试验的分级标准

反应成都分级	皮内试验	斑贴试验
−	无反应	无反应
+	仅有红肿(5～10 mm)	轻度红肿、微氧
++	红肿伴硬结(11～20 mm)	明显红肿、时有红斑、巨氧
+++	红肿、硬结、水疱(>20 mm)	红肿伴丘疹、水疱
++++	水疱或溃烂	红肿、水疱、溃烂

斑贴试验主要用于接触性皮炎的检测，阳性者表明该抗原是引起接触性皮炎的病因。

(二)体外检测法

Ⅳ型超敏反应体外检测法主要有淋巴细胞增生试验、淋巴细胞度试验等。　**(张亚茹)**

第十七章

自身免疫性疾病与免疫检验

第一节　自身免疫性疾病发生的相关因素

大部分自身免疫性疾病的发病原因和发病机制尚不清楚。但无论何种原因使机体产生了针对自身抗原的自身抗体和(或)自身反应性 T 细胞,都可以通过各种途径导致免疫炎症,使机体发生组织损伤或器官功能障碍,表现出相应的临床症状。

一、自身抗原因素

(一)隐蔽抗原的释放

隐蔽抗原是指在解剖位置上体内某些与免疫系统在解剖位置上隔绝的组织成分,如精子、眼内容物、脑等。正常情况下,其终身不与免疫系统接触,机体对这些组织、细胞的抗原成分无免疫耐受性。在手术、外伤、感染等情况下,隐蔽抗原得以释放,与免疫活性细胞接触进而诱导相应的自身免疫应答,导致自身免疫性疾病的发生。如因眼外伤使眼晶状体蛋白和眼葡萄膜色素隔离抗原释放,刺激机体产生特异性的 CTL,CTL 可对健侧眼睛的细胞发动攻击,引发交感性眼炎。临床上常见的还有甲状腺球蛋白抗原释放后,可引起桥本甲状腺炎;精子抗原释放可引起男性不育;脑脊髓和神经髓鞘蛋白抗原释放可引起脱髓鞘脑脊髓炎和外周神经炎等。

(二)自身抗原的改变

生物因素(如细菌、病毒、寄生虫等)、物理因素(如冷、热、电离辐射等)、化学因素(如药物等)均可影响自身细胞抗原的性质,诱导自身免疫应答,导致自身免疫性疾病。如多种药物可改变血细胞的抗原性引起自身免疫性溶血性贫血和血小板减少性紫癜等;变性的自身 IgG 可刺激机体产生抗变性 IgG 的自身抗体,这类抗体又称为类风湿因子(rheumatoid factor,RF)。RF 与变性 IgG 结合形成的免疫复合物可导致类风湿关节炎。

(三)共同抗原的存在

感染是诱发自身免疫的重要因素。某些病原微生物具有与宿主正常细胞或细胞外基质相似的抗原表位,宿主针对该病原微生物产生的免疫效应产物能与其共同抗原发生交叉反应,引起炎症和组织破坏,导致自身免疫性疾病。如 A 群溶血性链球菌与人的。肾小球基底膜或心肌组织具有共同抗原表位,因此链球菌感染后容易发生肾小球肾炎或心肌炎;大肠埃希菌和结肠黏膜具有共同抗原表位，可以引发溃疡性结肠炎。

（四）表位扩展

一个抗原分子可存在有优势表位和隐蔽表位。正常情况下，优势表位是众多表位中首先激发免疫应答的表位，隐蔽表位并不引起免疫应答。在异常情况时，免疫系统在针对一个优势表位发生免疫应答后，可能对隐蔽表位相继引发免疫应答，此种现象称为表位扩展。随着疾病的进程，机体的免疫系统不断扩大所识别自身抗原表位的范围，因而使自身抗原不断受到新的免疫攻击，使疾病迁延不愈并不断加重。表位扩展与类风湿关节炎、系统性红斑狼疮、多发性硬化症、胰岛素依赖性糖尿病的发病相关。

二、免疫调节机制紊乱因素

（一）多克隆刺激剂的旁路活化

在某些情况下，机体对自身抗原的免疫耐受是由于T淋巴细胞对这些自身抗原处于耐受状态所致，B细胞仍然保持着对自身抗原的免疫应答性。多克隆刺激剂（如EB病毒、细菌内毒素等）和超抗原（金黄色葡萄球菌外毒素TSST-1、肠毒素SEA等）可直接激活处于耐受状态的T细胞，辅助刺激自身反应性B细胞活化产生自身抗体，引发自身免疫性疾病（图17-1）。

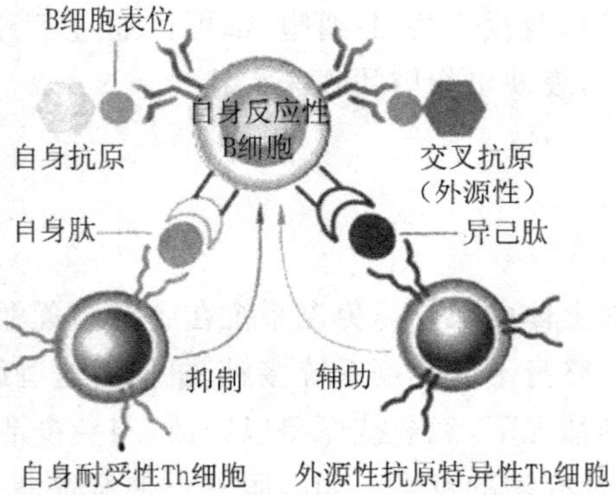

图17-1　Th细胞旁路激活B细胞

（二）Th_1和Th_2细胞的功能失衡

不同的病原微生物感染或组织损伤等因素所产生的炎症反应，能通过分泌细胞因子而影响Th_0细胞向Th_1或Th_2细胞分化。Th_1和Th_2细胞的比例失调和功能失衡与自身免疫性疾病的发生相关。Th_1细胞功能亢进，可促进某些器官特异性自身免疫性疾病的发生，如胰岛素依赖性糖尿病。Th_2细胞的功能亢进，可促进抗体介导的全身性自身免疫性疾病的发生，如系统性红斑狼疮。

（三）MHC-Ⅱ类抗原的表达异常

在正常情况下，大多数组织、细胞仅表达MHC-Ⅰ类抗原，而不表达MHC-Ⅱ类抗原。在某些因素（如IFN-1）作用下，组织细胞表面可异常表达MHC-Ⅱ类抗原，从而可能将自身抗原提呈给Th细胞，启动自身免疫应答，导致自身免疫性疾病。已发现原发性胆汁性肝硬化的胆管上皮和糖尿病的胰岛B细胞表面均表达MHC-Ⅱ类抗原。

（四）自身反应性淋巴细胞逃避"克隆丢失"

自身反应性淋巴细胞在胸腺（或骨髓）内的分化成熟过程中，通过识别基质细胞所提呈的自身抗原肽-MHC 分子而发生凋亡，此即阴性选择。由于胸腺（或骨髓）功能障碍或微环境发生改变，某些自身反应性淋巴细胞可能逃避阴性选择，该克隆细胞进入外周血即可对相应自身抗原产生应答，引发自身免疫性疾病。

（五）淋巴细胞的突变

由于理化因素、生物因素或某些原发因素的影响，可能导致淋巴细胞突变，其抗原识别能力异常，对自身抗原产生免疫应答，从而引发自身免疫性疾病。

（六）Fas/FasL 表达的异常

Fas 属 TNFR/NGFR 家族成员，又称 CD95，普遍表达于多种细胞包括淋巴细胞表面。其配体 FasL 通常出现于活化的 T 细胞，如 CTL 和 NK 细胞膜上，又可以分泌脱落至细胞外。无论是膜结合型或游离型的 Fas L，与细胞膜上的 Fas 结合后均可诱导细胞凋亡。Fas(CD95)/FasL(CD95 配体)基因缺陷的患者，因为激活诱导的自身应答性淋巴细胞的凋亡机制受损，易发生多种自身免疫性疾病。凋亡调节蛋白的过度表达，也与自身免疫性疾病的发生相关。正常胰岛细胞不表达 Fas，在 IDDM 发病的过程中，局部 APC 和 CTL 相互作用所产生的 IL-1β 和 NO 可选择性地使β细胞表达 Fas，激活的 CTL 表达 FasL，进而通过细胞间的相互作用或释放可溶性 FasL 使表达 Fas 的β细胞遭到破坏。多发性硬化症、桥本甲状腺炎等多种自身免疫性疾病的发生也与 Fas/FasL 表达异常有关。

三、生理因素

（一）自身免疫性疾病发病率随着年龄的增长而升高

临床上，老年人自身抗体的检出率较高，可能是老年人胸腺功能低下或衰老导致免疫系统功能紊乱的缘故所致。

（二）某些自身免疫性疾病与性别有关

某些自身免疫性疾病好发于女性，如类风湿关节炎的患者中女性与男性之比为 4∶1。女性发生系统性红斑狼疮和多发性硬化症（MS）的可能性比男性高 10～20 倍。有些自身免疫性疾病好发于男性，如患强直性脊柱炎的男性约为女性的 3 倍。

（三）某些自身免疫性疾病与性激素变化有关

系统性红斑狼疮患者的雌激素水平普遍升高。实验显示，给系统性红斑狼疮小鼠应用雌激素可加重其病程。

四、遗传因素

许多自身免疫性疾病的发生与个体的 MHC 基因型有关。不同型的 MHC 分子结合提呈抗原的能力不同。有些个体的 MHC 分子适合提呈某些自身成分的抗原肽，因此易患某些自身免疫性疾病。例如，携带 HLA-DR3 的个体易患系统性红斑狼疮、重症肌无力、胰岛素依赖性糖尿病；HLA-DR4 与类风湿关节炎有关；强直性脊柱炎患者中 90%以上为 HLA-B27 阳性。

（李新立）

第二节　自身免疫性疾病的免疫损伤机制

引起自身免疫性疾病的原因和机制是多种多样的，自身免疫性疾病实际上是由自身抗体、自身反应性T淋巴细胞，或二者共同引起的针对自身抗原的超敏反应性疾病。其自身组织损伤的机制类似于Ⅱ型、Ⅲ型、Ⅳ型超敏反应。针对自身抗原引起的免疫应答，可通过一种或几种方式共同作用导致免疫损伤，继而引发自身性免疫病。

一、自身抗体引起的免疫损伤

在这种自身免疫性疾病的发生过程中，由针对自身细胞表面或细胞外基质抗原物质的IgG类和IgM类自身抗体启动细胞及组织的损伤。

（一）抗细胞表面抗原的自身抗体引起的免疫损伤

自身抗体直接与靶抗原结合，通过激活补体、吸引中性粒细胞和单核细胞、促进吞噬作用及局部释放炎症介质等，导致细胞和组织损伤。如某些药物可吸附在红细胞、血小板或中性粒细胞等血细胞的表面并改变细胞的抗原性，进而刺激机体产生抗红细胞、血小板或中性粒细胞等血细胞的自身抗体，自身抗体与血细胞结合并激活补体系统，可直接导致靶细胞的裂解。临床常见的有药物引起的溶血性贫血、自身免疫性血小板减少性紫癜、中性粒细胞减少症等疾病。

（二）抗细胞表面受体的自身抗体引起的细胞和组织功能障碍

自身抗体与细胞表面特异性受体结合后，可通过以下机制导致该受体功能障碍。

1.模拟配体作用

自身抗体与受体结合，模拟其配体的作用，刺激靶细胞功能亢进。如Graves病患者血清中存在抗促甲状腺激素受体(thyroid stimulating hormone rceptor，TSHR)的自身IgG类抗体，此抗体与TSHR结合，可模拟促甲状腺激素的作用，刺激甲状腺细胞分泌过量甲状腺激素，导致甲状腺功能亢进；某些低血糖症患者体内产生抗胰岛素受体(激动剂样)的自身抗体，此类抗体与胰岛素受体结合，可发挥类似于胰岛素样的效应，引起低血糖症。

2.竞争性阻断效应

自身抗体与受体结合，可阻断天然配体与受体结合，或改变受体结构，从而抑制受体功能。如某些胰岛素耐受性糖尿病患者体内产生抗胰岛素受体(拮抗剂样)的自身抗体，此类抗体可竞争性抑制胰岛素与受体结合，引发糖尿病。

3.介导受体内化与降解

自身抗体与受体结合后，介导受体内化并降解，或通过激活补体系统而引发细胞损伤。如重症肌无力(myasthenia gravis，MG)患者体内存在抗神经-肌肉接头部位乙酰胆碱受体的自身抗体，该抗体可竞争性抑制乙酰胆碱与受体结合，并促使乙酰胆碱受体内化、降解，从而降低骨骼肌细胞对运动神经元所释放乙酰胆碱的反应性，出现以骨骼肌无力为特征的临床表现。

二、免疫复合物引起的免疫损伤

可溶性自身抗原与相应抗体结合可形成循环免疫复合物，随血流抵达某些组织部位并沉积下来，激活补体，促进炎性细胞浸润，造成组织损伤，干扰相应器官的正常生理功能，此类疾病属于Ⅲ型超敏反应引起的自身免疫性疾病。系统性红斑狼疮乃为此类疾病的代表，患者体内持续产生针对自身细胞核抗原的自身 IgG 类抗体，形成大量循环免疫复合物，沉积在肾小球、关节、皮肤及其他器官的毛细血管，进而引起肾小球肾炎、关节炎、皮肤红斑及多部位脉管炎等多器官、多系统病变，最终导致广泛而严重的小血管炎性损伤。其他的免疫损伤机制也可参与系统性红斑狼疮的发病。

三、自身反应性 T 细胞引起的免疫损伤

自身反应性 T 细胞在多种自身免疫性疾病（尤其是器官特异性自身免疫性疾病）的免疫损伤中起重要作用。$CD8^+$ CTL 和 $CD4^+$ Th_1 细胞均可介导自身组织、细胞损伤，其机制为Ⅳ型超敏反应，主要引起淋巴细胞和单核细胞浸润为主的炎性病变。在胰岛素依赖性糖尿病（IDDM）发病中，$CD8^+$ 和 $C1M^+$ T 细胞浸润胰岛组织，CTL 特异性杀伤胰岛 B 细胞，Th_1 细胞产生细胞因子引起炎症反应损伤胰岛细胞，致使胰岛素的分泌严重不足。在实验性自身免疫性脑脊髓炎（EAE）发病中，髓鞘碱性蛋白（MBP）特异性 Th_1 细胞介导中枢神经系统损害，过继转移 MBP 特异性 Th_1 细胞克隆给正常动物，可成功诱发 EAE。此外，自身反应性 T 细胞在慢性淋巴细胞性甲状腺炎、恶性贫血及自身免疫性心肌炎等自身免疫性疾病的发病中也起重要作用。

（李新立）

第三节　常见的自身免疫性疾病

自身免疫性疾病种类繁杂，各种不同的自身免疫性疾病所累及的器官、组织和部位也不尽相同。

一、系统性红斑狼疮

系统性红斑狼疮（systemic lupus erythematosus，SLE）是最常殃及年轻妇女的多系统疾病。多发生在 20～30 岁的女性，男女的发病比例约为 1∶10。疾病的严重性往往随病程呈复发与缓解交替起伏，该病高死亡率主要由肾病引起，治疗原则主要是延长存活期。

SLE 病因不清，发病机制复杂，但是患者体内存在有多种抗核抗体，如抗核抗体、抗 DNA 抗体、抗 Sm 抗体等，也可产生抗红细胞、血小板、白细胞和凝血因子等自体抗体。这些自身抗体和抗原形成的大量免疫复合物，可沉积在皮肤、肾小球、关节、脑或其他部位的血管基底膜，激活补体及 ADCC，造成组织、细胞免疫损伤，引起肾小球肾炎、关节炎、皮肤红斑等多种脏器损害。被损伤的细胞释放的核抗原又刺激 B 细胞产生更多的自身抗体，进一步加重病理损伤。不同的自身抗体致病机制各异，但多数尚待阐明。

SLE 依据美国风湿病学会（ACR）1997 年制定的分类标准进行诊断，诊断标准有 11 项：①抗核抗体阳性。②面颊红斑。③盘状红斑。④光过敏。⑤口鼻溃疡。⑥非侵蚀性关节炎。⑦胸膜炎或心包炎。⑧肾小球肾炎。⑨神经、精神病变。⑩血细胞减少。⑪其他 SLE 血清学特征性自身抗体（抗 Sm、抗 dsDNA、抗心磷脂、狼疮抗凝物、RPR 假阳性）。满足 4 项可诊断为 SLE，其中

两项标准是血清学指标：抗核抗体阳性和检测到 SLE 特征性自身抗体。

二、类风湿关节炎

类风湿关节炎（rheumatic arthritis，RA）是一种以关节组织慢性炎症病变为主要表现的全身性疾病，呈世界性分布，男女患者比例为 1∶3，任何年龄均可发病，但高发期在 40 多岁。其发病机制是患者体内 IgG 分子发生了变性，从而刺激机体产生抗变性 IgG 的自身抗体。这种自身抗体以 IgM 为主，也可以是 IgG 或 IgA 类抗体，临床称之为类风湿因子（rheumatoidfactor，RF）。RF 与自身变性 IgG 结合形成的免疫复合物，沉积于关节滑膜，引起类风湿关节炎。RA 病程与 SLE 相似，可时缓时重甚至痊愈，但是炎症常持续加重。RA 的病变主要发生在手与足的对称性小关节，晚期常导致进行性关节破坏、变形。患者除关节疼痛和活动障碍，还常产生系统性病症，如皮下结节、贫血、胸膜炎、心包炎、间质性肺炎、血管炎等。

美国风湿病学会 RA 分类诊断标准有 7 项：①关节晨僵。②至少三个关节部位有关节炎。③手关节性关节炎。④对称性关节炎。⑤类风湿结节。⑥血清类风湿因子含量增高。⑦关节放射性改变。标准①～④至少持续 6 周，至少符合 4 个标准可诊断为 RA。类风湿因子虽然作为 RA 诊断标准之一，在 RA 患者中检出阳性率和滴度高，但是它不是特异性指标。

三、Graves 病

Graves 病是一种病因未明的自身免疫性疾病，患者血清中出现针对促甲状腺激素受体（thyroid stimulating hormone receptor，TSHR）的抗体，它与 TSHR 结合能持续刺激甲状腺细胞分泌过量的甲状腺素，从而引发患者出现甲状腺功能亢进。由于它的效应与促甲状腺激素（TSH）相似，但作用时间较长，故又称为长效甲状腺刺激抗体（long-activating thyroid-stimulating antibody，LATSA），属于 IgG 类抗体。LATSA还可通过胎盘转移导致新生儿甲状腺功能亢进，但此症状可随来自母亲的 IgG 抗体水平下降而逐渐消失。此类抗体结合 TSHR 的部位及其作用机制均与 TSH 相同，即激活 TSHR 的腺苷酸环化酶，使胞内 cAMP 水平上升，从而导致甲状腺素合成和分泌增加。LATSA 与多种组织细胞（如脂肪细胞）存在明显交叉反应，可使眼眶内脂肪细胞增生而致突眼症状。此外，也有人从甲状腺组织中检出 IgM 和 IgE 类自身抗体，提示本病可能还涉及其他体液免疫应答机制。

Graves 病多发生于 30～40 岁人群，男女比例为 7∶1。LATSA 几乎只存在于 Graves 病患者中，检出阳性率及滴度最高，在其他甲状腺疾病中常为阴性。

四、系统性血管炎

血管炎是指发生于血管壁及其血管周围的炎症性疾病，可发生于大动脉、小动脉、静脉等血管床，病谱可从急性坏死性血管炎到慢性血管炎，患者多伴有倦怠、发热、体重减轻等症状。累及小血管，多表现为明显紫癜、多神经炎、巩膜外层炎、溶血或镜下血尿；累及中等大小血管，则可导致心脏、肾脏、肠道、肢端甚至脑组织的梗死；累及大血管，可表现为主动脉弓综合征或者是血栓性静脉闭塞。检测抗中性粒细胞胞浆抗体对某些小血管炎有一定诊断价值。

（李新立）

第四节　类风湿因子检验

类风湿因子(RF)是抗变性 IgG 的自身抗体,无种属特异性。它能与人或动物的变性 IgG 结合,而不与正常 IgG 发生凝集反应。RF 主要出现在类风湿关节炎患者,70%~90%的血清中和约 60%的滑膜液中可检出 IgG 类 RF,这很可能是自身 IgG 变性所引起的一种自身免疫应答的表现。

RF 有 IgG、IgA、IgM 等多种 Ig 类型,以 IgM 类型多见。检测 RF 的方法很多,目前,最常用的是致敏乳胶凝集试验和免疫比浊法。

一、胶乳凝集试验检验 RF

(一)原理

该法检验的原理是纯化的人 IgG 加热聚合后与羧化的聚苯乙烯胶乳共价交联制成抗原胶乳,此致敏胶乳颗粒在与待测血清中的 RF 相遇时,在一定时间内发生肉眼可见的凝集。

(二)试剂

(1)10 g/L 聚苯乙烯 RF 检验胶乳,可购买成套的商品试剂。

(2)阳性对照血清:可用世界卫生组织 RF 参考品,也可收集 RF 阳性血清混合,与参考品溯源后用作对照。

(三)操作

1.定性试验

按试剂盒说明书操作。试剂自冰箱取出后恢复至室温(18~25 ℃);轻轻混匀胶乳试剂,并核对阴性和阳性对照;在反应板孔中依次加 1 滴待测血清和 1 滴胶乳试剂;轻轻摇动混匀,2 分钟后于直射光下观察结果。阴性和阳性对照同上法操作。

2.半定量实验

定性试验阳性时,将待测血清 100 μL 在反应板孔中用 100 μL 8.5 g/L NaCl 连续进行倍比稀释(1∶2~1∶16),各稀释度血清 20 μL 加胶乳试剂 20 μL,混匀,2 分钟后观察结果。

(四)结果判定

2 分钟出现肉眼可见凝集者为阳性(≥20 U/mL),无凝集者为阴性(<20 U/mL)。半定量试验1∶2 稀释血清出现凝集者为 40 U/mL;1∶4 稀释血清出现凝集者为 80 U/mL;1∶8 稀释血清出现凝集者为 160 U/mL;1∶16 稀释血清出现凝集者为 320 U/mL。

二、免疫比浊法检验 RF

(一)原理

反应试剂中有一定浓度的变性 IgG(人、兔或羊 IgG)加入含 RF 的待测血清后,RF 与试剂中变性 IgG 结合,形成变性 IgG 抗变性 IgG 自身抗体(RF)免疫复合物,引起溶液中浊度变化。用透射比浊或散射比浊法即可检验出检样中 RF 的浓度。

(二)试剂

购买与仪器配套的商品试剂。

(三)操作

按仪器与试剂盒说明书操作。

(四)计算

用RF标准品制备校正曲线,待测血清中RF浓度可根据校正曲线得出。通常由仪器自动打印报告。

(五)参考值

正常人血清RF<20 U/mL。

RF在类风湿关节炎患者中的检出率很高,RF阳性支持早期RA的倾向性诊断,如对年轻女性应进行RA和风湿热间的鉴别;而对非活动期RA的诊断,需参考病史。但RF也像ANA一样,并不是RA独有的特异性抗体。在SLE患者均有50%RF阳性,在其他结缔组织病如SS、硬皮病、慢性活动性肝炎及老年人中均可有不同程度的阳性率。

(李新立)

第五节　抗ENA抗体检验

抗ENA抗体是指对核内可提取性核抗原(ENA)的自身抗体。ENA是用等渗盐溶液或磷酸盐缓冲液从细胞核碎片提取的可溶性核蛋白。ENA抗原中主要包括nRNP、Sm、SS-A(天然SS-A和Ro-52)、SS-B、Scl-70、PM-Scl、Jo-1、CENP B、PCNA、dsDNA、核小体、组蛋白、核糖体P蛋白和AMA M2等抗原,这些抗原除有各自的抗原特异性外,尚可因与蛋白质组成后的分子量大小各不相同而在电泳后被分成不同分子量的条带。不同的自身免疫性疾病可产生不同的抗ENA抗体,不同特性的抗ENA抗体在各种自身免疫性疾病中的阳性率有明显差异,有些有很高的特异性。对其进一步检测,在协助诊断和鉴别诊断自身免疫性疾病方面具有重要的临床意义。

一、检验原理

用于体外定性检测血清或血浆中的人抗nRNP、Sm、SS-A(天然SS-A和Ro-52)、SS-B、Scl-70、PM-Scl、Jo-1、CENP B、PCNA、dsDNA、核小体、组蛋白、核糖体P蛋白和AMA M2等14种不同抗原IgG类抗体。实验膜条上平行包被了这些高度纯化的抗原。在第一次温育时,已稀释的血清与实验膜条反应。如果标本阳性,特异性的IgG(也包括IgA和IgM)与相应抗原结合。为检测已结合的抗体,加入酶标抗人IgG(酶结合物)进行第二次温育,然后加入酶底物,以产生可观察的颜色反应。

二、操作

(一)预处理

从包装中取出所需数目的实验膜条放入空温育槽中,膜条上有编号的一面朝上。每槽中加

1.5 mL 标本缓冲液，于室温(18～25 ℃)在摇摆摇床上温育 5 分钟。之后吸去槽内液体。

(二)血清温育

在温育槽中分别加入 1.5 mL 已稀释血清。于室温(18～25 ℃)在摇摆摇床上温育30 分钟。

(三)清洗

吸去槽内液体，在摇摆摇床上用 1.5 mL 清洗缓冲液清洗膜条 3 次，每次 5 分钟。

(四)酶结合物温育

在温育槽中加入 1.5 mL 已稀释的酶结合物(碱性磷酸酶标记的羊抗人 IgG)，于室温(18～25 ℃)在摇摆摇床上温育 30 分钟。

(五)清洗

吸去槽内液体，在摇摆摇床上用 1.5 mL 清洗缓冲液清洗膜条 3 次，每次 5 分钟。

(六)底物温育

在温育槽中分别加入 1.5 mL 底物液，于摇摆摇床上室温(18～25 ℃)温育 10 分钟。

(七)终止反应

吸去槽内液体，用蒸馏水清洗膜条 3 次，每次 1 分钟。

(八)结果判断

将检测膜条放置在结果判定模板中，风干后判断结果。

三、实验结果的解释

(1)将已温育的湿的实验膜条置于结果判定模板中的塑料膜上，并与标志对齐。用吸水纸小心吸去水分(完全干后，膜条将黏附于塑料膜上)。将干的实验膜条上出现的与参照膜条上的标志相对应的清晰可见的条带记录在结果判定模板上，在相应抗原的位置出现白色条带为阴性。

(2)如果用软件自动判断结果，需将实验膜条放置在一张特殊的工作单上。实验膜条如需长期保存，可用黏性塑料膜密封。

(3)检测膜条上有一条质控带，如果质控带出现强的颜色反应说明实验操作正确。如果质控带没有出现颜色反应，则表明实验操作不当，应重新检测。

(4)实验膜条上包被的抗原及其排列，印迹法实验膜条上包被有以下抗原。①nRNP/Sm：小牛和兔胸腺提取物，经亲和层析纯化的天然 U1-nRNP。②Sm：牛脾脏和胸腺提取物，经亲和层析纯化的天然 Sm。③SS-A：牛脾脏和胸腺提取物，经亲和层析纯化的天然 SS-A。④Ro-52：重组的 Ro-52(分子量为 52)，相应的人 cDNA 用杆状病毒系统在昆虫细胞中表达。⑤SS-B：小牛和兔胸腺提取物，经亲和层析纯化的天然 SS-B。⑥Scl-70：牛和兔胸腺提取物，经亲和层析纯化的天然 Scl-70(DNA 拓扑异构酶 1)。⑦PM-Scl：重组抗原，相应的人 cDNA 用杆状病毒系统在昆虫细胞中表达。⑧Jo-1：小牛和兔胸腺提取物，经亲和层析纯化的天然 Jo-1(组氨酰-tRNA 合成酶)。⑨CENP B：重组的着丝点蛋白 B，相应的人 cDNA 用杆状病毒系统在昆虫细胞中表达。⑩PCNA：重组的 PCNA(分子量为 36)，相应的人 cDNA 用杆状病毒系统在昆虫细胞中表达。⑪dsDNA：从鲑鱼睾丸提取物中高度纯化的天然双链 DNA。⑫核小体：从牛胸腺提取物中纯化的天然核小体。⑬组蛋白：从牛胸腺提取物中纯化的各种类型组蛋白的混合物。⑭核糖体 P 蛋白：小牛和兔胸腺提取物，用亲和层析纯化的天然核糖体 P 蛋白。⑮AMA M2：从猪心脏提取物中纯化的天然 M2 抗原(丙酮酸脱氢酶复合物)。

(5)根据抗原带着色的深浅，可将结果分为阴性、临界阳性和阳性(表 17-1)。

表 17-1　实验结果

抗原带着色的深浅	结果
无色	阴性
着色非常弱	临界阳性
着色中到较强	阳性
着色与质控带强度相同	强阳性

(6)用印迹法检测抗核抗体时,应同时进行间接免疫荧光法实验。这样一方面可确保结果的可靠性,排除假阳性反应;另一方面,基于 HEp-2 细胞(特别是与灵长类肝冰冻组织切片的联合生物薄片)的间接免疫荧光法可检测的抗核抗体的范围非常广,而印迹法实验膜条上的抗原种类非常有限,只能检测有限的抗体。

四、抗原组成

(1)nRNP 和 Sm 抗原属于一组由富含尿嘧啶核苷酸的低分子量 RNA(U-RNA)与不同蛋白质(分子量为 9～70)组成的小核糖核酸蛋白(snRNP)。根据色谱分析的结果将 RNA 组分命名为 U1 至 U6。除 RNA 外,U-nRNP 还含有 6 种不同的核心蛋白(B,B′,D,E,F,G)。另外,U1-nRNP 还含有颗粒特异性蛋白(70K,A,C),抗 U1-nRNP 抗体的靶抗原是 1 种或多种颗粒特异性蛋白(70K,A 或 C)。而抗Sm 抗体的靶抗原为 1 种或多种核心蛋白。U-nRNP 分子参与 pre-mRNA(信使 RNA 前体)的剪切:切掉 mRNA 的非编码序列(内含子),插入 mRNA 的编码序列(外显子),以形成信使 RNA。

(2)天然的 SS-A 抗原是一种小核糖核酸蛋白,由一个 RNA 分子(Y1、Y2、Y3、Y4 或 Y5 RNA,80～112 个碱基)和一个分子量为 60 蛋白分子组成。欧蒙印迹法实验膜条上的 SS-A 抗原带为天然的SS-A。另外一种分子量为 52 蛋白(Ro-52)也与 SS-A/Ro 复合物有关,但该蛋白是否是 SS-A/Ro 复合物的成分还存在争议。

(3)由于抗 Ro-52 抗体可在各种自身免疫性疾病中出现,因而单独的抗 Ro-52 抗体阳性不应判断为抗 SS-A 抗体阳性或作为 SLE 及干燥综合征的特异性指标。

(4)SS-B 抗原是一种分子量为 48 的磷蛋白,在细胞核中作为 RNA 多聚酶Ⅲ的辅助蛋白。

(5)Scl-70 抗原为 DNA 拓扑异构酶Ⅰ,天然抗原的分子量为 100,但最初在免疫印迹中仅发现了分子量为 70 的代谢产物。DNA 拓扑异构酶Ⅰ位于核浆内并且在核仁中浓度极高,参与 DNA 双螺旋的复制和转录。

(6)PM-Scl 抗原是分子量间于 20 和 110 之间的 11 到 16 个多肽分子的复合物。主要的靶抗原是分子量分别为 75 和 100 的两种多肽分子,也就是 PM-Scl-75 和 PM-Scl-100。90%～98%的抗 PM-Scl 抗体具有与 PM-Scl-100 的反应性,而 50%～63%的抗 PM-Scl 抗体具有与 PM-Scl-75 的反应性。这两种抗原相互独立,彼此之间没有交叉反应。PM-Scl 主要位于核仁,但也可出现在核浆中。该多肽复合物的功能还不完全清楚,怀疑 PM-Scl 参与 5.85 rRNA 和一些 U-snRNAs 的剪切。

(7)Jo-1 是一种分子量为 50 的细胞质磷蛋白,与组氨酰-tRNA 合成酶为同一种物质,它能将胞浆中的组氨酸连接到相应的 tRNA 上。

(8)已发现有四种不同的蛋白为着丝点抗原:着丝点蛋白 A(分子量为 17)、着丝点蛋白 B(分子量为 80)、着丝点蛋白 C(分子量为 140)和着丝点蛋白 D(分子量为 50)。所有间接免疫荧光法抗着丝点抗体阳性的血清至少具有与着丝点蛋白 B 的反应性。

(9)PCNA 是一种分子量为 36 的增殖细胞核抗原,其表达与细胞周期有关。有活性的、三聚体形式的 PCNA 为 DNA 多聚酶的辅助因子,参与 DNA 的修复作用。用以 Hep-2 细胞为基质的间接免疫荧光法检测时,抗 PCNA 抗体产生的荧光模型称为细胞周期蛋白Ⅰ型。约半数的间期细胞核呈现明亮的、清晰的细颗粒型荧光,而核仁为阴性,在另一半细胞中可见到相同的荧光模型,但其强度较弱(弱 10 倍左右)。

(10)抗 DNA 抗体可分为两种不同类型:抗天然双链 DNA(dsDNA)抗体和抗变性的单链 DNA(ssDNA)抗体。抗双链 DNA 抗体可识别双螺旋的脱氧核糖核酸骨架中的主要表位,因而与双链和单链 DNA 都具有反应性。而抗 ssDNA 抗体只识别双链内部的嘌呤和嘧啶碱基多聚体。

(11)核小体是由组蛋白(H1、H2A、H2B、H3 和 H4)和 dsDNA 组成的染色体的功能亚单位。H3-H3-H4-H4四聚体加上其两侧的 H2A-H2B 二聚体形成核小体的中心。组蛋白核心颗粒周围被两圈 DNA 双螺旋(总共 146 对碱基对)环绕。核小体呈串珠状排列,连接 DNA 与连接体中的组蛋白 H1 有关。

(12)组蛋白是 DNA 相关蛋白(11.2～21.5),它们的功能是稳定 DNA 双螺旋结构,还可能参与基因调节机制。有五种不同类型的组蛋白:H1、H2A、H2B、H3 和 H4。组蛋白与 DNA 形成高度有序的核小体有关。

(13)核糖体 P 蛋白由核糖体 60S 亚单位的 3 种蛋白组成,这些蛋白分别叫作 P0(分子量为 38)、P1(分子量为 19)和 P2(分子量为 17)。主要的抗原性表位位于羧基端,所有三种蛋白均含有相同的 17 个氨基酸序列。

(14)M_2 抗原系统是位于线粒体内膜的三种相关的多酶复合物,这些酶催化丙酮酸、2-酮戊二酸和2-含氧酸支链的氧化脱羧,目前已知的抗 M_2 抗体的靶抗原有 6 种蛋白:丙酮酸脱氢酶复合物的E2(分子量为 74)、蛋白 X(分子量为 55)、E1α 亚单位(分子量为 51)和 E1β 亚单位(分子量为 36)及 2-含氧酸脱氢酶复合物支链的 E2(分子量为 51)和 2-酮戊二酸脱氢酶复合物的 E2(分子量为 51)。酶 E2 负责将乙酰基团转移给辅酶 A,蛋白X 是丙酮酸脱氢酶复合物的亚单位,功能还不清楚。

五、适应证

夏普综合征(MCTD),系统性红斑狼疮(SLE),干燥综合征,进行性系统性硬化症,多肌炎/皮肌炎、重叠综合征,局限型进行性系统性硬化症(CREST 综合征),原发性胆汁性肝硬化。

六、临床意义

(1)高滴度的抗 U1-nRNP 抗体是混合性结缔组织病(MCTD,夏普综合征)的标志,阳性率为95%～100%,抗体滴度与疾病活动性相关。在 30%～40%的系统性红斑狼疮患者中也可检出抗U1-nRNP抗体,但几乎总伴有抗 Sm 抗体。

(2)抗 Sm 抗体是系统性红斑狼疮的特异性标志,与抗 dsDNA 抗体一起,是系统性红斑狼疮的诊断指标,但阳性率仅为 5%～10%。

(3)抗 SS-A 抗体与各类自身免疫性疾病相关,最常见于干燥综合征(40%～80%)、也见于系统性红斑狼疮(30%～40%)和原发性胆汁性肝硬化(20%)中,偶见于慢性活动性肝炎。此外,在100%的新生儿红斑狼疮中可出现抗SS-A抗体。该抗体可经胎盘传给胎儿引起炎症反应和新生儿先天性心脏传导阻滞。

(4)抗SS-B抗体几乎仅见于干燥综合征(40%～80%)和系统性红斑狼疮(10%～20%)的女性患者中,男女比例为29∶1。在干燥综合征中抗SS-A抗体和抗SS-B抗体常同时出现。

(5)抗Scl-70抗体见于25%～75%的进行性系统性硬化症(弥散型)患者中,因实验方法和疾病活动性而异(Scl=硬化症)。在局限型硬化症中不出现。

(6)抗Jo-1抗体见于多肌炎,阳性率为25%～35%。常与合并肺间质纤维化相关。

(7)抗着丝点抗体与局限型进行性系统性硬化症(CREST综合征:钙质沉着、Raynaud′s病、食管功能障碍、指硬皮病、远端血管扩张)有关,阳性率为70%～90%。

(8)抗PCNA抗体对系统性红斑狼疮具有很高的特异性,但其阳性率仅为3%。

(9)抗dsDNA抗体对系统性红斑狼疮具有很高的特异性。除抗Sm抗体外,抗dsDNA抗体也可作为该病的一个血清学指标,阳性率为40%～90%。

(10)在系统性红斑狼疮患者血清中可检出抗核小体抗体,但是,由于用传统的核小体制品进行检测时,高达70%的硬皮病患者血清也呈现阳性,使得抗核小体抗体作为SLE的特异性诊断指标这一应用价值受到了很大限制。欧蒙印迹法中用一种由欧蒙实验室拥有的专利技术制备的新的核小体制品作为抗原基质,这种改良的核小体制品纯度高,经电泳证实只含有核小体单体,不含H1、Scl-70、其他非组蛋白和残留的染色质DNA成分。用该试剂进行检测时,抗核小体抗体对SLE的特异性几乎为100%,与健康献血员或硬化症、干燥综合征和多肌炎患者血清不反应。

(11)抗一种或几种组蛋白抗体或抗H2A-H2B复合物抗体在药物(普鲁卡因胺、肼屈嗪及其他药物)诱导的红斑狼疮中比较常见(阳性率为95%)。另外,在30%～70%的系统性红斑狼疮和15%～50%的类风湿关节炎患者中也可检出抗组蛋白抗体。

(12)抗核糖体P蛋白抗体是系统性红斑狼疮的特异性标志。在欧蒙的一个多中心研究中检测了360份系统性红斑狼疮(SLE)、79份其他结缔组织病(进行性系统性硬化症、干燥综合征、皮肌炎/多肌炎、夏普综合征)和206份健康献血员血清中的抗核糖体P蛋白抗体(ARPA)。360份SLE患者血清中,有34份ARPA阳性(9.4%),24份夏普综合征患者血清中,有3份ARPA阳性(12.5%),其中两份同时还有抗dsDNA抗体阳性(系统性红斑狼疮的血清学标志)。在进行性系统性硬化症、干燥综合征或皮肌炎/多肌炎和健康献血员血清中均未检出ARPA。SLE的活动性与ARPA的滴度不具有相关性,对于有中枢神经系统症状、肾炎或肝炎的SLE患者,ARPA的阳性率与整个SLE人群基本相同。在其他有SLE症状的患者中也可检出ARPA,可是,在精神病患者中,ARPA的阳性率稍高一些,但这种差异还没有统计学意义。

(13)高滴度的抗M_2抗体是原发性胆汁性肝硬化的标志,丙酮酸脱氢酶复合物的酶E_2和蛋白X为主要的靶抗原。另外,在其他慢性肝脏疾病(30%)和进行性系统性硬化症(7%～25%)中也可检出抗M_2抗体,但主要为低滴度。抗M_2抗体阳性的进行性系统性硬化症患者,很可能临床重叠有原发性胆汁性肝硬化。

(李新立)

第六节 抗双链 DNA 抗体检验

抗 DNA 抗体包括抗单链 DNA 抗体和抗双链 DNA 抗体。前者的靶抗原为变性的单链 DNA 结构，而后者则是针对天然双链 DNA 结构(nDNA)的抗体。抗 DNA 抗体检测主要是对抗双链 DNA(dsDNA)抗体的检测。它是诊断 SLE 的特异性指标。强阳性抗 DNA 抗体几乎仅见于 SLE 患者，且与 SLE 患者病情变化密切相关。活动期的阳性率一般在 90%以上，而在非活动期的阳性率一般在 10%以下。此外，在狼疮肾炎恶化时抗 DNA 抗体上升，病情缓解时抗 DNA 抗体也随之下降，因此，抗 DNA 抗体检测对 SLE 等疾病的诊断治疗及病情观察都有重要意义。

一、检测方法

间接免疫荧光法的原理是用稀释后的血清样本加入包被有以绿蝇短膜虫为基质的反应孔时，血清样本中的抗天然 DNA(nDNA)抗体可与虫体中动基体内的天然 DNA 抗原结构相结合。经过清洗后，在反应孔中加入荧光素标记的抗人球蛋白抗体(二抗)。洗去未结合的二抗后，将反应玻片置于荧光显微镜下观察，并根据虫体中动基体的荧光表现判断阴阳性结果。

二、结果判断

结果判读时，应在 400×放大倍数下仔细观察多个视野。动基体结构往往位于细胞核与尾部鞭毛基体之间，而且通常偏向于细胞膜一侧，甚至突出于虫体(见图 17-2)。

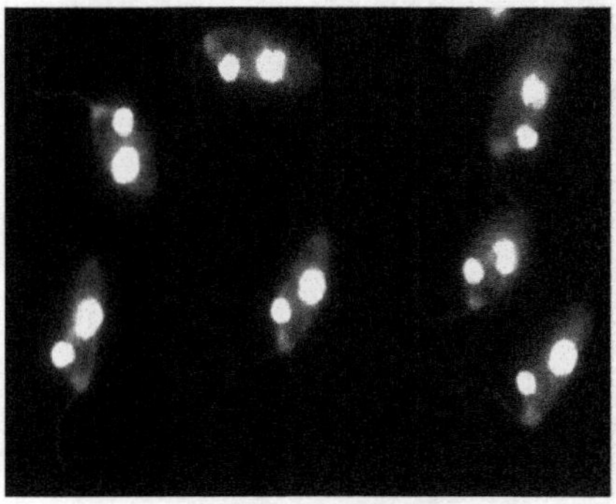

图 17-2 绿蝇短膜虫

(一)阳性结果

当观察到虫体结构中的动基体出现均匀的圆点荧光时，结果可判为阳性。某些血清样本可同时引起细胞核与动基体的同时阳性，此时结果仍可判为阳性。

(二)阴性结果

当观察到虫体结构中的动基体无荧光表现时，结果可判断为阴性。此时即使细胞核及鞭毛基体阳性，结果也仍判为阴性。

三、临床意义

抗 nDNA 抗体对于 SLE 具有高度的疾病特异性。间接免疫荧光法 ANA 检测方法中所采用的Hep-2细胞并非抗 nDNA 抗体的最佳检测基质，此时除抗 nDNA 抗体之外，抗单链 DNA 抗体、抗组蛋白抗体和抗核小体抗体等均可能在 Hep-2 细胞中表现出相同的均质样荧光表现。此时，需采用基于绿蝇短膜虫为基质的检测方法进行抗 nDNA 抗体的检测实验。

由于绿蝇短膜虫的虫体结构中包含一个由天然 DNA 组成的特殊结构——动基体，因此基于绿蝇短膜虫为基质的间接免疫荧光法是检测抗 nDNA 抗体的有效方法。

（李新立）

第十八章

肿瘤标志物检验

第一节　激素类肿瘤标志物检验

肿瘤发生时，患者血清激素异常增高，包括以下几方面：①内分泌腺发生恶性肿瘤时，组织所分泌的激素反应性地异常增高，这些过高的正位分泌的激素具有高度的腺体特异性，有助于该内分泌腺肿瘤的诊断。②正常时不分泌激素的组织恶变后产生其他组织的基因表达产物，最常见的是异位激素，如小细胞肺癌分泌促肾上腺皮质激素（ACTH）。这些大都是多肽类激素，具有和天然激素相同或相似的结构，或者是激素的前体、亚基、片段或大分子聚合物。与天然激素有相同的免疫原性，可用天然激素的抗体检测出来。

作为肿瘤标志物的激素有如下特点：①除良性肿瘤外，恶性肿瘤异位激素分泌量少且不恒定。②除少数外，大部分肿瘤和激素关系并不固定，有时同一种肿瘤可分泌多种激素，有时几种肿瘤分泌同一种激素，分泌激素种类最多的是肺癌。③有些肿瘤发生时，激素本身并不改变，但激素的受体改变，如乳腺癌患者雌激素和孕酮水平不增加或增加很少，但其受体数量明显改变。

下面介绍几种常见的作为肿瘤标志物的激素。

一、降钙素

（一）生理与生物化学

降钙素（calcitonin，CT）是由甲状腺滤泡旁细胞或称C型细胞分泌的一种含有32个氨基酸的单链多肽，分子量约为3.5 kD，半寿期4～12分钟。此外，胸腺也有分泌降钙素的功能。在人类，C细胞主要存在于甲状腺，在甲状旁腺、肺、肠及垂体等部位也有少量分布。CT的合成和分泌受血钙水平的调节，在血钙浓度升高时分泌，抑制钙从骨中释放，增加尿磷，从而降低血钙和血磷。胃泌素、胰高血糖素也可促进其分泌。降钙素的主要作用是降低血钙，其主要靶器官是骨组织，可使破骨细胞活动减弱，成骨细胞活动增强，从而抑制骨的重吸收，增强成骨过程，使骨组织释放的钙盐减少，而钙盐沉积增加，因而血钙下降。这一效应在儿童有特殊意义。降钙素还作用于肾脏，抑制肾小管对钙、磷的重吸收。CT与甲状旁腺素（PTH）互为拮抗，使血钙维持在稳定的正常水平。

（二）标本采集

取静脉血3 mL，不抗凝或EDTA抗凝，分离血清或血浆进行测定。由于降钙素的半衰期短，因此标本收集后应尽快进行检测。当小于1小时不能检测应在-20 ℃存放。

(三)检测方法

常用的分析方法有放射免疫分析法(RIA)、酶联免疫吸附法(ELISA)和化学发光法(CLIA)。

(四)参考区间

血清降钙素<100 ng/L。在所有的检测方法中，女性的CT检测值均较男性低，胃泌素刺激后女性CT增加值同样比男性低。由于产品不同及实验方法差异，各实验室应建立各自的正常参考值范围。

(五)临床意义

(1)CT常用于筛查甲状腺髓样癌患者的无症状家族成员。此种肿瘤源于甲状腺C细胞，可产生多种生物活性物质，其中以降钙素为主。患者血清降钙素水平高于正常数十至数百倍。如经手术治疗，则降钙素水平在数小时内下降，直至恢复正常。如果手术后CT值长期持续增高，提示肿瘤的切除不完全或有可能转移。由于CT与肿瘤大小、浸润、转移有关，临床上常把CT用于监测甲状腺髓样癌的治疗。此外，由于C细胞数目减少引起的甲状腺发育不良或者甲状腺部位手术，其CT可明显降低。

(2)小细胞肺癌可产生多种激素，其中包括降钙素，其水平与小细胞肺癌病变活动程度明显相关。病变广泛的患者降钙素的水平明显升高，缓解时降低至正常水平，复发后在升高。此外乳腺癌、消化道癌等肿瘤也可异位分泌CT，其血清中CT升高。

(3)新生儿、儿童和孕妇因骨骼更新快，血清中CT水平也可升高。成年女性CT水平一般较男性低，且随着年龄增长而下降，绝经期妇女降低更明显，CT下降也可能与妇女骨质疏松有关。

(4)肾衰竭患者CT也常升高，甲状旁腺功能亢进，高胃泌素血症，胰腺炎等CT也可升高。

二、人绒毛膜促性腺激素

(一)生理与生物化学

人绒毛膜促性腺激素(human chorionic gonadotropin，HCG)是在妊娠期由胎盘合体滋养层细胞分泌的一种糖蛋白激素，含28～30个氨基酸，分子量45 kD，半寿期12～20小时，由两个独立的氨基酸肽链α和β亚单位组成。α亚单位与垂体激素促卵泡生成素(follicle stimulating hormone，FSH)、黄体生成素(luteinizing hormone，LH)和促甲状腺素(thyroid stimulating hormone，TSH)的组成成分相同，β亚单位为特异性链，仅存在于HCG。当胎盘绒毛膜细胞恶变后，HCG的糖链异常，分泌的HCG多为β亚单位，因此β-HCG是更好的肿瘤诊断指标。

(二)标本采集

取静脉血3 mL，凝固后分离血清。溶血标本或脂血标本应避免使用。标本置于-20 ℃存放，避免反复冻融。

(三)检测方法

HCG测定通常采用放射免疫分析法(RIA)与化学发光法(CLIA)，也可用时间分辨荧光免疫分析法(TRFIA)和酶联免疫吸附法(ELISA)等。

1.ELISA

采用双抗体夹心法。实验时用抗β-HCG单克隆抗体包被微孔板，分别将待测样本、标准品及阳性、阴性对照加至包被孔中，反应后加入酶标抗体，使特异性地形成固相抗体-HCG-酶标抗

HCG 抗体复合物，再加入酶底物、色原呈色。呈色程度与测定范围内的样本中 HCG 浓度成正比。

2.CLIA 法

采用夹心法。避免 TSH、LH 与 FSH 的交叉干扰。样本中待测的 HCG 以其 β 链与 mAb、ALP-gAb 结合，形成双抗体夹心大分子免疫复合物 mAb-HCG-ALP-gAb，反应平衡后加入连接有羊抗鼠 IgG 抗体的磁性颗粒，捕获抗原抗体复合物，并在磁场作用下沉淀磁性颗粒，分离并吸弃上清后，加入发光底物 AMPPD，在 ALP 的作用下迅速发出稳定的光量子，与检样中 HCG 的量成正比。

（四）参考区间

正常人血清 HCG ＜10 μg/L，尿＜20 μg/L。由于产品不同及实验方法差异，各实验室应建立各自的正常参考值范围。

（五）临床意义

（1）β-HCG 常用于早期妊娠诊断，在月经延期 3 天左右即可测出，孕期 9～12 周血中浓度达高峰，以后逐渐下降，18 周时降至最低水平，直至分娩后 4 天达正常。因此可用于诊断早孕及宫外孕，进行先兆流产的动态观察和预后判断，还可作为孕期的监护观察指标。

（2）β-HCG 异常增高常见于滋养层细胞恶性肿瘤，如恶性葡萄胎和绒毛膜上皮细胞癌，血清 β-HCG 异常升高，且对其早期诊断、治疗评估及随访具有重要意义。卵巢癌患者血清中 β-HCG 水平明显高于正常人群及良性卵巢疾病，并与临床分期呈正相关，在治疗有效时明显下降，复发时又再次升高。

（3）β-HCG 的升高也见于精原细胞睾丸癌，乳腺癌、胃肠道癌和肺癌等恶性肿瘤，在良性疾病如肝硬化、十二指肠溃疡、炎症也可见 β-HCG 轻度异常。由于 β-HCG 无法穿过血-脑屏障，所以脑脊液中出现β-HCG并且和血清中的 β-HCG 比例超过 1∶60，说明肿瘤脑转移。

三、儿茶酚胺类物质

（一）生理与生物化学

儿茶酚胺类物质（catecholamines，CA）是一类结构中都含有儿茶酚胺的物质总称，包括肾上腺素、去甲肾上腺素和多巴胺。去甲肾上腺素主要由交感神经末梢释放，小部分由肾上腺髓质释放，作用于 α 受体，有强烈的收缩血管作用。肾上腺素主要由肾上腺髓质合成和分泌，作用于 α 和 β 受体，对全身器官系统都有一定的作用。与儿茶酚胺类有关的物质还包括促肾上腺皮质激素（ACTH），ACTH 含 39 个氨基酸，分子量 4.5 kD，是垂体前叶促皮质素细胞分泌的，促进肾上腺皮质增生，合成和分泌类固醇激素，同时可促进肾上腺素的合成和生长激素的分泌。儿茶酚胺的分泌主要受交感神经、ACTH 和糖皮质激素的调节，对心血管、平滑肌和神经内分泌系统起广泛的生理作用。

（二）检测方法

测定 24 小时尿 3-甲氧基-4-羟基苦杏仁酸（VMA）的方法可分为两种，一种是采用分光亮度法，另一种是采用层析法。由于比色法特异性差，转而采用层析法，从干扰物中提取 VMA，再用重氮化的对硝基苯胺显色进行测定。最近提出采用高效液相色谱技术，在固定相和流动相之间，根据差别分配原理，从其他化合物中分离 VMA，用不同的检测器测定 VMA 的峰值，方法特异、干扰少。24 小时尿液中有大量的化合物，如苯酚类、酸性酚和芳香环化合物的代谢物，均干扰比色法或层析法，故在分析前均采取提取步骤来部分纯化分析物。

目前，采用 ELISA 测定 24 小时尿中的儿茶酚胺代谢产物甲氧基肾上腺素（MN）和甲氧基去甲肾上腺素（NMN），比传统的 VMA 检测方法准确性高和临床敏感性更高。将标本乙酰化后与包被板上的 MN 和 NMN 竞争性地与抗血清结合位点结合，用标记过氧化物酶的抗兔 IgG 检测固相复合物，加入底物 TMB 显色后于 450 nm 比色进行定量测定。

（三）标本收集

为排除干扰，一般收集 24 小时尿，加入 6 mol/L HCl 10 mL 作为防腐剂，并记录尿液总体积。如进食巧克力、咖啡、阿司匹林和一些降压药物，由于含有酚氧酸类可使结果呈假性升高，故应限制食物和药物。

（四）参考区间

不同的测定方法其对应的参考范围均不相同。实验室应根据所使用的方法和实验室条件，建立各自的参考范围。

（五）临床意义

（1）嗜铬细胞瘤是源于肾上腺髓质、交感神经节或其他部位的嗜铬组织的肿瘤，瘤体组织分泌过量去甲肾上腺素和肾上腺素，以及微量的多巴胺，因此患者血和尿中儿茶酚胺明显升高，发作后，其 24 小时尿中 3-甲氧基-4 羟基苦杏仁酸（VMA）测定阳性率高，常在正常高限的 2 倍以上，约 70％的神经母细胞瘤 VMA 升高；24 小时尿儿茶酚胺也可显著增高。测定 24 小时尿甲氧基肾上腺素和甲氧基去甲肾上腺素也可辅助诊断。

（2）剧烈运动、低血糖等各种应激状态均可刺激交感神经，引起儿茶酚胺合成和分泌增多。原发性肾上腺皮质功能减退症可由于肾上腺皮质及激素分泌不足，引起垂体分泌 ACTH 增加。增生型皮质醇增多症（库欣病）患者由于遗传性的羟化酶缺乏，导致皮质醇合成减少，引起 ACTH 负反馈性增多。

（3）肺癌、胰腺癌和乳癌等非肾上腺部位的肿瘤组织均可分泌大分子量的 ACTH。目前已经知道，大约 70％的肺癌患者 ACTH 增加，大部分为无生物活性的分子量为 2～3.6 kD 的大分子 ACTH，但它和小分子量的 ACTH 一样，可生成黑色素细胞刺激素，故肺癌患者很少患有库欣综合征，但常伴皮肤色素沉着。

四、激素受体

（一）生理与生物化学

孕酮受体（PR）和雌二醇受体（ER）是位于细胞内的一种特殊的蛋白，与激素结合后可以转向核内，引起基因的转录，刺激 DNA 形成，促进蛋白的合成和细胞增殖。ER、PR 分布于多种组织，如乳腺、肝、口腔、附睾等组织，调节正常乳腺细胞的增殖和分化。正常参考范围为＞10 fmol/mg蛋白质。

（二）标本收集

待检测的组织标本，甲醛固定后石蜡包埋，做成组织切片。

（三）检测方法

随着生物技术的演进和发展，建立了多种激素受体的检测方法，主要有葡聚糖包裹活性炭吸附法、葡萄糖密度沉淀分析法，DEAE 纤维纸片法、高效液相色谱法等生化方法，以及免疫组织化学法和免疫细胞化学法、流式细胞计数法等形态学方法。目前测定 ER 和 CR 以免疫化学法为主，滴定法、酶联免疫法和免疫细胞化学法（ERICA 与 PgRICA）测组织提取液。ASCO 推荐免疫细胞化学法，并认为这是统一标准最佳的方法。

（四）临床意义

在乳腺癌患者，孕酮和雌二醇水平并无变化，但部分患者孕酮受体（PR）和雌二醇受体（ER）增加。ER 和 PR 的表达率与肿瘤分化程度呈正相关，分化越好阳性率越高，ER 和 PR 阳性患者发生淋巴结转移的机会明显低于阴性者。乳腺癌组织中 ER 和 PR 含量越高，对激素的依赖性越高，内分泌治疗的效果越好。根据 ASCO 建议，乳腺组织细胞质中的雌激素受体和孕酮受体已为乳腺癌诊治的常规项目，60％阳性患者内分泌治疗较有效，95％的阴性患者治疗无效，1/3 乳腺癌转移患者雌激素受体较低。临床上发现在用化疗时有一些假阳性的患者，内分泌治疗无效。由于孕酮受体的合成依赖雌激素，孕酮受体检测是雌激素受体测定的补充，乳腺癌转移患者如果两种受体均阳性，内分泌治疗有效率为 75％；雌激素受体阳性、孕酮受体阴性者，有效率为 40％；雌激素受体阴性、孕酮受体阳性者，有效率为 25％。临床根据受体测定结果制定相应的治疗方案，内分泌治疗有效者生存期较长，预后较好。

（范怀雨）

第二节　胚胎抗原类肿瘤标志物检验

一、甲胎蛋白

甲胎蛋白（AFP）是人类认识较早的比较有价值的肝癌和生殖细胞瘤肿瘤标志物，也是目前最特异的肿瘤标志物。

（一）生理与生物化学

AFP 由 590 个氨基酸组成的一种单肽链的糖蛋白，分子量 68～70 kD，含糖 4％，是连于 232 位天冬酰胺上的 N-糖链，半寿期 5 天。AFP 的编码基因定位于第 4 号染色体 4q11-4q21 区域，和人血清清蛋白有高度同源性，且二者的基因位于同一条 DNA 链上。AFP 主要由胚胎时期的肝脏和卵黄囊产生，胃肠道黏膜上皮也可产生少量。AFP 可细分为卵黄囊型和肝型，它们含糖类的比例不同。AFP 常和乳酸类物质如刀豆素 A（ConA）结合，卵黄囊型 AFP 中结合了 50％～70％的 ConA，远高于肝型。AFP 在妊娠 6 周开始合成，12～14 周达到高峰，以后逐渐下降，出生一年后血清 AFP 降至正常成人水平。

（二）标本采集

抽取静脉血 2 mL，凝固后离心分离血清。测定标本严重溶血影响结果。标本应置于 －20 ℃存放，避免反复冻融。胸膜渗出液、腹水和脑脊液也可用于测定。此外，在经干细胞抽提或新鲜细胞治疗后，可因合成直接针对外来抗原的抗体而出现交叉反应，从而产生 AFP 假性升高。

（三）检测方法

检测 AFP 的常用方法有放射免疫分析法（RIA）、酶联免疫吸附法（ELISA）、金标记免疫渗透法、化学发光法（CLIA）和电化学发光法（ECLIA）等。

1.ELISA 法

采用双抗体夹心法。用抗 AFP 抗体包被微孔板，分别将待测样本、标准品及阳性、阴性对照加至包被孔中，反应后加入酶结合物，使特异性地形成固相抗 AFP 抗体-AFP-酶标抗 AFP 抗体复合物，再加入酶底物、色原呈色。呈色程度与测定范围内的样本中 AFP 浓度成正比。

2.CLIA 法

采用竞争法。待测抗原 AFP 和 ALP-AFP 竞争性与抗体结合，当反应平衡时，加入连接羊抗鼠 IgG 抗体的磁性颗粒，即与 ALP-AFP-Ab 结合形成大的抗原抗体复合物，在磁场的作用下自行沉淀并将上清液中游离的 ALP-AFP、AFP 分离吸弃，加入 AMPPD 后迅速发出稳定的光量子，与 ALPAFP-Ab 的产出量成正比，与样品中 AFP 的量成反比。

(四)参考区间

一般的参考值：出生时 60 000～120 000 μg/L，0～2 个月 25～1 000 μg/L，6 个月 20 μg/L，成人<20 μg/L，妊娠 3 个月 18～113 μg/L，妊娠 4～6 个月 160～550 μg/L，妊娠 7～9 个月 100～400 μg/L。不同实验室应根据使用不同的方法和不同的试剂盒，确定各自实验室的参考值范围。

(五)临床意义

1.AFP 和肝癌

肝癌患者血清中 AFP 水平明显增高，是目前最好的早期诊断标准。但是被诊断为肝癌的患者中仅有 60%(临床特异性 75%)会有 AFP 浓度异常。在原发性肝细胞癌肿，有 5%～10%的病例 AFP 正常。在少见的肝细胞胚胎瘤中，AFP 可正常或升高。而胆管细胞癌时 AFP 正常。在良性肝脏疾病如肝炎、肝硬化患者血清中 AFP 也升高，但 95%小于 200 μg/L，如 AFP 超过 500 μg/L，意味着存在肝癌。肿瘤内的 AFP 浓度和肝癌的大小、生长速度、分期或恶性程度有关，结合超声常常能发现早期肝癌(直径<5 cm)。AFP 还用于治疗监测和预后判断，AFP 是否降至正常已成为判断是否为根治性手术的指标之一。AFP 增高还见于转移性肝癌；手术后 AFP 大于 200 μg/L，意味着肝癌组织未完全切除或有转移。

2.AFP 和胚胎细胞肿瘤

AFP 和 HCG 结合还用于胚胎细胞肿瘤分型和分期，胚胎细胞肿瘤可分为精原细胞型、卵黄囊型、绒毛膜上皮细胞癌和畸胎瘤。精原细胞型肿瘤 AFP 正常，HCG 升高；卵黄囊瘤 AFP 升高，绒毛膜上皮细胞癌的患者 HCG 升高，而畸胎瘤两者均正常；90%非精原细胞性睾丸癌至少有一项升高。其中小于 20%的Ⅰ期患者，50%～80%的Ⅱ期患者，90%～100%的Ⅲ期患者两项同时升高。这两个标志物的浓度高低也和病情轻重、是否转移有关。

3.AFP 与良性肝病

在 10%～62%的肝硬化患者 AFP 浓度升高，既有肝硬化又有 AFP 浓度异常的患者发展为原发性肝细胞癌的风险更高。在 31%～52%急性病毒性肝炎、15%～58%慢性活动性肝炎患者 AFP 升高，与肝细胞坏死和再生程度有关。一般来说，良性肝病患者 AFP 上升是暂时的，大多在 2～3 周下降或处于波动状态。

二、癌胚抗原

癌胚抗原(CEA)是在大肠癌的提取物中发现的。此提取物的抗原也出现在胚胎细胞上，故称为癌胚抗原。

(一)生理与生物化学

CEA是一种具有人胚胎抗原决定簇的酸性糖蛋白,含45%~55%糖类,分子量150~300 kD,由641个氨基酸组成,是免疫球蛋白超家族中的一部分,与免疫球蛋白IgG的重链结构极相似。CEA编码基因位于19号染色体,由10个基因组成,可分泌36种不同的糖蛋白,其中最主要的一种即CEA。电子显微镜免疫组化技术证实这种蛋白确实存在于正常结肠柱状细胞和杯状细胞。1989年已发现CEA有5种互相不重叠的抗原决定簇,分别命名为Gold 1~5,其中1~3有很高的特异性,而4、5有交叉反应。早期胎儿中,由内胚层衍生而来的胃肠道及肝、脾都可合成CEA,出生后消失。正常组织分泌CEA的有支气管、唾液腺、小肠、胆管、胰管、尿道和前列腺。在成人CEA主要是由结肠黏膜细胞分泌到粪便中,一天约70 mg,少量重吸收至血液。胃肠道肿瘤细胞因极性消失,CEA反流入淋巴或血液,导致血清CEA增高。抽烟者、少数肺和支气管疾病、肠道炎症和慢性肝病患者血清CEA轻度升高。

(二)标本采集

标本类型包括血清、唾液、胸腔积液、腹水、脑脊液等。抽取静脉血2 mL,凝固后离心分离血清。测定标本应避免严重溶血。标本应置于-20 ℃存放,避免反复冻融。样本中的蛋白组成可能会影响某些分析方法。此外,在接受鼠免疫球蛋白治疗或诊断的患者血清中可能存在抗鼠Ig抗体,可干扰以鼠单克隆抗体为基础的检测。

(三)检测方法

检测CEA的常用方法有放射免疫分析法(RIA)、酶联免疫吸附法(ELISA)、金标记免疫渗滤法、化学发光法(CLIA)和电化学发光法(ECLIA)等。

1.ELISA

采用双抗体夹心法。用抗CEA单克隆抗体包被微孔板,分别将待测样本(包括血清、唾液、胸腔积液、腹水、脑脊液等)、标准品及阳性、阴性对照加至包被孔中,反应后加入酶结合物,使特异性地形成固相抗CEA抗体-CEA-酶标抗CEA抗体复合物,充分洗涤后再加入酶底物、色原呈色。呈色程度与测定范围内的样本中CEA浓度成正比。

2.CLIA

采用竞争法。待测抗原CEA和ALP-CEA竞争性与抗体结合,当反应平衡时,加入连接羊抗鼠IgG抗体的磁性颗粒,即与ALP-CEA-Ab结合形成大的抗原抗体复合物,在磁场的作用下自行沉淀并将上清液中游离的ALP-CEA、CEA分离吸弃,加入AMPPD后迅速发出稳定的光量子,与ALP-CEA-Ab的产出量成正比,与样品中CEA的量成反比。

(四)参考区间

正常人血清CEA <5.0 μg/L。每个实验室应通过对本地区各类人群的调查,并根据使用不同的方法和不同的试剂盒,建立各自的参考值范围。

(五)临床意义

(1)吸烟人群血清中CEA浓度稍高于不吸烟人群。在肝硬化、肺气肿、直肠息肉、良性乳腺痛、溃疡性结肠炎患者血清CEA也可有增高。目前认为CEA有较高的假阳性和假阴性,故其不是恶性肿瘤的特异性指标,在诊断上只有辅助价值。

(2)血清CEA浓度>20 μg/L常提示有恶性肿瘤。大约70%的直肠癌、55%的胰腺癌、50%的胃癌、40%的尿道癌和25%的卵巢癌患者CEA升高。当CEA比正常持续升高5~10倍,强烈提示恶性肿瘤特别是肠癌的存在。在直肠癌,CEA浓度和Duke分期有关,28%的A期和

45%的B期CEA都异常。高水平的CEA(>80 μg/L),可作为肿瘤已有转移的标志,因为CEA是一种细胞黏附分子,极易浸润和转移。在整个直肠癌治疗期间,CEA是一个有效的监视指标,是发现复发的理想指标,其敏感性高于X线和直肠镜。

(3)约有40%的乳腺癌患者CEA升高。在早期和局部的乳腺癌,CEA常在正常参考范围,一旦CEA升高,往往意味有转移。肿瘤治疗有效,CEA即行下降,如CEA水平又升高往往意味肿瘤的复发。一般说来,从CEA开始升高到临床有明显复发症状约5个月,这在90%的再手术的患者身上得到了证实。早期局限的乳腺癌患者CEA应该是正常的,一旦升高表明有骨或肺转移。

(4)有65%的小细胞肺癌患者CEA升高,所以CEA也是诊断和监视小细胞肺癌的有效工具。CEA还常用于监测胰腺癌、胃癌、肺癌、乳腺癌的治疗。

(张永娟)

第三节　特殊蛋白质类肿瘤标志物检验

大多数实体瘤是由上皮细胞衍生而来,当肿瘤细胞快速分化、增殖时,一些在正常组织中不表现的细胞类型或组分大量出现,成为肿瘤标志。这一类标志物的分子组成往往是不含糖或脂的多肽链,由于其体现了肿瘤共有的增殖特性,因而器官特异性差,是和多种肿瘤标志有关的广谱肿瘤标志。

一、角蛋白

(一)生理与生物化学

细胞角蛋白(cytokeratin,CK)是一类分子量为40～70 kD的细胞结构蛋白,在正常及恶性的上皮细胞中起支架作用,支撑细胞及细胞核。已知的角蛋白有20多种,肿瘤细胞中最丰富的是CK18和CK19。CK19是一种酸性多肽,分子量为40 kD,主要分布在单层上皮上,如肠上皮、胰管、胆囊、子宫内膜和肺泡上皮,这些细胞癌变时,可释放CK19片段进入血液循环,此可溶性片段即为Cyfra21-1,其试剂是从MCF-7癌细胞株制备出来的抗CK19单克隆抗体KS19-1和BM19-21。

(二)标本采集

(1)抽取静脉血2 mL,凝固后离心分离血清。

(2)血清在2～8 ℃只能存放48小时,否则应于−20 ℃存放并应避免反复冻融。

(3)唾液污染的标本可导致结果假性升高。溶血、黄疸和高脂血症并不干扰Cyfra21-1测定。

(4)气管插管和长期的正压通气,严重外伤累及富含细胞胶原蛋白组织时可能会引起Cyfra21-1浓度升高。

(三)检测方法

检测Cyfra21-1的常用方法有酶联免疫吸附法(ELISA)、免疫放射分析法(IRMA)、电化学发光法(ECLIA)和化学发光法(CLIA)等。

1.ELISA

使用针对 Cyfra21-1 分子上两个不同抗原决定簇的 2 株单克隆抗体，分别作为包被抗体和酶标抗体，建立双抗体夹心法。

2.IRMA

使用针对 Cyfra21-1 分子上两个不同抗原决定簇的 2 株单克隆抗体，一株单抗固化于试管壁上，另一株以放射性核素标记。当待测血清加入试管后，血清中 Cyfra21-1 与试管壁上的单抗结合，再加入放射性核素标记的单抗结合，形成固相单抗-Cyfra21-1-放射性核素标记单抗免疫复合物。洗去过量放射性核素标志物，即可用 γ-计数器测定，放射性强度与标本中一定范围的 Cyfra21-1浓度成正比。

3.ECLIA

采用双抗体夹心法原理，20 μL 标本、生物素化的抗细胞角蛋白 19 单克隆抗体和钌标记的抗细胞角蛋白 19 单克隆抗体混匀，形成夹心复合物。加入链霉亲和素包被的微粒，让上述形成的复合物通过生物素与链霉亲和素间的反应结合到微粒上。反应混合液吸到测量池中，微粒通过磁铁吸附到电极上，未结合的物质被清洗液洗去，电极加电压后产生化学发光，通过光电倍增管进行测定，并与检样中一定范围的Cyfra21-1浓度成正比。

(四)参考区间

正常人血清<3.6 ng/mL。

由于各厂商的产品不同及各地区的实验室差异，各实验室应建立各自的参考区间。

(五)临床意义

(1)Cyfra21-1 是一个近年来引起高度关注的肿瘤标志物，对肺癌特别是非小细胞肺癌(NSCLC)有较高诊断价值，敏感性达 80%，对 NSCLC 的早期诊断、疗效监测和预后判断均有重要意义。诊断鳞状细胞癌、腺癌、大细胞癌的阳性率分别为 67%、46%、67%，优于 CEA 和 SCC，而且 Cyfra21-1 水平和肿瘤的恶化程度、转移相一致。

(2)Cyfra21-1 对于宫颈癌、膀胱癌、乳腺癌及消化道肿瘤也具有一定的阳性率。

(3)33%的慢性肾衰患者血中 Cyfra21-1 升高，可能是肾小囊壁层为单层上皮，含有细胞角蛋白 19 片段的原因。

二、组织多肽抗原和特异性组织多肽抗原

(一)生理与生物化学

组织多肽抗原(tissue polypeptide antigen，TPA)和特异性组织多肽抗原(tissue polypeptide specific antigen，TPS)是一种非特异性肿瘤标志物，见于增殖旺盛的组织，正常组织中含量甚微。1957 年从癌细胞培养液中发现了 TPA，是比 CEA 和 AFP 出现更早的肿瘤标志物，但由于缺乏特异性限制了应用。它可以通过抗体抗原反应识别角蛋白 8、角蛋白 18 和角蛋白 19。角蛋白家族按分子量分有 20 种，TPA 是低分子量角蛋白的混合物，属于细胞骨架蛋白类，TPS 是 TPA 在血中的特异部分。血液中的 TPA 水平与细胞分裂增殖程度密切相关，恶性肿瘤细胞分裂时，增殖活跃，血清中 TPA 水平增高，临床上常用于迅速增殖在恶性肿瘤的辅助诊断，特别是已知肿瘤的疗效监测。

(二)标本采集

(1)抽取静脉血 2 mL，凝固后离心分离血清。

(2)血清在 2～8 ℃只能存放 48 小时,否则应于−20 ℃存放并应避免反复冻融。

(3)标本严重溶血影响结果,不能测定。

(4)婴幼儿和妊娠 15 周后血清 TPS 水平要较成年人稍高。

(三)检测方法

检测组织多肽抗原常用酶联免疫法(ELISA)和化学发光免疫分析法(CLIA)。ELISA 影响因素较多,结果不稳定。而 CLIA 法具有极高的灵敏度、特异度和稳定性,现正被临床广泛应用。

1.ELISA

采用双抗体夹心法,血清中 TPA 与 TPA 酶标抗体、多克隆 TPA 抗体包被的小球进行免疫反应,生成了抗原抗体复合物,底物和酶形成可溶性稳定的有色产物,颜色的深浅与 TPA 浓度成正比。

2.CLIA

固相载体(角蛋白 19 单克隆抗体包被的磁微粒)先与标本中的 TPA 反应,洗涤后加标记抗体(异鲁米诺衍生物标记的 TPA 多克隆抗体)再与磁微粒表面上抗体结合的 TPA 反应,形成包被抗体-TPA-标记抗体复合物。加入启动试剂后检测其荧光强度。

(四)参考区间

正常人血清<60 U/L,由于各厂商的产品不同及各地区的实验室差异,各实验室应建立各自的参考区间。

(五)临床意义

(1)肺癌和膀胱癌患者血清 TPA 水平明显增高,TPA 水平与临床分期及淋巴结转移呈正相关,手术后显著下降,复发早期即有明显上升,提示检测血清 TPA 对肺癌、膀胱癌的病情检测及复发的早期诊断具有一定的临床意义。

(2)血清 TPA 增高还可见于胃癌、乳腺癌、前列腺癌、卵巢癌及胆管癌等恶性肿瘤,如配合其他肿瘤标志物检查,可早期发现上述肿瘤的复发和有无转移。

(3)TPA 可用于胆管癌和肝细胞癌的鉴别,在胆管癌时 TPA 为阳性,而肝细胞癌时则为阴性。

(4)在某些非肿瘤性疾病,如肺气肿、支气管炎、良性肝病、消化性溃疡、胰腺炎及妊娠时,血清 TPA 可增高,但其增高幅度不如恶性肿瘤。

(5)TPS 与 CA15-3、CA125、CA19-9、CEA、PSA 等联用,可以反映肿瘤大小,同时在乳腺癌、卵巢癌、肺癌、前列腺癌、膀胱癌、肝癌和胃肠道肿瘤均可增高。TPS 与 CA15-3 联合检查是监测转移性乳腺癌(尤其是骨转移)的最佳组合。

TPA 和 TPS 是一早期出现的敏感的广谱肿瘤标志物,但特异性较低,因而对诊断肿瘤的作用有限。

三、鳞状细胞癌抗原

(一)生理与生物化学

鳞状细胞癌抗原(squamous cell carcinoma antigen,SCC)是一种糖蛋白,是 1977 年从子宫颈鳞状细胞癌组织中分离的抗原 TA-4 的亚组分,分子量范围 44～48 kD,具有较强的抗原表达能力。通过等电聚焦电泳可把 SCCA 分为中性和酸性两个亚组分,恶性和正常的鳞状上皮细胞均含中性组分,而酸性组分仅见于恶性细胞。其不但对子宫颈癌的诊断、监测疗效和复发有较高的临床价值，而且对多种鳞癌均有不同的特异度和敏感度。少数良性疾病也能见 SCCA 升高，如肺部感染、皮肤炎、肾衰和肝病。

（二）标本采集

（1）抽取静脉血 3 mL，凝固后离心分离血清。

（2）SCC 在皮肤、头皮、汗液及唾液中广泛存在，且容易通过空气传播，应尽量避免操作过程的污染，以免造成假阳性结果。

（三）检测方法

目前广泛用于 SCC 的检测方法有酶联免疫法（ELISA）、化学发光免疫分析法（CLIA）和放射免疫分析法（RIA），而 CLIA 最为常用。CLIA 具有极高的灵敏度、特异度和稳定性，现正被临床广泛应用。

1.ELISA

已知 SCC 浓度的标准品、未知浓度的样品加入微孔酶标板内进行检测。先将 SCC 和生物素标记的抗体同时温育。洗涤后，加入亲和素标记过的辣根过氧化物。再经过温育和洗涤，去除未结合的酶结合物，然后加入底物和酶结合物同时作用，产生颜色。颜色的深浅和样品中 SCC 的浓度成比例关系。

2.CLIA

标本中被检物质与微粒上包被的抗体进行一定时间的反应，利用磁场分离，吸去未反应的被检物质与其他的无关成分，加入标记抗体吖啶类（N-磺酰基）羧基氨基化合物反应，冲洗；加入基质液（预激发液 H_2O_2），将吖啶酯从反应复合物中脱离下来，采用 NaOH 作为激发液，吖啶酯在过氧化物和碱性溶液中发生氧化反应，引起化学发光反应的发生，光路系统通过预先确定好的时间读取化学发光发射的量，可计算分析物的浓度。

（四）参考区间

正常人血清$<1.5\ \mu g/L$。

由于各厂商的产品不同及各地区的实验室差异，各实验室应建立各自的参考区间。

（五）临床意义

（1）SCC 是最早用于诊断鳞癌的肿瘤标志物，子宫颈癌、肺癌、头颈部癌患者，血清中 SCC 升高，升高程度和肿瘤的恶性程度密切相关，SCC 一旦升高往往预示病情恶化，伴发转移，所以常用于治疗监测和预后判断。其浓度随病情的加重而增高。

（2）肺鳞癌患者血清 SCC 可明显增高，SCC 水平与肺癌病期呈正相关，随肿瘤扩散和转移而增高，且术后 SCC 水平显著下降，复发时再次升高。因此，血清 SCC 检测可作为肺鳞癌检测疾病进展和判断预后的指标。

（3）肝炎、肝硬化、肺炎、肾衰竭、结核等疾病患者，SCC 也有一定程度的升高。

四、铁蛋白

（一）生理与生物化学

铁蛋白是体内含铁最丰富的蛋白，主要由肝脏合成，对体内铁的转运、储存及铁代谢调节具有重要作用，是铁的主要储存形式。铁蛋白是由脱铁蛋白组成的具有大分子结构的糖蛋白，分子量为 450 kD，由 24 个亚单位聚集而成，每个铁蛋白分子可储存 4 500 个铁原子，亚基分为心脏型（H 型）和肝脏型（L 型）2 种，前者偏酸性，分子量 21 kD，后者偏碱性，分子量19 kD，胎儿组织和癌组织中以 H 型为主。铁蛋白是反映机体铁储存的敏感指标，铁蛋白量的多少是判断体内缺铁还是铁负荷过量的指标。也被建议作为许多肿瘤恶性程度的非特异性诊断指标，很多肿瘤患者如霍奇金病、白血病、肝癌、胰腺癌、乳腺癌铁蛋白也可升高，因癌细胞具有较强合成铁蛋白的能力。

（二）标本采集

（1）抽取静脉血 3 mL，凝固后离心分离血清。

（2）轻度血管内溶血对结果没有影响，标本溶血会导致测定结果偏高。

（三）检测方法

目前广泛用于铁蛋白的检测方法有酶联免疫法（ELISA）、放射免疫分析法（RIA）和酶联免疫荧光法。

1.ELISA

吸附于聚苯乙烯上对铁蛋白抗体与样品中的铁蛋白结合，形成铁蛋白-抗铁蛋白抗体复合物，再与酶标记铁蛋白抗体结合形成铁蛋白-铁蛋白抗体-酶铁蛋白抗体复合物，其复合物中对辣根过氧化物酶作用于邻苯二胺-H_2O_2 底物产生有色物质，与标准铁蛋白比较求得血清中铁蛋白含量。

2.RIA

常采用固相放射免疫法，先用兔抗人脾铁蛋白与铁蛋白相结合，再用^{125}I 标记兔抗人脾铁蛋白与固相上结合的铁蛋白相结合，除去未结合的过多的放射免疫标志物，洗脱结合放射免疫标记的铁蛋白，用 γ-计数器与标准曲线比较，计算出铁蛋白值。

3.酶联免疫荧光法

该分析原理结合了一步免疫夹心方法和最后荧光检测。样品被运输到含有用碱性磷酸酶（共轭物）标记的抗 HCG 抗体的孔中。抗原结合到固定在固相包被针 SPR 内壁的抗体上，并结合到共轭物上，以形成“夹心”。没有结合的组分在冲洗步骤中消除，将底物（磷酸 4-甲基伞形烷）循环进出固相包被针 SPR，共轭物酶催化本底物水解成荧光物质（4-甲基伞形酮）。该产物的荧光在 450 nm 被测量，荧光的强度和样本中出现的抗原的浓度成正比。

（四）参考区间

成人男性为 15～200 μg/L，女性为 12～150 μg/L。

由于各厂商的产品不同及各地区的实验室差异，各实验室应建立各自的参考区间。

（五）临床意义

（1）白血病患者、肺癌患者铁蛋白含量明显升高，治疗有效时（包括完全缓解及部分缓解）铁蛋白明显下降，复发时再次升高。提示铁蛋白测定可作为对白血病患者病情监测及疗效评价的有用指标。

（2）铁蛋白增高还可见于多种恶性肿瘤患者，包括肝癌、肺癌、乳腺癌、卵巢癌、食管癌、大肠癌、淋巴瘤及胰腺癌等。当肿瘤发生转移时，铁蛋白含量明显增高；治疗有效时患者铁蛋白有下降趋势，反之则持续上升。表明铁蛋白检测可作为肿瘤患者病情及治疗效果的监测指标。

（3）铁蛋白增高也可见于某些造血系统疾病（如铁粒幼细胞性贫血、慢性溶血性贫血、海洋性贫血、特发性血色素沉着症）、各种炎症感染、急性心肌梗死、肝硬化及消化性溃疡等非肿瘤性疾病。

（4）当铁蛋白＜12 μg/L 时即可肯定诊断为缺铁性贫血。营养不良时铁蛋白减少，因此，血清铁蛋白可作为儿童营养不良流行病学调查指标。

五、α_1-酸性糖蛋白

(一)生理与生物化学

酸性糖蛋白(acid glycoprotein,ASG)是一类低分子量的糖蛋白,包括 α_1-酸性糖蛋白(约占70%)、α_1-巯基糖蛋白(约占 12%)、触珠蛋白(约占 0.2%)及少数未知糖蛋白。α_1-酸性糖蛋白(α_1-acid glycoprotein,AAG)是一种分子量约为 40 kD 的糖蛋白,含糖量约 45%,主要由肝脏合成,也可由白细胞合成,是主要的急性时相反应蛋白之一。α_1-AG 在多种疾病鉴别上为非特异性诊断指标,而对特定患者的连续监测被用作判断疗效的指标,有监测意义。

(二)标本采集

(1)抽取静脉血 3 mL,凝固后离心分离血清。

(2)血清在 2~8 ℃只能存放 48 小时,否则应于−20 ℃存放并应避免反复冻融。

(3)血清不能含有染后颗粒或微粒纤维蛋白。脂血标本或冷冻标本如果在融化后已变得浑浊不清,必须高速离心后取澄清血清检测。

(三)检测方法

检测方法有酶联免疫法(ELISA)和散射比浊法,现常采用散射比浊法,灵敏度高,特异性强。

1.ELISA

已知 α_1-AG 浓度的标准品、未知浓度的样品加入微孔酶标板内进行检测。先将 α_1-AG 和生物素标记的抗体同时温育。洗涤后,加入亲和素标记过的辣根过氧化物。再经过温育和洗涤,去除未结合的酶结合物,然后加入底物和酶结合物同时作用,产生颜色,颜色的深浅和样品中 α_1-AG的浓度成比例关系。

2.散射比浊法

在免疫化学反应中,人体液标本中包含的蛋白会与特异性抗体形成免疫复合物会使穿过标本的光束发生散射,散射光的强度与标本中相关蛋白的浓度成正比。

(四)参考区间

血清参考值为 470~1 250 mg/L。

由于各厂商的产品不同及各地区的实验室差异,各实验室应建立各自的参考区间。

(五)临床意义

(1)急性炎症反应、心肌梗死、组织损伤、妊娠、类风湿关节炎等疾病,血清 α_1-AG 可增高。

(2)在风湿热急性发作早期,α_1-AG 增高明显,是急性活动期的炎症指标。RA 活动期血清 α_1-AG 明显增高,在其他自身免疫性疾病(如 SLE、DM)的非活动期 α_1-AG 常正常,疾病活动或合并感染时 α_1-AG 可增高。因此,α_1-AG 作为免疫性疾病活动的监测指标已开始用于临床。可作为 RA 活动期的指标,并对疗效判断有意义。

(3)恶性肿瘤如肝癌、骨髓瘤等,α_1-AG 大多增高;重症肝炎、肝硬化等。α_1-AG 大多下降,若 α_1-AG 下降或正常,则可有效排除肝细胞癌。因此,α_1-AG 与 AFP 联合检测,可提高对肝细胞癌、肝硬化、肝炎的鉴别能力。

(4)营养不良、肾病综合征等疾病,血清 α_1-AG 下降。

六、高尔基体蛋白 73

(一)生理与生物化学

高尔基蛋白体 73(Golgi protein 73,GP73)是相对分子量为 73 kD 的跨膜糖蛋白,又称为Ⅱ型高尔基体膜蛋白(Golgi membrane protein Ⅱ,GolphⅡ)和高尔基体膜蛋白Ⅰ(Golgi membrane proteinⅠ,GolmⅠ),编码 GP73 蛋白的基因位于第 9 号染色体,全长共 3 080 个核苷酸,编码区位于 199~1 404 nt,共编码 402 个氨基酸。GP73 在正常人体的多个器官组织中均有表达,但含量很低或无,在病毒性和非病毒性肝病患者肝组织中的表达水平高于正常人,进展性的组织重建和纤维生成是触发 GP73 表达的主要因素。肝癌患者血清 GP73 显著高于非肝癌患者和正常人。

(二)标本采集

(1)抽取静脉血 3 mL,凝固后离心分离血清或血浆。

(2)标本在 4 ℃储存时间不得超过 1 周,否则应置−20 ℃存放,并避免反复冻融。

(3)严重溶血、脂血标本不得用于检测。

(三)检测方法

检测 GP73 最常用的方法是酶联免疫吸附法(ELISA),采用双抗体夹心法,检测原理为酶标板上预包被抗 GP73 单抗,可与样品中 GP73 反应结合,配合加入 HRP 标记 GP73 多抗,然后用 TMB 底物作用显色,显色强度与样品中 GP73 的浓度成正比。

(四)参考区间

正常人血清<65 μg/L,当血清 GP73 含量≤150 μg/L 时罹患肝癌风险率低,≥150 μg/L 时已罹患肝癌或罹患肝癌风险率高。

由于各厂商的产品不同及各地区的实验室差异,各实验室应建立各自的参考区间。

(五)临床意义

GP73 是肝癌早期诊断的一种新标志物,在急性及慢性肝脏疾病中都可以体现出高表达,GP73 检测肝癌的灵敏度为 69%,特异性为 75%,它的应用能够大大提高对 AFP 阴性的肝癌患者的检出率。在前列腺癌组织中也存在 GP73 的表达上调,且在患者的尿液中也能检测出 GP73 蛋白。

七、人附睾分泌蛋白 4

(一)生理与生物化学

人附睾分泌蛋白 4(Human Epididymis Secretory Protein 4,HE4)基因位于染色 20q12-q13.1 上,全长为 12 kb 左右,由两个“乳清酸性蛋白域”和一个 4-二硫化中心组成,从蛋白结构上讲是一种由乳清酸性蛋白基因编码的相对分子量为 13 kD 的分泌型糖蛋白,是具有保护性免疫作用的蛋白酶抑制剂家族中的一员,该基因由 5 个外显子和 4 个内含子组成,存在多种剪切方式,编码分泌小分子蛋白。最早于 1991 年由 Kirchhoff 等从人附睾远端上皮细胞中发现,是附睾特异性生育相关蛋白。1999 年通过微阵列研究发现与卵巢癌相关。HE4 的临界参考值为 150 pmol/L。

(二)标本采集

(1)抽取静脉血 3 mL,凝固后离心分离血清。

(2)标本在 4 ℃可保存 3 天,否则应置−20 ℃存放,并避免反复冻融。

(3)严重溶血、脂血标本不得用于检测。

(三)检测方法

检测 HE4 的方法常采用酶联免疫吸附法(ELISA)。

(四)临床意义

(1)HE4 在恶性肿瘤中的高表达多见于卵巢癌、子宫内膜癌,少见于肺腺癌及间皮瘤。

(2)HE4 在早期(Ⅰ期)的卵巢癌中的敏感性高于 CA125,是卵巢癌敏感及特异的标志物,可用于对卵巢癌的早期诊断。手术后的卵巢癌患者血清 HE4 水平较手术前显著降低,可以作为卵巢癌病情监测及疗效观察的重要肿瘤标志物。

(高伟聪)

第十九章

微生物检验

第一节　病原性球菌检验

球菌是细菌中的一大类。对人类有致病性的病原性球菌主要引起化脓性炎症，故又称化脓性球菌。革兰氏阳性球菌有葡萄球菌属、链球菌属、肠球菌属、肺炎链球菌等；革兰氏阴性球菌有脑膜炎奈瑟菌、淋病奈瑟菌和卡他莫拉菌等。

一、葡萄球菌属

葡萄球菌属细菌是一群革兰氏阳性球菌，通常排列成不规则的葡萄串状，故名。其广泛分布于自然界、人的体表及与外界相通的腔道中，多为非致病菌，正常人体皮肤和鼻咽部也可携带致病菌株，其中医务人员带菌率可高达 70%，是医院内交叉感染的重要来源。葡萄球菌属分为 32 个种、15 个亚种。

(一)生物学特性

本菌呈球形或略椭圆形，直径 0.5～1.5 μm，革兰氏阳性，葡萄串状排列。无鞭毛、无芽孢，除少数菌株外，一般不形成荚膜。

需氧或兼性厌氧，营养要求不高，最适生长温度 35 ℃，最适 pH 7.4，多数菌株耐盐性强。在普通平板上培养 18～24 小时，形成直径 2 mm 左右，呈金黄色、白色或柠檬色等不同色素，凸起、表面光滑、湿润、边缘整齐的菌落。血平板上，金黄色葡萄球菌菌落周围有明显的透明溶血环(β 溶血)，在肉汤培养基中呈均匀浑浊生长。

葡萄球菌属的表面抗原主要有葡萄球菌 A 蛋白(staphylococcal protein A，SPA)和多糖抗原两种。SPA 是细胞壁上的表面蛋白，具有种、属特异性。SPA 具有抗吞噬作用，可与人类 IgG 的 Fc 段非特异性结合而不影响 Fab 段，故常用含 SPA 的葡萄球菌作为载体，结合特异性抗体后，开展简易、快速的协同凝集试验，用于多种微生物抗原的检测。多糖抗原存在于细胞壁上，是具有型特异性的半抗原。金黄色葡萄球菌所含的多糖抗原为核糖醇磷壁酸，检测机体磷壁酸抗体有助于对金黄色葡萄球菌感染的诊断。

葡萄球菌是抵抗力最强的无芽孢菌，耐干燥、耐盐，在 100～150 g/L 的 NaCl 培养基中能生长，对碱性染料敏感，1∶(10 万～20 万)龙胆紫能抑制其生长。近年来由于抗生素的广泛应用，耐药菌株迅速增多，尤其是耐甲氧西林金黄色葡萄球菌已成为医院感染最常见的致病菌。

(二)致病物质与所致疾病

本菌属以金黄色葡萄球菌毒力最强，可产生多种侵袭性酶及毒素，如血浆凝固酶、耐热核酸酶、溶血毒素、杀白细胞素、表皮剥脱毒素、毒性休克综合征毒素-1(toxic shock syndrome toxinl，TSST-1)等，30%～50%的金黄色葡萄球菌可产生肠毒素，耐热，100 ℃、30 分钟不被破坏。可引起疖、痈、骨髓炎等侵袭性疾病和食物中毒、烫伤样皮肤综合征(staphylococcal scalded skin syndrome，SSSS)、毒性休克综合征等毒素性疾病。

凝固酶阴性葡萄球菌(coagulase-negative staphylococci，CNS)近年来已成为医院感染的主要病原菌，以表皮葡萄球菌为代表，可引起人工瓣膜性心内膜炎、尿道、中枢神经系统感染和菌血症等。

(三)微生物学检验

1.标本采集

根据感染部位不同，可采集脓液、创伤分泌物、穿刺液、血液、尿液、痰液、脑脊液、粪便等，采集时应避免病灶周围正常菌群污染。

2.直接显微镜检查

无菌取脓液、痰、渗出物及脑脊液(离心后取沉渣)涂片，革兰氏染色镜检，本菌属为革兰氏阳性球菌，葡萄状排列，无芽孢，无荚膜，应及时向临床初步报告“查见革兰氏阳性葡萄状排列球菌，疑为葡萄球菌”，并进一步分离培养和证实。

3.分离培养

血标本应先增菌培养，脓液、尿道分泌物、脑脊液沉淀物直接接种血平板，金黄色葡萄球菌在菌落周围有透明(β)溶血环。尿液标本必要时做细菌菌落计数，粪便、呕吐物应接种高盐甘露醇平板，可形成淡黄色菌落。

4.鉴定

葡萄球菌的主要特征是革兰氏阳性球菌，不规则葡萄串状排列；菌落圆形、凸起、不透明，产生金黄色、白色或柠檬色等脂溶性色素，在含 10%～15%的 NaCl 平板中生长；触酶阳性，金黄色葡萄球菌凝固酶阳性，耐热核酸酶阳性，发酵甘露醇。

(1)血浆凝固酶试验是鉴定致病性葡萄球菌的重要指标，有玻片法和试管法，前者检测结合型凝固酶，后者检测游离型凝固酶，以 EDTA 抗凝兔血浆为最好。玻片法即刻血浆凝固为阳性；试管法以 37 ℃水浴 3～4 小时后凝固为阳性，24 小时不凝固为阴性。

(2)耐热核酸酶试验用于检测金黄色葡萄球菌产生的耐热核酸酶，是测定葡萄球菌有无致病性的重要指标之一。

(3)磷酸酶试验是将被检菌点种在含有硝基酚磷酸盐的 pH 5.6～6.8 M-H 琼脂上，35 ℃过夜培养，菌落周围出现黄色为阳性。

(4)吡咯烷酮芳基酰胺酶试验是将被检菌 24 小时斜面培养物接种于含吡咯烷酮 β-萘基酰胺(PYR)肉汤中，35 ℃孵育 2 小时，加入 N，N-二甲氧基肉桂醛试剂后 2 分钟内产生桃红色为阳性。

临床上常用商品化鉴定系统如 Vitek2、Vitek AMS-3、API staph 等进行鉴定。

5.肠毒素测定

经典方法是幼猫腹腔注射食物中毒患者的高盐肉汤培养物，4 小时内动物发生呕吐、腹泻、体温升高或死亡者，提示有肠毒素存在的可能。现常用 ELISA 法或分子生物学方法检测肠毒素。

(四)药物敏感试验

葡萄球菌属细菌药物敏感试验常规首选抗生素为苯唑西林和青霉素；临床常用药物是阿奇霉素、克林霉素、甲氨苄啶、万古霉素等。通过药物敏感试验可筛选出耐甲氧西林葡萄球菌(methicillin resistant Staphylococcus，MRS)，该菌携带*mecA* 基因，编码低亲和力青霉素结合蛋白，导致对甲氧西林、所有头孢菌素、碳青霉烯类、青霉素类+青霉素酶抑制剂等抗生素耐药，是医院感染的重要病原菌，多发生于免疫缺陷患者、老弱患者及手术、烧伤后的患者，极易导致感染暴发流行，治疗困难，病死率高。

葡萄球菌是临床上常见的细菌，经涂片染色镜检观察到革兰氏阳性球菌，菌落形态典型，若触酶试验阳性，应先用凝固酶试验检查，将其分成凝固酶阳性和凝固酶阴性细菌。前者大多为金黄色葡萄球菌，应及时快速鉴定和进行药物敏感试验，尽快报告临床。后者如果是从输液导管、人工植入组织中分离出的细菌，应视为病原菌，须鉴定到种。若药物敏感试验为甲氧西林耐药的菌株，则报告该菌株对所有青霉素、头孢菌素、碳青霉烯类、β 内酰胺类和 β 内酰胺酶抑制剂类抗生素均耐药，同时对氨基糖苷类，大环内酯类和四环素类抗生素也耐药。

二、链球菌属

链球菌属细菌是化脓性球菌中的常见菌，种类繁多，广泛分布于自然界、人及动物肠道和健康人鼻咽部，大多数不致病。

(一)生物学特性

链球菌革兰氏染色阳性，球形或椭圆形，直径 0.5～1.0 μm，链状排列，链的长短与细菌的种类和生长环境有关，在液体培养基中形成的链较固体培养基上的链长。无芽孢，无鞭毛。多数菌株在培养早期(2～4 小时)形成透明质酸的荚膜。肺炎链球菌为革兰氏阳性球菌，直径 0.5～1.25 μm，菌体呈矛头状、成双排列，宽端相对，尖端向外，在脓液、痰液及肺组织病变中也可呈单个或短链状。无鞭毛、无芽孢，在机体内或含血清的培养基中可形成荚膜。

链球菌营养要求较高，培养基中需加入血液或血清、葡萄糖、氨基酸、维生素等物质。多数菌株兼性厌氧，少数为专性厌氧。最适生长温度 35 ℃，最适 pH 7.4～7.6。在液体培养基中为絮状或颗粒状沉淀生长，易形成长链。在血平板上，经培养 18～24 小时后可形成圆形、凸起、灰白色、表面光滑、边缘整齐的细小菌落，菌落周围可出现 3 种不同类型的溶血环。①甲型(α 或草绿色)溶血：菌落周围有 1～2 mm 宽的草绿色溶血环，该类菌又称草绿色链球菌；②乙型(β 或透明)溶血：菌落周围有 2～4 mm 宽的透明溶血环，该类菌又称溶血性链球菌；③丙型(γ)溶血：菌落周围无溶血环，该类菌又称不溶血性链球菌。

肺炎链球在血平板上形成灰白色、圆形、扁平的细小菌落，若培养时间过长，可因产生自溶酶而形成脐状凹陷，菌落周围有草绿色溶血环。在液体培养基中呈浑浊生长。但培养时间过长，因产生自溶酶而使培养液变澄清，管底沉淀。

链球菌主要有多糖抗原、蛋白质抗原和核蛋白抗原三种。多糖抗原又称 C 抗原，有群特异性，位于细胞壁上。根据 C 抗原的不同，将链球菌分为 A、B、C、D 等 20 个群，对人致病的 90%属 A 群。蛋白质抗原又称表面抗原，位于 C 抗原外层，具有型特异性，有 M、T、R、S 4 种。如 A 群链球菌根据 M 抗原不同，可分成约 100 个型；B 群分 4 个型；C 群 13 个型。M 抗原与致病性有关。核蛋白抗原又称 P 抗原，无特异性，为各种链球菌所共有，并与葡萄球菌有交叉抗原性。

肺炎链球菌根据荚膜多糖抗原的不同，分为 85 个血清型。引起疾病的有 20 多个型。其中菌体多糖抗原可被血清中的 C 反应蛋白（C reactive protein，CRP）沉淀。正常人血清中只含微量 CRP，急性炎症者含量增高，故常以测定 CRP 作为急性炎症诊断的依据。

有荚膜的肺炎链球菌经人工培养后可发生菌落由光滑型向粗糙型（S-R）的变异，同时随着荚膜的消失，毒力也随之减弱。将 R 型菌落的菌株接种动物或在血清肉汤中培养，则又可恢复 S 型。

（二）致病物质与所致疾病

链球菌可产生多种外毒素和胞外酶，如透明质酸酶、链激酶、链道酶、链球菌溶血素 O 和溶血素 S、M 蛋白、脂磷壁酸等。而荚膜、溶血素、神经氨酸酶是肺炎链球菌重要的致病物质。

A 群链球菌也称为化脓性链球菌，致病力强，引起急性呼吸道感染、丹毒、软组织感染、猩红热等，还可致急性肾小球肾炎、风湿热等变态反应性疾病。B 群链球菌又称无乳链球菌，主要引起新生儿败血症和脑膜炎。肺炎链球菌又称为肺炎球菌，主要引起大叶性肺炎、支气管炎、中耳炎、菌血症等。草绿色链球菌也称甲型溶血性链球菌，是人体口腔、消化道、女性生殖道的正常菌群，常不致病，偶可引起亚急性细菌性心内膜炎。

（三）微生物学检验

1.标本采集

采集脓液、鼻咽拭、痰、脑脊液、血液等标本。风湿热患者取血清做抗链球菌溶血素 O 抗体测定。

2.直接显微镜检查

（1）革兰氏染色镜检：痰、脓液、脑脊液等直接涂片，染色镜检。见链状排列革兰氏阳性球菌的形态特征可初报。如发现革兰氏阳性矛头状双球菌，周围有较宽的透明区，经荚膜染色确认后可初报“找到肺炎链球菌”。

（2）荚膜肿胀试验：用于检查肺炎链球菌。将接种待检菌的小鼠腹腔液，置于玻片上，混入不稀释抗荚膜抗原免疫血清，加少量碱性亚甲蓝染液，覆盖玻片，油镜检查。肺炎链球菌如遇同型免疫血清，则荚膜出现肿胀，为阳性。

3.分离培养

血液、脑脊液标本需肉汤培养基增菌培养，痰液、脓液、咽拭标本可接种于血平板。怀疑肺炎链球菌者，需置于 5%～10% CO_2 的环境下培养。阴道分泌物应置于含多黏菌素（10 μg/mL）和萘啶酸（15 μ/mL）选择性培养肉汤中孵育 18～24 小时，再作分离培养，观察菌落性状和溶血特性。β 溶血的 A、C、G 群菌落较大，直径大于 0.5 mm，而米勒链球菌则小于 0.5 mm。β 群链球菌溶血环较 A、C、G 群模糊，某些 B 群链球菌无溶血环。

4.鉴定

链球菌的主要特征是革兰氏阳性球菌，链状排列，肺炎链球菌呈矛头状，常成双排列，有荚膜；血平板上形成灰白色、圆形凸起的细小菌落，菌株不同可呈现不同的溶血现象；触酶阴性，能分解多种糖类、蛋白质和氨基酸。肺炎链球菌培养 48 小时后菌落呈“脐状”凹陷，有草绿色溶血环，多数菌株分解菊糖，胆盐溶解试验和乙基氢化羟基奎宁敏感试验阳性，借此可区别肺炎链球菌与草绿色链球菌。

(1)β溶血性链球菌:①Lancefield群特异性抗原鉴定,B群为无乳链球菌,F群为米勒链球菌,A、C、G群抗原不是种特异性抗原,还需根据菌落大小和生化反应进一步鉴定(表19-1)。②PYR试验,化脓性链球菌产生吡咯烷酮芳基酰胺酶,可水解吡咯烷酮β-萘基酰胺,加入试剂后产生桃红色。③杆菌肽敏感试验,将0.04 U杆菌肽药敏纸片贴在涂布有待测菌的血平板上,35 ℃孵育过夜后,观察抑菌环以判断是否为敏感。化脓性链球菌为阳性,有别于其他PYR阳性的β溶血性细菌(猪链球菌、海豚链球菌)和A群小菌落β溶血性链球菌(米勒链球菌)。此法可作为筛选试验。④V-P试验,可鉴别A、C、G群β溶血的大、小两种不同菌落。⑤CAMP试验,无乳链球菌能产生CAMP因子,它可促进金黄色葡萄球菌溶血能力,使其产生显著的协同溶血作用。试验时先将金黄色葡萄球菌(ATCC25923),沿直径划线接种,再沿该线垂直方向接种无乳链球菌,两线不得相接,间隔3～4 mm。35 ℃孵育过夜,两种划线交界处出现箭头状溶血,即为阳性反应。本法可作为无乳链球菌的初步鉴定试验。

表19-1 β溶血链球菌鉴别

Lancefield抗原群	菌落大小	菌种	PYR	VP	CAMP	BGUR
A	大	化脓性链球菌	+	−	−	
A	小	米勒链球菌	−	+	−	
B		无乳链球菌	−		+	
C	大	马链球菌	−	−	−	+
C	小	米勒链球菌	−	+	−	−
F	小	米勒链球菌	−	+	−	
G	大	似马链球菌	−	−	−	+
G	小	米勒链球菌	−	+	−	−
未分群	小	米勒链球菌	−	+	−	

(2)非β溶血链球菌:包括不溶血和α溶血C、G群链球菌,其生化特征见表19-2。

表19-2 非β溶血链球菌鉴别

菌种	乙基氢化羟基奎宁敏感试验	胆汁溶菌试验	胆汁七叶苷试验
肺炎链球菌	S	+	−
草绿色链球菌	R	−	−
牛链球菌	R	−	+

(3)草绿色链球菌:目前借助常规方法鉴定到种有一定困难,通常将其鉴定到菌群。根据16S rRNA可分为温和链球菌群、米勒链球菌群、变异链球菌群和唾液链球菌群,各菌群鉴别特征见表19-3。

表19-3 草绿色链球菌鉴别

菌群	V-P	脲酶	精氨酸	七叶苷	甘露醇
温和链球菌群	−	−	−	−	−
变异链球菌群	+	−	−	+	+

续表

菌群	V-P	脲酶	精氨酸	七叶苷	甘露醇
唾液链球菌群	+/−	+/−	−	+	−
米勒链球菌群	+	−	+	+/−	+/−

5.血清学诊断

抗链球菌溶素O试验常用于风湿热的辅助诊断，活动性风湿热患者的抗体效价一般超过400 U。

(四)药物敏感试验

链球菌药物敏感试验选择抗生素：A组为红霉素、青霉素或氨苄西林等；B组为头孢吡肟、头孢噻肟或头孢曲松等；C组为氧氟沙星、左氧氟沙星等。

青霉素是抗链球菌的首选药物，值得注意的是耐青霉素的肺炎链球菌和草绿色链球菌，若来源于血和脑脊液，则应检测该菌株对头孢曲松、头孢噻肟和美洛培南的MIC，以判断敏感、中介或耐药。

无论从何种临床标本中分离出β溶血性链球菌及肺炎链球菌，均应及时报告临床。咽部标本中分离出化脓性链球菌应迅速报告临床并及时使用抗生素以减少并发症的发生。C、G群大菌落的β溶血性链球菌是咽喉炎病原体，而米勒链球菌群尽管是正常菌群之一，但只要是在脓肿或伤口中分离出的都应视为致病菌而非污染菌。

三、肠球菌属

(一)生物学特性

本菌为革兰氏阳性球菌，直径为(0.6～2.0)μm×(0.6～2.5)μm，单个、成对或短链状排列，琼脂平板上生长的细菌呈球杆状，液体培养基中呈卵圆形、链状排列。无芽孢，无荚膜，个别菌种有稀疏鞭毛。兼性厌氧，最适生长温度35 ℃，大多数菌株在10 ℃和45 ℃均能生长。所有菌株在含6.5%NaCl肉汤中能生长，在40%胆汁培养基中能分解七叶苷。当粪肠球菌培养于含血的培养基中，可合成细胞色素或触酶或两者皆有。含D群链球菌D抗原。

(二)致病物质与所致疾病

肠球菌属是人类肠道中的正常菌群，多见于尿路感染，与尿路器械操作、留置导尿管、尿路生理结构异常有关，是重要的医院感染病原菌。也可见于腹腔和盆腔的创伤感染。近年来不断上升的肠球菌感染率和广泛使用抗生素出现的耐药性有关。肠球菌引起的菌血症常发生于有严重基础疾病的老年人、长期住院接受抗生素治疗的免疫功能低下患者。

(三)微生物学检验

1.标本采集

采集尿液、血液及脓性分泌物等。

2.直接显微镜检查

尿液及脓液等直接涂片革兰氏染色镜检，血液标本经增菌培养后涂片革兰氏染色镜检，本菌为单个、成双、或短链状排列的卵圆形革兰氏阳性球菌。

3.分离培养

血液标本先增菌培养，脓汁、尿液标本直接接种于血平板。肠球菌在血平板上形成圆形、表面光滑的菌落，α溶血或不溶血，粪肠球菌的某些株在马血、兔血平板上出现β溶血。含杂菌标本接种选择性培养基，如叠氮胆汁七叶苷琼脂、肠球菌形成黑色菌落。

4.鉴定

肠球菌的主要特征是革兰氏阳性球菌，成对或短链状排列；菌落灰白色、圆形凸起，表面光滑，菌株不同可呈现不同的溶血现象；触酶阴性，多数菌种能水解吡咯烷酮-β-萘基酰胺（PYR），胆汁七叶苷阳性，在含6.5%NaCl培养基中生长。临床常见肠球菌的主要鉴定特征见表19-4。

表19-4　临床常见肠球菌的主要鉴定特征

菌种	甘露醇	山梨醇	山梨糖	精氨酸	阿拉伯糖	棉子糖	蔗糖	核糖	动力	色素	丙酮酸盐
鸟肠球菌	+	+	+	−	+	−	+	+	−	−	+
假鸟肠球菌	+	+	+	+	+	+	+	+	+	+	+
棉子糖肠球菌	+	+	+	−	−	+	+	+	−	−	+
恶臭肠球菌	+	+	+	−	−	−	+	+	−	−	+
屎肠球菌	+	−	−	+	+	−	+	+	−	−	−
卡氏黄色肠球菌	+	−	−	+	+	+	+	+	+	+	−
孟氏肠球菌	+	−	−	+	+	+	+	+	−	+	−
微黄肠球菌	+	−	−	+	+	+	+	−	+	+	−
鸡肠球菌	+	−	−	+	+	+	+	+	+	−	−
坚韧肠球菌	−	−	−	+	−	−	−	/	−	−	−
海瑞肠球菌	+	+	+	+	+	+	+	/	+	+	+
不称肠球菌	−	−	−	+	−	+	+	/	−	−	+
粪肠球菌（变异味）	−	−	−	+	−	−	−	/	−	−	+
硫黄色肠球菌	−	−	−	−	−	+	+	+	−	+	−

注：+>90%阳性；−>90%阴性。

（1）PYR试验是一种快速筛选鉴定试验，用于鉴定能产生吡咯烷酮芳基酰胺酶的细菌，如肠球菌、化脓性链球菌、草绿色气球菌和某些凝固酶阴性葡萄球菌等。

（2）胆汁-七叶苷试验：肠球菌能在含有胆盐的培养基中水解七叶苷，生成6,7-二羟基香豆素，并与培养基中的铁离子反应生成黑色的化合物，但本试验不能区别肠球菌与非肠球菌，需做盐耐受试验进一步鉴定。

（3）盐耐受试验：肠球菌能在含6.5%NaCl的心浸液肉汤中生长，本法结合胆汁-七叶苷试验可对肠球菌作出鉴定。

（四）药物敏感试验

肠球菌药物敏感试验选择药物A组为青霉素或氨苄西林，B组为万古霉素，U组为环丙沙星、诺氟沙星等。

肠球菌的耐药分为天然耐药和获得性耐药，对一般剂量或中剂量氨基糖苷类耐药和对万古霉素低度耐药常是先天性耐药，耐药基因存在于染色体上。近年来获得性耐药菌株不断增多，表现为对氨基糖苷类高水平耐药和对万古霉素、替考拉宁高度耐药，临床实验室应对肠球菌进行耐药监测试验。临床应特别重视耐万古霉素的肠球菌，联合使用青霉素G、氨苄西林与氨基糖苷类抗生素是治疗的首选方法。

目前医院内感染肠球菌呈上升趋势，从重症患者分离出的肠球菌应鉴定到种。

四、奈瑟菌属和卡他莫拉菌

(一)生物学特性

奈瑟菌为革兰氏阴性双球菌，直径 0.6～0.8 μm，呈肾形或咖啡豆形，凹面相对。人工培养后可呈卵圆形或球形，排列不规则，单个、成双或四个相连等。在患者脑脊液、脓液标本中常位于中性粒细胞内。但在慢性淋病患者多分布于细胞外。无芽孢，无鞭毛，新分离株多有荚膜和菌毛。卡他莫拉菌为革兰氏阴性双球菌，直径 0.5～1.5 μm，形态似奈瑟菌，有时革兰氏染色不易脱色。

奈瑟菌为需氧菌，营养要求高，需在含有血液、血清等培养基中才能生长。最适生长温度 35 ℃，最适 pH 7.4～7.6，5%CO_2 可促进生长。脑膜炎奈瑟菌在巧克力平板上 35 ℃培养 18～24 小时，形成直径 1～2 mm，圆形凸起、光滑湿润、半透明、边缘整齐的菌落，血平板上不溶血，卵黄双抗培养基上为光滑、湿润、扁平、边缘整齐的较大菌落。淋病奈瑟菌对营养的要求比脑膜炎奈瑟菌更高，只能在巧克力平板和专用选择培养基中生长。初次分离须供给 5%CO_2，35 ℃培养 24～48 小时，形成圆形、凸起、灰白色，直径 0.5～1.0 mm 的光滑型菌落。根据菌落大小、色泽等可将淋病奈瑟菌的菌落分为 T1～T5 五种类型，新分离菌株属于 T1、T2 型，菌落小，有菌毛。人工传代培养后，菌落可增大或呈扁平菌落，即 T3、T4 和 T5 型。菌落具有自溶性，不易保存。卡他莫拉菌能在普通培养基上生长，在血平板或巧克力平板上生长良好，35 ℃培养 24 小时，形成直径 1～3 mm、灰白色、光滑、较干燥、不透明的菌落，菌落可特征性地被接种环像曲棍球盘(hockey puck)推球似的在培养基表面整体推移。

根据荚膜多糖抗原的不同，可将脑膜炎奈瑟菌分为 A、B、C、D、X、Y、Z、29 E、W135、H、I、K 和 L 等13 个血清群，我国流行的菌株以 A 群为主。根据外膜蛋白抗原的不同，将淋病奈瑟菌分成 A、B、C、D、E、F、G、H、N、R、S、T、U、V、W 和 X 等 16 个血清型。

奈瑟菌属细菌抵抗力低，对冷、热、干燥及消毒剂敏感，淋病奈瑟菌在患者分泌物污染的衣裤、被褥、毛巾及厕所坐垫上，能存活 18～24 小时。

(二)致病物质与所致疾病

脑膜炎奈瑟菌寄居于鼻咽部，人群携带率为 5%～10%，流行期间可为 20%～90%。感染者以 5 岁以下儿童为主，6 个月至 2 岁的婴儿发病率最高。主要致病物质是荚膜、菌毛和内毒素。引起化脓性脑脊髓膜炎。

淋病奈瑟菌的致病物质有外膜蛋白、菌毛、IgAI、蛋白水解酶、内毒素等。成人通过性交或污染的毛巾、衣裤、被褥等传染，引起性传播疾病淋病，男性可发展为前列腺炎、附睾炎等；女性可致前庭大腺炎、盆腔炎或不孕。新生儿通过产道感染可引起淋菌性结膜炎。

卡他莫拉菌是最常见的与人类感染有关的莫拉菌，作为内源性的条件致病菌主要引起与呼吸道有关的感染，如中耳炎、鼻窦炎、肺炎和患有慢性阻塞性肺病的老年患者的下呼吸道感染。

(三)微生物学检验

1.标本采集

(1)脑膜炎奈瑟菌：菌血症期取血液，有出血点或瘀斑者取瘀斑渗出液，出现脑膜刺激症状时取脑脊液。上呼吸道感染、带菌者取鼻咽分泌物等。标本采集后应立即送检，或用预温平板进行床边接种后立即置 35 ℃培养。

(2)淋病奈瑟菌:男性尿道炎急性期患者用无菌棉拭蘸取脓性分泌物,非急性期患者用无菌细小棉拭深入尿道 2～4 cm,转动拭子后取出。女性患者先用无菌棉拭擦去宫颈口分泌物,再用另一棉拭深入宫颈内 1 cm 处旋转取出分泌物。患结膜炎的新生儿取结膜分泌物。因本菌对体外环境抵抗力极低且易自溶,故采集标本后应立即送至检验室。

(3)卡他莫拉菌:呼吸道感染患者采集合格痰标本或支气管灌洗液。

2.直接显微镜检查

(1)脑膜炎奈瑟菌:脑脊液离心,取沉淀物涂片,或取瘀斑渗出液涂片做革兰氏染色或亚甲蓝染色镜检。如在中性粒细胞内、外有革兰氏阴性双球菌,可作出初步诊断。阳性率达 80%。

(2)淋病奈瑟菌:脓性分泌物涂片,革兰氏染色镜检。如在中性粒细胞内发现有革兰氏阴性双球菌时,结合临床症状可初步诊断。男性尿道分泌物阳性检出率可达 98%,女性较低,仅 50%～70%。

(3)卡他莫拉菌:痰标本涂片革兰氏染色镜检,见多个中性粒细胞、柱状上皮细胞及大量的革兰氏阴性双球菌,平端相对,可怀疑本菌感染。

3.分离培养

(1)脑膜炎奈瑟菌血液或脑脊液标本先经血清肉汤培养基增菌后,再接种巧克力平板,5%CO_2培养。

(2)淋病奈瑟菌:细菌培养仍是目前世界卫生组织推荐的筛选淋病患者唯一可靠的方法。标本应接种于预温的巧克力平板,5%～10%CO_2 培养。为提高阳性率,常采用含有万古霉素、多黏菌素、制霉菌素等多种抗菌药物的选择性培养基(MTM、ML)。

(3)卡他莫拉菌:痰标本接种普通培养基或巧克力平板,35 ℃培养。

4.鉴定

奈瑟菌的主要特征是:革兰氏阴性球菌,肾形或咖啡豆状,成双排列,凹面相对,常位于中性粒细胞内外。初次分离需要 5%～10%CO_2。脑膜炎奈瑟菌在巧克力平板上形成圆形凸起的露珠状菌落,淋病奈瑟菌在巧克力平板上形成圆形凸起、灰白色的菌落。氧化酶和触酶阳性,脑膜炎奈瑟菌分解葡萄糖、麦芽糖,产酸不产气;淋病奈瑟菌只分解葡萄糖,产酸不产气。

卡他莫拉菌为革兰氏阴性双球菌,在巧克力平板上形成不透明、干燥的菌落。氧化酶和触酶阳性,不分解糖类,还原硝酸盐,DNA 酶阳性。临床常见奈瑟菌及卡他莫拉菌的主要鉴别特征见表 19-5。

革兰氏阴性双球菌和氧化酶阳性是奈瑟菌属的两个推测性鉴定指标。区分革兰氏阴性双球菌和革兰氏阴性球杆菌的方法是将待检菌接种于巧克力平板上,贴 10 U 的青霉素纸片,35 ℃孵育 18～24 小时,挑取纸片边缘生长的菌落,涂片、染色观察,若菌体延长为长索状则为革兰氏阴性球杆菌,而革兰氏阴性双球菌则仍保持双球菌形态,某些菌体出现肿胀。

临床上常用商品化鉴定系统如 Vitek2、Vitek AMS-3、Rapid NH 等进行鉴定。检测淋病奈瑟菌目前常采用核酸杂交技术或核酸扩增技术,作为快速诊断和流行病学调查,也可做协同凝集试验、直接免疫荧光试验。

(四)药物敏感试验

奈瑟菌药物敏感试验选择药物为青霉素、头孢菌素及环丙沙星等。治疗首选药物为青霉素。近年来,由于淋病奈瑟菌耐药质粒转移,由其介导的耐青霉素酶的淋病奈瑟菌临床上多见,应根据药物敏感试验结果指导临床合理用药。引起下呼吸道感染的卡他莫拉菌,既往对青霉素敏感,近年来报告耐药菌株日渐增多，尽管卡他莫拉菌常产生β内酰胺酶，但临床使用的β内酰胺类抗生素如含β内酰胺酶抑制剂的β内酰胺类抗生素、头孢菌素、大环内酯类抗生素、喹诺酮类抗生素和甲氧苄啶-磺胺甲噁唑治疗其感染仍然是有效的。

表 19-5 临床常见奈瑟菌及卡他莫拉菌的主要鉴别特征

菌种	在巧克力平板上的菌落形态	生长试验			氧化分解产物					硝酸盐还原试验	多糖合成	NDA酶
		MTM ML NYC 培养基	血平板或巧克力平板（22 ℃）	营养琼脂	葡萄糖	麦芽糖	乳糖	蔗糖	果糖			
卡他布兰汉菌	浅红棕色，不透明，干燥，1～3 mm	V	+	+	−	−	−	−	−	+	−	+
脑膜炎奈瑟菌	灰褐色，半透明，光滑，1～2 mm	+	−	V	+	+	−	−	−	−	−	−
淋病奈瑟菌	同上，0.5～1.0 mm	+	−	−	+	−	−	−	−	−	−	−
解乳糖奈瑟菌	灰褐→黄，半透明，光滑，1～2 mm	+	V	+	+	+	+	−	−	−	−	−
灰色奈瑟菌	同上	V	−	+	−	−	−	−	−	−	−	−
多糖奈瑟菌	同上	V	−	+	+	+	−	−	−	−	+	−
微黄奈瑟菌	绿黄色→不透明光滑或粗糙 1～3 mm	V	+	+	+	+	−	V	V	−	V	−
干燥奈瑟菌	白色，不透明，干燥，1～3 mm	−	+	+	+	+	−	+	+	−	+	−
黏液奈瑟菌	绿黄色，光滑，1～3 mm	−	+	+	+	+	−	+	+	+	+	−
浅黄奈瑟菌	黄色，不透明，光滑，1～2 mm	−	+	+	−	−	−	−	−	−	+	−
延长奈瑟菌	灰褐色，半透明，光滑反光，1～2 mm	−	+	+	−	−	−	−	−	−	−	−

淋病的早期正确诊断具有重要的医学和社会学意义，诊断报告必须慎重，对各种实验室诊断试验需掌握其敏感性和特异性的程度，必须综合分析各种试验的结果，最后确证还依赖于分离培养和鉴定。脑膜炎奈瑟菌的快速诊断能为治疗提供时机，故瘀点及脑脊液的涂片染色镜检是快速简便方法。

（张永娟）

第二节 弧菌属与气单胞菌属检验

一、弧菌属

弧菌科包括弧菌属和发光杆菌属。弧菌科细菌是一群菌体短小、弯曲成弧形或直杆状的革兰氏阴性细菌；兼性厌氧，利用葡萄糖，大多数菌株氧化酶阳性，具有一端单鞭毛；大多菌株生长需要 2%～3%氯化钠；广泛分布于自然界，以水中最为多见；有一些种对人类致病。

本属细菌能利用葡萄糖，对弧菌抑制剂 O/129(2,4-二氨基-6,7-二异丙基喋啶)敏感，其中有些菌株为嗜盐菌(在无盐时不能生长)，除麦氏弧菌外氧化酶均阳性。弧菌属与其他相关细菌的鉴别见表 19-6。

表 19-6 临床常见弧菌及其所致疾病

鉴别特征	弧菌属	发光杆菌属	气单胞菌属	邻单胞菌属	肠杆菌属
氧化酶	+	+	+	+	−
生长或刺激生长需 Na^{+}	+	+	−	−	−
对弧菌抑制剂 O/129 敏感	+	+	−	+	−
酯酶产物	+	V	+	−	V
右旋甘露醇发酵	+	−	+	−	+
DNA 中的 G+C 含量(mol%)	38～51	40～44	57～63	51	38～60
有外鞘的端生鞭毛	+	−	−	−	−
在固体培养基中生长出周鞭毛	V	−	−	−	V

注：+：>90%阳性；V：11%～89%阳性；−：<10%阳性。

(一)霍乱弧菌

1.生物学特性

霍乱弧菌为革兰氏阴性杆菌，大小为(0.5～0.8)μm×(1.5～3)μm。从患者体内新分离的细菌形态典型，呈弧形或逗点状；经人工培养后，细菌呈杆状，与肠杆菌科细菌不易区别。有菌毛，无芽孢，有些菌株有荚膜。菌体一端有单鞭毛。取患者"米泔水"样粪便或培养物做悬滴观察，细菌运动非常活泼，呈穿梭样或流星状。涂片行革兰氏染色镜检，可见大量革兰氏阴性弧菌，呈鱼群样排列。

霍乱弧菌有不耐热的 H 抗原和耐热的 O 抗原。H 抗原为共同抗原，特异性低；O 抗原具有群特异性和型特异性，是霍乱弧菌分群和分型的基础。根据 O 抗原的不同，霍乱弧菌现分为 155 个血清群，其中仅 O1 群霍乱弧菌和 O139 群霍乱弧菌引起霍乱。O139 群与 O1 群抗血清无交叉反应，但遗传学特征和毒力基因与 O1 群相似。除 O1 群和 O139 群以外的霍乱弧菌可引起人类的胃肠炎，无明显的季节分布，不引起霍乱流行，不被 O1 群霍乱弧菌多价血清所凝集，称为非 O1 群霍乱弧菌，以往也称不凝集弧菌或非霍乱弧菌。O1 群霍乱弧菌的 O 抗原由 A、B、C 三种抗原成分组成，其中 A 抗原是 O1 群的群特异性抗原。通过三种抗原成分的不同组合可分成三个血清型：AB 构成小川型，AC 构成稻叶型，ABC 构成彦岛型。常见的流行型别为小川型和稻叶型。依据生物学特性，O1 群霍乱弧菌又可分为古典生物型和 E1 Tor 生物型。

霍乱弧菌为兼性厌氧菌，营养要求不高，在普通琼脂上生长良好。16～44 ℃均可生长，37 ℃最为适宜。具耐碱性，在 pH 6.8～10.2 范围均可生长，在 pH 8.2～9.0 的碱性蛋白胨水或碱性平板上生长迅速。初次分离常选用 pH 8.5 的碱性蛋白胨水进行选择性增菌，35 ℃培养 4～6 小时可在液体表面大量繁殖形成菌膜。在 TCBS(硫代硫酸盐-枸橼酸盐-胆盐-蔗糖，thiosufale-citrate-bile salts-sucrose，TCBS)选择性培养基上，发酵蔗糖产酸，菌落呈黄色。在含亚碲酸钾的选择性培养基上如 4 号琼脂和庆大霉素琼脂平板，可将碲离子还原成元素碲，形成灰褐色菌落中心。在血平板上菌落较大，El Tor 生物型还可形成 β 溶血环。也可在无盐培养基上生长。O139 群霍乱弧菌在含明胶的培养基上可形成不透明的浅灰色菌落，周围有一圈不透明带，此菌落涂片观察可发现荚膜。

2.致病物质与所致疾病

霍乱弧菌活泼的鞭毛运动有助于细菌穿过肠黏膜表面黏液层而接近肠壁上皮细胞。细菌依靠普通菌毛定植于小肠黏膜上，只有黏附定植的霍乱弧菌方可致病。霍乱毒素（choleratoxin，CT）是一种肠毒素，是霍乱弧菌的主要致病物质，由一个A亚单位和五个B亚单位构成，A亚单位为毒力亚单位（包括A1和A2两个组分），B亚单位为结合亚单位，两者以非共价键形式结合。霍乱弧菌在小肠黏膜大量繁殖产生CT后，CT的B亚单位与小肠黏膜细胞神经节苷脂受体结合，使毒素分子变构，A亚单位脱离B亚单位进入细胞内，作用于腺苷酸环化酶，使细胞内cAMP浓度明显增加，肠黏膜细胞分泌功能亢进，肠液大量分泌，引起严重的腹泻和呕吐。另外，霍乱弧菌还可产生小带联结毒素、副霍乱毒素和溶血素，与其致病性相关。

3.微生物学检验

（1）标本采集：霍乱是烈性传染病，尽量在发病早期，使用抗生素之前采集标本。可取患者“米泔水”样便，也可采取呕吐物或肛门拭子。标本应避免接触消毒液。采取的标本最好床边接种，不能及时接种者可用棉签挑取标本或将肛门拭子直接插入卡-布运送培养基中送检。应避免使用甘油盐水缓冲运送培养基。送检标本应装在密封且不易破碎的容器中，由专人运送。

（2）直接显微镜检查：①涂片染色镜检时取标本直接涂片2张。干后用甲醇或乙醇固定，革兰氏染色。镜检有无“鱼群”样排列的革兰氏阴性弧菌。②动力和制动试验时直接取“米泔水”样便制成悬滴（或压滴）标本，用暗视野或相差显微镜直接观察呈穿梭样运动的细菌。同法制备另一悬滴（或压滴）标本，在悬液中加入1滴不含防腐剂的霍乱多价诊断血清（效价≥1∶64），可见最初呈穿梭状运动的细菌停止运动并发生凝集，则为制动试验阳性。可初步推断有霍乱弧菌存在。

（3）分离培养：将标本直接接种于碱性胨水，或将运送培养基的表层接种于碱性胨水35 ℃、6～8小时后，接种至TCBS平板或4号琼脂平板或庆大霉素琼脂平板，35 ℃、12～18小时观察菌落形态。在TCBS平板上形成黄色，4号琼脂或庆大霉素琼脂平板上呈灰褐色中心的菌落，均为可疑菌落。应使用O1群和O139群霍乱弧菌的多价和单价抗血清进行凝集，结合菌落特征和菌体形态，作出初步报告。

（4）鉴定：霍乱弧菌的主要特征是革兰氏染色阴性，动力阳性，TCBS平板上形成黄色、4号琼脂或庆大霉素琼脂平板上呈灰褐色中心的菌落，氧化酶阳性，发酵葡萄糖和蔗糖，赖氨酸、鸟氨酸脱羧酶阳性，精氨酸双水解酶阴性，在无盐培养基上生长，在含有高于6%氯化钠的培养基上不能生长。依据血清学分群及分型进行最后鉴定。符合霍乱弧菌O1群的菌株尚需区分古典生物型和El Tor生物型（表19-7）。

表19-7　古典生物型和El Tor生物型的不同生物学特征

特征	古典生物型	El Tor生物型
羊红细胞溶血	－	D
鸡红细胞凝集	－	＋
V-P试验	－	＋
多黏菌素B敏感试验	＋	－
Ⅳ组噬菌体裂解	＋	－
Ⅴ组噬菌体裂解	－	＋

霍乱弧菌的主要鉴别试验如下。①霍乱红试验：霍乱弧菌在含硝酸盐的蛋白胨水中培养时，能分解培养基中的色氨酸产生吲哚。同时，将硝酸盐还原成为亚硝酸盐。两种产物结合生成亚硝酸吲哚，滴加浓硫酸后呈现蔷薇色，为霍乱红试验阳性。但该试验并非霍乱弧菌所特有，其他能分解色氨酸和还原硝酸盐的细菌均能发生阳性反应。②黏丝试验：将0.5%去氧胆酸钠水溶液与霍乱弧菌混匀成浓悬液，1分钟内悬液由混变清，并变得黏稠，以接种环挑取时有黏丝形成。弧菌属细菌除副溶血弧菌部分菌株外，均有此反应。③O/129敏感试验：将10 μg及150 μg的O/129纸片贴在接种有待测菌的琼脂平板上，35 ℃、18～24小时后，纸片周围出现任何大小的抑菌圈均为敏感。O1群和非O1群霍乱弧菌均敏感。但已有对O/129耐药的菌株出现，用此试验进行鉴定时需谨慎。④耐盐试验：霍乱弧菌能在含0～6%氯化钠培养基中生长。氯化钠浓度高于6%则不生长。⑤鸡红细胞凝集试验：在洁净的玻片上滴加生理盐水一滴，取18～24小时的细菌斜面培养物与生理盐水混匀成浓厚菌悬液。加入用生理盐水洗涤三次的2.5%新鲜鸡红细胞盐水悬液一滴，充分混匀，1分钟内出现凝集为阳性。古典生物型阴性，El Tor生物型阳性。⑥多黏菌素B敏感试验：在融化并已冷却至50 ℃的普通琼脂中加入50 U/mL多黏菌素B，混匀后倾注平板，凝固备用。取被测试菌株2～3小时的肉汤培养物，接种于平板表面，35 ℃(2小时、18～24小时后观察有无细菌生长。古典生物型不生长(敏感)，El Tor生物型生长(不敏感)。⑦第Ⅳ、Ⅴ组噬菌体裂解试验第Ⅳ组噬菌体可裂解古典生物型，不能裂解El Tor生物型；第Ⅴ组噬菌体可裂解El Tor生物型，不能裂解古典生物型。⑧V-P试验：霍乱弧菌古典生物型阴性，El Tor生物型阳性，但有个别菌株为阴性。

直接荧光抗体染色和抗O1群抗原的单克隆抗体凝集试验，可快速诊断霍乱弧菌感染。

4.药物敏感试验

霍乱弧菌在MH培养基上生长良好，可用美国临床和实验室标准化协会规定的纸片扩散法进行体外抗生素药物敏感试验，常规测定四环素、氯霉素、SMC-TMP、呋喃唑酮。对于具有自限性的腹泻而言，体外药物敏感试验并非必须，但对监控弧菌的耐药性发展趋势有意义。

(二)副溶血弧菌

1.生物学特性

副溶血弧菌为革兰氏阴性菌，呈弧状、杆状、丝状等形态。菌体一端有单鞭毛，运动活泼，无荚膜，无芽孢。

副溶血弧菌兼性厌氧营养要求不高，但具有嗜盐性，在含3.5% NaCl、pH 7.7～8.0培养基中生长最好，最适生长温度为30～37 ℃。当NaCl浓度高于8.0%时则不生长。在无盐蛋白胨水中生长不良或不生长。在TCBS平板上形成绿色或蓝绿色菌落。从腹泻患者标本中分离到的95%以上的菌株在含人O型红细胞或兔红细胞的我妻氏培养基上可产生β-溶血现象，称为神奈川现象(Kanagawa phenomenon，KP)。神奈川现象是鉴定副溶血弧菌致病菌株的一项重要指标。在SS平板上形成扁平、无色半透明、蜡滴状、有辛辣味的菌落。在麦康凯平板上部分菌株不生长，能生长者，菌落圆整、扁平、半透明或浑浊，略带红色。

副溶血弧菌有13种耐热的菌体(O)抗原，具有群特征性。有鞭毛(H)抗原，不耐热，无特异性。此外，在菌体表面存在不耐热的表面(K)抗原。

2.致病物质与所致疾病

副溶血弧菌是一种嗜盐性细菌，主要存在于近海的海水和海产品中。该菌是我国沿海地区最常见的食物中毒病原菌。因摄入污染食物，主要是海产品如鱼类、贝类等，其次为盐腌渍品等引起食物中毒、急性肠炎。

副溶血弧菌通过菌毛的黏附，产生耐热直接溶血素（thermostable direct hemolysin，TDH）和耐热相关溶血素（thermostable related hemolysin，TRH）两种致病因子，TDH 有 2 个亚单位组成，能耐受 100℃、10 分钟不被破坏。动物试验表明有细胞毒性、心脏毒性和肠毒性，可致人和兔红细胞溶血，其致病性与溶血能力呈平行关系。TRH 生物学特性与 TDH 相似。

3.微生物学检验

(1)标本采集：可采集患者粪便，肛门拭子和可疑食物。标本采集后，应及时接种，或置碱性胨水或卡-布运送培养基中送检。

(2)直接显微镜检查：一般不做直接显微镜检查，必要时用分离培养的可疑菌落涂片行革兰氏染色观察形态，同时做悬滴法（或压滴法）检测动力。

(3)分离培养：将标本接种于含 1% NaCl 的碱性胨水或 4% NaCl 的蛋白胨水中进行选择性增菌后，接种至 TCBS 平板或嗜盐菌选择平板；也可将标本直接接种至 TCBS 平板或嗜盐菌选择平板。35 ℃、12～18 小时观察菌落形态。在 TCBS 平板上形成绿色或蓝绿色、不透明、直径为 1～2 mm 的微突起的菌落，在嗜盐菌选择性平板上形成较大、中心隆起、稍浑浊、半透明或不透明的无黏性的菌落，均为可疑菌落。

(4)鉴定：副溶血弧菌的主要特征是革兰氏染色阴性，动力阳性，TCBS 平板上形成绿色或蓝绿色菌落，神奈川现象阳性，氧化酶阳性，对 O/129 敏感，发酵葡萄糖、麦芽糖、甘露醇产酸，吲哚试验阳性，大部分菌株脲酶阴性，V-P 试验阴性，在不含 NaCl 和含 10%NaCl 的蛋白胨水中不生长，在含 1%～8% NaCl 的蛋白胨水中生长，赖氨酸脱羧酶、鸟氨酸脱羧酶阳性，精氨酸双水解酶阴性。

(三)其他弧菌

从临床标本中分离到的弧菌都应认为具有临床意义，特别是从粪便标本中分离到霍乱弧菌 O1 群、O139 群和副溶血弧菌，或从任何临床标本分离到创伤弧菌均应及时通知临床医师，并应根据我国《传染病防治法》的有关规定及时处理。

二、气单胞菌属

(一)生物学特性

气单胞菌为革兰氏阴性短杆菌，有时呈球杆状，大小$(0.3\sim1.0)\mu m\times(1.0\sim3.5)\mu m$；除杀鲑气单胞菌外，均有动力。

气单胞菌兼性厌氧。营养要求不高，在普通平板上可以生长，形成灰白色、光滑、湿润、凸起，2 mm 大小的菌落，血平板上可有溶血现象。在无盐培养基上生长，在 TCBS 平板上不生长，部分菌株在 MacConky 平板上能生长。在 0～45 ℃范围内均可以生长，根据生长温度的不同，可分为嗜冷菌（37 ℃以上不生长）和嗜温菌（10～42 ℃生长）两大类。

气单胞菌抗原结构复杂，基因种的血清分型显示出血清学上的异质性。许多抗原能在多。O11、O34 和 O16 似乎在人类的感染中特别重要。易损气单胞菌和霍乱弧菌 O139 群有交叉反应。

(二)致病物质与所致疾病

气单胞菌可引起哺乳动物（如人、鸟类等）和冷血动物（如鲑、鱼、蛇等）的感染。可引起人类的肠道内感染和肠道外感染。

气单胞菌常引起5岁以下儿童和成人的肠道内感染，是夏季腹泻的常见病原菌之一，与摄入被细菌污染的食物和水有关。临床症状从较温和的腹泻到严重的痢疾样腹泻（血样便），成年人表现为慢性化。其主要的致病物质为溶血毒素和细胞毒素等。

肠道外感染主要为皮肤和软组织感染，与外伤后伤口接触污染的水有关。主要由嗜水气单胞菌和维隆气单胞菌引起。气单胞菌可引起眼部感染、脑膜炎、肺炎、胸膜炎、骨髓炎、关节炎、腹膜炎、胆囊炎、下腔性静脉炎、尿道感染和败血症。

（三）微生物学检验

1.标本采集

根据不同的疾病采取粪便或肛门拭子、血液、脓液、脑脊液、尿液标本。

2.直接显微镜检查

一般不做直接显微镜检查，必要时可对脓液、脑脊液涂片，行革兰氏染色观察形态。

3.分离培养

粪便及脓液标本等可直接接种，初次分离常用血平板，MacConky平板和加有20 μg/mL氨苄西林的血琼脂平板。豚鼠气单胞菌在MacConky平板上发酵乳糖，嗜水气单胞菌和维隆气单胞菌在血平板中有溶血现象，形成灰白色、光滑、湿润、凸起、2 mm大小的菌落。含菌量较少的标本可用碱性胨水进行增菌培养。

4.鉴定

气单胞菌属的主要特征是革兰氏染色阴性，TCBS平板上不生长，在无盐培养基上生长，氧化酶和触酶阳性，还原硝酸盐，发酵葡萄糖和其他碳水化合物产酸或产酸产气，对O/129耐药。许多菌株在22 ℃时的生化反应比37 ℃活跃。

（四）药物敏感试验

绝大多数气单胞菌产生β内酰胺酶，对青霉素、氨苄西林、羧苄西林、替卡西林耐药，但对广谱的头孢菌素、氨基糖苷类抗生素、氯霉素、四环素、甲氧苄啶-磺胺甲噁唑和喹诺酮类药物敏感。绝大多数维隆气单胞菌温和生物型对头孢噻吩敏感，而嗜水气单胞菌和豚鼠气单胞菌对头孢噻吩耐药。

（张亚茹）

第三节　弯曲菌属与螺旋菌属检验

一、弯曲菌属

弯曲菌属是一类呈逗点状或S形的革兰氏阴性杆菌，广泛分布于动物界，其中有些可引起动物和人类的腹泻、胃肠炎和肠道外感染。目前弯曲菌共有18个种和亚种，对人致病主要有空肠弯曲菌、大肠弯曲菌及胎儿弯曲菌。

（一）生物学特性

本属细菌为革兰氏阴性无芽孢的弯曲短杆菌，大小为(0.2～0.8)μm×(0.5～5)μm，不易染色，菌体弯曲呈S状或海鸥展翅状等，一端或两端各有一根鞭毛，运动活泼，暗视野显微镜下呈

"投标样"运动。

本属细菌为微需氧菌,多氧或无氧环境下均不生长,最适生长环境是含 5%O_2、10%CO_2、85%N_2,的微氧环境;培养温度通常取决于所需要分离的菌株,在不同温度下培养基的选择性也不同,通常绝大多数实验室用 42 ℃作为初始分离温度,这一温度对空肠弯曲菌、大肠弯曲菌的生长有利,相反其他菌株在37 ℃生长良好。营养要求高,普通培养基不生长,选择性培养基大多含有抗生素(主要为头孢哌酮),以抑制肠道正常菌群。常用培养基有含血的 Skirrow 培养基、头孢哌酮-万古霉素-两性霉素琼脂培养基(CVA)和不含血的碳-头孢哌酮-去氧胆酸盐(CCDA)、碳基选择性培养基(CSM)和半同体动力培养基等。弯曲菌在同一培养基上可出现两种菌落,一种为灰白、湿润、扁平边缘不整齐的蔓延生长的菌落;另一种为半透明、圆形、凸起、有光泽的小菌落,陈旧菌落可因产生色素而变红。

本菌有菌体(O)抗原、热不稳定抗原和鞭毛(H)抗原,前两种抗原是弯曲菌分型的依据。

(二)致病物质与所致疾病

弯曲菌属具有黏附定居和入侵上皮细胞的能力,通过产生的肠毒素、细胞毒素和内毒素等多种毒力因子致病,病变部位通常在空肠、回肠,也可蔓延至结肠。

弯曲菌广泛分布于动物界,常定居于人和动物的肠道内,通过粪便污染环境。传播途径主要为食物和水,传播方式多为经口传播,食用未煮熟的鸡、饮用未经处理的水和未经消毒的牛奶均可引起弯曲菌肠炎的发生。

(三)微生物学检验

1.标本采集

采集粪便、肛拭子及剩余食物等标本并立即送检,或将标本接种于卡-布运送培养基中送检;对于高热和脑膜炎患者,可于用药前抽取静脉血或脑脊液,注入布氏肉汤中送检。

2.直接显微镜检查

(1)悬滴法动力检查:显微镜下观察有无螺旋状或投标样运动,脑脊液标本经离心沉淀后再制成悬滴标本检查。

(2)染色标本检查:取新鲜粪便或脑脊液离心沉淀物涂片、革兰氏染色,查找革兰氏阴性、弯曲呈 S 状或螺旋状杆菌。鞭毛染色见一端或两端单根鞭毛。

3.分离培养

可将标本直接接种于选择性培养基上,也可将标本过滤后培养。将一层孔径 0.45~0.65 μm 的滤膜放于不含抗生素的 CCDA 或 CSM 培养基上,滴加 10~15 滴标本悬液于滤膜上,由于弯曲菌有动力可穿过滤膜,将平板置于 37 ℃孵育 1 小时,除去滤膜,平板置于 37 ℃微需氧环境中继续培养,必要时给予一定浓度的氢气。弯曲菌形成的菌落为灰色、扁平、表面湿润、圆形凸起、边缘不规则、常沿穿刺线蔓延生长的菌落,在血平板上不溶血。本属细菌在布氏肉汤中呈均匀浑浊生长。培养时需注意气体环境和适合的温度,空肠弯曲菌最适的温度为 42~43 ℃,胎儿弯曲菌在 42 ℃不生长。

4.鉴定

弯曲菌属的主要特征是革兰氏阴性小杆菌,呈弧形、S 形、海鸥形或螺旋形,微需氧,氧化酶和触酶阳性,还原硝酸盐为亚硝酸盐,不分解和不发酵各种糖类,不分解尿素。

(四)药物敏感试验

弯曲菌感染大多呈轻症和自限性,一般不需特异性治疗。体外试验显示,绝大多数弯曲菌对头孢菌素和青霉素耐药，环丙沙星治疗弯曲菌感染非常有效，但近年来也出现了不少耐药菌株。空肠弯曲菌和大肠弯曲菌能产生β内酰胺酶，对阿莫西林、氨苄西林和替卡西林等β内酰胺类抗生素耐药；对大环内酯类、喹诺酮类、氨基糖苷类、氯霉素、呋喃妥因和四环素等药物敏感，但近年来耐喹诺酮类药物的耐药菌株在不断增加。空肠弯曲菌通常对红霉素敏感，其耐药率小于5%，用红霉素治疗空肠弯曲菌肠炎的效果较好；而80%以上的大肠弯曲菌对红霉素耐药。胎儿弯曲菌引起的全身感染可用红霉素、氨苄西林、氨基糖苷类和氯霉素治疗。

二、螺杆菌属

螺杆菌属也是一类微需氧的革兰氏阴性螺形杆菌。最早根据其形态染色、培养条件、生长特征、生活环境等归于弯曲菌，但近年来根据其超微结构（螺旋与胞周纤维）、酶活性、脂肪酸序列、生长特性等的不同，尤其是该菌属16S rRNA与弯曲菌属存在的巨大区别，将其从弯曲菌属中划分出来而成立一个新的螺杆菌属。其中与人关系最密切的是幽门螺杆菌。

（一）生物学特性

幽门螺杆菌为革兰氏阴性，呈海鸥状、S或弧形的螺杆状细菌。大小为(2.5～4.0)μm×(0.5～1.0)μm。运动活泼，菌体一端或两端可伸出2～6条带鞘的鞭毛，长为菌体的1.0～1.5倍，鞭毛在运动中起推进器作用，在定居过程中起锚住作用。延长培养时间，细菌会发生圆球体样的形态变化，包括两种类型，一种较大，在透射镜下可见稀疏的细胞质，细胞体积膨大，这种类型可能是一种退化型，在传代中不能再生；另一种小圆球体，透射电镜下可见电子密度较高的细胞质，且有完整的细胞膜，在合适的培养条件下能重新生长成繁殖体。

本菌为微需氧菌，在含5%～8%O_2、10%CO_2和85%N_2的环境中稳定生长，在空气中和绝对无氧条件下均不能生长。从临床标本中分离的野生株在培养时均需要补充适当的CO_2，同时培养环境中必须保持95%以上的相对湿度。幽门螺杆菌生长的最适pH为中性或弱碱性，最适生长温度为37 ℃，25 ℃不生长，42 ℃少数生长，此与弯曲菌属明显不同。本菌营养要求较高，精氨酸、组氨酸、异亮氨酸、亮氨酸、甲硫氨酸、苯丙氨酸、缬氨酸是其必需氨基酸，某些菌株还需要丙氨酸或丝氨酸。缺乏葡萄糖时，幽门螺杆菌不能生长，但有适量葡萄糖和丙氨酸时能大大促进其生长，这说明葡萄糖可能仍然是幽门螺杆菌能量和碳源的重要来源之一。许多固体培养基都能用于幽门螺杆菌的分离培养，例如，哥伦比亚平板、心脑浸液平板、布氏平板和M-H平板等，但必须加入适量的全血（马、羊或人）或胎牛血清作为补充物。生长较为缓慢，通常需要3～5天甚至更长时间，其菌落呈两种形态，一为圆形孤立的小菌落，无色半透明呈露滴状，直径0.5～1.0 mm，血平板上有轻度溶血；另一种沿接种线扩散生长，融合成片，扁平，无色半透明。为了避免兼性厌氧菌和霉菌等的过度生长，常需加入万古霉素、TMP、两性霉素、多黏菌素等组合抑菌剂。

（二）致病物质与所致疾病

幽门螺杆菌的致病因素包括毒力因子、感染后引发机体的免疫反应、宿主胃环境等因素。前者包括细菌动力（鞭毛）、尿素酶（脲酶）和黏附素、细胞空泡毒素（VacA）及细胞毒素相关基因A蛋白（CagA）等因子。幽门螺杆菌确切的致病机制尚不清楚，可能与下列机制有关：特殊的螺旋状和端鞭毛运动方式有助于幽门螺杆菌穿过胃黏膜表面的黏液层与胃黏膜上皮细胞接触；幽门螺杆菌具有高活性的胞外脲酶分解尿素，形成“氨云”和CO_2，改变局部pH，利于该菌定植于胃黏膜下层；氨的产生使黏液层离子发生变化，最后导致黏膜中的氢离子反向扩散，刺激胃泌素产生，损伤胃黏膜。

幽门螺杆菌的传播途径迄今仍不十分清楚，推测是经口感染。自然人群中幽门螺杆菌感染率是如此之高，因此人类应是幽门螺杆菌感染的主要传染源。某些猴类、鼬鼠、猫、狗等动物的胃中，也曾分离到幽门螺杆菌，因此有人认为幽门螺杆菌感染也是动物源性传染病。

幽门螺杆菌为一高度适应于胃黏膜酸性环境的微需氧菌，定植于胃黏膜表面和黏膜层之间。自Marshall和 Warren 分离出该菌以来，大量研究表明它是胃炎、消化溃疡的主要致病因素，并且与胃黏膜相关性淋巴组织（MALT）淋巴瘤、胃癌的发生密切相关，世界卫生组织国际癌症研究机构已将其纳入一类致癌因子。幽门螺杆菌感染非常普遍，在人群中的感染率为 50%～80%，感染可持续数十年甚至终身，但其中只有大约 15%的感染者发生疾病，其原因尚不十分清楚，估计与幽门螺杆菌不同亚型的毒力及宿主的遗传因素差异有关。

（三）微生物学检验

1.标本采集

多部位采集胃、十二指肠黏膜标本，标本要新鲜，保持湿润，置 2 mL 无菌等渗盐水中保存，在运送途中不超过 3 小时，在 4 ℃下最多保存 5 小时。流行病学调查和检测治疗效果时可取血清检查。

2.直接显微镜检查

（1）直接镜检：取胃、十二指肠黏膜活检标本作革兰氏染色或吉姆萨染色，在油镜下查找细长弯曲或呈海鸥展翅状排列的菌体。由于涂片是在幽门螺杆菌定植部位的黏膜进行观察，阳性率很高，且对治疗后残留少量的幽门螺杆菌也可作出诊断，因此是简便、实用、准确和较快速的诊断方法。

（2）组织学检查：在对活检标本进行病理组织学观察时，可同时进行特殊染色作细菌学检查。常规组织学检查的 HE 染色因幽门螺杆菌与黏膜或胞质对比较差，阳性率低。可行 Warthin-Starry 银染色、吉姆萨染色、甲苯胺蓝染色、石炭酸复红染色等。

3.分离培养

本菌的细菌学培养通常不如组织学检查的敏感率高，但若要进行药物敏感试验和流行病学调查，培养还是必不可少的。用选择性和非选择性培养基同时分离该菌可提高敏感性。用含5%绵羊血的布氏平板或加入 7%马血的心脑浸液作为非选择性培养基，用改良的 Skirrow 平板（加入万古霉素 10 mg/L、两性霉素 B 10 mg/L、甲氧苄啶 5 mg/L）作为选择性培养基，在含 5%～8%O_2、10%CO_2、85%N_2 的微需氧环境中 37 ℃孵育 3～5 天，长出细小、灰白色、半透明、不溶血的菌落。

4.鉴定

幽门螺杆菌的主要特征是革兰氏阴性，呈海鸥形、S 形或弧形；微需氧，35 ℃生长，43 ℃、25 ℃不生长；脲酶强阳性、氧化酶、过氧化氢酶和碱性磷酸酶阳性；对萘啶酸耐药、头孢噻吩敏感；在 1%甘油和 1%胆盐中不生长。对大多数常用于鉴定肠杆菌科细菌的经典试验不起反应。

5.血清学诊断

用 ELISA 法直接检测幽门螺杆菌的菌体抗原或血清中抗体，具有快速、简便、取材方便、无侵入性及成本低的优点，但敏感性和特异性尚有待提高。菌体抗原检测用酶抗体法将粪便中幽门螺杆菌蛋白作为抗原，对有否幽门螺杆菌感染进行检测。抗体检查主要是检测幽门螺杆菌感染后血清中存在的 IgG。常用的方法主要有酶联免疫吸附法、免疫印迹技术、胶乳凝集试验等。

6.其他诊断方法

(1)活检组织快速尿素酶试验(RUT):取一小块新鲜活检标本置于含尿素的培养基中或试剂条内,由于幽门螺杆菌产生大量的细胞外尿素酶(相当于普通变形杆菌的20～70倍),可分解尿素产大量的氨,使培养基pH升高,指示剂变色,能在5～30分钟检测出幽门螺杆菌。这是一种简便实用、快速灵敏且较为准确的检测幽门螺杆菌方法,适合胃镜检查的患者。

(2)^{13}C或^{14}C标记尿素呼气试验(UBT):利用幽门螺杆菌产生的脲酶可分解尿素释放CO_2的特点,受检者服用^{13}C或^{14}C标记的尿素,经脲酶作用产生带同位素的CO_2,然后随血流到达肺部,并呼出。测定患者服用尿素前后呼气中带有的含同位素的CO_2量,就可判断是否有幽门螺杆菌感染。该方法敏感性与特异性均很好,只是^{13}C检测需要特殊的质谱仪,价格高,而检测^{14}C相对幽门螺杆菌脲酶试验简单,但其又具有放射性的危害。

对幽门螺杆菌感染的诊断较为复杂,目前国内共识以下方法检查结果阳性者可诊断幽门螺杆菌现症感染:①胃黏膜组织RUT、组织切片染色、Hp培养三项中任一项阳性;②^{13}C-UBT或^{14}C-UBT阳性;③粪便幽门螺杆菌抗原(HpSA)检测(单克隆法)阳性;④血清幽门螺杆菌抗体检测阳性提示曾经感染,从未治疗可视为现症感染。

(四)药物敏感试验

目前还没有法定的参照方法用于检测幽门螺杆菌的药物敏感性,但多数学者采用琼脂稀释法作为参考标准。幽门螺杆菌对多黏菌素、甲氧苄啶、磺胺、万古霉素和萘啶酸天然耐药。在体外药物敏感试验中,幽门螺杆菌对许多抗生素都很敏感,但体内用药效果并不满意,主要因为幽门螺杆菌寄生在黏液层下的胃上皮细胞表面,抗生素不能渗入胃黏膜深层。由于单用一种药物对幽门螺杆菌的疗效差,一般建议2种或3种药物合用,以提高疗效。临床上治疗幽门螺杆菌的药物有阿莫西林、甲硝唑、克拉霉素、四环素、呋喃唑酮等,具体治疗方案采用铋剂加两种抗生素,对于溃疡患者可应用质子泵抑制剂加一种抗生素或H_2受体拮抗剂加两种抗生素,连续治疗2周。由于幽门螺杆菌抗生素治疗方案的广泛应用,其耐药性问题也日益严重,因而药物的替换治疗及预防问题都值得重视和研究。

(张亚茹)

第四节　厌氧性细菌检验

一、概述

厌氧性细菌是一大群专性厌氧,必须在无氧环境中才能生长的细菌。主要可分为两大类,一类是革兰氏染色阳性有芽孢的厌氧芽孢梭菌,另一类是无芽孢的革兰氏阳性及革兰氏阴性球菌与杆菌。前一类因有芽孢,抵抗力强,在自然界(水、土等)、动物及人体肠道中广泛存在,并且能长期耐受恶劣的环境条件。一旦在适宜条件下即可出芽繁殖,产生多种外毒素,引起严重疾病。后一类则是人体的正常菌群,可与需氧菌、兼性厌氧菌共同存在于口腔、肠道、上呼吸道、泌尿生殖道等。这类无芽孢厌氧菌的致病性属于条件致病性的内源性感染,在长期使用抗生素、激素、免疫抑制剂等发生菌群失调或机体免疫力衰退,或细菌进入非正常寄居部位才可致病。两类细菌都必须作厌氧培养以分离细菌，但细菌学诊断的价值却有所不同。1986 年版的《伯杰系统细菌学手册》的分类标准为：革兰氏染色特性、形态、鞭毛、芽孢、荚膜、代谢产物等。以此为基础将主要厌氧菌归类如下：革兰氏阳性有芽孢杆菌、革兰氏阳性无芽孢杆菌、革兰氏阴性无芽孢杆菌、革兰氏阳性厌氧球菌、革兰氏阴性厌氧球菌。

厌氧菌的分类：厌氧性细菌是指在有氧条件下不能生长，在无氧条件下才能生长的一大群细菌。目前已知，与医学有关的无芽孢厌氧菌有 40 多个菌属，300 多个菌种和亚种；而有芽孢的厌氧菌只有梭菌属，包括 83 个种。

(一)生物学分类

据厌氧菌的生物学性状及代谢产物分析，将主要厌氧菌归类。

(二)据耐氧性分类

1.专性厌氧菌

专性厌氧菌是指在降低氧分压的条件下才能生长的细菌。又分为极度厌氧菌（氧分压<0.5%，空气中暴露 10 分钟致死，如丁酸弧菌）和中度厌氧菌（氧分压为 2%～8%，空气中暴露 60～90 分钟能生存，如大多数人类致病厌氧菌）。

2.微需氧菌

能在含 5%～10%CO_2 空气中的固体培养基表面生长的细菌，如弯曲菌属。

3.耐氧菌

其耐氧程度刚好能在新鲜配制的固体培养基表面生长。一旦生长，暴露数小时仍不死亡，如第三梭菌、溶组织梭菌。

主要厌氧菌的分类见表 19-8。

表 19-8 主要厌氧菌的生物学分类

	种和亚种类	主要常见菌种
革兰氏阳性有芽孢杆菌梭菌属	83	破伤风梭菌、肉毒梭菌、艰难梭菌、溶组织梭菌、产气荚膜梭菌等
革兰氏阳性无芽孢杆菌		
丙酸杆菌属	8	痤疮丙酸杆菌、颗粒丙酸杆菌、贪婪丙酸杆菌、嗜淋巴丙酸杆菌
优杆菌属	34	不解乳优杆菌、迟缓优杆菌、黏性优杆菌、短优杆菌等
乳酸杆菌属	51	本菌属与致病关系不大
放线菌属	12	衣氏放线菌、奈氏放线菌、溶齿放线菌、化脓放线菌等
蛛网菌属	1	丙酸蛛网菌
双歧杆菌属	24	两歧双歧杆菌、青春双歧杆菌、婴儿双歧杆菌、短双歧杆菌、长双歧杆菌等
革兰氏阴性无芽孢杆菌		
类杆菌属	18	脆弱类杆菌、多形性杆菌、普通类杆菌
普雷沃菌属	20	产黑色素普雷沃菌、中间普雷沃菌等
紫单胞菌属	12	不解糖紫单胞菌、牙髓紫单胞菌
梭杆菌属	10	具核梭杆菌、坏死梭杆菌、变形梭杆菌、死亡梭杆菌等
纤毛菌属	1	口腔纤毛菌属
沃廉菌属	2	产琥珀酸沃廉菌（来自牛瘤胃）和直线沃廉菌（来自人牙龈沟）

续表

	种和亚种类	主要常见菌种
月形单胞菌属		生痰月形单胞菌(来自人牙龈沟)和反刍月形单胞菌(来自反刍动物瘤胃)
革兰氏阳性厌氧球菌		
消化球菌属	1	黑色消化球菌
消化链球菌	9	厌氧消化链球菌、不解糖消化链球菌、吲哚消化链球菌、大消化链球菌、四联消化链球菌
厌氧性链球菌或微需氧链球菌	4	麻疹链球菌、汉孙链球菌、短小链球菌。另外还有已属于口腔链球菌的中间型链球菌和星群链球菌
瘤胃球菌属	8	
粪球菌属	3	
八叠球菌属	2	
革兰氏阴性厌氧球菌		
韦荣菌属	7	小韦荣菌属、产碱韦荣菌
氨基酸球菌属	1	发酵氨基酸球菌
巨球菌属	1	埃氏巨球菌

厌氧菌是人体正常菌群的组成部分,在人体内主要聚居于肠道,其数量比需氧菌还多,每克粪中高达 10^{12} 个,其中最多的是类杆菌。

二、厌氧菌感染

(一)厌氧菌在正常人体的分布及感染类型

1.厌氧菌在正常人体的分布

厌氧菌分布广泛,土壤、沼泽、湖泊、海洋、污水、食物及人和动物体都有它的存在。正常人的肠道、口腔、阴道等处均有大量的厌氧菌寄居,其中肠道中的厌氧菌数量是大肠埃希菌的1 000～10 000倍。此外,人体皮肤、呼吸道、泌尿道也有厌氧菌分布。正常情况下,寄居于人体的正常菌群与人体保持一种平衡状态,不致病。一旦环境或机体的改变导致了这种平衡的改变,导致厌氧菌的感染。重要的厌氧菌种类及其在正常人体的分布见表 19-9。

表 19-9 重要的厌氧菌种类及其在正常人体内的分布

厌氧菌	皮肤	上呼吸道	口腔	肠道	尿道	阴道
芽孢菌						
革兰氏阳性杆菌						
梭状芽孢杆菌属	0	0	±	++	±	±
无芽孢菌						
革兰氏阳性杆菌						
乳杆菌属	0	0	+	++	±	++
双歧杆菌属	0	0	+	++	0	±

续表

厌氧菌	皮肤	上呼吸道	口腔	肠道	尿道	阴道
优杆菌属	±	±	+	++	0	±
丙酸杆菌属	++	+	±	±	±	±
放线菌属	0	±	++	+	0	0
革兰氏阴性杆菌						
类杆菌属	0	+	+	+	+	+
梭杆菌属	0	+	++	+	+	±
普雷沃菌属	0	+	++	++	+	+
紫单胞菌属	0	+	++	++	+	+
革兰氏阳性球菌						
消化球菌属	+	+	++	++	±	++
消化链球菌属	+	+	++	++	±	++
革兰氏阴性球菌						
韦荣菌属	0	+	+	+	±	+

2.外源性感染

梭状芽孢杆菌属引起的感染，其细菌及芽孢来源于土壤、粪便和其他外界环境。

3.内源性感染

无芽孢厌氧菌大多数是人体正常菌群，属于条件致病菌，在一定条件下可引起感染，一般不在人群中传播。

(二)临床意义

由厌氧菌引起的人类感染在所有的感染性疾病中占有相当大的比例，有些部位的感染如脑脓肿、牙周脓肿和盆腔脓肿等80％以上是由厌氧菌引起的。其中部分为厌氧菌单独感染，大部分系与需氧菌混合感染。

1.厌氧菌感染的危险因素

(1)组织缺氧或氧化还原电势降低，如组织供血障碍、大面积外伤、刺伤。

(2)机体免疫功能下降，如接受免疫抑制剂治疗、抗代谢药物治疗、放射治疗、化学药物治疗的患者及糖尿病患者、慢性肝炎患者、老年人、早产儿等均易并发厌氧菌感染。

(3)某些手术及创伤，如开放性骨折、胃肠道手术、生殖道手术及深部刺伤等易发生厌氧菌感染。

(4)长期应用某些抗菌药物，如氨基糖苷类、头孢菌素类、四环素类等，可诱发厌氧菌感染。

(5)深部需氧菌感染，需氧菌生长可消耗环境中的氧气，为厌氧菌生长提供条件，从而导致厌氧菌合并感染。

2.厌氧菌感染的临床及细胞学指征

(1)感染组织局部产生大量气体，造成组织肿胀和坏死，皮下有捻发感，是产气荚膜梭菌所引起感染的特征。

(2)发生在口腔、肠道、鼻咽腔、阴道等处的感染，易发生厌氧感染。

(3)深部外伤如枪伤后，以及动物咬伤后的继发感染，均可能是厌氧菌感染。

(4)分泌物有恶臭或呈暗血红色，并在紫外光下发出红色荧光，均可能是厌氧菌感染。分泌物或脓肿有硫黄颗粒，为放线菌感染。

(5)分泌物涂片经革兰氏染色，镜检发现有细菌，而培养阴性者，或在液体及半固体培养基深部生长的细菌，均可能为厌氧菌感染。

(6)长期应用氨基糖苷类抗生素无效的病例，可能是厌氧菌感染。

(7)胃肠道手术后发生的感染。

三、厌氧菌标本的采集与送检

标本采集与送检必须注意两点：标本绝对不能被正常菌群所污染；应尽量避免接触空气。

(一)采集

用于厌氧菌培养的标本不同于一般的细菌培养，多采用特殊的采集方法，如针筒抽取等，应严格无菌操作，严禁接触空气。不同部位标本采集方法也各有不同特点，具体方法见表19-10。

表19-10　不同部位标本采集法

标本来源	收集方法
封闭性脓肿	针管抽取
妇女生殖道	后穹隆穿刺抽取
下呼吸道分泌物	肺穿刺术
胸腔	胸腔穿刺术
窦道、子宫腔、深部创伤	用静脉注射的塑料导管穿入感染部位抽吸
组织	无菌外科切开
尿道	膀胱穿刺术

(二)送检方法与处理

采集标本须注意：不被正常菌群污染，并尽量避免接触空气。采集深部组织标本时，需用碘酒消毒皮肤用注射器抽取，穿刺针头应准确插入病变部位深部，抽取数毫升即可，抽出后可排出一滴标本于酒精棉球上。若病灶处标本量较少，则可先用注射器吸取1 mL还原性溶液或还原性肉汤，然后再抽取标本。

在紧急情况下，可用棉拭子取材，并用适合的培养基转送。厌氧培养最理想的检查材料是组织标本，因厌氧菌在组织中比在渗出物中更易生长。

标本送到实验室后，应在20～30分钟处理完毕，至迟不超过2小时，以防止标本中兼性厌氧菌过度繁殖而抑制厌氧菌的生长。如不能及时接种，可将标本置室温保存(一般认为，冷藏对某些厌氧菌有害，而且在低温时氧的溶解度较高)。

1.针筒运送

一般用无菌针筒抽取标本后，排尽空气，针头插入无菌橡皮塞，以隔绝空气，立即送检。这种方法多用于液体标本的运送，如血液、脓液、胸腔积液、腹水、关节液等。

2.无菌小瓶运送

一般采用无菌的青霉素小瓶，瓶内加一定量的培养基和少量氧化还原指示剂，用橡皮盖加铝盖固定密封，排除瓶内空气，充以CO_2气体。同时先观察瓶内氧化还原指示剂的颜色，以判断瓶内是否为无氧环境，如合格将用无菌注射器将液体标本注入瓶中即可。

3.棉拭子运送

一般不采用棉拭子运送，如果使用该方法，一定使用特制运送培养基，确保无氧环境，确保不被污染，确保快速送检。

4.厌氧罐或厌氧袋运送

将厌氧罐或厌氧袋内装入可有效消耗氧气的物质，确保无氧环境。该方法一般用于运送较大的组织块或床边接种的培养皿等。

四、厌氧菌的分离与鉴定

（一）直接镜检

根据形态和染色性，结合标本性状与气味，初步对标本中可能有的细菌做出估计（表 19-11）。

表 19-11　厌氧菌直接镜检初步鉴别

菌名	革兰氏染色	形态及其他特征
脆弱类杆菌	G^-b	两端钝圆，着色深，中间色浅且不均匀，且有气泡，长短不一
产黑素普雷沃菌	G^-b	多形性，长短不一，有浓染和空泡，无鞭毛和芽孢。标本有恶臭，琥珀味，紫外线照射发红色荧光
具核菌杆菌	G^-b	菌体细长，两头尖，紫色颗粒菌体长轴成双排列，标本有丁酸味
坏死菌杆菌	G^-b	高度多形性，长短不一，菌体中部膨胀成圆球形
韦容球菌	G^-c	极小的革兰氏阴性球菌
消化链球菌	G^+c	革兰氏阳性成链状的小球菌
乳酸杆菌	G^+b	细长，有时多形性，呈单、双、短链或栅状分布
痤疮丙酸杆菌	G^+b	排列特殊呈 X、Y、V 或栅状，标本有丙酸气味
双歧杆菌	G^+b	多形性，有分支呈 Y、V 形或栅状，标本中有醋酸气味
放线菌	G^+b	分支呈棒状、X、Y、V 或栅状，浓汁中的黄色颗粒，有琥珀酸的气味
破伤风梭菌	G^+b	细长，梭形或鼓槌状，有芽孢，有周鞭毛
产气荚膜梭菌	G^+b	粗大杆菌，呈单或双排列，有芽孢，有荚膜
艰难梭菌	G^+b	粗长杆菌，有芽孢，有鞭毛，近来发现有荚膜

（二）分离培养

主要分初代培养和次代培养两个阶段，其中初代培养相对比较困难，关键的问题就是厌氧环境和培养基的选择。初代培养的一般原则如下：①先将标本涂片染色直接镜检，指导培养基的选择。②尽量选用在厌氧菌中覆盖面宽的非选择性培养基。③最好多选 1～2 种覆盖面不同的选择性培养基。④尽量保证培养基新鲜。⑤要考虑到微需氧菌存在的可能。

1.选用适当的培养基接种

应接种固体和液体两种培养基。

（1）培养基的使用：应注意下列各点。①尽量使用新鲜培养基，2～4 小时用完。②应使用预还原培养基，预还原 24～48 小时更好。③可采用预还原灭菌法制作的培养基（用前于培养基中加入还原剂，如 *L*-半胱氨酸、硫乙醇酸钠、维生素 C 及葡萄糖等，尽可能使预还原剂处于还原状态）。④液体培养基应煮沸 10 分钟，以驱除溶解氧，并迅速冷却，立即接种。⑤培养厌氧菌的培养基均应营养丰富，并加有还原剂与生长刺激因子（血清、维生素 K、氯化血红素、聚山梨酯-80 等）。

(2)培养基的选择:初次培养一般都使用选择培养基和非选择培养基。①非选择培养基:本培养基使分离的厌氧菌不被抑制,几乎能培养出所有的厌氧菌。常使用心脑浸液琼脂(BHI)、布氏琼脂(BR)、胰豆胨肝粉琼脂(GAM)、胰胨酵母琼脂(EG)、CDC 厌氧血琼脂等。②选择培养基:为有目的选择常见厌氧菌株,以便尽快确定厌氧的种类。常用的有 KVI。B 血平板(即上述非选择培养基中加卡那霉素和万古霉素),KVLB 冻溶血平板(置－20 ℃,5～10 分钟,以利产黑素类杆菌早期产生黑色素),七叶苷胆汁平板(BBE,用于脆弱类杆菌),FS 培养基(梭杆菌选择培养基),ES 培养基(优杆菌选择培养基),BS 培养基(双歧杆菌选择培养基),卵黄(EYA)及兔血平板(RBA)(用于产气荚膜梭菌),VS 培养基(用于韦荣球菌),CCFA 培养基(艰难梭菌选择培养基)等。

2.接种

每份标本至少接种 3 个血平板,分别置于有氧、无氧及 5%～10%CO_2 环境中培养,以便正确地培养出病原菌,从而判断其为需氧菌、兼性厌氧菌、微需氧菌或厌氧菌中的哪一类。

3.厌氧培养法

(1)厌氧罐培养法:在严密封闭的罐子内,应用物理或化学的方法造成无氧环境进行厌氧培养。常用冷触媒法、抽气换气法、钢末法和黄磷燃烧法。

(2)气袋法:利用气体发生器产生二氧化碳和氢气,后者在触媒的作用下与罐内的氧气结合成水,从而造成无氧环境。

(3)气体喷射法又称为转管法。本法是从培养基的制备到标本的接种直至进行培养的全过程,均在二氧化碳的不断喷射下进行。本法的关键是必须有无氧 CO_2。

(4)厌氧手套箱培养法是迄今厌氧菌培养的最佳仪器之一,该箱由手套操作箱与传递箱两部分组成,前者还附有恒温培养箱,通过厌氧手套箱可进行标本接种、培养和鉴定等全过程。

(5)其他培养法:平板焦性没食子酸法、生物耗氧法、高层琼脂培养法。

4.厌氧状态的指示

亚甲蓝和刃天青,无氧时均呈白色,有氧时亚甲蓝呈蓝色,刃天青呈粉红色。

5.分离培养厌氧菌失败的原因

培养前未直接涂片和染色镜检;标本在空气中放置太久或接种的操作时间过长;未用新鲜配制的培养基;未用选择培养基;培养基未加必要的补充物质;初代培养应用了硫乙醇酸钠;无合适的厌氧罐或厌氧装置漏气;催化剂失活;培养时间不足;厌氧菌的鉴定材料有问题。

6.鉴定试验

可根据厌氧菌的菌体形态、染色反应、菌落性状及对某些抗生素的敏感性做出初步鉴定。最终鉴定则要进行生化反应及终末代谢产物等项检查。

(1)形态与染色:可为厌氧菌的鉴定提供参考依据。

(2)菌落性状:不同的厌氧菌其菌落形态和性质不同。梭菌的菌落特点是形状不规则的,而无芽孢厌氧菌多呈单个的圆形小菌落。色素、溶血特点及在紫外线下产生荧光的情况也可以作为厌氧菌鉴定的参考依据。

(3)抗生素敏感性鉴定试验:常用的抗生素有卡那霉素及甲硝唑。卡那霉素可用于梭杆菌属与类杆菌属的区分,甲硝唑用于厌氧菌与非厌氧菌的区分。

(4)生化特性:主要包括多种糖发酵试验、吲哚试验、硝酸盐还原试验、触酶试验、卵磷脂酶试验、脂肪酸酶试验、蛋白溶解试验、明胶液化试验、胆汁肉汤生长试验及硫化氢试验等。目前有多种商品化的鉴定系统可以使用。

(5)气液相色谱：可以利用该技术来分析厌氧菌的终末代谢产物，已成为鉴定厌氧菌及其分类的比较可靠的方法。

五、常见厌氧菌

(一)破伤风杆菌

1.微生物学检查

破伤风的临床表现典型，根据临床症状即可做出诊断，所以一般不做细菌学检查。①特殊需要时，可从病灶处取标本涂片，革兰氏染色镜检。②需要培养时，将标本接种疱肉培养基培养。③也可进行动物试验。

2.临床意义

本菌可引起人类破伤风，对人的致病因素主要是它产生的外毒素。细菌不入血，但在感染组织内繁殖并产生毒素，其毒素入血引起相应的临床表现，本菌产生的毒素对中枢神经系统有特殊的亲和力，主要症状为骨骼肌痉挛。

(二)产气荚膜梭菌

1.微生物学检查

(1)直接涂片镜检：在创口深部取材涂片，革兰氏染色镜检，这是极有价值的快速诊断方法。

(2)分离培养及鉴定：可取坏死组织制成悬液，接种血平板或疱肉培养基中，厌氧培养，取培养物涂片镜检，利用生化反应进行鉴定。

2.临床意义

本菌可产生外毒素及多种侵袭酶类，外毒素以 α 毒素为主，本质为卵磷脂酶；还可产生透明质酸酶、DNA 酶等。本菌主要可引起气性坏疽及食物中毒等，气性坏疽多见于战伤，也可见于工伤造成的大面积开放性骨折及软组织损伤等。患者表现为局部组织剧烈胀痛，局部严重水肿，水汽夹杂，触摸有捻发感，并产生恶臭。病变蔓延迅速，可引起毒血症、休克甚至死亡。某些 A 型菌株产生的肠毒素，可引起食物中毒，患者表现为腹痛、腹泻，1～2 天可自愈。

(三)肉毒梭菌

1.微生物学检查

(1)分离培养与鉴定：在怀疑为婴儿肉毒病的粪便中检出本菌，并证实其是否产生毒素，诊断意义较大。

(2)毒素检测：可取培养滤液或悬液上清注射小鼠腹腔，观察动物出现的中毒症状。

2.临床意义

本菌主要可引起食物中毒，属单纯性毒性中毒，并非细菌感染。临床表现与其他食物中毒不同，胃肠症状很少见，主要表现为某些部位的肌肉麻痹，重者可死于呼吸困难与衰竭。本菌还可以引起婴儿肉毒病，一岁以下婴儿肠道内缺乏拮抗肉毒梭菌的正常菌群，可因食用被肉毒梭菌芽孢污染的食品后，芽孢在盲肠部位定居，繁殖后产生毒素，引起中毒。

(四)艰难梭菌

1.微生物学检查

由于本菌的分离培养困难，所以在临床上一般不采用分离培养病原菌的方法，可通过临床表现及毒素检测来进行诊断。

2.临床意义

本菌可产生A、B两种毒素,毒素A为肠毒素,可使肠壁出现炎症,细胞浸润,肠壁通透性增加,出血及坏死。毒素B为细胞毒素,损害细胞骨架,致细胞固缩坏死,直接损伤肠壁细胞,因而导致腹泻及假膜形成。本菌感染与大量使用抗生素有关,如阿莫西林、头孢菌素和克林霉素等,其中以克林霉素尤为常见。艰难梭菌所致假膜性肠炎,患者表现为发热、粪便呈水样,其中可出现大量白细胞,重症患者的水样便中可出现地图样或斑片状假膜。这些症状一般可在使用有关抗生素一周后突然出现。

六、无芽孢厌氧菌

(一)主要种类及生物学性状

无芽孢厌氧菌共有23个属,与人类疾病相关的主要有10个属,见表19-12。

表19-12 与人类相关的主要无芽孢厌氧菌

革兰氏阴性		革兰氏阳性	
杆菌	球菌	杆菌	球菌
类杆菌属	韦荣菌属	丙酸杆菌属	消化链球菌属
普雷沃菌属		双歧杆菌属	
卟啉单胞菌属		真杆菌属	
梭杆菌属		放线菌属	

(1)革兰氏阴性厌氧杆菌有8个属,类杆菌属中的脆弱类杆菌最为重要。形态呈多形性,有荚膜。除类杆菌在培养基上生长迅速外,其余均生长缓慢。

(2)革兰氏阴性厌氧菌球菌有3个属,其中以韦荣菌属最重要。为咽喉部主要厌氧菌,但在临床厌氧菌分离标本中,分离率小于1%,且为混合感染菌之一。其他革兰氏阴性球菌极少分离到。

(3)革兰氏阳性厌氧球菌有5个属,其中有临床意义的是消化链球菌属,主要寄居在阴道。本菌属细菌生长缓慢,培养需5~7天。

(4)革兰氏阳性厌氧杆菌有7个属,其中以下列3个属为主。①丙酸杆菌属:小杆菌,无鞭毛,能在普通培养基上生长,需要2~5天,与人类有关的有3个种,以痤疮丙酸杆菌最为常见。②双歧杆菌属:呈多形性,有分支,无动力,严格厌氧,耐酸。29个种中有10个种与人类有关,其中只有齿双歧杆菌与龋齿和牙周炎有关。其他种极少从临床标本中分离到。③真杆菌属:单一形态或多形态,动力不定,严格厌氧,生化反应活泼,生长缓慢,常需培养7天,最常见的是钝真杆菌。

(二)微生物学检查

要从感染灶深部采取标本。最好是切取感染灶组织或活检标本,立即送检。

1.直接涂片镜检

将采集的标本直接涂片染色镜检,观察细菌形态、染色及菌量,为进一步培养及初步诊断提供依据。

2.分离培养与鉴定

分离培养是鉴定无芽孢厌氧菌感染的关键步骤。标本应立即接种相应的培养基,最常用的培养基是以牛心脑浸液为基础的血平板。置 37 ℃厌氧培养 2～3 天，如无菌生长，继续培养 1 周。如有菌生长则进一步利用有氧和无氧环境分别传代培养，证实为专性厌氧菌后，再经生化反应进行鉴定。

(三)临床意义

无芽孢厌氧菌是一大类寄生于人体的正常菌群，引起的感染均为内源性感染，在一定的致病条件下，可引起多种人类感染。所致疾病如下。

1.败血症

主要由脆弱类杆菌引起，其次为革兰氏阳性厌氧球菌。

2.中枢神经系统感染

主要由革兰氏阴性厌氧杆菌引起，常可引起脑脓肿。

3.口腔与牙齿感染

主要由消化链球菌、产黑素类杆菌等引起。

4.呼吸道感染

主要由普雷沃菌属、坏死梭杆菌、核梭杆菌、消化链球菌和脆弱类杆菌。

5.腹部和会阴部感染

主要由脆弱类杆菌引起。

6.女性生殖道感染

主要由消化链球菌属、普雷沃菌属和叶啉单胞菌等。

7.其他

无芽孢厌氧菌尚可引起皮肤和软组织感染、心内膜炎等。

七、厌氧球菌

在临床标本中检出的厌氧菌约有 1/4 为厌氧球菌。其中与临床有关的有革兰氏阳性黑色消化球菌和消化链球菌属及革兰氏阴性的韦荣球菌属。

(一)黑色消化球菌临床意义

黑色消化球菌通常寄生在人的体表及与外界相通的腔道中，是人体正常菌群的成员之一。本菌可引起人体各部组织和器官的感染(肺部、腹腔、胸膜、口腔、颅内、阴道、盆腔、皮肤和软组织等)。常与其他细菌混合感染，也可从阑尾炎、膀胱炎、腹膜炎及产后败血症的血中分离出来。

(二)消化链球菌属临床意义

在《伯杰氏系统细菌学手册》中把消化链球菌属分成厌氧消化链球菌、不解糖消化链球菌、吲哚消化链球菌、大消化链球菌、微小消化链球菌等共 9 个菌种。本菌在临床标本中以厌氧消化链球菌最常见。产生消化链球菌则很少见。消化链球菌可引起人体各部组织和器官的感染，又以混合感染多见。

(三)韦荣球菌属临床意义

韦荣球菌属有小韦荣球菌和产碱韦荣球菌两个种。它们都是口腔、咽部、胃肠道及女性生殖道的正常菌群。大多见于混合感染，致病力不强，小韦荣球菌常见于上呼吸道感染中，而产碱韦荣球菌则多见于肠道感染。

八、厌氧环境的指示

(一)化学法

美兰指示剂或刃天青指示剂。

(二)微生物法

专性需氧菌。

(黄启振)

第五节 分枝杆菌属检验

分枝杆菌属是一类细长或略带弯曲、为数众多(包括 54 个种)呈分枝状生长的需氧杆菌。因其繁殖时呈分枝状生长故称分枝杆菌。本属细菌的主要特点是细胞壁含有大量脂类,可占其干重的 60%,这与其染色性、抵抗力、致病性等密切相关。耐受酸和抗乙醇,一般不易着色,若经加温或延长染色时间而着色后,能抵抗 3%盐酸乙醇的脱色作用,故又称抗酸杆菌。需氧生长,无鞭毛,无芽孢和荚膜。引起的疾病均为慢性,有肉芽肿病变的炎症特点。

分枝杆菌的种类较多,包括结核分枝杆菌、非典型分枝杆菌和麻风分枝杆菌。非典型分枝杆菌是一大群分枝杆菌的总称,与人类有关的非典型分枝杆菌主要有堪萨斯分枝杆菌、海分枝杆菌、瘰疬分枝杆菌、戈分枝杆菌、鸟分枝杆菌、蟾分枝杆菌、龟分枝杆菌、偶发分枝杆菌和耻垢分枝杆菌等。本属细菌无内外毒素,其致病性与菌体某些成分如索状因子、蜡质 D 及分枝菌酸有关。

一、结核分枝杆菌

结核分枝杆菌简称结核杆菌,是引起人和动物结核病的病原菌。目前已知在我国引起人类结核病的主要有人型和牛型结核分枝杆菌。

(一)临床意义

1.致病性

结核分枝杆菌主要通过呼吸道、消化道和受损伤的皮肤侵入易感机体,引起多种组织器官的结核病,其中以通过呼吸道引起的肺结核最多见。肺外感染可发生在脑、肾、肠及腹膜等处。该菌不产生内毒素和外毒素,也无荚膜和侵袭性酶。

2.Koch 现象

结核的特异性免疫是通过结核分枝杆菌感染后所产生,试验证明,将有毒结核分枝杆菌纯培养物初次接种于健康豚鼠,不产生速发型变态反应,而经 10～14 天,局部逐渐形成肿块,继而坏死,溃疡,直至动物死亡。若在 8～12 周之前给动物接种减毒或小量结核分枝杆菌,第二次接种时则局部反应提前,于 2～3 天发生红肿硬结,后有溃疡但很快趋于痊愈。此现象为 Koch 在 1891 年观察到的,故称为 Koch 现象。

3.结核菌素试验

利用Ⅳ型变态反应的原理,检测机体是否感染过结核杆菌。

(二)微生物学检验

1.标本采集

根据感染部位的不同,可采集不同标本。结核患者各感染部位的标本中大多都混有其他细菌,为此应采取能抑制污染菌的方法。若做分离培养,必须使用灭菌容器,患者应停药1～2天再采集标本。可采集痰、尿、粪便、胃液、胸腔积液、腹水、脑脊液、关节液、脓液等。

2.检验方法

(1)涂片检查:①直接涂片,薄涂片是挑取痰或其他处理过的标本约0.01 mL,涂抹于载玻片上,用萋-尼(热染法)或Kinyoun(冷染法)抗酸染色,镜检,报告方法:－,全视野(或100个视野)未找到抗酸菌;＋,全视野发现3～9个;＋＋,全视野发现10～99个;＋＋＋,每视野发现1～9个;＋＋＋＋,每视野发现10个以上(全视野发现1～2个时报告抗酸菌的个数)。厚涂片是取标本0.1 mL,涂片,抗酸染色、镜检,报告方法同上。②集菌涂片主要方法有沉淀集菌法和漂浮集菌法。③荧光显微镜检查法制片同前。用金铵"O"染色,在荧光显微镜下分枝杆菌可发出荧光。

(2)分离培养:结核分枝杆菌的分离培养对于结核病的诊断、疗效观察及抗结核药物的研究均具有重要意义。培养前针对标本应做适当的前处理,如痰可做4% H_2SO_4 或4% NaOH处理20～30分钟,除去杂菌再接种于罗氏培养基,37 ℃培养,定时观察,至4～8周。此方法可准确诊断结核杆菌。

(3)基因快速诊断:简便快速、灵敏度高、特异性强。但需注意实验器材的污染问题,以免出现假阳性。

(4)噬菌体法。

(三)治疗原则

利福平、异烟肼、乙胺丁醇、链霉素为第一线药物。利福平与异烟肼合用可以减少耐药的产生。对于严重感染,可用吡嗪酰胺与利福平及异烟肼联合使用。

二、非典型(非结核)分枝杆菌

分枝杆菌属中除结核杆菌和麻风杆菌以外,均称为非结核分枝杆菌或非典分枝杆菌。因其染色性同样具有抗酸性也称非结核抗酸菌,其中有14～17个非典菌种能使人致病,可侵犯全身脏器和组织,以肺最常见,其临床症状、X线所见很难与肺结核病区别,而大多数非典菌对主要抗结核药耐药,故该菌的感染和发病已成为流行病学及临床上的主要课题,与发达国家一样,我国近年来发现率也有增高趋势。以第Ⅲ群鸟-胞内分枝杆菌复合群和第Ⅳ群偶发分枝杆菌及龟分枝杆菌为多。

三、麻风分枝杆菌

麻风分枝杆菌简称麻风杆菌,是麻风病的病原菌。首先由Hansen 1937年从麻风患者组织中发现。麻风分枝杆菌也为抗酸杆菌,但较结核杆菌短而粗。抗酸染色着色均匀,呈束状或团状排列。为典型的胞内寄生菌,该菌所在的细胞胞质呈泡沫状称为麻风细胞。用药后细菌可断裂为颗粒状,链状等,着色不均匀,叫不完整染色菌。革兰氏阳性无动力、无荚膜和芽孢。

麻风分枝杆菌是麻风的病原菌,麻风是一种慢性传染病,早期主要损害皮肤、黏膜和神经末梢,晚期可侵犯深部组织和器官,此菌尚未人工培养成功,已用犰狳建立良好的动物模型。人类是麻风分枝杆菌的唯一宿主，也是唯一传染源。本病在世界各地均有流行，尤以第三世界较为广泛。

麻风病根据机体的免疫、病理变化和临床表现可将多数患者分为瘤型和结核型两型，另外还有界限类和未定类两类。治疗原则是早发现，早治疗。治疗药物主要有砜类、利福平、氯苯齐明及丙硫异烟胺。一般采用两种或三种药物联合治疗。

（张亚茹）

第六节 衣原体检验

衣原体是一群体积较小，能通过细菌滤器，细胞内专性寄生，并有独特发育周期的原核细胞型微生物。由于它具有一些与细菌类似的生物学特性，现归属于广义的细菌范畴。

衣原体寄生于人类、哺乳类及鸟类，仅少数致病。能引起人类致病的有沙眼衣原体、肺炎衣原体及鹦鹉热衣原体三个种。

一、临床意义

人类衣原体病主要包括以下几种。

（一）沙眼

由沙眼衣原体沙眼生物亚种引起，主要通过眼-眼或眼-手-眼的途径进行直接或间接接触传播。

（二）包涵体结膜炎

由沙眼衣原体沙眼生物亚种引起，包括婴儿及成人两类。

（三）泌尿生殖道感染

在经性接触传播引起的非淋菌性泌尿生殖道感染中，沙眼衣原体沙眼生物亚种是主要的病原。衣原体感染是男性尿道炎最常见的病因之一。在女性可引起尿道炎、宫颈炎、阴道炎、盆腔炎，也可与妇女不孕症有关。

（四）性病淋巴肉芽肿

由沙眼衣原体性病淋巴肉芽肿生物亚种所致，主要经性接触传播，主要侵犯淋巴组织，女性以累及会阴、肛门、直肠及盆腔淋巴结多见，男性以累及腹股沟淋巴结为常见，发生化脓性炎症和慢性肉芽肿，有些可形成瘘管。

（五）呼吸道感染

鹦鹉热由鹦鹉热衣原体引起，主要由感染该衣原体的鸟类等动物的粪便污染环境，以气溶胶形式传给人。使人发生上呼吸道感染、肺炎和毒血症。典型临床表现为非典型肺炎。

肺炎衣原体引起青少年急性呼吸道感染，以肺炎为主。该衣原体也可引起慢性感染。

二、微生物学检验

沙眼急性期可在结膜病灶做刮片，性病淋巴肉芽肿患者可取腹股沟淋巴结脓液或生殖道上皮细胞刮片进行涂片。鹦鹉热衣原体采取患者血液、痰或咽喉分泌物。肺炎衣原体采集痰液、鼻咽拭子分泌物。

(一)直接显微镜检查

用吉姆萨染色或用甲醛固定后,用碘液染色镜检,寻找上皮细胞内的包涵体。包涵体即指在易感细胞内含增殖的始体和子代原体的空泡。根据包涵体的形态、在细胞内的位置及染色性等特性,对鉴别衣原体有意义。

用直接法荧光抗体染色检测上皮细胞内的衣原体抗原。

(二)核酸检测

核酸探针、PCR。

(三)分离培养衣原体

将检查标本用链霉素处理后接种于鸡胚卵黄囊或传代细胞(Mc Coy 和 He La229 株细胞)分离培养。用小鼠腹腔、颅内或滴鼻接种,可以分离鉴定衣原体。

(四)检测抗体

用补体结合试验、微量免疫荧光法、酶免法检测抗体。

(张亚茹)

第七节 支原体检验

支原体是一类无细胞壁、呈高度多形态性,能通过除菌滤器,在人工培养基上能生长繁殖的最小原核型微生物。

支原体种类繁多,分布广泛。支原体科分为支原体和脲原体两个属。在支原体属中,对人有致病性的主要为肺炎支原体、人型支原体、生殖道支原体;而脲原体属中,对人致病的有解脲脲原体。

一、致病性

肺炎支原体主要通过呼吸道传播,是人类原发性非典型性肺炎的主要病原体之一。

解脲脲原体主要通过性行为传播,是非淋菌性尿道炎的主要病原体之一。若上行感染,还可引起男性和女性的其他泌尿生殖道炎症。在新生儿,特别是早产儿,解脲脲原体和人型支原体可引起呼吸道感染和中枢神经系统感染。

二、支原体的微生物学检验

由于支原体无固定形态,染色结果不易与标本中的组织碎片等杂物区别,故取患者标本直接染色镜检对各种支原体的诊断意义不大。微生物学检验方法主要靠分离培养与血清学检查。

(一)肺炎支原体

采集咽分泌物、痰、支气管分泌物、胸腔积液等。

1.分离与鉴定

这是确诊支原体感染的可靠方法之一。初次分离生长缓慢,通常先将标本接种于液体培养基中增菌,1 周后培养基指示剂颜色改变,液体清晰,可转种于固体平板培养基,在 5%CO_2 环境中培养,初次分离肺炎支原体需 1～2 周才长菌落,菌落常不出现"荷包蛋"样,需经数次传代后,菌落开始典型。

支原体在固体培养基上长出典型菌落,以此可初步诊断,再进一步进行生化反应和血清学鉴定。生化反应如下:①葡萄糖、精氨酸、尿素分解试验;②氯化三苯基四氮唑(TTC)还原试验;③生长抑制试验(GIT)和代谢抑制试验(MIT);④红细胞吸附试验。

2.血清学试验

(1)特异性血清学试验:可用补体结合试验、间接血细胞凝集试验、ELISA 技术等,检测患者血清中的特异性抗体。

(2)非特异性血清学试验:①冷凝集试验。②MG 链球菌凝集试验。(链球菌 MG 株与支原体有类似成分)

3.PCR 试验快速检测

(二)解脲脲原体

合理采集相应标本,如尿液、前列腺液、精液、阴道分泌物等。

取标本少许接种于含酚红、尿素及血清的液体培养基内,最好在 95%N_2 和 5%CO_2 环境中,37 ℃孵育,1～2 天即可出现生长现象。取培养物少许(约 0.2 mL)转种在相应的固体培养基上,培养 48 小时。

如出现典型菌落,则进行形态观察及生化试验,进行初步鉴定。再进一步利用特异性血清做 MIT 和 GIT 试验进行最终鉴定。

可以利用 PCR 方法鉴定解脲脲原体,其特点是快速、敏感、稳定、可靠。

解脲脲原体的血清学诊断意义不大。

(张永娟)

第八节　立克次体检验

以 16S RNA 基因序列为依据,对引起人类疾病的立克次体进行新的分类,可分为 5 个属,分别为立克次体属、柯克斯体属、东方体属、埃立克体属和巴尔通体属。立克次体属又分为 2 个生物群,即斑疹伤寒群和斑点热群,斑疹伤寒群又含普氏立克次体和莫氏立克次体。

一、生物学特性

立克次体的共同特点如下:①大小介于细菌与病毒之间,光镜下呈多形性,主要为微小的杆状或球杆状,革兰氏阴性。②除少数外,全是专性活细胞内寄生。③菌体内同时含有 DNA 和 RNA 两类核酸物质。④以二分裂方式进行繁殖。

立克次体在电子显微镜下可见细胞壁和细胞膜。细胞壁结构包含双层磷脂组成的外膜、肽聚糖及由蛋白质、脂类和多糖组成的其他层次,不含磷壁酸,与革兰氏阴性菌的细胞壁相似;胞质内有核糖体和核质,无核膜与核仁。常用的染色方法有吉姆萨染色、麦氏染色和吉姆尼茨染色。

除罗沙利马体可在没有活细胞的人工培养基上生长繁殖外,立克次体必须寄生在或细胞体内，不能在无细胞的培养基上生长，因为酶系统不完善，不能独立地进行新陈代谢，必须借助宿主细胞的中间代谢物质转成其本身所需要的物质和能量。常用的培养方法有动物接种、鸡胚卵囊内接种及组织细胞培养等。细胞培养通常需要3～4天，一般对细胞的选择并不严格，可以在鸡胚、哺乳动物和节肢动物等多种类型的细胞中生长。

在立克次体的细胞壁上有群和特异性抗原（脂多糖蛋白的复合物），用凝集反应和补体结合反应可以测定。某些立克次体还具有耐热耐碱的多糖类抗原（又称X抗原），与部分变形杆菌菌株有共同抗原，可发生交叉反应，因此可利用这些变形杆菌代替有关立克次体做凝集反应，以检查人或动物血清中的相应抗体，这种交叉凝集反应称为外-斐反应。

二、致病物质与所致疾病

立克次体大多是人畜共患病原体，引起人类发热和出疹性疾病。大多以节肢动物为传播媒介或储存宿主。

（一）斑疹伤寒

普氏立克次体是流行性斑疹伤寒的病原体，它常以人虱为媒介在人群中进行传播，往往引起大流行。它能使患者发生立克次体血症，引起高热、剧烈头痛和全身斑丘疹，故所致疾病称为斑疹伤寒。人感染普氏立克次体后，经2周左右的潜伏期，骤然发病，主要症状为高热、头痛、皮疹，有的伴有神经系统、心血管系统等症状和其他实质器官的损害。莫氏立克次体以蚤为媒介，引发地方性的鼠型斑疹伤寒。

（二）伯氏柯克斯体

引发Q热。传染源为受染的牛、羊等家畜，传播媒介是蜱。受染动物的排泄物污染环境后，人类通过直接接触、消化道或呼吸道途径感染。Q热除斑疹伤寒的临床表现外，肝炎及肺炎是其临床特征。

（三）恙虫病立克次体

恙虫热立克次体属于东方体属，是恙虫病的病原体，在恙螨和许多动物中广泛存在，具有典型的自然疫源性。人、家畜和兔、猴等野生动物被含恙虫热立克次体的恙螨叮咬后感染。恙虫热立克次体侵入人体后，随着血流播散，在血管内皮细胞即单核吞噬细胞系统中繁殖，经10～14天潜伏期，突发高热、淋巴结肿大和皮疹，尚有神经系统的中毒症状（如头痛、头晕、抽搐、昏迷等）、循环系统中毒症状（心肌炎、血压下降等）和其他器官（肝、肺、脾）损害的症状。

三、微生物学检验

（一）标本采集

1.患者血液标本

立克次体病的发热期均有立克次体血症存在，因此血液为最常用的分离标本。在发病初期或急性期较易检出立克次体。因此，患者于病程第一周内，尽量争取在使用抗生素前采血，立即在患者床侧接种动物或培养基。若在发病1周后采血，最好使血液凝固，留血清供血清学诊断，再将血块制成20%～50%悬液接种，以避免血清中可能存在的抗体或抗生素。做血清学诊断时，则需在病程早期及恢复期分别采集血液标本，做双份血清试验。

2.活检或尸检材料

肺、肝、脾、淋巴结、心瓣膜赘生物等标本，除制作印片供直接检查及一部分固定做病理检验外，分别研磨加稀释液制成10%～20%悬液，低速离心后取上清接种。若考虑标本可能有细菌污染，可加青霉素500～1 000 U/mL，室温作用半小时。

(二)直接检查

1.免疫学直接检测

皮肤活检标本的冷冻切片或甲醛固定、石蜡包埋、切片，使用荧光标记的抗立克次体单克隆或多克隆抗体，DFA法染色切片。

2.PCR

编码17000脂蛋白基因是所有致病性立克次体种的共同靶基因，其扩增的DNA片段长度为231 bp。此外，枸橼酸合成酶、16S rRNA或OmpA基因也是常用的靶基因。

(三)分离培养

立克次体的分离培养需要在BSL 3级实验室进行。仅极少数特殊实验室能够进行立克次体培养分离。传统的接种豚鼠、小鼠和鸡胚卵黄囊等方法已被细胞培养取代。细胞系包括Vero、L929和MRC-5等。方法为离心培养法。肝素抗凝血浆标本立克次体培养的阳性率最高。

(四)鉴定

使用抗立克次体群、种特异性单克隆抗体，IFA荧光染色法鉴定，具有较高的特异性。

(五)血清学诊断

大多数临床实验室依靠血清学进行立克次体感染的诊断。IFA为血清学金标准，其他血清学方法有胶乳凝集法、EIA、免疫印迹法。变形杆菌菌株(OX_2、OX_{19}、OX_k)抗原与立克次体存在交叉抗原，将其用于检测立克次体抗体的血清凝集试验，称为外-斐反应。外-斐反应是立克次体感染诊断使用最广泛的血清学试验，但其敏感性和特异性均较差。因此，如有条件，应当使用更为准确和敏感的IFA方法。

四、药物敏感试验

氯霉素、四环素、多西环素(强力霉素)等对各种立克次体病均有相当疗效。由于这些抗生素仅能抑制立克次体的繁殖，而不能将其全部杀灭，因而某些立克次体病用药后的复发可见增多，但不同株间可有明显差别。

(黄启振)

第九节　浅部真菌检验

浅部真菌主要侵犯机体皮肤、毛发和指(趾)甲，寄生和腐生于表皮、毛发或甲板的角质组织中，引起浅部真菌病。临床上最多见的浅部真菌为皮肤癣菌，又称为皮肤丝状菌，主要包括毛癣菌属、小孢子菌属和表皮癣菌属三个菌属，所引起的疾病又称癣。本节主要描述上述三个菌属中有关菌种的生物学特性和实验室鉴定。

一、毛癣菌属

(一)分类与命名

毛癣菌属无性期隶属于半知菌门,丝孢菌纲,丝孢菌目,丛梗孢菌科。属内有二十余种,临床上常见有红色毛癣菌、阿耶罗毛癣菌、麦格尼毛癣菌、同心性毛癣菌、马毛癣菌、须癣毛癣菌、断发毛癣菌、许兰毛癣菌、猴毛癣菌、苏丹毛癣菌、万氏毛癣菌、土毛癣菌、疣状毛癣菌和紫色毛癣菌等。

(二)生物学特性

1.形态与染色

本属真菌为细长分隔透明菌丝,大分生孢子狭而长,香烟形、铅笔形或棒状,壁外侧光滑呈2～10个分隔,有时缺乏或少见。小分生孢子丰富或缺乏,常见泪滴形、椭圆或短棒状,多在菌丝两侧排列。

(1)红色毛癣菌:大分生孢子多呈棒状、香烟或铅笔形,壁薄光滑,有3～10个分隔,有时缺乏或少见。小分生孢子丰富,棒状或梨形,在分枝分隔菌丝两侧生,沿菌丝孤立或集簇。可见结节形菌丝或球拍状菌丝。

(2)须癣毛癣菌:大分生孢子多呈棒形或腊肠状,薄壁,有2～8个分隔,分隔处常变窄。小分生孢子丰富,呈圆形或椭圆形。大分生孢子在粉末状菌落中较多,而绒毛状菌落中常缺乏。

(3)断毛发癣菌:培养初期具有丰富的侧生棒状小分生孢子,有柄或无柄;陈旧培养物可见厚壁孢子。在SDA或PDA生长培养物上,罕见大分生孢子,若在培养基中添加B族维生素,可产生大分生孢子。

(4)许兰毛癣菌:培养早期菌丝粗细不一,随后菌丝膨胀突起或结节状,典型特征为鹿角状菌丝,无大、小分生孢子。

(5)紫色毛癣菌:可见粗细不一侧面有凸起的结节状菌丝和较多的厚壁孢子,生长在SDA和PDA培养基上大、小分生孢子较少见。

(6)同心性毛癣菌:菌丝粗大分隔,不规则,有时有不典型的鹿角状菌丝,罕见大、小分生孢子,而厚壁孢子丰富。

(7)麦格尼毛癣菌:小分生孢子梨形或棒形,大分生孢子罕见。呈铅笔状或香烟状。

(8)疣状毛癣菌:小分生孢子呈梨形至亚球形,常少见。大分生孢子也罕见,但该菌可见典型的链状厚壁孢子。

2.培养特性

(1)红色毛癣菌:在SDA培养基上生长较慢,早期菌落较小,微黄色,随后变成微细粉末状或短绒毛状,常有放射状沟纹,表面白色或黄白色。在马铃薯葡萄糖琼脂培养基上生长较快,菌落白色或淡粉红色,背面暗红色或葡萄酒色,其色素在菌落周边的培养基中扩散。根据菌落形态、表面和背面色泽不同,将该菌分为五型。

(2)须癣毛癣菌:SDA培养基上生长较快,呈白色或黄色,粉末或颗粒状;扁平或圆盘状等类型菌落,菌落中心有结节状小隆起,有时呈不规则、较粗大的放射状沟纹,或呈白色绒毛状蓬松菌落,仅在边缘附近有黄白色的粉末,背面呈淡黄、棕色、棕红或淡红色。根据菌落形态分为六型。

(3)断发毛癣菌:生长较慢,白色绒毛状菌落,随后中心变为粉末状,逐渐隆起,有皱褶,外围则有一圈放射状沟纹。陈旧性培养物中心低凹,菌落下陷,正面颜色为白色或奶油色,反面为棕黄色或棕红色。

(4)许兰毛癣菌:又名黄癣菌,欧洲型菌落生长较快,菌落表面有皱褶,边缘清楚,下陷现象显著。亚洲型菌落则生长慢,菌落小,蜡样,表面有不规则的细褶皱,棕黄到深褐色,边缘有放射状菌丝,下陷现象显著。陈旧性培养物可见白色气生菌丝,培养基裂开。

(5)紫色毛癣菌:生长缓慢,早期为圆形,白色,膜状,蜡样发亮的菌落,随后中心产生紫色素,边缘呈淡紫色,外周有一圈无色环,表面有皱褶,反复转种后紫色色素可减退。少数菌种不产生紫色色素,称之为无色的紫色毛癣菌。B族维生素促色素生成,并可产生大量的大、小分生孢子。

(6)同心性毛癣菌:菌落生长缓慢,绒毛状,外观由白色变乳油色,琥珀色或褐色,背面呈无色,粉色或褐色。在培养基中添加B族维生素可刺激某些菌株生长。

(7)麦格尼毛癣菌:在SDA培养基中生长较快。菌落表面呈淡粉色,背面呈深红色,少量呈皱褶皮革状。尿素酶试验阳性,生长需要组氨酸。

(8)疣状毛癣菌:在SDA培养基上25 ℃和37 ℃孵育时,形成两种类型菌落。25 ℃生长慢,形成的菌落小,扁平隆起,蜡样,色微黄,明显下陷;37 ℃生长快,为绒毛状菌落,中心隆起,有皱褶,周围有放射状沟纹。

(三)鉴定与鉴别

1.属间鉴别

特征性的大、小分生孢子,分生孢子的有无,尿素酶试验,毛发穿孔试验及侵犯部位等有助于与其他皮肤癣菌的鉴别。

2.属内鉴定

(1)红色毛癣菌:培养初期应注意与须癣毛癣菌、断发毛癣菌的鉴别,可结合镜下大、小分生孢子形态,螺旋状菌丝,在葡萄糖玉米培养基和PDA培养基上的色素生成,尿素酶试验及毛发穿孔试验加以鉴别。生长不需要组氨酸可与麦格尼毛癣菌鉴别。

(2)须癣毛癣菌:菌落形态似石膏样小孢子菌,后者大分生孢子呈纺锤形,壁厚,有4～6个分隔,易于鉴别。生长不需要烟酸可与马毛癣菌鉴别。

(3)断发毛癣菌:应注意与疣状毛癣菌鉴别,维生素B_1均可促进两者生长,厚壁孢子丰富,而疣状毛癣菌大分生孢子鼠尾样,37 ℃生长加快,可见鹿角状菌丝。

(4)疣状毛癣菌同许兰毛癣菌镜下均可见鹿角状菌丝,菌落可呈脑回状沟纹,培养早期菌落似紫色毛癣菌和同心性毛癣菌。许兰毛癣菌和同心性毛癣菌均无大、小分生孢子,后者厚壁孢子丰富。紫色毛癣菌后期菌落呈绛色,可见对称的厚壁孢子链。上述两菌培养早期菌落还应与铁锈色小孢子菌鉴别,后者菌丝粗,似竹节状,无鹿角状菌丝。

(5)不典型菌株必要时还可结合分子生物学技术如RAPD的方法来鉴别。

(四)临床意义

(1)红色毛癣菌主要侵犯皮肤,指(趾)甲和毛发,引起体、股癣,手足癣和甲癣,是我国最为常见的一种皮肤癣菌,但极少侵犯毛发。

(2)须癣毛癣菌可侵犯皮肤,指(趾)甲和毛发,引起手足癣,体、股癣,脓癣,毛发感染时呈发外型,局部炎症比较明显。

(3)断发毛癣菌主要侵犯头发及光滑皮肤,头发感染时呈发内型,是黑癣的主要病原菌;侵犯面部或其他光滑皮肤时可引起体癣,表现环状,中央有丘疹及鳞屑散布,有时可引起手足癣、须癣及癣菌疹。

(4)许兰毛癣菌主要侵犯头皮和头发，引起头黄癣，俗称癞痢头。也可引起其他类型的黄癣，如体黄癣、甲黄癣、内脏黄癣及黄癣菌疹等。

(5)紫色毛癣菌主要引起头黑癣和体癣，感染头发为发内型。

(6)同心性毛癣菌是皮肤感染的一种病原体，可引起叠瓦癣，以形成多个同心圆形和多环鳞屑性损害为特征，常覆盖全身，皮屑中含有大量菌丝。

(7)麦格尼毛癣菌是光滑皮肤、头皮和须癣的病原体。

(8)疣状毛癣菌为发外型，亲动物性皮肤癣菌，主要侵犯牛、马。人类通过接触而感染，炎症现象特别显著。

二、表皮癣菌属

(一)分类与命名

表皮癣菌属无性期隶属于半知菌门，丝孢菌纲，丝孢菌目，丛梗孢菌科。属内包括絮状表皮癣菌和斯托克表皮癣菌2个种。斯托克表皮癣菌未发现对人类致病。

(二)生物学特性

1.形态与染色

显微镜下可见椭圆形大分生孢子如棍棒状，2～4个分隔，壁薄光滑，排列为单个或4～5成群，有很多厚壁孢子，无小分生孢子。

2.培养特性

在SDA培养基上室温培养，早期菌落为蜡状，稍凸起，表面有不规则的皱褶，覆有粉末，周围有放射状沟纹，有一圈光滑晕，中心覆有菌丝，随培养时间增长菌丝增多，变为羊毛状，黄绿色。

(三)鉴定与鉴别

絮状表皮癣菌培养早期菌落似许兰毛癣菌，后者无大、小分生孢子，且主要侵犯毛发。晚期菌落与犬小孢子菌相似，但后者可见纺锤形大分生孢子。

(四)临床意义

絮状表皮癣菌是该属内唯一致病真菌，呈世界性分布。可引起人类股癣，常两侧对称，边缘凸起，有丘疹和水疱散在，中央覆盖有鳞屑；足癣为水疱鳞屑型；也可引起甲癣。该菌的传染为接触性，尤其通过共用的沐浴和健身设备。免疫力低下患者，还可引起侵袭性感染。

三、小孢子菌属

(一)分类与命名

小孢子菌属无性期隶属于半知菌门，丝孢菌纲，丝孢菌目，丛梗孢科。属内17个菌种，其中临床常见有铁锈色小孢子菌、犬小孢子菌、粉小孢子菌、猪小孢子菌、杂色小孢子菌、奥杜盎小孢子菌、库克小孢子菌、鸡禽小孢子菌、早熟小孢子菌、总状小孢子菌、万氏小孢子菌和石膏样小孢子菌等。

(二)生物学特性

1.形态与染色

本属菌种大分生孢子丰富，呈纺锤形或梭形，可分2～14隔，壁厚，外侧粗糙带刺。

(1)铁锈色小孢子菌：培养物显微镜下检查，可见菌丝较粗而规则，菌丝顶端或中间着生厚壁孢子，有时呈链状排列。球拍状和破梳状菌丝也可见到。

(2)犬小孢子菌：培养物显微镜下检查，可见许多大分生孢子，呈纺锤状，壁厚粗糙带刺，大小为(10～25)μm×(75～100)μm，有6个以上的分隔，顶端像"帽子"样肥大。小分生孢子棍棒状。有球拍状菌丝，有时也可见破梳状和结节状菌丝，菌丝有隔。

(3)石膏样小孢子菌：培养物显微镜下检查，可见众多呈纺锤形大分生孢子，大小为(6～8)μm×(60～200)μm，有4～6个分隔，壁薄光滑或有刺。菌丝两侧可有短柄或无柄的少数棍棒状小分生孢子。有时也可见厚壁孢子。并可见到球拍状、破梳状和结节状菌丝。

(4)粉小孢子菌：培养物显微镜下检查，可见众多大分生孢子，壁薄有刺，4～5个分隔。与石膏样小孢子菌类似，两者区别为前者大分生孢子稍长，且多为侧生，很少聚集成丛。

(5)猪小孢子菌：培养物显微镜下检查，可见众多大分生孢子，卵圆形至棒形，壁厚有刺；小分生孢子丰富、棒状、侧生。

(6)杂色小孢子菌：培养物显微镜下检查，可见丰富小分生孢子，有柄，球形到纺锤形(很少棒形)，呈葡萄状生长，但也有沿菌丝一侧单生。大分生孢子薄壁，光滑，梭形或子弹形，顶端稍粗糙，常含有6个分隔细胞。并可见螺旋状菌丝。

2.培养特性

(1)铁锈色小孢子菌：在SDA培养基上，室温孵育4～5天，产生淡黄色或铁锈色条纹状菌落，稍隆出培养基表面，菌落逐渐向四周发出放射状菌丝，下陷不明显，为本菌的典型特征。

除上述典型菌落外，在临床标本中还可见以下生长特性。①Ⅰ型：中心为扁平凸起，以后菌落表面发生皱褶，整个菌落呈块状或结节状，表面较干。②Ⅱ型：起初沿病发呈条状生长，逐渐在中心产生扁平隆起，并有皱褶，菌落边缘整齐如刀切，且稍下陷，无放射状沟纹。上述Ⅰ型的次代生长物也可类似此形态。③Ⅲ型：菌落中心部分早期扁平状隆起，此后整个菌落如露出地面的老树根状，自中心向四周分布，边缘有较细的沟纹。④Ⅳ型：菌落的中心与边缘都不隆起于培养基平面，而是沿培养基表面平铺，自中心向周边发出放射状沟纹，色黄如鲜艳的菊花。⑤Ⅴ型：菌落表面有少许绒毛状气生菌丝，如同犬小孢子菌样的菌落。

(2)犬小孢子菌：在SDA培养基上25℃孵育，菌落生长较快，初为白色至黄色绒毛样，2周后像羊毛状，故又称为羊毛状小孢子菌。此时菌丝可充满整个斜面，中央部位趋向粉末化，表面呈黄白色，有少数同心圆，背面红棕色，中心部显著，边缘较浅淡。

(3)石膏样小孢子菌：在SDA培养基上室温生长迅速，3～5天可见菌落，初为白色绒毛状，随后表面呈现颗粒状，粉末状，中心部位有一小环，外周有少数极短的沟纹，边缘不整齐，颜色转为棕黄色，中心颜色较深，边缘色浅，背面红棕色。

(4)粉小孢子菌：在SDA培养基上25℃孵育生长迅速，菌落表面可有细的粉末，呈乳白色或淡黄红色，菌落中心及外围有白色绒毛状气生菌丝。菌落呈深红色，培养基不着色。

(5)猪小孢子菌：在SDA培养基上25℃生长较快，表面蓝白色到黄色，边缘不整齐，多日培养后正面黄红色，背面棕红色，培养基不着色。

(6)杂色小孢子菌：在SDA培养基上25℃孵育，生长快速，菌落从粉状到绒毛状，表面呈浅黄色到粉色，背面无色、粉色或红褐色，毛发穿孔试验阳性。

(三)鉴定与鉴别

1.属间鉴别

小孢子菌属与毛癣菌属和表皮癣菌属，除小孢子菌属大分生孢子壁厚、外侧带刺、粗糙，呈纺锤形或梭形的形态上显著区别外，其他如尿素酶试验、毛发穿孔试验及侵犯部位等也有助于它们之间的鉴别。

2.属内鉴定

非典型菌株,必要时还可结合分子生物学技术如 RAPD 来鉴定。

(四)临床意义

(1)铁锈色小孢子菌可引起头白癣,多见于儿童,成年人极为少见。也可引起体癣,多见于颜面、颈及上肢,有时与白癣同时存在。

(2)犬小孢子菌可引起皮肤,毛发等部位感染,皮肤病变表现为周边伴有鳞屑的圆形或环状红斑,混有小泡。毛发感染时,表现为局部脱发性鳞屑斑。本菌为亲动物性皮肤癣菌,可引起脓癣,表现为局部肿脓样,毛发松动,边缘清楚。也可引起癣菌疹。

(3)石膏样小孢子菌可引起人类头白癣、股癣和体癣,也可引起癣菌疹。

(4)粉小孢子菌为发外型,人因接触土壤而感染。本菌与石膏样小孢子菌引起的疾病相似,其致病性较弱。

(5)猪小孢子菌为发外型,亲动物性皮肤癣菌,主要引起猪的皮肤感染,人因接触而传染。

(6)奥杜盎小孢子菌引起儿童和青春期的头癣或体癣。

(7)杂色小孢子菌是人类头皮、头发、光滑皮肤和足真菌感染的病原体。还可感染一些啮齿类动物和蝙蝠,也可引起狗的感染。

(王素芳)

第十节 深部真菌检验

深部真菌一般是指侵犯皮下组织和内脏,引起全身性感染的病原真菌或条件致病真菌。根据生物学性状不同,分为酵母样型真菌、酵母型真菌、丝状型真菌和双相型真菌等。主要包括念珠菌属、隐球菌属、酵母属、红酵母属和双相型真菌等。双相型真菌是指在组织内或 35～37 ℃培养环境下,培养基上菌落呈酵母型,在 22～28 ℃室温培养条件下,培养基上菌落呈丝状型的一类真菌的统称。常见的双相真菌有组织胞浆菌、皮炎芽生菌、粗球孢子菌、巴西副球孢子菌、马尔尼菲青霉菌和申克孢子丝菌等。双相型真菌多为致病真菌,能感染正常个体;其他均为条件致病真菌,常感染免疫功能低下、菌群失调等特殊患者。近年来因广谱抗菌药物、激素及免疫抑制剂大量应用,此类真菌感染逐年增多,应引起足够重视。本节主要介绍念珠菌属、隐球菌属、酵母属和红酵母属。

一、念珠菌属

(一)分类与命名

念珠菌属隶属于真菌界,有性期某些种隶属于子囊菌门,半子囊菌纲,酵母目,酵母科;无性期隶属于半知菌门,芽孢纲,隐球酵母目,隐球酵母科。属内包含 150 多个种,临床常见仅十余种,主要以白色念珠菌、热带念珠菌、光滑念珠菌、克柔念珠菌、近平滑念珠菌、季也蒙念珠菌、乳酒念珠菌及法氏念珠菌等为主。

(二)生物学特性

1.形态与染色

(1)白色念珠菌:白色念珠菌又称为白色假丝酵母菌,菌体细胞呈球形或卵圆形,与酵母菌相似,菌体比葡萄球菌大 5～6 倍,2～4 μm,革兰氏染色阳性,常着色不均。在血清中 35 ℃孵育 2～3 小时后菌体出芽生长形成真正的芽管。在玉米-吐温 80 培养基上孵育 2～3 天可见顶端圆形的厚壁孢子。在病理标本中常见菌细胞出芽生成假菌丝,假菌丝长短不一,收缩断裂又成为芽生的菌细胞。

(2)热带念珠菌:纯培养孢子呈椭圆形,革兰氏阳性,菌体比白色念珠菌稍大,在玉米-吐温 80 培养基上培养 2～3 天可见大量菌丝,芽生孢子轮生、分枝或呈短链,可产生少量泪滴形厚壁孢子。在血清中 35 ℃孵育 2～3 小时后也能生出菌丝细胞,占总组分不到 15%,菌丝顶端与芽分生孢子相连处有明显的“缢痕”,这种“缢痕”在组织标本涂片中也很常见。

(3)克柔念珠菌:纯培养孢子呈圆柱形或卵圆形,菌体明显小于白色念珠菌;在玉米-吐温 80 培养基中培养 3～4 天,假菌丝对称分枝,有细长的芽生孢子。

(4)光滑念珠菌:纯培养菌体呈圆形或卵圆形,明显小于白色念珠菌。在玉米-吐温 80 培养基上培养 2～3 天,可见卵圆形芽生孢子,细胞尖端单芽,无真假菌丝,不产生厚壁孢子。

(5)近平滑念珠菌:25 ℃ SDA 平板上培养物镜下分生孢子通常呈卵形或倒卵形。玉米-吐温 80 琼脂上形成细长假菌丝和小分生孢子。

(6)季也蒙念珠菌:血琼脂上培养物涂片镜检,芽生孢子呈球形或椭圆形。SDA 平板上生长菌落涂片可见假菌丝,有时呈链状,可分枝,或呈轮状。

(7)乳酒念珠菌:在玉米-吐温 80 琼脂培养基上菌丝很多,有分枝。呈棒状或圆木形分生孢子,生长在 SDA 培养基上,可见卵形至长形的酵母细胞。

2.培养特性

(1)白色念珠菌:该菌在 25～37 ℃生长良好,42～45 ℃仍可生长,培养物具有酵母气味。经 24～48 小时培养后,在血琼脂平板上呈乳白色,凸起,表面光滑,边缘整齐的菌落。在巧克力平板上生长良好,形成略大、乳酪样菌落。在 SDA 培养基上形成奶油色,表面光滑的菌落。在科玛嘉产色培养基上呈绿色菌落。临床初分离菌株在血琼脂平板或巧克力平板上菌落常不规则,边缘呈放射状。

(2)热带念珠菌:在 SDA 培养基上,25 ℃孵育 48 小时,菌落呈灰白色到奶油色,无光泽,在血平板及巧克力平板上形成灰白色奶油样菌落,在科玛嘉产色培养基上菌落呈蓝灰色。

(3)克柔念珠菌:在 SDA 培养基上 25 ℃孵育 48～72 小时,呈柔软、灰黄色、可有皱褶菌落。在血琼脂平板及巧克力平板上菌落较小、不规则、呈灰白色。在科玛嘉产色培养基上菌落呈粉红色或淡紫色。

(4)光滑念珠菌:在 SDA 培养基上,25～37 ℃培养 2～3 天,形成奶油色乳酪样菌落;在科玛嘉产色培养基上形成较大、白色或紫红色菌落。

(5)近平滑念珠菌:在 SDA 培养基上形成菌落为奶油色至黄色,光滑或有皱纹。在科玛嘉产色培养基上呈白色或淡粉色菌落。

(6)季也蒙念珠菌:在 SDA 培养基上形成白色,奶酪样菌落,陈旧菌落变成黄色至粉红色菌落,显色琼脂培养基上呈淡粉色,紫色菌落。

(7)乳酒念珠菌:在 SDA 培养基上 25 ℃培养,形成光滑,柔软奶油状的菌落,培养时间延长呈黄色。显色琼脂培养基上呈粉色，紫色。

3.生化特性

(1)白色念珠菌：白色念珠菌能发酵葡萄糖和麦芽糖，产酸产气，少数菌株能发酵蔗糖，产酸但不产气，不发酵乳糖。同化利用葡萄糖、麦芽糖、蔗糖、半乳糖、木糖、海藻糖，不利用乳糖、蜜二糖、纤维二糖和肌醇。不产生尿素酶，不还原硝酸盐。在玉米-吐温 80 培养基上 25 ℃孵育 3～5 天可产生厚壁孢子。在动物血清中 37 ℃孵育 2～3 小时形成芽管。

(2)热带念珠菌：热带念珠菌能发酵葡萄糖、麦芽糖和蔗糖，少数菌株能发酵半乳糖和海藻糖，不发酵乳糖。同化利用葡萄糖、麦芽糖、蔗糖、半乳糖、纤维二糖、木糖和海藻糖，不利用乳糖、蜜二糖、肌醇和棉子糖。不产生尿素酶，不还原硝酸盐。

(3)克柔念珠菌：仅发酵葡萄糖，不发酵不同化其他糖类，少数菌株尿素酶呈阳性。

(4)光滑念珠菌：光滑念珠菌能发酵葡萄糖、麦芽糖；不发酵其他糖类。能同化葡萄糖、麦芽糖和海藻糖；不同化其他糖类。不产生尿素酶，不还原硝酸盐。

其他常见念珠菌生化特性，见“属间鉴别”。

(三)鉴定与鉴别

1.属间鉴别

念珠菌与酵母菌，两者菌落形态很相似，易造成混淆，应注意区别。生长在玉米-吐温 80 培养基的念珠菌可产生假菌丝，镜下观察即可与酵母菌区分开。在鉴定念珠菌属时，假菌丝中隔处连接芽生孢子，为其重要特征。念珠菌属与其他菌落形态相似真菌的鉴别主要依据有无真假菌丝、厚壁孢子、芽生孢子、关节孢子、环痕孢子、菌落色素生成、液体培养基是否表面生长、是否能在含放线菌酮培养基上生长及糖发酵、糖同化试验和尿素酶试验等鉴别。真、假菌丝是念珠菌属区别于隐球菌属、马拉色菌属、红酵母菌属的特征。毛孢子菌属和地丝菌属可产生大量的关节孢子，这是它们与念珠菌属区别的特点。

2.属内鉴定

(1)白色念珠菌：能产生真菌丝、假菌丝，在玉米-吐温 80 培养基上形成大而圆的厚壁孢子，血清芽管试验阳性，科玛嘉产色培养基上形成绿色菌落等为其主要特征。不典型菌株可结合糖同化和糖发酵试验等与其他念珠菌相鉴别，商品 API20C 板条可较好地鉴定白色念珠菌。

近年来从 HIV 感染患者中分离都柏林念珠菌，其表型特征与白色念珠菌极为相似，可用分子生物学方法将两者分开。

(2)热带念珠菌：能产生真菌丝、假菌丝，不形成关节孢子、环痕孢子、荚膜及尿素酶阴性。在沙保罗液体培养基表面呈菌膜生长，在科玛嘉产色培养基上菌落呈蓝灰色为其主要特征。应注意与乳酒念珠菌和同样液体表面生长的克柔念珠菌鉴别。与葡萄牙念珠菌和近平滑念珠菌的鉴别，主要依据菌落形态和糖同化试验；葡萄牙念珠菌能同化鼠李糖，而热带念珠菌阴性；近平滑念珠菌能同化*L* -阿拉伯糖；而热带念珠菌阴性。

(3)克柔念珠菌：能产生真、假菌丝，不形成关节孢子、环痕孢子和荚膜。菌落大、扁平不规则，菌落表面无光泽，似毛玻璃样，在科玛嘉产色培养基上菌落呈粉红色为其主要特征。仅发酵和同化葡萄糖，注意与解脂念珠菌鉴别；解脂念珠菌同化赤藓糖，而克柔念珠菌阴性；解脂念珠菌最大生长温度 33～37 ℃，克柔念珠菌最大生长温度 43～45 ℃。

(4)光滑念珠菌：无真、假菌丝，不形成关节孢子、环痕孢子和荚膜。

(5)近平滑念珠菌、季也蒙念珠菌和乳酒念珠菌：可根据在显色培养基上的菌落颜色，SDA

培养基上的菌落特征及生理生化特性来鉴定。

(四)临床意义

由念珠菌引起的感染通常称为念珠菌病，念珠菌几乎可引起人体任何器官或系统感染，念珠菌病可发生于表皮和局部或深层和播散性。播散性感染是由于原始感染部位念珠菌通过血流播散引起。白色念珠菌是临床常见的致病念珠菌，其构成比虽大于50%，但在逐年下降，相反由热带念珠菌、近平滑念珠菌、光滑念珠菌和克柔念珠菌等非白色念珠菌引起感染发生率在逐年提高。

二、隐球菌属

(一)分类与命名

隐球菌属，有性期隶属于真菌界，担子菌门，银耳纲，线黑粉菌目，线黑粉菌科。无性期隶属于半知菌门，芽孢纲，隐球酵母目，隐球酵母科。属内包括17个种和8个变种，其中对人致病的最主要是新型隐球菌及其变种。根据新型隐球菌荚膜多糖成分和生化方面的差异，将新型隐球菌分成3个变种，按血清学分为A、B、C、D和AD型5种类型。其中新型变种为血清D型，格特变种为血清B、C型，格鲁比变种为血清A型。此外，还发现了新型变种与格鲁比变种的杂合体(血清型AD)。目前被认可的是2个变种，即新型变种和格特变种。已报道可引起人类疾病的还有浅黄隐球菌、浅白隐球菌、罗伦隐球菌、地生隐球菌和指甲隐球菌等。

(二)生物学特性

1.形态与染色

隐球菌为圆形或卵圆形，菌体直径一般在2～15 μm，大者直径可达20 μm，革兰氏染色阳性。新型隐球菌菌体外有宽厚荚膜，荚膜比菌体大1～3倍，折光性强，一般染色法不易着色，常用墨汁负染色法，可见圆形菌体，外绕有一较宽阔的空白带(荚膜)。菌细胞常有出芽，但无真、假菌丝。新型隐球菌在病变组织中的胶样液化囊腔里聚集成堆，菌体大小不一，常可见到单芽生孢子。

2.培养特性

在SDA培养基上25 ℃和37 ℃时均可生长，其中30～31 ℃生长良好，菌落白色至奶油色，黏稠，不透明，1周后转淡黄或棕黄、湿润黏稠，状似胶汁。

3.生化特性

新型隐球菌咖啡酸试验3天内可产生棕色色素，脲酶试验阳性，硝酸盐还原试验阴性，不发酵糖、醇类，但能同化葡萄糖、蔗糖、棉子糖、肌醇和半乳糖等。

(三)鉴别与鉴定

1.属间鉴别

隐球菌墨汁负染可见较大圆形菌体及厚荚膜，不形成假菌丝，不发酵糖类，脲酶试验阳性，可与念珠菌相鉴别；能同化肌醇，可与红酵母相鉴别。

2.属内鉴定

新型隐球菌酚氧化酶阳性，能同化蔗糖、棉子糖、半乳糖，但不能同化乳糖，可与其他硝酸盐还原阴性的隐球菌鉴别。

(四)临床意义

新型隐球菌广泛分布于自然界，在鸽粪中大量存在，也可以存在于人体表、口腔和肠道中。可侵犯人和动物，一般为外源性感染，但也可致内源性感染，对人类而言，它通常是条件致病菌。

新型隐球菌首先经呼吸道侵入人体，由肺经血液播散时可侵犯所有脏器组织，主要侵犯肺、脑及脑膜，引起慢性脑膜炎，也可侵犯皮肤、骨、关节和心脏等部位。新型隐球菌病好发于细胞免疫功能低下者，如艾滋病、糖尿病、恶性肿瘤患者、器官移植及大剂量使用糖皮质激素者。

三、酵母属

（一）分类与命名

酵母属隶属于真菌界，子囊菌门，酵母纲，酵母目，酵母科。属内包括41个种和6个变种，临床常见为酿酒酵母。

（二）生物学特性

1.形态与染色

在玉米培养基上培养3～4天，可见圆形，卵形，椭圆形和腊肠形等多种形态，不产生真、假菌丝。子囊内含1～4个圆形或椭圆形光滑的子囊孢子。革兰氏染色阳性。

2.培养特性

酿酒酵母在SDA培养基上室温培养，生长迅速，形成乳白色，有光泽，边缘整齐的菌落。在科玛嘉产色培养基上呈紫色凸起菌落。

（三）鉴定与鉴别

1.属间鉴别

与其他类似酵母属真菌的鉴别：酵母属菌落多为奶油色，发酵产物主要为乙醇和二氧化碳，不同化乳糖和高级烃类，硝酸盐还原试验阴性为本属的特征，可与其他属相鉴别。

2.属内鉴定

酿酒酵母能同化麦芽糖、蔗糖、半乳糖、密三糖和海藻糖，可资鉴别。

（四）临床意义

酿酒酵母在环境中普遍存在，也是胃肠道和皮肤的正常菌群。在免疫功能低下患者，由于各种原因可致真菌血症、败血症、心内膜炎、腹膜炎、肝脓肿及播散性感染。也有酿酒酵母引起阴道炎的报道。

四、红酵母属

（一）分类与命名

红酵母属隶属于真菌界，有性期隶属于担子菌门，锈菌纲，担孢目，锁掷酵母科。无性期隶属于半知菌门，芽孢纲，隐球酵母目，隐球酵母科。属内有8个种，临床上以黏红酵母、小红酵母和胶红酵母较常见。代表菌种为胶红酵母。

（二）生物学特性

1.形态与染色

红酵母在玉米-吐温80培养基上培养3天后涂片，呈球形、卵圆形至椭圆形，不形成真、假菌丝和菌丝体，呈球形菌体多单个排列。革兰氏染色阳性。

2.培养特性

红酵母在SDA培养基上室温培养，生长迅速，菌落光滑或粗糙、反光、柔软和似黏液样，奶油色到粉红、珊瑚红、橙色或黄色。在玉米-吐温80培养基上，25 ℃孵育72小时，偶尔出现发育不完全假菌丝。红酵母菌生长在醋酸盐和V-8培养基上，室温孵育2～5天容易产生子囊，每个子囊含1～4个球形子囊孢子。

3.生化特性

红酵母属菌不发酵碳水化合物，尿素酶阳性。

(三)鉴定与鉴别

1.属间鉴别

与隐球菌属的鉴别，是红酵母属真菌在SDA培养基上菌落产生类胡萝卜色素，不同化肌醇；与念珠菌属区别是红酵母菌落多产生色素，尿素酶阳性，不产生真、假菌丝，不产厚膜孢子。

2.属内鉴定

与黏红酵母的鉴别，胶红酵母菌细胞呈短卵形或柱形，菌落呈深珊瑚红到粉红色，有时为网状；黏红酵母呈圆形和卵圆形，菌落呈珊瑚红到橙红色，无网状结构。

(四)临床意义

红酵母菌广泛存在于空气、土壤、湖泊、乳制品和海水，能定植于植物和人类或温血动物，被认为是最常见的污染真菌。胶红酵母能从人皮肤、肺、尿液和粪便等标本中分离出，对长期腹膜透析患者可引起真菌性腹膜炎，也有报道可引起真菌血症，心内膜炎及脑膜炎等。

(王素芳)

第十一节　副黏病毒科检验

副黏病毒科的许多生物学性状与正黏病毒科相似，如均为负链RNA病毒、有包膜、核衣壳呈螺旋对称等，但也有不同之处。常见的副黏病毒科的病毒包括副流感病毒、呼吸道合胞病毒、腮腺炎病毒、麻疹病毒等。

一、麻疹病毒

麻疹病毒(measles virus，MV)属于副黏病毒科麻疹病毒属，只有1个血清型，是麻疹的病原体。麻疹是一种常见的儿童急性传染病，自应用疫苗接种后其发病率大幅度降低，但仍是发展中国家儿童死亡的主要原因之一。

(一)生物学特性

病毒呈球形或丝状，直径120～250 nm，螺旋对称，有包膜。病毒核心为不分节段的单股负链RNA，有6个结构基因，依次编码核蛋白(NP)、磷酸化蛋白(phosphopeotein，P)、基质蛋白(MP)、融合蛋白(fusion protein，F)、血凝素(HA)和RNA依赖RNA聚合酶，其中HA和F蛋白是包膜表面的刺突。HA只凝集猴红细胞，并能与细胞表面的CD46受体结合诱导病毒吸附；F蛋白又称血溶素(HL)，具有溶血活性，可使细胞发生融合形成多核巨细胞。麻疹病毒SSPE突变株的M蛋白和F蛋白基因发生突变，影响了病毒的装配、出芽和释放，故极少产生游离的病毒，也称“缺陷型麻疹病毒”，但与细胞结合能力增强。

麻疹病毒可在HeLa、Vero等多种原代细胞或传代细胞中增殖，引起细胞融合形成多核巨细胞，胞浆和胞内出现嗜酸性包涵体等细胞病变。病毒抵抗力弱，56 ℃ 30分钟可被灭活，对脂溶剂、一般消毒剂、日光及紫外线等敏感。

(二)致病性

人是麻疹病毒的唯一自然宿主。麻疹好发于冬春季节,人群对麻疹普遍易感,我国6个月至5岁的儿童发病率最高。病毒主要通过飞沫直接传播,也可经接触污染的玩具、用具等传播。麻疹传染性极强,与患者接触后几乎全部发病。病毒侵入后潜伏期10～14天。黏附分子CD46是麻疹病毒识别的受体,凡表面有该分子的组织细胞(人体内除红细胞以外的大多数组织细胞)均可被麻疹病毒感染。病毒首先在呼吸道上皮细胞和淋巴组织内增殖,然后进入血液形成第一次病毒血症,扩散至全身淋巴组织和单核吞噬细胞系统,大量增殖后再次入血,形成第二次病毒血症,扩散到眼结膜、口腔和呼吸道黏膜、小血管、皮肤等部位并引起病变,临床表现为发热、畏光、流涕、咳嗽等结膜炎、鼻炎和上呼吸道卡他症状,此时患者的传染性最强。发病2天后口腔两颊内出现中央灰白色、周围有红晕的柯氏斑,有助于临床早期诊断;之后1～3天,按颈部、躯干、四肢的顺序皮肤先后出现特征性的红色斑丘疹,此即出疹期,病情最为严重;一般24小时内皮疹出齐,4天后开始消退,有色素沉着,同时体温开始下降,症状减退。年幼体弱的患儿易继发细菌性肺炎,是导致死亡的主要原因。

除典型的麻疹症状外,免疫功能正常、未接种疫苗的少数患儿会出现急性麻疹后脑炎,导致死亡或存活后有轻重不等的后遗症;而细胞免疫功能缺陷的患儿多见麻疹包涵体脑炎。此外,大约百万分之一的麻疹患儿在恢复后会发生慢发病毒感染,经过2～14年潜伏期后出现中枢神经系统的并发症,即亚急性硬化性全脑炎(subacute sclerosing panencephalitis,SSPE),表现为大脑功能渐进性衰退,1～2年死亡。麻疹病后人体可获得牢固的免疫力。

(三)微生物学检验

根据典型的麻疹临床症状即可确诊,对于轻型及其他不典型麻疹需进行实验室检验。

1.形态学检查

取患者发病初期的分泌物、脱落细胞等制成涂片,HE染色观察有无细胞融合、多核巨细胞,细胞核或胞质内有无嗜酸性包涵体。

2.病毒分离培养

采集患者发病早期的咽漱液、咽拭子或血液标本,接种HeLa、Vero等细胞,经过7～10天观察有无典型的CPE,采用免疫荧光、ELISA、核酸杂交等方法鉴定。

3.免疫学检查

用ELISA、免疫荧光、中和试验、补体结合试验等检测患者血清中的特异性IgM或双份血清中的IgG;也可用荧光标记的抗体染色检查病毒的抗原。

4.分子生物学检测

提取标本中的病毒RNA后RT-PCR或核酸杂交检测可进行辅助诊断。

二、呼吸道合胞病毒

呼吸道合胞病毒(respiratory syncytial virus,RSV)简称合胞病毒,属副黏病毒科肺病毒属,因其在组织细胞培养中能导致细胞融合病变而得名。RSV在世界各地均有流行,是引起婴幼儿下呼吸道感染的重要病原体。

(一)生物学特性

病毒呈球形,较流感病毒大,直径120～200 nm。RSV核酸为不分节段的单股负链RNA;包膜上有F蛋白和G蛋白2种糖蛋白刺突,F蛋白能引起病毒包膜与宿主及培养细胞之间的细胞膜的融合，G 蛋白具有对宿主细胞的吸附作用。二者均为保护性免疫应答的作用位点，但都无 NA 和 HA 的活性，也无溶血素活性。RSV 可在 HeLa、Hep-2 等多种原代细胞或传代细胞中缓慢增殖并引起明显 CPE，其特点是形成含有多个胞核的融合细胞及胞内嗜酸性包涵体。猩猩、狒狒、大鼠、小鼠、雪貂等多种动物对 RSV 敏感，但感染后多无症状。RSV 抵抗力弱，不耐酸、热和胆汁，在 pH 为 3 的环境中或 55 ℃ 5 分钟可被灭活。

(二)致病性

RSV 主要通过飞沫传播，也可通过接触污染物传播；病毒传染性强，主要流行期在冬季和早春。RSV 感染的潜伏期一般为 4～5 天，感染后先在鼻咽上皮细胞内增殖，然后扩散至下呼吸道，很少引起病毒血症。其致病可能是通过Ⅰ型超敏反应引起的免疫损伤所致。各年龄段人群对 RSV 都易感，但症状各不相同。婴幼儿(尤其是 2～6 个月的婴儿)对 RSV 非常敏感，常引起较为严重的呼吸道疾病，如细支气管炎、肺炎等，患儿常出现呼吸暂停，气管或细支气管坏死物与黏液、纤维蛋白等结集在一起，极易阻塞患儿的呼吸道，严重者造成死亡；成人多表现为普通感冒；老年人则可导致慢性支气管炎急性发作。

(三)微生物学检验

由于多种呼吸道病毒感染后引起的临床症状很相似，因此 RSV 的感染需依靠微生物学实验室检验才能确诊。最可靠的方法是在发病早期采集呼吸道分泌物进行病毒的分离培养，如观察到多核巨细胞或融合细胞可作出初步诊断。由于副流感病毒也可引起细胞融合，故应与进行区别：RSV 增殖慢，无红细胞吸附现象，副流感病毒增殖快，有红细胞吸附现象；但最后鉴定依靠免疫荧光试验、中和试验或补体结合试验等。其他快速方法有免疫荧光试验、ELISA、放射免疫技术等直接检测病毒抗原，RT-PCR 检测病毒核酸，以及检测血清中的 IgM、IgA 等。

三、腮腺炎病毒

腮腺炎病毒属副黏病毒科副黏病毒亚科的德国麻疹病毒属，是流行性腮腺炎的病原体。该病毒在世界范围内分布，只有一个血清型。

(一)生物学特性

病毒呈球形，直径 100～200 nm，单股负链 RNA，衣壳螺旋对称，包膜上有 HN 和 F 蛋白。腮腺炎病毒能在鸡胚羊膜腔中增殖，也可在猴肾、HeLa、Vero 等细胞中增殖，并使细胞融合，出现多核巨细胞。该病毒对乙醚、氯仿等脂溶剂及紫外线、热等敏感。

(二)致病性

人是腮腺炎病毒唯一宿主，主要通过飞沫传播，好发于冬春季，5～14 岁儿童最易感染。病毒感染后潜伏期一般 2～3 周，先在鼻腔、上呼吸道上皮细胞和面部局部淋巴结内增殖，随后入血引起病毒血症，并扩散到唾液腺引起腮腺炎，表现为一侧或双侧腮腺肿大疼痛、发热、乏力等；病毒也可扩散到胰腺、睾丸、卵巢、肾脏和中枢神经系统等引起相应炎症。腮腺炎病后可获得牢固的免疫力。

(三)微生物学检验

临床上根据症状等很容易作出诊断，但对不典型病例需依靠实验室检查。可采集唾液、尿液、脑脊液等接种鸡胚或培养细胞，观察是否出现细胞融合及多核巨细胞等典型 CPE 以判断结果。此外，也可检测血清中的 IgM、IgG，或用 RT-PCR 检测病毒核酸。

四、副流感病毒

副流感病毒(parainfluenza virus,PIV)根据抗原构造不同分为5个血清型,分别属于副黏病毒科呼吸道病毒属和德国麻疹病毒属。

(一)生物学特性

副流感病毒呈球形,较流感病毒大,直径125～250 nm;核酸为不分节段的单股负链RNA,核蛋白呈螺旋对称;包膜上嵌有2种刺突:一种是血凝素/神经氨酸酶(hemagglutinin neuraminidase,HN),兼有NA和HA的作用;另一种是F蛋白,具有使细胞融合和红细胞溶解作用。副流感病毒可在鸡胚及多种原代或传代细胞中培养,如猴肾或狗肾细胞等。豚鼠、地鼠、雪貂等对病毒敏感,通过鼻腔接种可引起感染。副流感病毒抵抗力弱,不耐酸、热,在pH为3的环境中1小时即可灭活,4 ℃ 2～4小时后失去感染力,故一般保存在－70 ℃以下。

(二)致病性

除人类外,许多动物也携带副流感病毒。该病毒主要通过飞沫或密切接触传播,感染后首先在鼻咽部和呼吸道上皮细胞内增殖,然后在细胞之间扩散,很少引起病毒血症。病毒可导致各年龄人群的感染,但以5岁以下小儿最多见,是引起小儿急性呼吸道感染的常见病因。感染的副流感病毒以1～3型最为多见,主要疾病包括小儿哮喘、肺炎、细支气管炎等,2%～3%可出现严重的哮吼(急性喉支气管炎)。

(三)微生物学检验

1.病毒分离培养

标本包括鼻咽分泌物和咽漱液等,发病早期采集阳性率最高。副流感病毒生长缓慢,培养早期CPE不明显,可采用豚鼠红细胞吸附试验来确定病毒的存在。分离到的病毒可用红细胞吸附抑制试验、血凝抑制试验、中和试验或补体结合试验进行鉴定。

2.免疫学检测

(1)抗原检测:常用间接免疫荧光法,阳性标本可进一步用各型的单克隆抗体进行分型鉴定。此外,也可采用ELISA、放射免疫、电镜直接检测病毒抗原。

(2)抗体检测:可收集患者早期和急性期的双份血清进行回顾性诊断,此外,检测单份血清中特异性的IgM可用于早期诊断。

(张永娟)

第十二节　SARA冠状病毒检验

SARS冠状病毒(SARS-associated coronavirus,SARS-CoV)是严重急性呼吸综合征(severe acute respiratory syndrome,SARS)的病原体。SARS是进入21世纪出现的第一个严重威胁人类健康的烈性呼吸系统传染病,自2002年11月中国广东省发现了世界上第一例SARS病例后,该病迅速在三十余个国家或地区蔓延,全球累计感染近8 500人,死亡人数超过800人;2003年底至2004年4月新加坡、中国大陆及其他地区又有零星SARS实验室感染的个例发生。2003年4月16日,世界卫生组织正式确认,一种在人类中从未见过的新型冠状病毒是SARS的致病原因,并将该病毒正式命名为SARS冠状病毒。

SARS-CoV属于冠状病毒科的冠状病毒属。该属以往根据血清学分为3个组,1组、2组为哺乳类动物病毒,3组为禽类病毒;每组病毒依其宿主范围、抗原相关性及基因组结构进一步分为不同的种。已知的人冠状病毒分别属于第1和第2组,是普通感冒的病原体。SARS-CoV与已知的3组冠状病毒均无血清学关系,基因组的核酸序列分析也显示它既不同于所有已知的冠状病毒,也不是任何已知冠状病毒的突变体,因此认为SARS-CoV构成了冠状病毒属的第4组,是一个以前未知的病毒。

一、生物学特性

(一)形态结构

SARS-CoV的形态类似其他冠状病毒,电镜下病毒颗粒呈不规则形,直径60～130 nm。病毒核酸为单股正链RNA,基因组全长约29 700 bp,除RNA多聚酶外,还编码NP、S、M、E等多种结构蛋白。RNA与核蛋白(NP)结合构成核衣壳,外被包膜。包膜表面有梅花状向外伸出的突起,形如日冕或花冠;包膜中有E蛋白,表面有S蛋白和M蛋白2种糖蛋白。S蛋白是刺突糖蛋白,为病毒的主要抗原,可与细胞表面受体结合,使细胞融合。M蛋白为跨膜蛋白,参与包膜的形成。在一些亚类中还HE糖蛋白(红细胞凝集素酯酶)。

(二)培养特征

SARS-CoV可在Vero细胞及FRhK-4等细胞内增殖生长,并引起CPE。

(三)抵抗力

SARS-CoV不耐酸、热,但对热的抵抗力较其他冠状病毒强;低温下较稳定,可冻存数年而仍有感染性,56 ℃,30分钟可将其灭活。该病毒对脂溶剂和化学消毒剂中的氧化剂敏感,氧乙酸、碘伏、含氯化合物、丙酮、甲醛、75%乙醇等作用5分钟可杀死病毒。

二、致病性

SARS-CoV的主要传播途径有近距离飞沫传播、直接和间接接触等。传染源主要是SARS患者;果子狸是SARS-CoV的重要宿主,蛇、野猫、鹰和鼠也可能是SARS冠状病毒的宿主,其排泄物被认为可能也是传染源,但仍需进一步的研究确定。

SARS的致病机制尚不清楚。研究发现SARS患者体内存在抗肺组织的自身抗体,可能导致肺组织免疫损害。此外,SARS-CoV可破坏外周血中$CD4^+$和$CD8^+$ T细胞,使其数量显著下降,从而导致严重的全身免疫功能缺陷,进而攻击人体的多个靶细胞。SARS是一种全身损伤性疾病,主要靶器官为肺、免疫器官和小静脉,死亡原因主要是由于肺泡腔内充满大量脱落的肺泡上皮细胞、渗出的炎症细胞、蛋白性渗出物,肺泡腔内广泛性透明膜形成,双肺实变,有效呼吸面积急剧减少,出现呼吸紧迫、免疫功能低下及全身继发性感染。感染病毒后潜伏期一般为2～10天,随后患者出现高热,体温超过38 ℃,白细胞计数减少,同时伴有头痛、乏力、关节痛、干咳、胸闷等,上呼吸道症状不明显。一般肺部病变进展很快,严重的病例出现呼吸困难、低氧血症,并进一步发生呼吸窘迫、休克、DIC、心律失常,死亡率可达14%,但多数患者可自愈。

三、微生物学检验

世界卫生组织公布的SARS实验室诊断方法包括病毒核酸检测、抗体检测和细胞培养等。

病毒的分离细胞培养或样本处理等操作必须在生物安全3级(BSL-3)实验室中按照操作规程进行。

(一)标本的采集和防护

由于SARS-CoV具有极强的传染性,原则上在接触患者标本时,必须按照规定戴口罩、眼镜,穿防护服,戴手套,并且按照消毒规定处理。主要标本包括呼吸道分泌物、血清或抗凝血标本、粪便标本等。

(二)分子生物学检测

RT-PCR检测标本中SARS-CoV RNA是目前SARS最理想的快速诊断方法,世界卫生组织公布了SARS-CoV的PCR引物,该方法特异性高,但缺乏敏感性。

(三)免疫学检测

一般在发病12天后抗体检出率最高,故不能用于早期诊断。目前常用ELISA、免疫荧光试验(IFA)检测患者血清中IgM、IgG抗体。IgG抗体阳性提示曾经有SARS-CoV的感染;急性期和恢复期抗体滴度4倍以上增高,或由阴性转为阳性提示为新近感染。

(四)病毒分离培养

通过将含有SARS-CoV的标本(包括呼吸道分泌物、血液或粪便)接种在Veto等细胞中增殖,将病毒分离后再进行进一步的鉴别。

(张　娟)

第十三节　流行性感冒病毒检验

流行性感冒病毒简称流感病毒,属正黏病毒科,是引起人和动物流行性感冒的病原体,名为“甲型H1N1流感”。该病毒传染性强,至2009年7月,仅3个月已涉及全球100个国家或地区,累计感染人数超过13万人;2009年4月30日,我国将其纳入《中华人民共和国传染病防治法》规定的乙类传染病,依照甲类传染病采取预防、控制措施。

一、生物学特性

(一)形态结构

流感病毒以球形最多见,直径80～120 nm,新分离出的病毒可呈丝状或杆状;病毒核酸与衣壳组成核衣壳,有包膜,包膜表面有刺突。

(二)基因组

流感病毒核酸为分节段的单股负链RNA,基因组全长约13 kb。甲型、乙型由8个节段、丙型由7个节段组成,各节段长度在890～2 341个核苷酸不等,节段1～6各能编码1种蛋白,依次是RNA多聚酶(PB2、PB1、PA)、HA、NP、NA;片段7编码M1、M2二种基质蛋白(matrix protein,MP),片段8编码NS1、NS2二种非结构蛋白。病毒核酸复制后,不同节段核酸重新装配子代病毒体时容易发生基因重组,导致新病毒株的出现,是流感病毒容易发生变异的重要原因之一。核蛋白(nucleoprotein,NP)为可溶性蛋白,抗原性稳定,具有型的特异性。每个RNA节段与NP结合构成核糖核蛋白(ribonucleoprotein,RNP),即病毒的核衣壳,呈螺旋对称;RNP与

RNA 多聚酶一同构成病毒的核心。

流感病毒的包膜由 2 层组成。内层为基质蛋白 M1，它增加了包膜的硬度和厚度，使包膜具有韧性，并可促进病毒装配；M1 抗原性较稳定，也具有特异性。外层为脂质双层，来源于宿主细胞膜，基质蛋白 M2 嵌于其中形成膜离子通道，利于病毒脱壳和 HA 的产生。包膜上还镶嵌有许多突出于病毒表面呈辐射状的糖蛋白刺突，根据结构和功能的不同分为血凝素（hemagglutinin，HA）和神经氨酸酶（neuraminidase，NA），其数量之比为 4∶1～5∶1。HA 和 NA 抗原结构极易发生变异，是甲型流感病毒分亚型的主要依据。

1.HA

为由 3 条蛋白单体以非共价键连接而成的三聚体，呈三棱柱状插在包膜上，由病毒基因组片段 4 编码，约占病毒蛋白的 25%。HA 主要有 3 个功能：①凝集红细胞，HA 因能与人和多种脊椎动物（鸡、豚鼠等）红细胞膜上的糖蛋白受体（唾液酸）结合引起红细胞凝集而得名。②吸附宿主细胞，每个 HA 单体的前体（HAO）必须经细胞蛋白酶裂解形成以二硫键连接的 HA1 和 HA2 亚单位后病毒才具有感染性。其中 HA1 是与宿主细胞膜上的唾液酸受体结合的部位，与感染性有关；HA2 具有膜融合活性，能促进病毒包膜与宿主细胞膜融合并释放核衣壳。可见 HA 与病毒吸附和穿入宿主细胞有关。③免疫原性，HA 为保护性抗原，可刺激机体产生相应的抗体，能中和病毒。该抗体能抑制血凝现象，也称为血凝素抑制抗体。

2.NA

由病毒基因组片段 6 编码的糖蛋白四聚体，约占病毒蛋白的 5%。NA 呈蘑菇状：一端呈扁球形，含有酶的活性中心和抗原位点；另一端呈细杆状，镶嵌于包膜的脂质双层中。NA 能水解病毒感染细胞表面受体糖蛋白末端的 N-乙酰神经氨酸，使病毒从细胞膜上解离，有利于成熟病毒的释放和扩散。NA 也具有抗原性，其相应抗体能抑制酶的水解作用，但不能中和病毒。

（三）分型与变异

流感病毒按照核蛋白（NP）和基质蛋白（MP）不同分为甲（A）、乙（B）、丙（C）三型。甲型流感病毒除了感染人外还可引起禽、猪、马等动物的感染；乙型流感病毒仅感染人且致病性较低；丙型流感病毒只引起人不明显或轻微的上呼吸道感染，很少造成流行。甲型流感病毒 HA 和 NA 抗原性又分为许多亚型。

抗原性持续不断的发生变异是甲型流感病毒的最突出的特点，变异通常发生在 HA 和 NA，二者可同时或单独出现。甲型流感病毒抗原变异幅度的大小直接影响到流感流行的规模。抗原性变异有两种形式，即抗原漂移和抗原转换。

1.抗原漂移

抗原变异幅度小，为量变，NA、HA 氨基酸改变率低于 1%。其原因是病毒基因组发生一系列点突变，使其编码的氨基酸序列发生改变，导致亚型内的变异。抗原漂移使该突变株能逃避人群中已存在的免疫抗体的作用而被选择出来在人群中传播，造成中小规模的流行。

2.抗原转换

抗原变异幅度较大，为质变，NA、HA 氨基酸改变率在 20%～50%，形成一个新的亚型，由于人群对其完全缺乏免疫力，常可导致大规模流行，甚至世界范围内的大流行。目前认为造成抗原转换的主要原因可能如下：①突变选择或自然选择，即旧亚型经过一系列突变后经过机体自然筛选形成新的亚型。②动物来源，动物流感病毒发生突变获得对人的致病性，如近年来的人禽流感（H_5N_1）感染就可能属于该类型。③基因重组，由于流感病毒核酸是分节段的，当 2 种不同流感病毒感染同一宿主细胞后，二者的核酸节段发生基因重组形成新的亚型。

(四)培养特性

流感病毒可在鸡胚和培养细胞中增殖，其中最适于在鸡胚中生长。初次分离时接种鸡胚羊膜腔最佳，传代后可接种于尿囊腔。组织培养时一般选用猴肾细胞(PMK)、狗肾传代细胞(MDCK)。流感病毒在鸡胚和细胞中增殖后不引起明显的细胞病变，可用红细胞凝集试验来判断病毒的感染与增殖。

(五)抵抗力

流感病毒抵抗力较弱，不耐热，56 ℃ 30 分钟即被灭活，在室温下很快丧失传染性，0～4 ℃则可存活数周；对干燥、日光、紫外线及甲醛、乙醇等敏感。

二、致病性

流感多发生于冬季，病毒感染性较强，主要通过飞沫或气溶胶经呼吸道传播，短时间内在人群中突然发生并迅速蔓延，造成不同规模的流行，如在 1918－1968 年中共爆发了 4 次甲型流感的世界性大流行，尤其是近几年，流感病毒变异频繁，不断出现大规模的流行。1997 年，中国香港及多个国家或地区发生高致病性禽流感病毒感染人类的较大规模的流行，至 2009 年累计达 400 多例；2009 年 4 月开始的新型 A(H1N1)流感病毒的大规模流行在短短几个月内就迅速波及全球多数国家和地区。

流感病毒进入人呼吸道后，HA 与柱状黏膜上皮细胞相应受体结合，病毒包膜与宿主细胞膜融和，脱壳后在细胞内复制增殖，引起广泛的细胞空泡变性；子代病毒以出芽方式释放，使上皮细胞变性、脱落，并迅速扩散至邻近细胞，导致黏膜充血水肿。流感病毒感染后一般经 1～3 天潜伏期，患者突然发病，出现畏寒、发热、头痛、肌痛、咽痛、乏力、鼻塞、咳嗽、流涕等症状，一般持续1～5 天，高热可为 38～40 ℃。该病毒一般仅在局部繁殖，极少入血，全身症状与病毒刺激机体产生的细胞因子有关。发病初期 2～3 天鼻咽部分泌物中病毒含量最高，传染性最强，以后则迅速减少。流感属于自限性疾病，无并发症者通常 5～7 天即可恢复。婴幼儿、老年人及抵抗力低下的人群可出现并发症，且多为细菌引起的继发性感染，常见的细菌包括肺炎链球菌、金黄色葡萄球菌、流感嗜血杆菌及肺炎克雷伯菌等，严重者可危及生命。

三、微生物学检验

一般在流感流行期根据典型的症状即可作出初步诊断，但确诊及鉴别诊断、分型、监测新突变株的出现，以及流行病学调查等必须结合或依靠实验室的病毒学检验。

(一)标本采集

进行病毒的分离培养时应在发病早期采集标本，以前 3 天阳性率最高，随时间的延长分离率降低。可用于分离的标本包括鼻腔洗液、鼻拭子和咽漱液等，必要时可采集支气管分泌物。标本采集过程中尽量减少污染，并置于冰壶中尽快运送到实验室，如不能在 48 小时内接种，应置于－70 ℃保存。上述标本也可用于病毒抗原或 RNA 的检测。此外，采集患者的血清可用于病毒的血清学检验。

(二)形态学检查

免疫电镜观察是快速和直接的检测方法。一般用相应特异性抗体与标本或细胞培养物相互作用后，电镜下直接观察。对于拭子标本可涂片固定后与甲型、乙型流感病毒的抗体共同孵育，然后与荧光素标记的二抗染色后，在荧光显微镜下观察。

（三）病毒分离培养

取处理好的标本接种 9～11 天龄鸡胚羊膜腔或尿囊腔，孵育 3～4 天后收集羊水或尿囊液进行血凝试验，如阳性再用血凝抑制试验（hemagglutination inhibition，HI）鉴定型别。如血凝试验阴性，应盲传 3 次，仍为阴性，则证实无病毒生长。标本也可接种 PMK、MDCK 等培养细胞，但病毒增殖后并不出现明显的 CPE，常用红细胞吸附法或免疫荧光法来检测。

（四）免疫学检测

采集患者急性期（早期 1～5 天）发病和恢复期（发病后 2～4 周）的双份血清进行 HI 检测，如抗体效价升高 4 倍或以上即有诊断意义；此外，可利用补体结合试验（CF）进行分型鉴定，利用中和试验（Nt）进行分亚型鉴定。也可用 ELISA、EIA 等方法直接检测呼吸道分泌物、脱落细胞中的病毒抗原。

（五）分子生物学检测

RT-PCR 和 Real-Time PCR 检测病毒 RNA 可用于的诊断和分型鉴定。

（张亚茹）

参考文献

[1] 尹峰.现代检验医学[M].上海:上海交通大学出版社,2023.
[2] 杨翀.微生物学检验[M].北京:科学出版社,2023.
[3] 马双林,侯敬侠,张秀丽,等.医学检验与临床应用[M].青岛:中国海洋大学出版社,2023.
[4] 刘军.现代检验医学与临床[M].西安:西安交通大学出版社,2023.
[5] 斗章.现代医学检验技术与疾病诊断[M].北京:中国纺织出版社,2023.
[6] 褚美芬.医学检验报告单解读[M].北京:高等教育出版社,2023.
[7] 杨大干.临床检验标本采集手册[M].北京:科学出版社,2023.
[8] 徐红天,赵丽丽,洪展桐,等.实用检验技术与疾病诊断[M].上海:上海交通大学出版社,2023.
[9] 冯佩青.医学检验实用技术与应用[M].青岛:中国海洋大学出版社,2023.
[10] 王江南.临床检验基础实训教程[M].北京:北京大学医学出版社,2023.
[11] 王婧婧.临床医学检验与解读[M].南昌:江西科学技术出版社,2022.
[12] 王琦,徐芳.卫生检验与检疫综合实验教程[M].昆明:云南科技出版社,2022.
[13] 潘建华.临床检验医学技术进展[M].武汉:湖北科学技术出版社,2022.
[14] 李文昱.临床医学检验技术与应用[M].武汉:湖北科学技术出版社,2022.
[15] 李玉云,欧阳丹明.临床血液学检验技术实验指导[M].武汉:华中科技大学出版社,2022.
[16] 曾昭霞.实用临床检验与规范[M].哈尔滨:黑龙江科学技术出版社,2022.
[17] 王芹.临床医学检验与内科诊疗[M].汕头:汕头大学出版社,2022.
[18] 刘巧玲,张春霞,刘忠伦,等.现代临床输血检验[M].合肥:安徽科学技术出版社,2022.
[19] 谭超超,谢良伊.检验医学与临床诊治典型实例分析[M].长沙:湖南科学技术出版社,2022.
[20] 夏惠,汪学农,方强,等.临床寄生虫学与寄生虫检验[M].合肥:中国科学技术大学出版社,2022.
[21] 岳保红,杨亦青.临床血液学检验技术[M].武汉:华中科技大学出版社,2022.
[22] 林华影,许媛,马万征,等.检验检测技术与生态保护[M].长春:吉林科学技术出版社,2022.
[23] 王宇,王玉芳,王卓童,等.实用医学检验技术与疾病诊断[M].哈尔滨:黑龙江科学技术出版社,2022.
[24] 陈敬霞,聂海玲,任玉宝.现代临床检验医学[M].武汉:湖北科学技术出版社,2022.
[25] 胡嘉波,朱雪明,许文荣.临床基础检验学[M].北京:科学出版社,2022.

[26] 马小星.医学检验技术与应用[M].汕头:汕头大学出版社,2022.
[27] 张保永,王海针,景现奇,等.临床检验项目选择与应用[M].上海:上海科学普及出版社,2022.
[28] 杨云山.现代临床检验技术与应用[M].郑州:河南大学出版社,2022.
[29] 文育锋,陈发钦.病媒生物检验与检疫学[M].北京:人民卫生出版社,2022.
[30] 齐丽荣,赵伟华,张秀丽,等.医学检验技术与临床应用[M].哈尔滨:黑龙江科学技术出版社,2022.
[31] 任肖霞,王晓敏,孙杰,等.临床医学检验技术与诊断[M].北京:科学技术文献出版社,2022.
[32] 于凤华,武慧慧,李艳芹,等.临床输血与检验[M].哈尔滨:黑龙江科学技术出版社,2022.
[33] 张传树,田玉海,邹均.医学检验基础[M].长春:吉林科学技术出版社,2022.
[34] 王光让,侯敬侠,赵香莲,等.现代临床检验学[M].哈尔滨:黑龙江科学技术出版社,2022.
[35] 白士丽.现代临床检验与分析[M].哈尔滨:黑龙江科学技术出版社,2022.
[36] 蒋兴禄.临床检验诊断学的临床创新研究人才培养探索[J].大众科技,2023,25(5):144-146.
[37] 陈海生,姚梓琦,丁云霞,等.医学检验专业临床检验与血液检验教研室建设管理探索实践[J].中国卫生产业,2023,20(4):5-9.
[38] 赵亚玲.检验科微生物检验质量的影响因素与病原菌耐药性分析[J].中国社区医师,2023,39(5):127-129.
[39] 王瑶,鞠晓红,曹亮,等.医学微生物学检验教学改革中虚拟实验的应用[J].吉林医药学院学报,2023,44(5):391-392.
[40] 孙洪芝,李明红,王振红.免疫学检验在孕产妇产前检测中的应用[J].实用检验医师杂志,2023,15(1):29-32.